Generis

PUBLISHING

L'Art et la Science de la Médecine Basée sur les Preuves

Stratégies Innovantes, Outils Pratiques et Applications Réelles pour Transformer les Soins de Santé

Frederic Bontango Kweme

Title: L'Art et la Science de la Médecine Basée sur les Preuves

Stratégies Innovantes, Outils Pratiques et Applications Réelles pour Transformer les Soins de Santé

ISBN: 979-8-89248-874-7

Author: Frederic Bontango Kweme

Cover image: https://pixabay.com/

Publisher: Generis Publishing
Online orders: www.generis-publishing.com
Contact email: info@generis-publishing.com

Préface

Dans un monde en perpétuelle évolution, où la recherche clinique et la pratique médicale progressent à un rythme soutenu, fonder chaque décision sur des preuves fiables et solides est une exigence incontournable. ***"L'Art et la Science de la Médecine Basée sur les Preuves"*** ne se limite pas à être un ouvrage de référence : il se veut un véritable guide, conçu pour éclairer les cliniciens, chercheurs, étudiants et décideurs face aux défis complexes de la médecine moderne.

Ce livre vise à accompagner ses lecteurs dans la maîtrise des méthodologies avancées, la résolution des dilemmes éthiques, l'intégration des innovations technologiques, et surtout, la transformation des découvertes scientifiques en bénéfices concrets pour les patients. Structuré avec soin, il propose des outils pratiques, des exemples pertinents et des études de cas enrichissantes, établissant un lien fondamental entre la théorie et la pratique.

Bien plus qu'un manuel, cet ouvrage aspire à démocratiser une recherche clinique rigoureuse et à promouvoir des soins de santé accessibles, équitables et durables. En combinant l'excellence scientifique, une réflexion éthique approfondie et des innovations technologiques, il offre une feuille de route claire pour développer une pratique clinique centrée sur le patient et adaptée aux enjeux contemporains.

En parcourant ces pages, vous entreprendrez un voyage captivant : celui de l'apprentissage, de l'exploration et de la transformation. Préparez-vous à enrichir votre compréhension, à réviser vos approches et à contribuer activement à un système de santé fondé sur la qualité et l'impact.

Professeur Pierre Yassa Yoniene

Message de l'Auteur

Lorsque j'ai entamé l'écriture de ***"L'Art et la Science de la Médecine Basée sur les Preuves"***, mon ambition allait au-delà de proposer un simple guide technique. Je voulais créer une œuvre capable d'éclairer, d'inspirer et de catalyser le changement dans le domaine de la recherche clinique et de la médecine fondée sur les preuves. Dans un contexte où les besoins en soins de santé évoluent rapidement, il est essentiel de relier la rigueur scientifique à une pratique empathique, centrée sur les patients.

Ce livre est le fruit d'une passion profonde pour la science, d'une admiration sincère pour les professionnels de santé et d'une conviction inébranlable : la connaissance, lorsqu'elle est appliquée avec discernement et humanité, peut véritablement transformer des vies.

Cet ouvrage s'adresse à :

- **Cliniciens**, qui cherchent à allier expertise et humanité dans leurs pratiques quotidiennes.
- **Chercheurs**, qui s'efforcent de concevoir des études pertinentes et rigoureuses.
- **Décideurs**, responsables de transformer les preuves en politiques durables.
- **Étudiants**, gardiens de l'avenir de la médecine et de la recherche.

Chaque chapitre a été pensé pour fournir des clés : des concepts fondamentaux, des exemples concrets et des approches novatrices pour relever les défis complexes de la pratique clinique moderne. Mais au-delà d'un guide, ce livre est une invitation à collaborer, innover et construire un avenir où science, éthique et humanité se rejoignent pour répondre aux attentes des patients et des sociétés.

J'espère que cet ouvrage éveillera votre curiosité, enrichira vos réflexions et renforcera votre détermination à faire une différence. Plus qu'un livre, je souhaite qu'il soit un moteur pour transformer vos connaissances en actions significatives au service de vos patients et de notre communauté globale.

Avec gratitude pour votre engagement,
Professeur Frederic Bontango Kweme

Dédicace

À toutes celles et ceux qui croient en la puissance de la connaissance pour transformer le monde.

Aux cliniciens, chercheurs, étudiants et décideurs qui poursuivent sans relâche l'excellence scientifique avec éthique et dévouement, au service de la santé et du bien-être des populations.

Aux patients, véritables héros silencieux, dont le courage et la résilience donnent un sens profond à nos efforts.

À ma chère épouse, **Madame Arlette Bikwa Dionzo Bontango**, pour son amour, sa sagesse et son soutien indéfectible qui ont éclairé chaque étape de ce chemin.

À nos enfants, **Elie, Elysée et Emmanuella Bontango**, pour leur joie et leur inspiration inépuisables.

À mes parents, **Louis Kweme Bolunza** et **Adèle Kundola Besangwa**, pour leurs sacrifices et leur amour inconditionnel, qui m'ont appris à rêver grand.

Enfin, à tous ceux qui osent questionner, explorer et bâtir un avenir meilleur.

Professeur Frederic Bontango Kweme

Remerciements

La réalisation de ***"L'Art et la Science de la Médecine Basée sur les Preuves"*** n'aurait été possible sans le soutien inestimable de nombreuses personnes et institutions.

Je tiens à exprimer ma profonde gratitude à :

- **Generis Publishing**, pour leur accompagnement rigoureux et leur expertise tout au long de ce projet ambitieux.
- **Le Professeur Pierre Yassa Yoniene**, pour ses conseils méthodologiques et sa vision éclairée, qui ont guidé la conception de cet ouvrage.
- **Le Professeur Hira Subbashi**, pour ses perspectives novatrices et son approche équilibrée entre rigueur scientifique et humanité.
- **Le Professeur Max Ebengho Bokelo**, pour son soutien pédagogique et son dévouement inlassable à l'excellence académique.
- Mes collègues, mentors et partenaires de recherche, pour vos discussions enrichissantes et vos idées novatrices.
- Les cliniciens, chercheurs et étudiants, dont les expériences et les questionnements ont nourri la réflexion et structuré cet ouvrage.

À ma famille et mes proches, pour leur amour et leur soutien constants. Vous avez été ma source de stabilité et de motivation dans les moments difficiles.

Aux lecteurs, qui incarnent l'avenir d'une recherche clinique éthique, collaborative et pertinente.

Avec toute ma reconnaissance,
Professeur Frederic Bontango Kweme

Synopsis (Français)

Face à des défis croissants en santé publique et à une évolution rapide des avancées scientifiques, ***"L'Art et la Science de la Médecine Basée sur les Preuves"*** se positionne comme une ressource essentielle. Cet ouvrage offre un cadre clair et pratique pour maîtriser les bases de la recherche clinique et intégrer les preuves scientifiques dans les décisions médicales.

Destiné aux cliniciens, chercheurs, étudiants et décideurs, ce livre allie théorie et pratique. Il aborde des thématiques clés telles que les méthodologies rigoureuses, les innovations technologiques (comme l'intelligence artificielle) et les enjeux éthiques. Chaque chapitre propose des outils concrets, des études de cas pratiques et des exemples pertinents pour rendre accessibles des concepts parfois complexes.

Plus qu'un manuel, cet ouvrage est une invitation à collaborer, innover et centrer les pratiques sur le patient. En favorisant une interconnexion entre science, éthique et humanité, il encourage une prise de décision éclairée et une recherche clinique porteuse de solutions concrètes pour améliorer la santé publique.

Que vous soyez un professionnel expérimenté ou un étudiant, ce guide constitue une boussole pour naviguer dans les complexités du domaine et construire une médecine plus pertinente, accessible et durable.

Synopsis (English)

In an era where healthcare innovation and scientific advancements are accelerating at an unprecedented pace, ***"The Art and Science of Evidence-Based Medicine"*** stands as an indispensable guide for those dedicated to advancing modern medicine. This book provides a comprehensive and practical approach to understanding the fundamentals of clinical research and the effective application of scientific evidence in healthcare decision-making.

Designed for clinicians, researchers, students, and policymakers, this resource bridges the divide between theoretical concepts and real-world practice. It delves into critical areas, including robust research methodologies, emerging technologies like artificial intelligence, and the ethical frameworks essential to contemporary healthcare. Each chapter is thoughtfully structured with practical tools, real-world case studies, and clear explanations, making even complex topics accessible and actionable.

More than just a textbook, this work inspires and challenges its readers. It advocates for collaborative research, evidence-informed decision-making, and patient-centered care. By intertwining science, ethics, and humanity, ***"The Art and Science of Evidence-Based Medicine"*** empowers readers to transform research insights into practical solutions that improve healthcare delivery and patient outcomes.

Whether you are a seasoned professional or new to the field, this book offers a clear roadmap for navigating the complexities of modern healthcare. It lays the foundation for a more innovative, equitable, and patient-focused future—a must-have resource for driving the next evolution of medical excellence.

Table des Matières

Partie 1 : Fondements de la Recherche et des Preuves

Chapitre 1 : Cadres pour Générer et Appliquer les Preuves

Introduction

Contexte

La recherche clinique s'appuie sur des cadres conceptuels qui jouent un rôle fondamental dans la planification, l'exécution et l'interprétation des études. Ces cadres offrent une structure méthodologique et théorique essentielle pour garantir que les données recueillies sont non seulement fiables, mais également applicables en pratique. En d'autres termes, ils servent de fondation pour aligner les découvertes scientifiques avec des applications concrètes en soins de santé.

Un exemple couramment utilisé est le cadre **PICO** (Population, Intervention, Comparison, Outcome). Cet outil méthodologique aide à formuler des questions de recherche précises, maximisant ainsi la pertinence des études cliniques et leur impact.

Importance des cadres conceptuels

Les cadres conceptuels jouent un rôle central en assurant la qualité, la pertinence et l'impact des recherches cliniques. Voici leurs principales contributions :

1. **Assurer la rigueur scientifique**
    - En clarifiant les objectifs et structurant les études, ils renforcent la méthodologie et réduisent les biais potentiels.
2. **Relier la théorie à la pratique**
    - Ces cadres permettent de traduire des concepts fondamentaux en recommandations concrètes, facilitant ainsi leur mise en œuvre dans la pratique clinique.
3. **Optimiser l'impact clinique**
    - En explorant les relations causales et les mécanismes sous-jacents, ils produisent des recommandations pratiques et directement exploitables.

4. **Améliorer la communication scientifique**
   - Une étude bien structurée grâce à un cadre conceptuel favorise une présentation claire, reproductible et compréhensible des résultats, renforçant ainsi leur impact auprès de la communauté scientifique.
5. **Répondre aux problématiques émergentes**
   - Ces cadres permettent d'aborder de nouveaux défis, comme l'intégration de l'intelligence artificielle dans les soins de santé, en offrant des outils adaptables à des environnements en constante évolution.

En résumé, les cadres conceptuels ne se limitent pas à structurer les recherches : ils les ancrent dans une logique scientifique qui optimise leur pertinence, leur utilité et leur capacité à répondre aux besoins de santé actuels et futurs.

Objectifs du Chapitre

Ce chapitre a pour but d'équiper les chercheurs des outils et connaissances nécessaires pour comprendre, choisir et appliquer efficacement des cadres conceptuels en recherche clinique. Plus spécifiquement, il vise à :

1. Introduire les principes fondamentaux des cadres conceptuels en recherche clinique.
2. Explorer les différents types de cadres : théoriques, méthodologiques, translationnels et mixtes.
3. Fournir des exemples concrets pour illustrer leur application.
4. Proposer des outils pratiques pour sélectionner le cadre le plus adapté à une question de recherche.

1. Définir un Cadre Conceptuel

Un **cadre conceptuel** est une structure intellectuelle qui relie les concepts, hypothèses et relations clés d'une étude. Il sert de plan directeur pour guider le chercheur dans :

- La formulation des questions de recherche.
- Le choix de la méthodologie.
- L'analyse et l'interprétation des résultats.

Exemple : Le cadre PICO

Le cadre **PICO** est un modèle fréquemment utilisé pour structurer les questions de recherche clinique en se concentrant sur quatre éléments clés :

- **Population** : Qui est concerné par l'étude ?
- **Intervention** : Quelle intervention ou traitement est étudié ?
- **Comparison** : Quelle alternative ou groupe témoin est utilisé pour comparer ?
- **Outcome** : Quels résultats ou impacts sont mesurés ?

Pourquoi un cadre conceptuel est-il essentiel ?

1. **Clarté et orientation**
   - Les cadres conceptuels aident à poser des questions de recherche précises et à structurer les études.
   - *Exemple* : Une recherche sur la dépression guidée par un cadre inspiré de la thérapie cognitive comportementale (CBT).
2. **Choix méthodologique**
   - Ils influencent les méthodes de collecte de données et les techniques d'analyse.
   - *Exemple* : L'approche phénoménologique pour explorer les expériences subjectives des patients.
3. **Validité et cohérence**
   - Les cadres assurent un alignement rigoureux entre les questions de recherche, la méthodologie et les conclusions, garantissant une étude cohérente.
4. **Application pratique**
   - Ils facilitent la traduction des résultats en recommandations cliniques exploitables.
   - *Exemple* : Le modèle biopsychosocial, qui prend en compte les dimensions biologiques, psychologiques et sociales dans les soins.
5. **Amélioration de la communication scientifique**
   - Une recherche bien structurée grâce à un cadre conceptuel permet de présenter des résultats clairs, reproductibles et compréhensibles.

6. **Adaptabilité**
    - Les cadres permettent d'aborder des problématiques émergentes, comme l'impact des technologies de santé ou l'intelligence artificielle.

Diagramme du Cadre Conceptuel

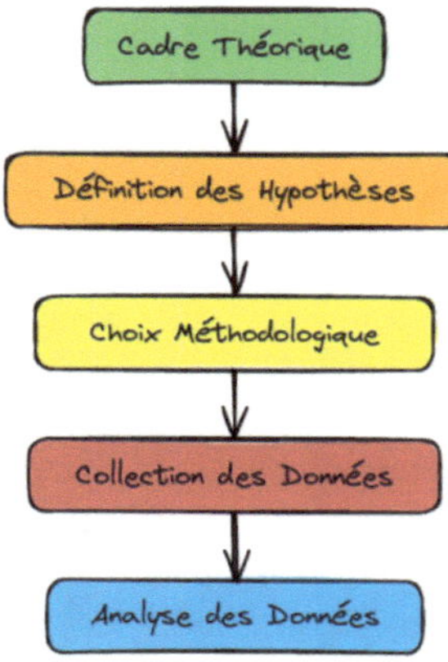

Illustration Pratique

Étude : Impact de la téléconsultation sur la gestion de l'hypertension

Cette étude intègre plusieurs cadres conceptuels pour répondre à des questions de recherche complexes :

- **Modèle biopsychosocial** :
    - **Biologique** : Mesure de la pression artérielle.
    - **Psychologique** : Évaluation de l'adhésion des patients au traitement prescrit.
    - **Social** : Analyse de l'accès et des inégalités liées à l'utilisation de la téléconsultation.
- **Théorie de l'acceptation de la technologie (TAM)** :
    - Analyse des attitudes des patients et cliniciens face à l'utilisation des technologies numériques dans les soins.

2. Types de Cadres Conceptuels

2.1 Cadres Théoriques

Ces cadres s'appuient sur des théories existantes pour guider les hypothèses et explorer des phénomènes complexes.

- *Exemple 1 : Théorie des comportements de santé*
  - Les croyances individuelles influencent les comportements.
  - *Application* : Étudier pourquoi certains patients adhèrent mieux à un traitement.
- *Exemple 2 : Théorie sociale cognitive*
  - Met l'accent sur l'apprentissage par observation et le sentiment d'efficacité personnelle.
  - *Application* : Concevoir des programmes d'éducation à la santé.

2.2 Cadres Méthodologiques

Ces cadres se concentrent sur la structuration des études pour garantir leur rigueur.

- *Exemples* :
  - **PICO** : Structure les questions cliniques.
  - **CONSORT** : Fournit des directives pour les essais cliniques randomisés.
  - **PRECEDE-PROCEED** : Outil pour planifier et évaluer les programmes de santé publique.

2.3 Cadres Translationnels

Ils relient la recherche fondamentale à son application clinique.

- *Exemple : Modèle T1-T4*
  - **T1** : Recherche fondamentale → Premiers essais cliniques.
  - **T2** : Validation en pratique clinique.
  - **T3** : Intégration dans les soins de routine.
  - **T4** : Évaluation de l'impact en santé publique.

Diagramme du Modèle T1-T4

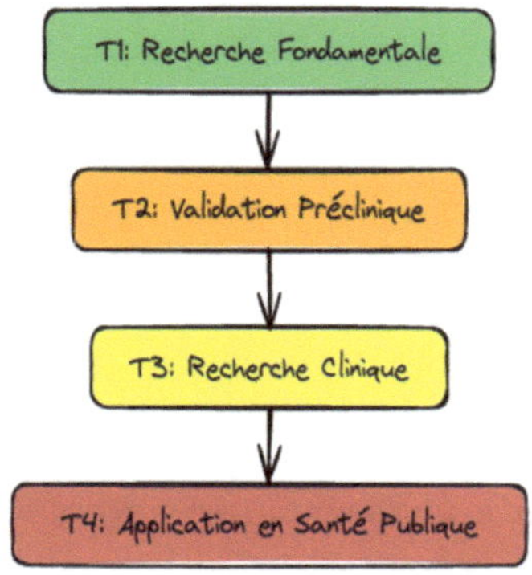

2.4 Cadres Mixtes

Ces cadres combinent plusieurs approches pour aborder des problématiques complexes.

- *Exemple : Étude sur l'obésité infantile*
    - Utilisation de la **théorie du changement** pour explorer les comportements.
    - Intégration du cadre **PRECEDE-PROCEED** pour planifier les interventions.

Tableau Comparant les Cadres PICO, CONSORT, et PRECEDE-PROCEED :

Aspect	PICO	CONSORT	PRECEDE-PROCEED
Acronyme signification	Population, Intervention, Comparison, Outcome	Consolidated Standards of Reporting Trials	Predisposing, Reinforcing, Enabling Constructs in Educational/Environmental Diagnosis and Evaluation - Policy, Regulatory, and Organizational Constructs in Educational and Environmental Development
Utilisation principale	Formulation des questions de recherche en santé	Normes pour le rapport des essais cliniques	Planification et évaluation des programmes de santé publique
Objectif	Définir clairement le cadre d'une	Améliorer la transparence et la	Guider la conception, la mise en œuvre et l'évaluation des interventions de santé

Aspect	PICO	CONSORT	PRECEDE-PROCEED
	question de recherche	qualité des rapports des essais cliniques	
Domaine d'application	Recherche clinique et soins de santé	Essais cliniques	Santé publique et promotion de la santé
Structure ou étapes	4 composantes : Population, Intervention, Comparaison, Résultat	25 items organisés en sections : Titre, Résumé, Introduction, Méthodes, Résultats, Discussion, Autres informations	9 phases (5 pour PRECEDE et 4 pour PROCEED)
Force principale	Clarifie les objectifs de la recherche	Normes reconnues internationalement	Approche complète intégrant plusieurs niveaux d'influence
Limite principale	Trop simplifié pour des questions complexes	Ne fournit pas de guide pour concevoir l'essai	Nécessite des ressources importantes pour être appliqué efficacement

3. Choisir un Cadre Conceptuel

Étapes clés

1. Définir les objectifs de l'étude (descriptifs, analytiques, interventionnels, etc.).
2. Identifier les contraintes (ressources, expertise, contexte clinique).
3. Rechercher des cadres pertinents dans la littérature.
4. Valider le choix en vérifiant son adéquation avec la problématique.

Exemple Pratique

Question : Comment améliorer l'adhésion des patients atteints de diabète de type 2 ?

- **Cadre choisi** : Théorie des comportements planifiés (TPB).
- **Plan d'étude** :
    1. Réaliser des entretiens qualitatifs pour identifier les croyances des patients.
    2. Développer un questionnaire basé sur la TPB.
    3. Analyser les résultats pour concevoir des interventions ciblées.

4. Exemples Pratiques d'Utilisation des Cadres

Étude de Cas 1 : Application du Cadre PICO dans la Prévention des AVC

Contexte :

Une équipe de chercheurs souhaite évaluer l'efficacité d'un anticoagulant oral récemment approuvé comparé à un traitement standard pour prévenir les AVC chez les patients atteints de fibrillation auriculaire.

PICO :

- **Population (P)** : Patients âgés de plus de 65 ans atteints de fibrillation auriculaire.
- **Intervention (I)** : Nouvel anticoagulant oral.
- **Comparison (C)** : Traitement standard (warfarine).
- **Outcome (O)** : Réduction des AVC ischémiques sur une période de 2 ans.

Résultats :

Les patients sous anticoagulant oral ont montré une réduction de 35 % du risque d'AVC comparé au traitement standard ($p < 0{,}05$).

Conclusion :

Cette étude démontre que l'utilisation du cadre PICO facilite une analyse rigoureuse et la formulation de conclusions pertinentes.

Étude de Cas 2 : Modèle T1-T4 pour le Développement d'un Biomarqueur en Oncologie

Contexte :

Une entreprise biopharmaceutique développe un biomarqueur sanguin pour détecter le cancer du pancréas à un stade précoce.

Étapes T1-T4 :

- **T1 :** Validation en laboratoire des biomarqueurs potentiels sur des échantillons sanguins de patients atteints de cancer.
- **T2 :** Test pilote auprès de 100 participants dans un cadre clinique.

- **T3 :** Validation du biomarqueur dans une cohorte multicentrique de 1000 patients.
- **T4 :** Évaluation de l'impact sur la survie globale et la qualité de vie.

Résultats :

Le biomarqueur détecte le cancer avec une sensibilité de 92 % et une spécificité de 88 %.

Conclusion :

Ce modèle met en lumière comment le cadre T1-T4 relie la recherche fondamentale à des applications cliniques concrètes.

Étude de Cas 3 : Théorie Sociale Cognitive dans l'Éducation à la Santé

Contexte :

Une ONG développe un programme d'éducation à la santé pour réduire les comportements à risque chez les adolescents en milieu rural.

Cadre : Théorie Sociale Cognitive (TSC)

- **Composantes clés appliquées :**
    - **Apprentissage par observation :** Vidéos montrant des pairs évitant les comportements à risque.
    - **Sentiment d'efficacité personnelle :** Sessions interactives pour renforcer la confiance des adolescents à refuser des situations à risque.

Renforcement positif : Récompenses pour les comportements sains.

Résultats :

Le programme a réduit de 20 % la consommation d'alcool et de substances chez les adolescents participants après 6 mois.

Conclusion :

L'utilisation de la TSC permet de concevoir des interventions efficaces en ciblant les comportements et les croyances.

Conclusion

Les cadres conceptuels jouent un rôle fondamental dans la recherche clinique en fournissant une base intellectuelle et méthodologique solide. Ils permettent de produire des données fiables et applicables en pratique. Ce chapitre a mis en lumière leur importance et fourni des outils pour les utiliser efficacement. Le prochain chapitre explorera comment transformer ces preuves en applications concrètes grâce à la recherche translationnelle.

Bibliographie

Articles Scientifiques

- Altman, D. G., & Bland, J. M. (1995). Statistics Notes: The Odds Ratio. *BMJ, 316*(3), 1468.
- Guyatt, G. H., et al. (1992). Evidence-Based Medicine: A New Approach to Teaching the Practice of Medicine. *JAMA, 268*(17), 2420–2425.
- Ioannidis, J. P. A. (2005). Why Most Published Research Findings Are False. *PLoS Medicine, 2*(8), e124.
- Prasad, V., & Cifu, A. (2015). Medical Reversal: Why We Must Stop and Reverse Harmful Medical Practices. *The Lancet, 385*(9976), 587–588.

Livres

- Greenhalgh, T. (2014). *How to Read a Paper: The Basics of Evidence-Based Medicine*. Wiley-Blackwell.
- Hulley, S. B., Cummings, S. R., Browner, W. S., Grady, D. G., & Newman, T. B. (2013). *Designing Clinical Research.* Lippincott Williams & Wilkins.
- Straus, S. E., Glasziou, P., Richardson, W. S., & Haynes, R. B. (2018). *Evidence-Based Medicine: How to Practice and Teach EBM*. Elsevier.
- Field, A. (2017). *Discovering Statistics Using IBM SPSS Statistics.* SAGE Publications.

Bases de Données et Ressources Gratuites

- National Library of Medicine. (n.d.). *PubMed.* Retrieved from https://pubmed.ncbi.nlm.nih.gov/

- Cochrane. (n.d.). *Cochrane Library*. Retrieved from https://www.cochranelibrary.com/
- U.S. National Library of Medicine. (n.d.). *ClinicalTrials.gov*. Retrieved from https://clinicaltrials.gov/

Exercices et Reponses

Exercice 1 : Formulation d'une question PICO

Question : Évaluer l'efficacité d'une application mobile dans la gestion de l'asthme chez les adolescents.

Réponse :

- **Population (P)** : Adolescents de 12 à 18 ans souffrant d'asthme.
- **Intervention (I)** : Utilisation d'une application mobile pour le suivi des symptômes.
- **Comparison (C)** : Absence d'application (soins habituels).
- **Outcome (O)** : Réduction des crises d'asthme sur une période de 6 mois.

Exercice 2 : Analyse critique

Étude fictive fournie : Une étude sur l'impact d'un programme d'éducation alimentaire sans cadre méthodologique structuré.

Corrigé :

- **Forces :** Pertinence clinique du sujet, résultats encourageants.
- **Faiblesses :** Absence d'un cadre clair (ex. : PRECEDE-PROCEED) pour planifier et évaluer les interventions. Cela limite la reproductibilité et l'impact des résultats.

Exercice 3 : Mini-protocole avec le cadre T1-T4

Sujet : Développement d'un dispositif portable pour mesurer la glycémie.

Réponse attendue :

- **T1 :** Validation technique en laboratoire (précision et fiabilité).
- **T2 :** Test sur un petit groupe de patients diabétiques en clinique.
- **T3 :** Validation multicentrique à grande échelle.
- **T4 :** Suivi à long terme pour évaluer l'impact sur le contrôle glycémique.

Évaluation et Auto-Quiz

QCM Proposés

1. **Question 1 :** Quelle composante du cadre PICO correspond à l'intervention étudiée ?
   - A. Population
   - B. Intervention
   - C. Outcome
   - D. Comparison

Réponse : B. Intervention

2. **Question 2 :** Lequel des cadres suivants est utilisé pour planifier des interventions de santé publique ?
   - A. PICO
   - B. CONSORT
   - C. PRECEDE-PROCEED
   - D. T1-T4

Réponse : C. PRECEDE-PROCEED

3. **Question 3 :** Quel est l'objectif principal des cadres translationnels comme T1-T4 ?
   - A. Définir une population cible.
   - B. Relier la recherche fondamentale à des applications cliniques.
   - C. Standardiser les essais cliniques.
   - D. Évaluer les mécanismes biologiques.

Réponse : B. Relier la recherche fondamentale à des applications cliniques.

4. **Question 4 :** Quelle est une limite commune des études sans cadre conceptuel ?
   - A. Résultats trop précis.
   - B. Faible validité interne et manque de clarté méthodologique.
   - C. Trop de ressources nécessaires.
   - D. Dépendance excessive à l'intelligence artificielle.

Réponse : B. Faible validité interne et manque de clarté méthodologique.

5. **Question 5 :** Comment le modèle biopsychosocial intègre-t-il les dimensions du soin ?
   - A. En se concentrant uniquement sur les mécanismes biologiques.
   - B. En prenant en compte les dimensions biologiques, psychologiques et sociales.
   - C. En reliant la recherche fondamentale aux applications cliniques.
   - D. En évaluant uniquement les facteurs sociaux. **Réponse :** B. En prenant en compte les dimensions biologiques, psychologiques et sociales.

Chapitre 2 : Sur la Route de la Recherche Translationnelle

Introduction

Contexte

La recherche translationnelle joue un rôle crucial dans le processus qui relie les avancées scientifiques fondamentales à leurs applications concrètes dans les domaines cliniques et de santé publique. Cette discipline vise à convertir les découvertes issues des laboratoires en solutions tangibles telles que des médicaments, des dispositifs médicaux ou des programmes de prévention.

Un exemple classique est le développement d'un vaccin, qui nécessite plusieurs années de recherche translationnelle. Ce processus intègre diverses étapes : essais en laboratoire, validations cliniques et déploiement à grande échelle auprès des populations.

Importance de la Recherche Translationnelle

La recherche translationnelle est essentielle pour accélérer l'impact des découvertes scientifiques sur la santé humaine. Elle réduit le délai entre les avancées fondamentales et leur utilisation pratique tout en veillant à ce que les innovations répondent aux besoins cliniques et sociétaux. Cependant, ce processus s'accompagne de défis significatifs, parmi lesquels :

1. **Complexité des données** : Gérer et interpréter des volumes importants d'informations scientifiques.
2. **Collaboration interdisciplinaire** : Faire coopérer des experts issus de disciplines variées.
3. **Obstacles financiers et réglementaires** : Trouver les ressources nécessaires et naviguer dans un cadre législatif strict.

Objectifs du Chapitre

Ce chapitre vise à :

1. Définir la recherche translationnelle et ses phases clés (T0 à T4).
2. Décrire les étapes fondamentales du processus translationnel.
3. Identifier les principaux défis et proposer des stratégies pour les surmonter.

4. Présenter des études de cas réussies illustrant l'impact de la recherche translationnelle.
5. Fournir des exercices pratiques pour aider les chercheurs à structurer leurs projets translationnels.

1. Recherche Translationnelle : Définition et Rôle

1.1 Définition

La recherche translationnelle est un domaine interdisciplinaire qui vise à accélérer la transformation des découvertes scientifiques en applications cliniques concrètes. Elle établit un lien essentiel entre le travail effectué en laboratoire (*bench*) et les soins prodigués aux patients (*bedside*).

Elle connecte :

- **La recherche fondamentale** : Études sur les mécanismes biologiques, les cibles thérapeutiques et les technologies innovantes.
- **La recherche appliquée** : Validation des résultats en contexte clinique et mise en œuvre pratique.

Diagramme de la Recherche Translationnelle

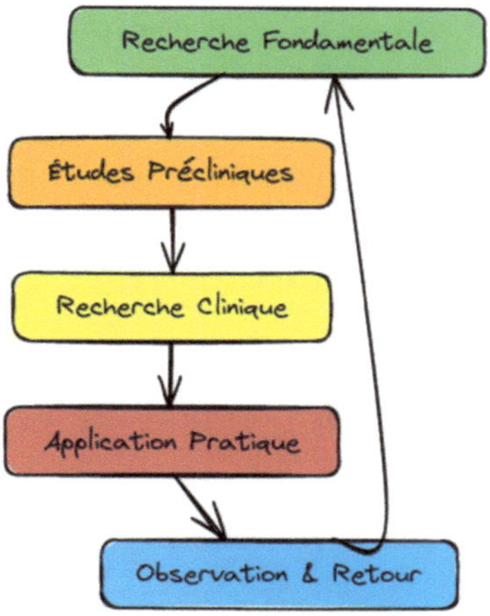

Ce diagramme de la recherche translationnelle montre ente le processus continu entre recherche et application pratique.

1.2 Objectifs Principaux

1. Traduire les découvertes scientifiques en solutions répondant à des besoins cliniques précis.
2. Accélérer le processus d'innovation, permettant des transitions rapides entre la recherche préclinique et les essais cliniques.
3. Assurer un continuum fluide entre la recherche, les soins et l'implication des patients dès les premières étapes.

1.3 Les Phases de la Recherche Translationnelle (T0 à T4)

La recherche translationnelle est structurée en cinq étapes principales :

1. **T0 : Découverte fondamentale**
   - Exploration des mécanismes biologiques et identification de cibles thérapeutiques ou de biomarqueurs.
2. **T1 : Application préclinique**
   - Validation des découvertes en laboratoire via des modèles animaux ou cellulaires.
   - Développement initial de thérapies, de dispositifs médicaux ou de tests diagnostiques.
3. **T2 : Essais cliniques**
   - Validation des interventions chez l'humain, incluant les études de sécurité, d'efficacité et de dosage.
4. **T3 : Adoption clinique**
   - Intégration des innovations validées dans les pratiques médicales.
   - Élaboration de recommandations pour les professionnels de santé.
5. **T4 : Impact sur la santé publique**
   - Évaluation des résultats à grande échelle, incluant les effets sur la mortalité, la morbidité et les politiques de santé publique.
   - Suivi continu pour ajuster les stratégies selon les besoins émergents.

Diagramme des Etapes de la Recherche Translationnelle

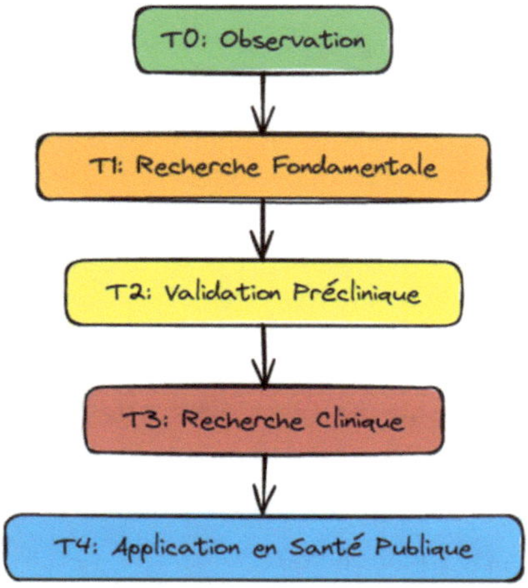

Exemple : Développement des immunothérapies

- **T0 :** Identification des cibles immunitaires et validation préclinique.
- **T1 :** Premiers essais cliniques pour évaluer la sécurité et la faisabilité.
- **T2 :** Validation de l'efficacité dans des essais randomisés à grande échelle.
- **T3 :** Adoption dans les soins cliniques avec une surveillance continue.
- **T4 :** Évaluation de l'impact global sur la santé publique et élargissement de l'accès.

1.4 Rôle de la Recherche Translationnelle en Recherche Clinique

La recherche translationnelle offre plusieurs avantages majeurs :

1. **Accélérer l'innovation médicale**
   - Exemples : Les vaccins contre la COVID-19, développés rapidement grâce à une coordination entre les phases T1 et T3.
2. **Renforcer l'efficacité des interventions**
   - Tester les innovations dans des contextes cliniques réels, par exemple en thérapie génique.
3. **Promouvoir la collaboration interdisciplinaire**
   - Rassembler des experts variés : biologistes, cliniciens, ingénieurs, et épidémiologistes.

4. **Impliquer activement les patients**
    - Co-développer des outils ou interventions répondant directement à leurs besoins, comme des applications médicales personnalisées.
5. **Maximiser l'impact en santé publique**
    - Rendre les traitements accessibles, abordables et adaptés à la population cible.

2. Étapes Clés du Processus Translationnel

1. **Identifier les besoins cliniques non satisfaits**
    - Objectif : Déceler les lacunes dans les soins actuels.
    - Méthodes : Analyses épidémiologiques et consultations avec les cliniciens et les patients.
    - *Exemple* : Identifier l'absence de traitements pour une maladie rare.
2. **Transition des découvertes fondamentales vers des applications précliniques**
    - Objectif : Tester la faisabilité d'une innovation.
    - Méthodes : Expérimentations sur modèles cellulaires ou animaux, études toxicologiques.
    - *Exemple* : Test d'une molécule anticancéreuse sur des souris.
3. **Validation clinique**
    - Objectif : Confirmer la sécurité et l'efficacité sur des sujets humains.
    - Phases :
        - *Phase I* : Évaluation de la sécurité sur un petit groupe.
        - *Phase II* : Analyse des premiers signaux d'efficacité.
        - *Phase III* : Comparaison des résultats sur de larges populations.
    - *Exemple* : Essai clinique de phase III pour un vaccin contre la COVID-19.
4. **Intégration dans les pratiques cliniques**
    - Objectif : Diffuser les innovations validées.
    - Méthodes : Élaboration de recommandations et formations pour les professionnels de santé.
5. **Suivi à grande échelle**
    - Objectif : Évaluer l'impact des interventions sur les populations.

- Méthodes : Surveillance des indicateurs de santé publique, ajustement des politiques.
- *Exemple* : Suivi des effets des vaccins HPV sur les taux de cancers.

3. Défis et Solutions

3.1 Principaux Défis

1. **Collaboration interdisciplinaire**
   - *Problème* : Difficultés de communication entre disciplines.
   - *Solution* : Former des équipes intégrées avec des coordinateurs dédiés.
2. **Financement insuffisant**
   - *Problème* : Coûts élevés et manque de ressources continues.
   - *Solution* : Encourager les partenariats public-privé et créer des fonds dédiés.
3. **Gestion des risques**
   - *Problème* : Complexité réglementaire et faible taux de succès.
   - *Solution* : Adopter des protocoles rigoureux et surveiller les processus de manière proactive.

Tableau Comparatif des Défis Majeurs et des Solutions Associées

Défis majeurs	Description	Solutions associées
Financement insuffisant	Manque de fonds pour mener à bien des projets ou des recherches.	- Identifier des sources de financement alternatives (subventions, partenariats publics-privés, crowdfunding). - Élaborer des propositions de financement convaincantes. - Réduire les coûts en optimisant les ressources disponibles.
Réglementation stricte	Contraintes liées aux règles locales, nationales ou internationales.	- Travailler en collaboration avec des experts juridiques. - Maintenir une veille réglementaire proactive. - Négocier avec les régulateurs pour adapter les règles lorsque possible.
Manque de compétences	Absence des connaissances ou compétences nécessaires pour réaliser le projet.	- Organiser des formations ou ateliers pour les équipes. - Recruter des experts externes. - Encourager l'apprentissage continu.
Accès limité aux ressources	Ressources humaines, matérielles ou	- Partager les ressources avec des partenaires. - Louer ou emprunter des

Défis majeurs	Description	Solutions associées
	technologiques insuffisantes.	équipements. - Numériser certaines activités pour réduire la dépendance physique.
Résistance au changement	Refus ou hésitation des parties prenantes à adopter de nouvelles idées ou approches.	- Communiquer les avantages et bénéfices du changement. - Impliquer les parties prenantes dans le processus de prise de décision. - Introduire des changements progressivement.
Délais serrés	Pression temporelle pour respecter les échéances du projet.	- Établir un calendrier réaliste avec des marges de sécurité. - Prioriser les tâches essentielles. - Utiliser des outils de gestion de projet pour optimiser les workflows.
Problèmes de collaboration	Mauvaise communication ou coordination entre les parties impliquées dans un projet.	- Instaurer des outils de collaboration (comme Slack, Asana, ou Trello). - Organiser des réunions régulières pour harmoniser les efforts - Clarifier les rôles et responsabilités dès le départ.
Acceptation communautaire	Résistance ou manque d'intérêt des communautés concernées par le projet.	- Impliquer les communautés dès le début du projet. - Adapter le projet aux besoins et valeurs locales. - Sensibiliser et informer pour générer de l'adhésion.
Éthique et confidentialité	Problèmes liés à la protection des données personnelles ou à des enjeux éthiques.	- Mettre en œuvre des politiques strictes de gestion des données. - Obtenir des consentements éclairés. - Collaborer avec des comités d'éthique pour valider les approches.

Ce tableau comparatif présente des **défis majeurs** (comme le financement et la réglementation) ainsi que leurs **solutions associées** dans différents contextes:

4. Étude de Cas

Étude	Contexte	Déroulement	Résultats	Leçon à Retenir
Développement d'un Vaccin ARN	Recherche translationnelle pour le vaccin COVID-19.	T0 : Identification de la séquence virale.T1 : Validation en laboratoire.T2 : Essais cliniques rapides.T3 : Production et	Vaccin efficace à 95 % après deux doses, déployé mondialement en moins d'un an.	Collaboration internationale et accélération des processus translationnels grâce à des partenariats public-privé.

Étude	Contexte	Déroulement	Résultats	Leçon à Retenir
		distribution massives.		
Immunothérapie CAR-T	Développement d'une thérapie personnalisée pour traiter certains cancers résistants.	T0 : Identification des récepteurs CD19.T1 : Test sur modèles animaux.T2 : Essais cliniques phase I-III.T3 : Adoption clinique dans les hôpitaux.	Réponse complète chez 80 % des patients atteints de leucémie aiguë.	Importance de l'innovation pour cibler des maladies graves avec des approches personnalisées.
Surveillance Post-Marché	Suivi des implants médicaux pour garantir leur sécurité à long terme.	T3 : Introduction des implants dans les cliniques.T4 : Études épidémiologiques à grande échelle pour évaluer les complications.	Identification de complications imprévues, menant à des recommandations révisées.	Nécessité du suivi continu pour garantir la sécurité et l'efficacité après la mise sur le marché.

5. Structurer un Projet Translationnel

Étapes Pratiques :

1. Identifier une découverte fondamentale.
2. Planifier les étapes T0 à T4.
3. Anticiper les obstacles et trouver des solutions.

Exemple : Une molécule anti-inflammatoire issue d'une plante pourrait être testée sur des cellules, validée cliniquement, et intégrée dans des recommandations de santé publique.

Conclusion

La recherche translationnelle est essentielle pour transformer les découvertes scientifiques en interventions concrètes qui améliorent la santé humaine. Grâce à une approche structurée et à des collaborations efficaces, elle permet de réduire les écarts entre la recherche fondamentale et les soins cliniques, maximisant ainsi les bénéfices pour les patients et les populations.

Bibliographie

Articles Scientifiques

- Collins, F. S., & Varmus, H. (2015). A New Initiative on Precision Medicine. *New England Journal of Medicine, 372*(9), 793–795.
- Khoury, M. J., Gwinn, M., & Ioannidis, J. P. A. (2010). The Emerging Field of Translational Medicine: The Role of Evidence-Based Research. *Science Translational Medicine, 2*(38), 38cm20.
- Sung, N. S., et al. (2003). Central Challenges Facing the National Clinical Research Enterprise. *JAMA, 289*(10), 1278–1287.
- Woolf, S. H. (2008). The Meaning of Translational Research and Why It Matters. *JAMA, 299*(2), 211–213.

Livres

- Greenhalgh, T. (2014). *How to Read a Paper: The Basics of Evidence-Based Medicine*. Wiley-Blackwell.
- Institute of Medicine. (2013). *Advancing Health Through Innovation: Translational Research in the 21st Century*. National Academies Press.
- Straus, S. E., Tetroe, J., & Graham, I. D. (2013). *Knowledge Translation in Health Care: Moving from Evidence to Practice*. Wiley-Blackwell.

Bases de Données et Ressources

- National Library of Medicine. (n.d.). *PubMed*. Retrieved from https://pubmed.ncbi.nlm.nih.gov/
- Cochrane. (n.d.). *Cochrane Library*. Retrieved from https://www.cochranelibrary.com/
- Clinical and Translational Science Awards (CTSA) Program. (n.d.). *NIH National Center for Advancing Translational Sciences*. Retrieved from https://ncats.nih.gov/ctsa
- World Health Organization. (n.d.). *Global Observatory on Health R&D*. Retrieved from https://www.who.int/research-observatory/en/

Rapports et Guides

- National Institutes of Health. (2015). *Translational Science: Bridging the Gap between Basic Research and Clinical Practice*. Bethesda, MD: NIH Office of Strategic Coordination.

- U.S. Food and Drug Administration. (2020). *Drug Development and Approval Process*. Retrieved from https://www.fda.gov/drugs/development-approval-process-drugs

Exercices Interactifs

Exercice	Instructions	Corrigé ou Piste de Réflexion
Identifier les Phases Translationnelles	Associez chaque phase (T0 à T4) à une étape du développement d'un médicament anticancéreux.	T0 : Identification de cibles moléculaires.T1 : Validation sur modèles animaux.T2 : Essais cliniques sur des patients.T3 : Adoption clinique avec guidelines.T4 : Surveillance et impact public.
Étudier un Cas Réel	Analysez une étude décrivant l'introduction d'un traitement innovant en santé publique.	Exemple : Vaccin COVID-19 ARN. Mettez en évidence la transition rapide entre les étapes T1 et T3 grâce à des financements accrus et des protocoles simplifiés.
Concevoir un Mini-Projet Translationnel	Proposez une innovation à développer en suivant les phases T0 à T4.	Exemple : Un test rapide pour la détection d'un virus respiratoire. Planifiez chaque phase : recherche fondamentale, validation préclinique, essais cliniques, intégration et surveillance.

Évaluation et Auto-Quiz

QCM et une question ouverte pour évaluer la compréhension.

Question	Options	Réponse ou Explication
Quel est l'objectif principal de la recherche translationnelle ?	A) Publier des articles.B) Traduire les découvertes en applications cliniques.C) Évaluer les étudiants.	Réponse : B. La recherche translationnelle vise à accélérer l'utilisation pratique des découvertes scientifiques.
Quelle phase inclut les essais cliniques ?	A) T0.B) T2.C) T4.	Réponse : B. La phase T2 est dédiée aux essais cliniques, incluant la validation chez l'humain.
Identifiez un défi courant en recherche translationnelle.	A) Excès de financement.B) Collaboration interdisciplinaire.C) Analyse des résultats.	Réponse : B. La collaboration interdisciplinaire peut être difficile en raison des différences de méthodologies et d'objectifs.

Question	Options	Réponse ou Explication
Qu'est-ce qui distingue la phase T4 des autres phases ?	A) Validation en laboratoire.B) Essais cliniques.C) Suivi en santé publique.	Réponse C. La phase T4 s'intéresse à l'impact à grande échelle et au suivi des interventions sur les populations.
Question ouverte : Proposez un projet translationnel en suivant les étapes T0 à T4		Exemple : Développement d'un test diagnostic pour la grippe. T0 : Identification d'un biomarqueur. T1 : Validation préclinique. T2 : Essais cliniques. T3 : Intégration clinique. T4 : Suivi épidémiologique.

FAQ

Répondez à des questions fréquemment posées sur la recherche translationnelle.

Question	Réponse
Pourquoi la recherche translationnelle est-elle cruciale ?	Elle permet de combler le fossé entre les découvertes scientifiques et leur application dans la pratique, accélérant l'innovation médicale.
Quels sont les principaux obstacles de ce type de recherche ?	Complexité des données, financement limité, collaboration interdisciplinaire et cadres réglementaires stricts.
Comment les patients peuvent-ils contribuer ?	En participant aux essais cliniques et en co-développant des solutions adaptées à leurs besoins.
La recherche translationnelle est-elle universelle ?	Non, elle nécessite des adaptations aux contextes locaux pour garantir l'applicabilité et l'efficacité des innovations.

Chapitre 3 : Définir la Question de Recherche

Introduction

Contexte

Une question de recherche soigneusement formulée est le pilier fondamental de toute étude scientifique rigoureuse. Elle sert de boussole pour définir les objectifs, structurer la méthodologie, et s'assurer que les résultats répondent à un problème précis et pertinent.

Par exemple, une question comme : *« Chez les patients diabétiques, une activité physique régulière réduit-elle l'HbA1c par rapport à un groupe témoin ? »* fournit un cadre méthodologique précis qui guide la collecte et l'analyse des données. Ce type de formulation claire garantit des résultats exploitables et utiles pour la recherche ou la pratique clinique.

Pourquoi une Bonne Question de Recherche est Essentielle

Un questionnement mal défini peut conduire à des résultats ambigus, compromettre la validité méthodologique, ou engendrer un gaspillage de ressources. En revanche, une question bien conçue :

- **Renforce la qualité des preuves** : En ciblant une problématique spécifique et bien délimitée.
- **Améliore l'applicabilité des résultats** : En rendant les conclusions exploitables pour la prise de décision clinique ou en santé publique.

Des outils comme le cadre **PICO** (Population, Intervention, Comparison, Outcome) jouent un rôle essentiel dans la structuration des questions, garantissant clarté et précision.

Objectifs du Chapitre

Ce chapitre explore :

1. Les principes fondamentaux pour concevoir une question de recherche efficace.
2. L'utilisation de cadres tels que PICO pour formuler des questions structurées.

3. Les erreurs courantes dans la formulation des questions et leurs solutions.
4. Des exemples pratiques et exercices interactifs pour aider à développer des questions robustes et exploitables.

1. Les Caractéristiques d'une Bonne Question de Recherche

Une question de recherche efficace repose sur trois critères clés : **pertinence**, **spécificité**, et **faisabilité**.

1.1 Pertinence

- **Définition** : Une question pertinente cible un besoin réel, qu'il soit clinique ou scientifique, et offre un potentiel d'impact significatif.
- **Pourquoi est-ce important ?**
    - Elle assure que la recherche répond à une problématique concrète et actuelle.
    - Elle s'aligne avec les priorités de santé publique, les attentes des patients ou les besoins des cliniciens.
- **Comment évaluer la pertinence ?**
    - La question traite-t-elle une lacune identifiée dans la littérature ?
    - Répond-elle à une priorité de santé ou à une problématique pressante ?

Exemple : Étudier un traitement innovant pour une maladie rare est généralement plus pertinent que reproduire une étude sur un médicament déjà validé.

1.2 Spécificité

- **Définition** : Une question spécifique est claire, concise et bien structurée, ce qui facilite la définition des variables et des objectifs.
- **Pourquoi est-ce important ?**
    - Une formulation vague complique l'élaboration de la méthodologie et l'interprétation des résultats.
    - Une question précise guide efficacement le choix des outils méthodologiques et des analyses statistiques.
- **Comment évaluer la spécificité ?**
    - La question identifie-t-elle clairement la **population**, l'**intervention**, la **comparaison**, et les **résultats** ? (PICO)
    - Distingue-t-elle les objectifs principaux des secondaires ?

Exemple :

- Question vague : « Quels sont les effets des traitements contre l'hypertension ? »
- Question spécifique : « Chez les adultes hypertendus, le traitement X réduit-il la pression artérielle systolique plus efficacement que le traitement Y après 12 semaines ? »

1.3 Faisabilité

- **Définition** : Une question faisable tient compte des ressources disponibles, des contraintes éthiques, et des compétences de l'équipe de recherche.
- **Pourquoi est-ce important?**
  - Une étude basée sur une question irréaliste risque de s'arrêter prématurément ou de produire des résultats insuffisants.
- **Comment évaluer la faisabilité ?**
  - Les ressources (temps, budget, équipements) sont-elles adéquates ?
  - La question respecte-t-elle les contraintes éthiques et réglementaires ?

Exemple : Une étude nécessitant des technologies coûteuses et un échantillon international pourrait être irréalisable pour une petite équipe avec des ressources limitées.

Résumé des Caractéristiques d'une Bonne Question

Caractéristique	Questions clés	Exemple concret
Pertinence	Répond-elle à un besoin réel ?	Étudier une thérapie pour une maladie rare sans traitement standard.
Spécificité	La question est-elle claire ?	Comparer deux traitements pour une population donnée et un objectif précis.
Faisabilité	Est-elle réalisable avec les ressources disponibles ?	Étude limitée à un échantillon accessible avec un budget adapté.

2. Cadres pour Structurer les Questions de Recherche

2.1 Cadre PICO

Le cadre **PICO** est particulièrement adapté aux études quantitatives et interventionnelles.

- **Éléments principaux** :
  - **P** (Population) : Groupe cible étudié.
  - **I** (Intervention) : Traitement ou facteur étudié.
  - **C** (Comparison) : Intervention ou groupe témoin de référence.
  - **O** (Outcome): Résultat mesuré.

Exemple :

- Question : « *Chez les adultes obèses (P), la thérapie cognitive comportementale (I) réduit-elle le poids (O) par rapport au régime seul (C) ?* »
- Étude suggérée : Essai clinique randomisé.

Étude de Cas : Une question PICO pour un essai clinique

Contexte : Étude sur l'efficacité d'une thérapie cognitive pour adolescents atteints de dépression.

Déroulement :

- **Population (P) :** Adolescents âgés de 13 à 18 ans souffrant de dépression légère à modérée.
- **Intervention (I) :** Thérapie cognitive comportementale en ligne.
- **Comparaison (C) :** Absence de traitement (liste d'attente).
- **Résultat (O) :** Réduction des scores de dépression sur l'échelle PHQ-9.

Diagramme PICO en Entonnoir

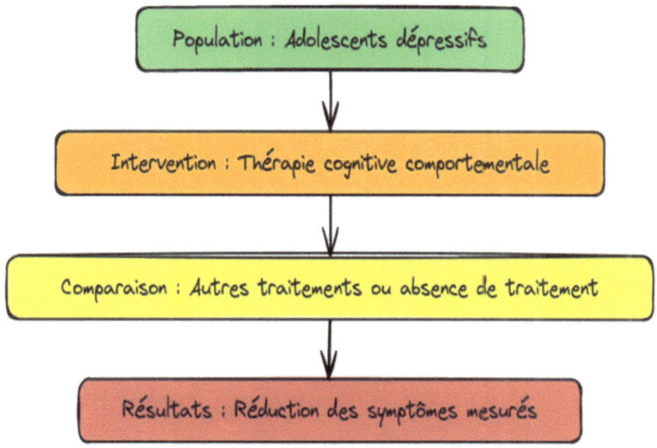

Ce diagramme en entonnoir illustrant PICO

Résultats :

- Réduction moyenne de 30 % des scores de dépression après 12 semaines.
- Forte acceptabilité et satisfaction des participants.

Graphique des Scores de Depression entre les Groupes

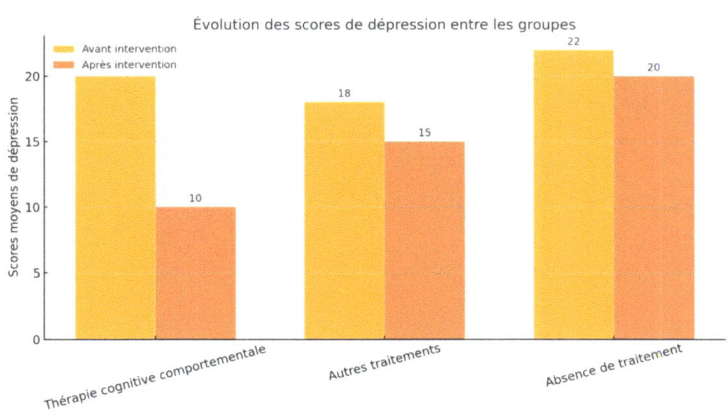

Ce graphique des résultats montrant l'évolution des scores moyens de dépression entre les groupes avant et après intervention. Cela illustre les effets de la thérapie cognitive comportementale par rapport à d'autres traitements ou l'absence de traitement.

Leçon à retenir : Une formulation claire avec PICO facilite la planification et la mise en œuvre d'un essai clinique rigoureux.

Variantes de PICO

- **PICOT** : Ajoute la dimension temporelle (« Time »).
- **PICOS** : Inclut le contexte ou environnement (« Setting »).

Cadre PICOT/PICOS : Étude Longitudinale

Élément	Description
Population (P)	Patients hospitalisés ou personnel médical (selon la perspective de l'intervention).
Intervention (I)	Une intervention spécifique (ex. : introduction d'un protocole de prévention des infections).
Comparaison (C)	Groupe sans intervention ou utilisant une méthode standard de soins.
Résultats (O)	Résultats mesurés (ex. : réduction des taux d'infection, satisfaction des patients, etc.).
Temps (T)	Études longitudinales (durée de suivi : plusieurs mois ou années).
Contexte (S)	Milieu hospitalier, avec des détails sur les caractéristiques (ex. : hôpital public, rural, etc.).

Application Pratique dans une Étude

1. **Objectif de l'Etude :**

   Évaluer l'impact d'une intervention (ex. : protocole de désinfection des mains) sur les taux d'infection nosocomiale sur une période d'un an dans un hôpital rural.

2. **Méthodologie Suggérée :**
   - **Type d'étude :** Étude longitudinale comparative avec groupes intervention et contrôle.
   - **Population :** Patients hospitalisés dans des services identifiés à risque élevé (ex. : unités de soins intensifs).

- **Intervention :** Protocole d'hygiène renforcé appliqué au personnel soignant.
- **Comparaison :** Services utilisant les pratiques standards d'hygiène.
- **Résultats :**
  - Incidence des infections nosocomiales.
  - Durée moyenne des séjours.
  - Satisfaction des patients concernant la propreté perçue.

3. **Analyse Temporelle :**
   - Suivi des données sur une période de 12 mois avec des points de mesure mensuels.
   - Comparaison des résultats avant, pendant et après l'intervention.
4. **Contexte :**
   - Description détaillée de l'hôpital, des ressources disponibles, et des caractéristiques démographiques de la population.

Représentation des Résultats Longitudinaux:

Graphique de l'Evolution des Infections

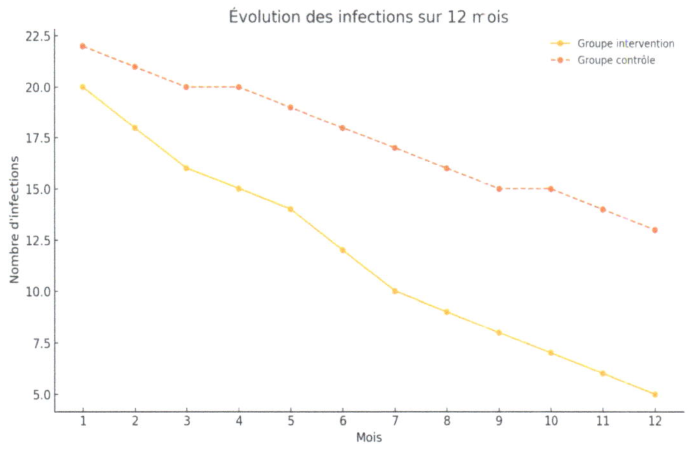

Ce graphique en courbes illustrant l'évolution des infections sur 12 mois pour les groupes intervention et contrôle.

Graphique dela Comparaison des Résultats avant et après Intervention

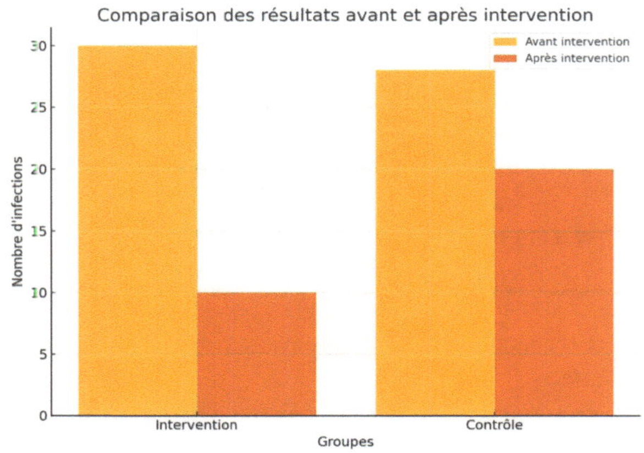

Ce diagramme en barres comparant les résultats avant et après intervention pour les groupes intervention et contrôle.

2.2 Cadre SPIDER

Le cadre **SPIDER** est conçu pour les études qualitatives et exploratoires.

- **Éléments principaux** :
  - **S** (Sample) : Population étudiée.
  - **P** (Phenomenon of Interest) : Sujet exploré.
  - **D** (Design) : Méthode de collecte des données.
  - **E** (Evaluation) : Critères ou méthodes d'analyse.
  - **R** (Research Type) : Type de recherche (qualitative, mixte, etc.).

Exemple :

- Question : *« Chez les femmes ayant récemment accouché (S), quelles sont leurs perceptions (P) des soins postnataux (D) en maternité ? »*
- Étude suggérée : Étude qualitative avec entretiens semi-directifs.

Étude de cas : Une question SPIDER pour une étude qualitative

Contexte : Étude exploratoire sur les perceptions des soins postnatals dans les zones rurales.

Déroulement :

- **Sample (S) :** Femmes ayant accouché dans les six derniers mois.
- **Phenomenon (P) :** Expériences des soins postnatals.
- **Design (D) :** Entretiens semi-directifs.
- **Evaluation (E) :** Analyse thématique des transcriptions.
- **Research type (R) :** Recherche qualitative.

Graphique des Composantes Principales de l'Etude

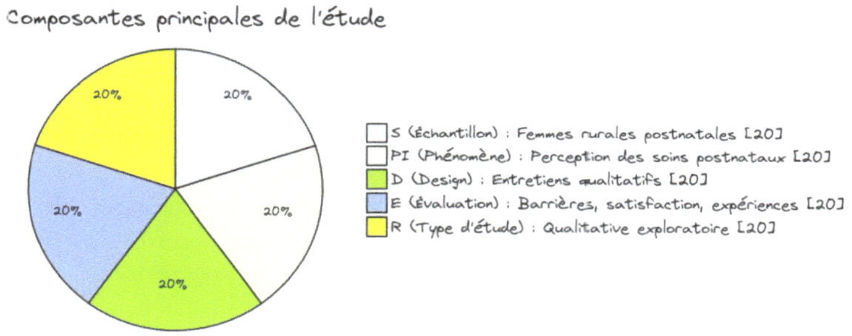

Ce graphique illustre le cadre SPIDER pour une étude qualitative

Graphique de Nuage

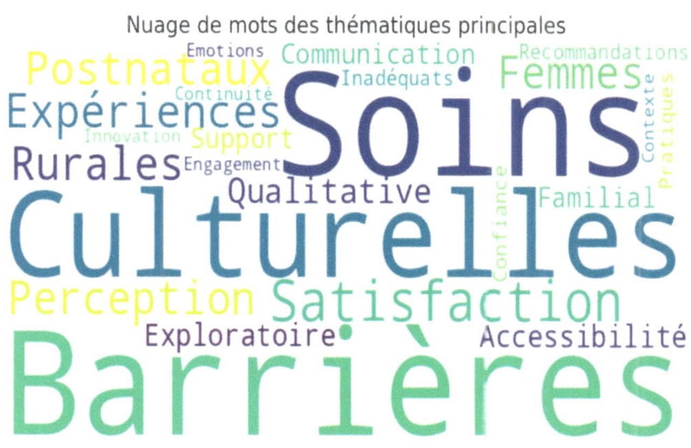

Un nuage de mots pour résumer les thématiques principales identifiées dans l'analyse qualitative.

Graphique du Schéma Conceptuel d'une Etude Qualitative

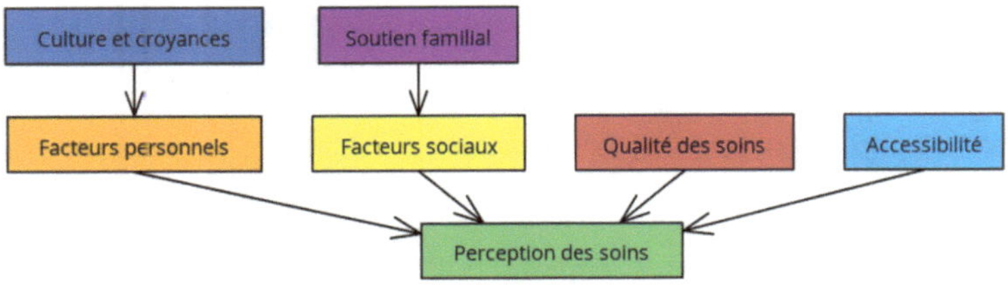

Un schéma conceptuel montrant les facteurs affectant la perception des soins.

Ces **résultats** assistent à la (l') :

- Identification de défis tels que l'accès limité et la faible sensibilisation aux services disponibles.
- Proposition de solutions adaptées, comme des cliniques mobiles.

Leçon à retenir : SPIDER est un cadre idéal pour structurer des études qualitatives, notamment dans des contextes exploratoires.

Résumé des Cadres

Cadre	Utilisation	Éléments clés	Exemple
PICO	Études interventionnelles	Population, Intervention, Comparaison, Résultats	Thérapie cognitive pour adolescents : Réduction de la dépression.
SPIDER	Études qualitatives	Échantillon, Phénomène, Design, Évaluation, Type	Perception des soins postnataux dans les zones rurales.
PICOT/PICOS	Études contextuelles ou temporelles complexes	Ajout de "Time" (temps) ou "Setting" (contexte)	Études longitudinales sur des interventions en milieu hospitalier.

3. Erreurs Fréquentes dans la Formulation des Questions

3.1 Questions Trop Larges ou Vagues

- **Exemple** : « Quels sont les effets des traitements sur la santé ? »
- **Conséquences** : Méthodologie floue, résultats difficiles à exploiter.

- **Solution** : Préciser la portée en utilisant un cadre comme PICO ou SPIDER.

3.2 Mélange d'Objectifs Multiples

- **Exemple** : « Quelle est l'efficacité du traitement A et son impact psychologique ? »
- **Conséquences** : Méthodologie confuse et résultats imprécis.
- **Solution** : Diviser en plusieurs questions distinctes.

3.3 Concepts Mal Définis

- **Exemple** : « Quels sont les résultats du traitement X ? »
- **Conséquences** : Difficulté à choisir des indicateurs de mesure.
- **Solution** : Définir clairement les variables et critères mesurables.

4. Études de Cas : Impact d'une Bonne Formulation

Cas 1 : Une question bien formulée

- **Contexte** : Thérapie cognitive en ligne pour adolescents dépressifs.
- **Question** : *« Chez les adolescents souffrant de dépression légère à modérée (P), la thérapie cognitive comportementale en ligne (I) est-elle plus efficace que l'absence de traitement (C) pour réduire les scores de dépression (O) ? »*
- **Résultat** : Étude réussie avec des conclusions pertinentes.

Cas 2 : Une question mal formulée

- **Contexte** : Étude sur les facteurs de risque des maladies cardiovasculaires.
- **Question** : « Quels sont les facteurs de risque ? »
- **Conséquences** : Résultats généraux, non exploitables.
- **Leçon** : Une formulation claire produit des résultats exploitables.

Conclusion : L'Art de Poser la Bonne Question

Formuler une question de recherche précise et structurée est un investissement crucial pour garantir le succès d'une étude. En s'appuyant sur des cadres comme **PICO** ou **SPIDER**, les chercheurs peuvent éviter les pièges courants et produire des résultats applicables, profitables tant pour la science que pour la pratique clinique.

Bibliographie

Articles Scientifiques

- Aslam, S., & Emmanuel, P. (2010). Formulating a Researchable Question: A Critical Step for Facilitating Good Clinical Research. *Indian Journal of Sexually Transmitted Diseases and AIDS, 31*(1), 47–50.
- Bhandari, M., et al. (2003). User's Guide to the Orthopedic Literature: How to Use an Article About Therapy. *Journal of Bone and Joint Surgery, 85*(1), 1241–1247.
- Huang, X., Lin, J., & Demner-Fushman, D. (2006). Evaluation of PICO as a Knowledge Representation for Clinical Questions. *AMIA Annual Symposium Proceedings, 2006*, 359–363.

Livres

- Greenhalgh, T. (2014). *How to Read a Paper: The Basics of Evidence-Based Medicine*. Wiley-Blackwell.
- Straus, S. E., Glasziou, P., Richardson, W. S., & Haynes, R. B. (2018). *Evidence-Based Medicine: How to Practice and Teach EBM*. Elsevier.
- Hulley, S. B., Cummings, S. R., Browner, W. S., Grady, D. G., & Newman, T. B. (2013). *Designing Clinical Research*. Lippincott Williams & Wilkins.

Bases de Données et Ressources

- National Library of Medicine. (n.d.). *PubMed*. Retrieved from https://pubmed.ncbi.nlm.nih.gov/
- Cochrane. (n.d.). *Cochrane Library*. Retrieved from https://www.cochranelibrary.com/
- University of York. (n.d.). *Centre for Reviews and Dissemination (CRD)*. Retrieved from https://www.york.ac.uk/crd/

Guides et Rapports

- National Institutes of Health. (2019). *Developing a Research Question: Guidance for Investigators*. Bethesda, MD: NIH Office of Strategic Coordination.

- Agency for Healthcare Research and Quality. (2014). *Formulating a Research Question: Evidence-Based Practice Guide*. Rockville, MD: AHRQ.

Exercice Interactif

Tâche : Formulez une Question PICO

Contexte : Vous travaillez sur un projet visant à évaluer l'impact de la méditation sur le stress chez les professionnels de santé.

- **P (Population) :** ?
- **I (Intervention) :** ?
- **C (Comparison) :** ?
- **O (Outcome) :** ?

Corrigé :

- **P :** Professionnels de santé exposés à un stress élevé.
- **I :** Programme de méditation guidée.
- **C :** Pas d'intervention (groupe témoin).
- **O :** Réduction des niveaux de stress mesurés par le questionnaire PSS (Perceived Stress Scale).

Évaluation et Auto-Quiz

Quiz Rapide

1. **Qu'est-ce qu'une question PICO ?**
   a) Une méthode d'analyse statistique
   b) Une structure pour formuler des questions de recherche interventionnelle
   c) Une méthode de collecte de données qualitatives
   Réponse : b) Une structure pour formuler des questions de recherche interventionnelle.

2. **Dans SPIDER, que signifie "Phenomenon of Interest" ?**

   a) Le sujet général de l'étude
   b) La variable mesurée quantitativement
   c) L'expérience ou perception étudiée

Réponse : c) L'expérience ou perception étudiée.

3. **Quel cadre est le mieux adapté à une étude qualitative ?**

   a) PICO
   b) PICOT
   c) SPIDER
   Réponse : c) SPIDER.

4. **Pourquoi est-il essentiel de formuler une question spécifique ?**

   a) Pour économiser du temps et des ressources
   b) Pour garantir une interprétation des résultats pertinente
   c) Les deux
   Réponse : c) Les deux.

5. **Lequel des éléments suivants est une erreur courante ?**

   a) Formuler une question trop spécifique
   b) Mélanger plusieurs objectifs dans une même question
   c) Définir clairement les variables
   Réponse : b) Mélanger plusieurs objectifs dans une même question.

FAQ

1. **Comment choisir entre PICO et SPIDER ?**
   - Utilisez PICO pour des études interventionnelles quantitatives et SPIDER pour des études qualitatives.
2. **Peut-on utiliser plusieurs cadres pour une même étude ?**
   - Oui, notamment dans des études mixtes qui combinent aspects qualitatifs et quantitatifs.
3. **Que faire si ma question initiale est trop large ?**
   - Réduisez la portée en identifiant un objectif principal et en utilisant un cadre comme PICO pour la reformuler.
4. **Comment garantir la faisabilité d'une étude ?**
   - Analysez vos ressources, consultez des experts et vérifiez les contraintes éthiques et logistiques.
5. **Pourquoi est-il important d'inclure une comparaison (C) dans PICO ?**
   - Cela permet d'évaluer l'efficacité relative de l'intervention étudiée.

Chapitre 4 : Le Rôle de la Théorie dans la Recherche et la Pratique

Introduction : Contexte et Importance

La théorie constitue une base essentielle pour la recherche clinique et la pratique fondée sur les preuves (**EBP**, *Evidence-Based Practice*). Elle fournit un cadre intellectuel qui permet de comprendre, d'expliquer et de prédire les phénomènes, tout en guidant la conception des études et l'interprétation des résultats. Par exemple, la **Théorie de l'acceptation de la technologie** (*TAM*) a joué un rôle clé dans les recherches sur l'adoption des technologies médicales, comme les dossiers médicaux électroniques.

Pourquoi une Théorie est-elle Indispensable ?

Sans cadre théorique, une recherche risque de produire des résultats incohérents ou difficilement applicables. En revanche, une théorie bien choisie:

- **Renforce la rigueur méthodologique** : Elle aide à structurer les idées et à identifier les variables pertinentes.
- **Facilite la généralisation des résultats** : En liant une étude à un corpus de connaissances plus vaste.
- **Encourage la traduction des résultats en pratique** : Les théories offrent des bases solides pour transformer les données en interventions cliniques ou politiques concrètes.

Objectifs du Chapitre

Ce chapitre vise à :

1. Définir ce qu'est une théorie et explorer son rôle en recherche clinique.
2. Montrer comment les théories influencent la conception des études, l'interprétation des résultats et la pratique clinique.
3. Présenter des exemples de théories couramment utilisées en recherche.
4. Proposer des lignes directrices pour intégrer une théorie dans un projet de recherche.
5. Fournir des exercices pratiques pour identifier et appliquer des théories pertinentes.

1. Définition de la Théorie et Son Rôle en Recherche

1.1 Qu'est-ce qu'une Théorie ?

Une théorie est un ensemble structuré d'idées et de concepts, basé sur des preuves empiriques, qui explique les relations entre différentes variables ou phénomènes. Elle:

- **Organise les observations** : Les théories donnent un sens aux données brutes en les structurant.
- **Génère des hypothèses testables** : Elles permettent de prédire des résultats qui peuvent être validés ou réfutés.
- **Guident la collecte et l'analyse des données** : Les théories influencent les choix méthodologiques.

Tableau Comparatif des Théories Clés

Théorie	Objectif principal	Domaines d'application	Exemple d'utilisation
Théorie des comportements planifiés	Prédire et influencer les comportements	Adhésion aux traitements, prévention	Vaccination contre la grippe
Théorie bio-psycho-sociale	Explorer les dimensions de la santé	Maladies chroniques, santé mentale	Gestion de l'hypertension
Théorie de l'autodétermination	Renforcer la motivation intrinsèque et extrinsèque	Réhabilitation, activité physique	Suivi des programmes d'exercice
Théorie du changement de comportement	Comprendre et guider les étapes du changement	Arrêt du tabac, adoption d'habitudes saines	Aide au sevrage tabagique
Théorie de l'apprentissage social (Bandura)	Comprendre l'influence des interactions sociales sur le comportement	Promotion de la santé, prévention	Sensibilisation aux dangers de l'alcool
Théorie transactionnelle du stress et du coping	Comprendre les réponses au stress	Santé mentale, gestion du stress	Programmes de gestion du stress
Modèle des croyances en santé	Prédire les comportements en fonction des croyances individuelles	Dépistage, vaccination, prévention	Participation aux mammographies

1.2 Le Rôle des Théories en Recherche Clinique

1. **Structuration des Idées**
   - Une théorie établit des liens logiques entre des concepts clés.
   - *Exemple* : La théorie bio-psycho-sociale explore les interactions entre les dimensions biologiques, psychologiques et sociales dans les maladies chroniques.
2. **Génération d'Hypothèses**
   - Les théories permettent de formuler des hypothèses claires et testables.
   - *Exemple* : La théorie des comportements planifiés prédit que l'intention comportementale est un facteur déterminant des actions.
3. **Interprétation des Résultats**
   - Elles fournissent un cadre pour analyser et contextualiser les données.
   - *Exemple* : Un faible taux d'adhésion à un traitement peut être analysé à travers la **théorie de l'autodétermination**, qui explique le rôle de la motivation intrinsèque.
4. **Application Pratique**
   - Les théories servent à concevoir des interventions ou des recommandations.
   - *Exemple* : La théorie de l'apprentissage social de Bandura est utilisée pour créer des programmes d'éducation en santé.

Schéma de la Relation entre Concepts Théoriques, Hypothèses et Application Clinique.

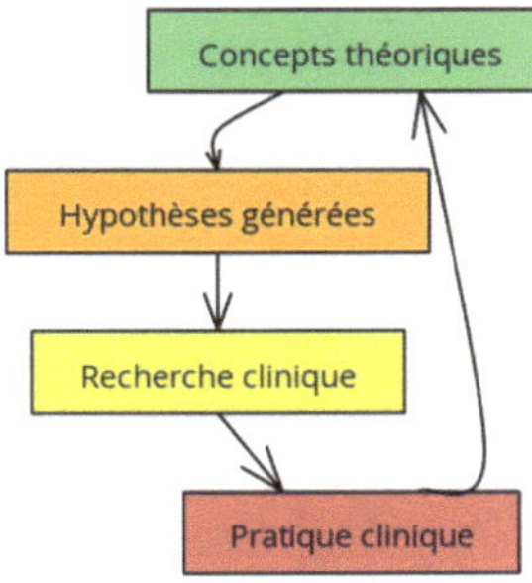

Ce diagramme illustre la relation entre les concepts théoriques, les hypothèses générées, et leur application dans la pratique clinique.

Différences entre Théories, Modèles Conceptuels et Cadres Analytiques

Aspect	Théorie	Modèle Conceptuel	Cadre Analytique
Définition	Explique les relations entre variables.	Représente visuellement les relations.	Structure méthodologique pour analyser.
Portée	Large, explicative et prédictive.	Centré sur un domaine ou un contexte.	Limité à l'analyse des résultats.
Utilité	Expliquer et prédire.	Identifier et relier des variables clés.	Structurer l'analyse des données.
Exemple	Théorie des comportements planifiés.	Modèle bio-psycho-social d'Engel.	Approche PICO pour structurer une question.

2. Exemples de Théories Générales en Recherche

2.1 Théorie Bio-Psycho-Sociale (George Engel)

- **Description** : Cette théorie propose que la santé et la maladie sont le résultat d'interactions entre des facteurs biologiques, psychologiques et sociaux. Elle s'éloigne des approches purement biomédicales.
- **Application** : Utilisée pour comprendre et traiter des maladies chroniques complexes.
- **Exemple** : Dans le cas du diabète, elle intègre :
  - Glycémie (*biologique*).
  - Motivation du patient (*psychologique*).
  - Soutien familial (*social*).

2.2 Théorie des Comportements Planifiés (Ajzen, 1985)

- **Description** : Cette théorie explique les comportements humains en fonction de trois déterminants :
  1. **Attitudes** envers le comportement.
  2. **Normes subjectives** (influence sociale).
  3. **Contrôle comportemental perçu** (facilité ou difficulté à agir).
- **Application** : Fréquemment utilisée pour prédire l'adhésion au traitement ou aux comportements de prévention.
- **Exemple** : Comprendre pourquoi certaines femmes hésitent à se faire vacciner contre la grippe.

2.3 Théorie de l'Autodétermination (Deci et Ryan, 1985)

- **Description** : Explique la motivation humaine en distinguant deux types:
  1. **Motivation intrinsèque** (guidée par le plaisir ou l'intérêt personnel).
  2. **Motivation extrinsèque** (motivée par des facteurs externes, comme des récompenses).
- **Application** : Utilisée pour développer des interventions qui encouragent la participation des patients à des programmes de santé.
- **Exemple** : Intégrer des objectifs personnels pour motiver les patients à suivre un programme d'activité physique.

3. Comment les Théories Influencent la Conception des Études

3.1 Formulation des Hypothèses

Les théories offrent une base pour générer des hypothèses testables.

- *Exemple* : Selon la théorie des comportements planifiés, une hypothèse pourrait être : *« Les patients qui perçoivent un fort contrôle sur leur régime alimentaire adhéreront mieux aux recommandations diététiques. »*

32. Identification des Variables Clés

Les théories permettent de définir les variables indépendantes et dépendantes.

- *Exemple* : Dans la théorie bio-psycho-sociale :
  - **Variables indépendantes** : Niveau de stress, alimentation, soutien social.
  - **Variable dépendante** : Évolution de la maladie.

3.3 Méthodes de Collecte et d'Analyse des Données

Les théories influencent :

1. **Collecte des données** : Par exemple, questionnaires standardisés ou entretiens qualitatifs.
2. **Analyse des données** : Régression statistique pour tester des relations ou analyses qualitatives pour générer des concepts émergents.

4. Application des Théories en Pratique Clinique

4.1 Développement de Lignes Directrices

Les théories servent de fondement pour élaborer des recommandations cliniques.

- *Exemple* : Le modèle transthéorique est utilisé pour créer des stratégies d'arrêt du tabac basées sur les étapes de changement comportemental.

4.2 Conception de Programmes de Santé

Les théories guident la création de programmes adaptés aux besoins des patients.

- *Exemple* : La théorie de l'autodétermination aide à concevoir des programmes de rééducation centrés sur les objectifs personnels des patients.

4.3 Éducation des Patients

- *Exemple* : La théorie de l'apprentissage social de Bandura inspire des interventions éducatives pour renforcer l'auto-efficacité des patients (par exemple, pour mieux gérer une maladie chronique).

5. Études de Cas :

Étude 1 : Application de la Théorie des Comportements Planifiés

- **Contexte** : Faible adhésion des femmes au dépistage du cancer du col de l'utérus dans une communauté rurale.
- **Déroulement** : Une campagne éducative a été conçue en s'appuyant sur les trois piliers de la théorie : attitudes, normes subjectives, et contrôle comportemental perçu. Des brochures adaptées culturellement et des séances d'information communautaire ont été organisées.
- **Résultats** : Le taux de participation a augmenté de 25 %, avec une meilleure perception des bénéfices du dépistage.
- **Leçon à Retenir** : Une intervention fondée sur une théorie pertinente peut surmonter des obstacles liés à la perception et motiver des changements de comportement.

Étude 2 : Usage de la Théorie de l'Autodétermination

- **Contexte** : Difficulté des patients atteints de diabète à suivre un programme d'exercice.
- **Déroulement** : Intégration d'objectifs personnels dans les séances de suivi et mise en place d'un système de récompense symbolique.
- **Résultats** : Adhésion augmentée de 30 %, les patients rapportant un meilleur sentiment d'accomplissement personnel.
- **Leçon à Retenir** : Une intervention qui valorise la motivation intrinsèque est plus efficace qu'une approche uniquement directive.

Étude 3 : Théorie Bio-Psycho-Sociale et Gestion de l'Hypertension

- **Contexte** : Gestion inadéquate de l'hypertension dans une population défavorisée.
- **Déroulement** : Programme intégrant des conseils nutritionnels (biologique), des sessions de gestion du stress (psychologique) et des visites à domicile (social).
- **Résultats** : Réduction significative de la tension artérielle dans 60 % des cas.
- **Leçon à Retenir** : Les approches holistiques offrent des résultats cliniques supérieurs.

6. Exercices Interactifs

- **Exercice 1 : Identifier une Théorie Adaptée**
  - Question : Une étude cherche à comprendre pourquoi certains adolescents arrêtent prématurément un traitement orthodontique. Quelle théorie serait la plus pertinente ?
  - Réponse suggérée : Théorie des comportements planifiés.
- **Exercice 2 : Analyser un Scénario**
  - Scénario : Un programme de vaccination contre la grippe dans une clinique en milieu urbain montre une faible participation. Comment la théorie de l'apprentissage social peut-elle guider une intervention ?
  - Réflexion : Utiliser des modèles, comme des leaders d'opinion locaux, pour démontrer les bénéfices.
- **Exercice 3 : Conception d'une Étude**
  - Objectif : Concevoir une étude utilisant le modèle transthéorique pour évaluer l'efficacité d'un programme d'arrêt du tabac.

- Pistes : Identifier les étapes de changement comportemental des participants et adapter les interventions à chaque étape.

Conclusion : Les Théories comme Pilier de la Recherche et de la Pratique

Les théories ne sont pas de simples concepts abstraits. Elles constituent le fondement intellectuel qui structure les recherches, oriente les analyses et facilite la conception d'interventions efficaces. En expliquant des comportements, en prédisant des résultats, ou en traduisant des données en actions concrètes, elles garantissent la rigueur et l'impact des recherches.

Dans le prochain chapitre, nous approfondirons la manière dont les théories sont intégrées à la **pratique basée sur les preuves (PBP)** pour optimiser les soins aux patients.

Bibliographie

Articles Scientifiques

- Ajzen, I. (1991). The Theory of Planned Behavior. *Organizational Behavior and Human Decision Processes, 50*(2), 179–211.
- Bandura, A. (1977). Self-Efficacy: Toward a Unifying Theory of Behavioral Change. *Psychological Review, 84*(2), 191–215.
- Deci, E. L., & Ryan, R. M. (1985). Intrinsic Motivation and Self-Determination in Human Behavior. *Springer Science & Business Media.*
- Engel, G. L. (1977). The Need for a New Medical Model: A Challenge for Biomedicine. *Science, 196*(4286), 129–136.
- Prochaska, J. O., & DiClemente, C. C. (1983). Stages and Processes of Self-Change of Smoking: Toward an Integrative Model of Change. *Journal of Consulting and Clinical Psychology, 51*(3), 390–395.

Livres

- Greenhalgh, T. (2014). *How to Read a Paper: The Basics of Evidence-Based Medicine.* Wiley-Blackwell.
- Glanz, K., Rimer, B. K., & Viswanath, K. (Eds.). (2015). *Health Behavior: Theory, Research, and Practice* (5th ed.). Jossey-Bass.
- Strauss, A., & Corbin, J. (1998). *Basics of Qualitative Research: Techniques and Procedures for Developing Grounded Theory* (2nd ed.). Sage Publications.

- Ryan, R. M., & Deci, E. L. (2017). *Self-Determination Theory: Basic Psychological Needs in Motivation, Development, and Wellness.* Guilford Press.

Bases de Données et Ressources

- National Library of Medicine. (n.d.). *PubMed.* Retrieved from https://pubmed.ncbi.nlm.nih.gov/
- Cochrane. (n.d.). *Cochrane Library.* Retrieved from https://www.cochranelibrary.com/
- National Cancer Institute. (n.d.). *Theory at a Glance: A Guide for Health Promotion Practice.* Retrieved from https://cancercontrol.cancer.gov/theory

Guides et Rapports

- Centers for Disease Control and Prevention. (2018). *The Social-Ecological Model: A Framework for Prevention.* Atlanta, GA: CDC.
- World Health Organization. (2010). *Framework for Action on Interprofessional Education and Collaborative Practice.* Geneva, Switzerland: WHO.
- National Institutes of Health. (2015). *Translational Science: Bridging the Gap between Basic Research and Clinical Practice.* Bethesda, MD: NIH Office of Strategic Coordination.

Évaluation et Auto-Quiz

1. **Question** : Quelle théorie est utilisée pour comprendre l'influence des croyances personnelles sur la participation à des programmes de prévention ?
   - A. Théorie de l'apprentissage social
   - B. Théorie bio-psycho-sociale
   - C. Modèle transthéorique
   - D. Théorie des comportements planifiés
   - **Réponse** : D.
2. **Question** : Quelles sont les trois dimensions clés du modèle bio-psycho-social ?
   - **Réponse** : Biologique, psychologique, social.

FAQ

1. **Question** : Pourquoi choisir une théorie spécifique pour une étude clinique ?
    - **Réponse** : Une théorie guide la formulation des hypothèses, structure la méthodologie et facilite l'interprétation des résultats.
2. **Question** : Une étude peut-elle combiner plusieurs théories ?
    - **Réponse** : Oui, particulièrement pour les problèmes complexes nécessitant une approche multidimensionnelle.

Chapitre 5 : Comprendre la Pratique Basée sur les Preuves (PBP)

Introduction : Une Approche Moderne des Soins de Santé

La **Pratique Basée sur les Preuves** (PBP), également connue sous le nom d'**Evidence-Based Practice** (EBP), est un cadre incontournable en médecine moderne. Elle repose sur l'intégration de trois éléments essentiels:

1. **Les meilleures preuves scientifiques disponibles** : Issues d'études rigoureuses et actuelles.
2. **L'expertise clinique des professionnels de santé** : Le savoir-faire et l'expérience permettent d'adapter les interventions à chaque situation.
3. **Les préférences et valeurs des patients** : Leurs attentes, priorités et choix individuels sont au cœur du processus de prise de décision.

En associant ces composantes, la PBP vise à optimiser les décisions cliniques pour proposer des soins personnalisés, efficaces et respectueux des valeurs des patients.

Objectifs du Chapitre

Ce chapitre vise à :

1. Définir la PBP et ses principes fondamentaux.
2. Décrire les interactions et les éventuels déséquilibres entre les trois piliers.
3. Identifier les avantages et les limites de cette approche.
4. Illustrer son application à travers des exemples concrets.
5. Proposer des exercices pour aider les lecteurs à intégrer la PBP dans leurs pratiques quotidiennes.

1. Définir la Pratique Basée sur les Preuves et ses Principes

1.1 Qu'est-ce que la PBP ?

La PBP est une démarche systématique qui :

- **Combine les preuves scientifiques, l'expertise clinique et les préférences des patients**.

- **Utilise des outils méthodologiques** pour éclairer les choix cliniques.
- **Garantit des interventions basées sur des données fiables**, tout en tenant compte des besoins spécifiques de chaque patient.

1.2 Les Trois Piliers de la PBP

1. **Preuves Scientifiques**
    - Basées sur des recherches rigoureuses telles que :
        - Essais cliniques randomisés (ECR).
        - Méta-analyses et revues systématiques.
    - Les critères essentiels pour évaluer les preuves :
        - **Qualité** des études.
        - **Actualité** des résultats.
        - **Applicabilité** des conclusions au contexte clinique.
    - *Exemple* : Une méta-analyse est utilisée pour évaluer l'efficacité d'un médicament contre la douleur chronique.
2. **Expertise Clinique**
    - Repose sur le jugement, les compétences et l'expérience des professionnels de santé.
    - Permet d'ajuster les recommandations en fonction des spécificités du patient.
    - *Exemple* : Éviter un médicament recommandé si le patient présente une contre-indication particulière.
3. **Préférences des Patients**
    - Prend en compte leurs valeurs, attentes et priorités personnelles.
    - Requiert une communication ouverte et une implication active du patient dans les décisions.
    - *Exemple* : Un patient peut préférer une thérapie comportementale plutôt que des médicaments, selon ses choix de vie.

1.3 Synthèse des Piliers dans la Pratique

Les trois piliers agissent en synergie :

- Les preuves scientifiques fournissent une base factuelle solide.
- L'expertise clinique garantit une application adaptée au contexte.
- Les préférences des patients assurent une personnalisation des soins.

Illustration : Gestion de l'Hypertension

- **Preuves scientifiques** : Les lignes directrices recommandent les inhibiteurs de l'enzyme de conversion (IEC).
- **Expertise clinique** : Le professionnel connaît les effets secondaires courants, comme la toux sèche.
- **Préférences du patient** : Le patient privilégie des interventions non médicamenteuses, telles que des changements de mode de vie.

Études de Cas

Étude de cas 1 : Optimisation de l'adhésion au traitement antidiabétique

- **Contexte** : Un homme de 55 ans atteint de diabète de type 2 exprime des réticences à suivre son traitement médicamenteux en raison d'effets secondaires perçus et de contraintes financières.
- **Déroulement** :
    - **Preuves scientifiques** : Analyse des études recommandant les agonistes du GLP-1 comme alternative.
    - **Expertise clinique** : Adaptation du traitement en fonction des contraintes spécifiques.
    - **Préférences du patient** : Introduction progressive du médicament après discussion approfondie.
- **Résultats** : Amélioration de l'adhésion au traitement avec une réduction significative des taux d'HbA1c (-1,5 %).
- **Leçon à retenir** : L'intégration des préférences du patient dans la décision améliore l'adhésion et les résultats cliniques.

Étude de cas 2 : Réduction des prescriptions d'antibiotiques en pédiatrie

- **Contexte** : Une clinique rapporte un taux élevé de prescriptions d'antibiotiques pour des infections virales courantes chez les enfants.
- **Déroulement** :
    - **Preuves scientifiques** : Les recommandations récentes mettent en avant des diagnostics différenciés pour réduire la surprescription.
    - **Expertise clinique** : Formation des pédiatres sur l'utilisation d'outils diagnostiques rapides.
    - **Préférences des parents** : Inclusion d'explications sur les alternatives non antibiotiques.
- **Résultats** : Diminution de 30 % des prescriptions inutiles.

Leçon à retenir : Former les cliniciens et éduquer les parents sont des stratégies efficaces pour aligner la pratique sur les preuves.

2. Interaction et Équilibre entre les Trois Piliers

2.1 Comment les Piliers se Complètent

Une prise de décision équilibrée repose sur l'intégration harmonieuse des trois composantes.

Exemple : Gestion de la douleur post-opératoire

- **Preuves** : Les études recommandent une combinaison d'opioïdes et d'anti-inflammatoires non stéroïdiens (AINS).
- **Expertise** : Un médecin ajuste la prescription pour éviter les AINS chez un patient ayant des antécédents d'ulcères.
- **Préférences** : Le patient, inquiet des risques de dépendance, préfère minimiser l'utilisation d'opioïdes.

Tableau Comparatif : Intégration des Piliers dans une Situation Clinique

Piliers	Description	Exemple : Gestion de la douleur post-opératoire
Preuves scientifiques	Utilisation de données probantes issues des études.	Opioïdes combinés avec AINS pour une gestion optimale.
Expertise clinique	Ajustement des recommandations selon le contexte.	Exclusion des AINS pour un patient ayant des ulcères gastriques.
Préférences du patient	Prise en compte des priorités personnelles.	Préférence pour des alternatives non opioïdes.

2.2 Déséquilibres et Stratégies de Gestion

1. **Conflit entre préférences et preuves**
   - *Problème* : Un patient refuse un traitement pourtant fondé sur des preuves solides.
   - *Solution* : Favoriser une prise de décision partagée et expliquer les bénéfices du traitement au patient.
2. **Incompatibilité entre preuves et expertise**
   - *Problème* : Les protocoles standard ne tiennent pas compte des spécificités individuelles.

- *Solution* : Personnaliser les soins en fonction du contexte clinique.

3. **Divergence entre expertise et préférences**
   - *Problème* : Les contraintes personnelles du patient rendent difficile l'application d'un traitement optimal.
   - *Solution* : Collaborer avec d'autres professionnels pour proposer des alternatives réalistes.

3. Avantages et Limites de la PBP

3.1 Avantages

1. **Amélioration des résultats cliniques**
   - Les traitements basés sur des données probantes améliorent la santé des patients.
   - *Exemple* : Les anticoagulants réduisent efficacement les risques d'AVC chez les patients atteints de fibrillation auriculaire.
2. **Personnalisation des soins**
   - Les interventions sont adaptées aux spécificités et aux préférences du patient.
   - *Exemple* : Ajuster un traitement antidiabétique selon le mode de vie d'un patient.
3. **Optimisation des ressources**
   - Évite les interventions inutiles ou coûteuses.
   - *Exemple* : Réduire la surprescription d'antibiotiques pour prévenir l'antibiorésistance.

3.2 Limites

1. **Accès inégal aux preuves**
   - Tous les professionnels ne disposent pas des ressources nécessaires pour accéder aux études de qualité.
   - *Solution* : Promouvoir des bases de données accessibles et des outils de formation continue.
2. **Temps et complexité**
   - Rechercher et appliquer les preuves demande du temps et des efforts.
   - *Solution* : Former les cliniciens à intégrer la recherche dans leur pratique quotidienne.

3. **Résistance au changement**
    - Certains professionnels privilégient leur expérience personnelle.
    - *Solution* : Favoriser une culture de collaboration et d'ouverture à l'évolution des pratiques.

4. Exemples Pratiques : Application de la PBP

1. Pédiatrie : Traitement de l'Asthme

- **Contexte** : Utilisation de corticostéroïdes inhalés (CSI) chez les enfants.
- **Application PBP** :
    - **Preuves** : Les CSI réduisent les exacerbations d'asthme.
    - **Expertise** : Prescription de la dose minimale efficace pour éviter les effets secondaires.
    - **Préférences** : Discussion avec les parents pour répondre à leurs inquiétudes.

2. Oncologie : Cancer du Sein

- **Contexte** : Choix entre thérapie hormonale et chimiothérapie adjuvante.
- **Application PBP** :
    - **Preuves** : Les thérapies hormonales suffisent pour les cancers à faible risque.
    - **Expertise** : Utilisation de tests génomiques pour mieux stratifier les patientes.
    - **Préférences** : La patiente souhaite éviter les effets secondaires de la chimiothérapie.

5. Exercice Pratique : Appliquer la PBP

Scénario : Gestion d'un Diabète Mal Contrôlé

- **Contexte** : Mme Dilangana, 62 ans, diabétique depuis 10 ans, refuse l'insuline par peur des injections.

Étapes de la PBP

1. **Preuves**
    - Identifier des alternatives aux injections, comme les agonistes du GLP-1.

2. **Expertise**
    - Adapter les choix thérapeutiques en tenant compte des caractéristiques et besoins spécifiques de Mme Dilangana.
3. **Préférences**
    - Discuter des options disponibles et rassurer la patiente sur la possibilité d'injections hebdomadaires moins contraignantes.

Décision : Prescrire un agoniste du GLP-1, aligné avec les preuves, l'expertise clinique et les préférences de Mme Dilangana.

Conclusion : Vers une Pratique Éclairée et Personnalisée

La Pratique Basée sur les Preuves est un pilier central de la médecine moderne. En équilibrant **données probantes**, **expertise clinique**, et **préférences des patients**, elle garantit des soins de haute qualité, efficaces et centrés sur les besoins des patients. Cependant, sa mise en œuvre demande un engagement collectif, une formation continue et une culture collaborative pour surmonter les défis qu'elle pose.

Dans le prochain chapitre, nous explorerons les outils essentiels pour rechercher, évaluer et intégrer les preuves scientifiques, une compétence indispensable pour appliquer pleinement la PBP.

Bibliographie

Articles Scientifiques

- Guyatt, G. H., et al. (1992). Evidence-Based Medicine: A New Approach to Teaching the Practice of Medicine. *JAMA, 268*(17), 2420–2425.
- Haynes, R. B., Devereaux, P. J., & Guyatt, G. H. (2002). Physicians' and Patients' Choices in Evidence Based Practice. *BMJ, 324*(7350), 1350.
- Sackett, D. L., Rosenberg, W. M. C., Gray, J. A. M., Haynes, R. B., & Richardson, W. S. (1996). Evidence-Based Medicine: What It Is and What It Isn't. *BMJ, 312*(7023), 71–72.

Livres

- Greenhalgh, T. (2014). *How to Read a Paper: The Basics of Evidence-Based Medicine* (5th ed.). Wiley-Blackwell.

- Straus, S. E., Glasziou, P., Richardson, W. S., & Haynes, R. B. (2018). *Evidence-Based Medicine: How to Practice and Teach EBM* (5th ed.). Elsevier.
- Dawes, M., et al. (2005). *Evidence-Based Practice: A Primer for Health Care Professionals*. Elsevier.

Bases de Données et Ressources

- Cochrane Collaboration. (n.d.). *Cochrane Library*. Retrieved from https://www.cochranelibrary.com/
- National Library of Medicine. (n.d.). *PubMed*. Retrieved from https://pubmed.ncbi.nlm.nih.gov/
- Centre for Evidence-Based Medicine. (n.d.). *CEBM Tools and Resources*. Retrieved from https://www.cebm.net/

Guides et Rapports

- Agency for Healthcare Research and Quality. (2014). *Finding Evidence for Evidence-Based Practice: A Guide for Clinicians*. Rockville, MD: AHRQ.
- National Institutes of Health. (2015). *Improving the Integration of Evidence into Practice*. Bethesda, MD: NIH Office of Strategic Coordination.
- World Health Organization. (2012). *WHO Handbook for Guideline Development* (2nd ed.). Geneva: WHO Press.

Exercices Interactifs

Exercice 1 : Analyse d'un scénario clinique

- **Scénario** : Un patient hypertendu de 60 ans exprime des préoccupations concernant l'ajout d'un traitement pharmacologique.
  - **Question** : En utilisant la PBP, proposez un plan de gestion intégrant les trois piliers (preuves, expertise, préférences).
  - **Corrigé** : Une solution pourrait inclure une discussion sur les options non médicamenteuses (changement de mode de vie), couplée à un traitement pharmacologique basé sur des preuves.

Exercice 2 : Questions à choix multiples

1. Quels sont les trois piliers de la PBP ?

   - A) Preuves scientifiques, opinion publique, préférences des cliniciens.
   - B) Expertise clinique, preuves scientifiques, préférences des patients.

   Réponse : B.
2. Quelle méthode est la plus appropriée pour évaluer la qualité des preuves ?
   - A) Consensus entre cliniciens.
   - B) Revue systématique et méta-analyse.

Réponse : B.

Évaluation et Auto-Quiz

1. Quels critères doivent être équilibrés dans la PBP ?
   - A) Efficacité, coût, simplicité.
   - B) Preuves, expertise, préférences.

Réponse : B.

2. Comment réagir face à un déséquilibre entre preuves et préférences ?
   - A) Ignorer les préférences pour appliquer les preuves.
   - B) Engager un dialogue pour expliquer les bénéfices.

Réponse : B.

3. Quels sont les principaux avantages de la PBP ?
   - A) Réduction des coûts, suppression des erreurs cliniques.
   - B) Résultats améliorés, soins personnalisés.

Réponse : B.

FAQ

1. **Comment la PBP peut-elle être appliquée en milieu rural où les ressources sont limitées ?**
   - Utiliser des outils gratuits comme PubMed et des lignes directrices adaptées.
2. **La PBP augmente-t-elle le temps consacré aux patients ?**
   - Non, une fois intégrée, elle réduit le temps consacré à des interventions inutiles.

3. **Comment convaincre les patients réticents aux recommandations fondées sur des preuves ?**
    - Privilégier une approche éducative, en clarifiant les bénéfices et en répondant aux préoccupations.

Chapitre 6 : Recherche Bibliographique

Introduction : La Base de Toute Recherche Solide

La recherche bibliographique est une étape incontournable dans tout processus scientifique ou clinique. Elle permet d'identifier, d'examiner et de synthétiser les connaissances existantes, afin de mieux orienter les nouvelles études. En établissant un panorama des travaux déjà réalisés, ce processus assure que la recherche repose sur une base solide, qu'elle comble des lacunes spécifiques et qu'elle contribue de manière significative au savoir existant.

Une recherche bibliographique bien menée joue un rôle clé dans :

- La formulation de questions de recherche pertinentes.
- Le choix des méthodologies appropriées.
- La justification de la valeur ajoutée d'une nouvelle étude.

Objectifs du Chapitre

Ce chapitre vise à :

1. Définir les principes fondamentaux d'une recherche bibliographique rigoureuse.
2. Présenter les bases de données et outils les plus couramment utilisés (PubMed, Cochrane Library, Embase, etc.).
3. Décrire des stratégies pour construire des recherches efficaces à l'aide de mots-clés, d'opérateurs booléens et de filtres.
4. Proposer des méthodes pour évaluer la pertinence, la qualité et la fiabilité des sources.
5. Fournir des études de cas et des exercices pratiques pour mettre en œuvre ces compétences.

1. Objectifs d'une Recherche Bibliographique

1.1 Identifier les Lacunes dans la Littérature

- **Définition** : La recherche bibliographique permet de mettre en évidence des zones encore insuffisamment explorées ou peu comprises dans un domaine.

- **Importance** :
    - Elle identifie les sujets nécessitant des recherches supplémentaires.
    - Elle évite de répéter des études déjà réalisées.
    - Elle oriente les chercheurs vers des problématiques innovantes et pertinentes.
- **Exemple** : Une revue de littérature sur la gestion de la douleur chronique pourrait révéler une absence d'études sur l'impact des thérapies non médicamenteuses pour les personnes âgées vivant en milieu rural.

1.2 Référencer les Concepts Clés

- **Définition** : La recherche bibliographique aide à identifier les théories, modèles et variables majeures dans un domaine.
- **Importance** :
    - Elle offre un cadre conceptuel pour structurer les idées.
    - Elle soutient la formulation d'hypothèses et le choix des méthodes.
    - Elle relie les questions de recherche aux concepts pertinents.
- **Exemple** : Une revue sur les interventions éducatives en santé publique pourrait s'appuyer sur le modèle transthéorique du changement comportemental pour structurer une étude.

1.3 Justifier la Pertinence d'une Nouvelle Étude

- **Définition** : Une recherche documentaire situe une nouvelle étude dans son contexte en montrant comment elle comble une lacune dans les connaissances.
- **Importance** :
    - Elle clarifie l'utilité d'une étude pour les chercheurs, financeurs ou comités d'éthique.
    - Elle justifie pourquoi il est nécessaire d'investir dans cette nouvelle recherche.
- **Exemple** : Une revue explorant les approches contre l'épuisement professionnel pourrait révéler qu'aucune intervention spécifique n'a été testée dans les hôpitaux publics.

2. Bases de Données et Outils Essentiels

2.1 PubMed

- **Description** : Plateforme gratuite gérée par la **National Library of Medicine**, qui regroupe des millions de références biomédicales.
- **Caractéristiques** :
  - Accès à plus de 35 millions de citations provenant de MEDLINE et d'autres sources.
  - Utilisation des termes **MeSH** (*Medical Subject Headings*) pour des recherches plus précises.
- **Exemple de recherche** :
  1. Saisir un terme MeSH : *Cognitive Behavioral Therapy*.
  2. Appliquer des filtres : essais cliniques randomisés, articles publiés après 2018.

2.2 Cochrane Library

- **Description** : Une ressource spécialisée dans les revues systématiques et les méta-analyses.
- **Caractéristiques** :
  - Reconnue pour sa rigueur dans l'évaluation de l'efficacité des interventions médicales.
  - Inclut une base d'essais cliniques.
- **Utilisation** :
  1. Rechercher *Physical Activity AND Depression*.
  2. Filtrer pour accéder aux revues Cochrane spécifiques.

2.3 Embase

- **Description** : Une base de données payante axée sur les essais cliniques européens, les médicaments et les dispositifs médicaux.
- **Caractéristiques** :
  - Contient plus de 32 millions de références.
  - Utilise un vocabulaire contrôlé appelé **Emtree**.
- **Exemple d'Application** :
  1. Rechercher *Type 2 Diabetes AND Mediterranean Diet*.
  2. Appliquer des filtres pour spécifier la population et le type d'étude.

2.4 Google Scholar

- **Description** : Plateforme de recherche académique gratuite couvrant un large éventail de disciplines.
- **Caractéristiques** :
    - Fournit des liens vers des articles en texte intégral ou accessibles via des abonnements institutionnels.
- **Limites** : Nécessite un tri manuel pour éliminer les sources moins fiables ou de moindre qualité.

Tableau Comparatif des Bases de Données

Base de Données	Accès	Spécificités	Limitations
PubMed	Gratuit	Utilisation des termes MeSH	Nécessite une familiarité avec le vocabulaire MeSH
Cochrane Library	Payant	Focus sur les méta-analyses et revues systématiques	Coût élevé pour l'accès complet
Embase	Payant	Excellente couverture des essais cliniques européens	Nécessite un abonnement
Google Scholar	Gratuit	Couverture d'un large éventail de disciplines.	Nécessite un tri manuel

3. Techniques pour une Recherche Bibliographique Efficace

3.1 Élaboration des Mots-Clés

- Identifier les concepts principaux et leurs synonymes.
    - *Exemple* : Pour une recherche sur l'obésité, utiliser des termes comme *Obesity*, *Overweight*, ou *Body Mass Index*.
- Utiliser des vocabulaires contrôlés (MeSH pour PubMed, Emtree pour Embase).

3.2 Utilisation des Opérateurs Booléens

- **AND** : Combine plusieurs concepts pour restreindre les résultats.
    - *Exemple* : *Obesity AND Diabetes.*
- **OR** : Inclut des synonymes ou termes similaires pour élargir les résultats.
    - *Exemple* : *Obesity OR Overweight.*
- **NOT** : Exclut des termes non pertinents.

- *Exemple* : *Obesity NOT Children.*
- **Parenthèses** : Structurent les requêtes complexes.
  - *Exemple* : *(Obesity OR Overweight) AND Therapy.*

3.3 Application de Filtres

- Restreindre les résultats en fonction de :
  - **Date de publication** : Articles récents (cinq dernières années).
  - **Type d'étude** : Essais cliniques randomisés, méta-analyses.
  - **Langue** : Articles en anglais ou français.

Diagramme PRISMA d'une Recherche Bibliographique

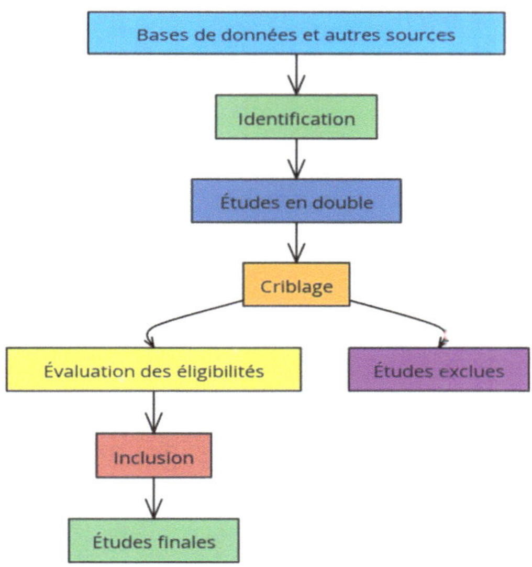

Ce diagramme PRISMA présente les étapes d'une recherche bibliographique, depuis l'identification des sources jusqu'à la sélection finale des études.

4. Évaluation des Sources

4.1 Fiabilité

- Vérifier si l'article a été publié dans une revue **peer-reviewed** (revue par les pairs).
- Identifier les auteurs et leur affiliation institutionnelle.

4.2 Pertinence

- S'assurer que la source répond directement à la question de recherche.
  - *Exemple* : Une étude sur l'alimentation méditerranéenne doit inclure des patients atteints de diabète de type 2 si c'est votre cible.

4.3 Validité

- Évaluer la méthodologie :
  - Taille de l'échantillon adéquate.
  - Randomisation et aveuglement pour réduire les biais.

5. Étude de Cas Pratique

Contexte	Déroulement	Résultats	Leçon à Retenir
Étude de l'efficacité des bases de données pour une revue sur la dépression	Une équipe a utilisé PubMed, Cochrane Library et Embase pour identifier des études sur la prévention des rechutes de dépression.	L'utilisation des termes MeSH combinés à des opérateurs booléens a permis de réduire les résultats non pertinents.	La maîtrise des bases de données et des mots-clés spécifiques augmente la pertinence et la qualité des résultats.
Analyse de l'utilisation d'opérateurs booléens dans une recherche sur les infections urinaires	Une recherche a été menée sur Google Scholar avec les termes « Urinary Tract Infections AND Antibiotic Resistance NOT Pediatrics ».	Une meilleure spécificité a été obtenue grâce à l'utilisation des opérateurs « AND » et « NOT ».	Les opérateurs booléens sont indispensables pour affiner les recherches et exclure les résultats non pertinents.
Évaluation des filtres dans la recherche d'études récentes sur les vaccins COVID-19	Des filtres temporels (publications après 2020) et d'étude (essais cliniques randomisés) ont été appliqués dans PubMed pour identifier des essais récents sur les vaccins COVID-19.	Les résultats ont été ciblés et comprenaient uniquement des études pertinentes et récentes.	Les filtres améliorent l'efficacité de la recherche et réduisent le volume d'études à examiner.

Conclusion : La Recherche Bibliographique comme Fondation Scientifique

La recherche bibliographique est une étape essentielle pour garantir la validité et la pertinence des projets de recherche. Elle nécessite une planification méthodique, un usage judicieux des outils disponibles, et une évaluation critique des sources.

Dans le prochain chapitre, nous explorerons les dimensions éthiques de la recherche scientifique, complétant ainsi les bases méthodologiques établies ici.

Bibliographie

Articles Scientifiques

- Bramer, W. M., Rethlefsen, M. L., Kleijnen, J., & Franco, O. H. (2017). Optimal Database Combinations for Literature Searches in Systematic Reviews: A Prospective Exploratory Study. *Systematic Reviews, 6*(1), 245.
- Higgins, J. P. T., & Green, S. (Eds.). (2011). *Cochrane Handbook for Systematic Reviews of Interventions* (Version 5.1.0). The Cochrane Collaboration.
- McGowan, J., Sampson, M., & Salzwedel, D. M (2016). PRESS Peer Review of Electronic Search Strategies: 2015 Guideline Statement. *Journal of Clinical Epidemiology, 75*, 40–46.

Livres

- Booth, A., Sutton, A., & Papaioannou, D. (2016). *Systematic Approaches to a Successful Literature Review* (2nd ed.). SAGE Publications.
- Greenhalgh, T. (2014). *How to Read a Paper: The Basics of Evidence-Based Medicine* (5th ed.). Wiley-Blackwell.
- Gough, D., Oliver, S., & Thomas, J. (2017). *An Introduction to Systematic Reviews* (2nd ed.). SAGE Publications.

Bases de Données et Ressources

- National Library of Medicine. (n.d.). *PubMed*. Retrieved from https://pubmed.ncbi.nlm.nih.gov/

- Cochrane Collaboration. (n.d.). *Cochrane Library*. Retrieved from https://www.cochranelibrary.com/
- Embase. (n.d.). *Embase Biomedical Research Database*. Retrieved from https://www.embase.com/
- Google Scholar. (n.d.). Retrieved from https://scholar.google.com/

Guides et Rapports

- Centre for Reviews and Dissemination. (2009). *Systematic Reviews: CRD's Guidance for Undertaking Reviews in Health Care*. University of York.
- Agency for Healthcare Research and Quality. (2014). *Finding Evidence for Evidence-Based Practice: A Guide for Clinicians*. Rockville, MD: AHRQ.
- PRISMA Group. (2009). *Preferred Reporting Items for Systematic Reviews and Meta-Analyses (PRISMA) Statement. PLoS Medicine, 6*(7), e1000097.

Exercices Interactifs

Exercice 1 : Scénario Clinique

- **Contexte** : Vous êtes chargé de rechercher des études sur l'impact de l'exercice physique dans la prévention de l'hypertension chez les adolescents.
- **Instructions** :
  1. Définissez les mots-clés et synonymes (ex. : « Physical Activity », « Hypertension », « Adolescents »).
  2. Identifiez deux bases de données pertinentes.
  3. Formulez une stratégie de recherche incluant des opérateurs booléens.
- **Question** : Quels filtres appliquerez-vous pour affiner vos résultats ?

Exercice 2 : Analyse Critique

- Téléchargez un extrait d'étude scientifique.
- Identifiez la méthodologie et les limites de l'étude.
- Évaluez la pertinence des sources citées dans l'article.

Exercice 3 : Conception d'un Mini-Protocole

- Rédigez une question PICO pour étudier l'efficacité d'un régime méditerranéen sur les niveaux de glycémie chez les diabétiques.
- Indiquez les bases de données et les mots-clés que vous utiliseriez pour rechercher les preuves existantes.

Évaluation et Auto-Quiz

Questions à Choix Multiples (QCM) :

1. Quelle base de données est la plus appropriée pour rechercher des méta-analyses ?
    - A. Google Scholar
    - B. PubMed
    - C. Cochrane Library
    - **Réponse** : C. Cochrane Library.
2. Que signifie l'opérateur booléen « OR » ?
    - A. Restreindre les résultats.
    - B. Exclure des termes non pertinents.
    - C. Inclure des termes synonymes.
    - **Réponse** : C. Inclure des termes synonymes.
3. Quel filtre est le plus adapté pour cibler des essais cliniques récents ?
    - A. Date de publication.
    - B. Langue.
    - C. Type d'étude.
    - **Réponse** : A. Date de publication.
4. À quoi sert un diagramme PRISMA dans la recherche bibliographique?
    - A. Résumer les résultats.
    - B. Visualiser les étapes de sélection des études.
    - C. Identifier les mots-clés.
    - **Réponse** : B. Visualiser les étapes de sélection des études.
5. Quels sont les trois piliers d'une recherche bibliographique rigoureuse ?
    - A. Fiabilité, pertinence, validité.
    - B. Cohérence, exhaustivité, accessibilité.
    - C. Qualité, quantité, applicabilité.
    - **Réponse** : A. Fiabilité, pertinence, validité.

FAQ

1. **Quelle est la meilleure base de données pour débuter une recherche ?**
   - **Réponse** : PubMed est une excellente option pour commencer, grâce à sa gratuité et sa vaste collection de citations biomédicales.
2. **Comment éviter d'inclure des études non pertinentes ?**
   - **Réponse** : Utilisez des mots-clés spécifiques, des opérateurs booléens et des filtres.
3. **Que faire si une étude clé est inaccessible ?**
   - **Réponse** : Vérifiez si elle est disponible via Google Scholar ou contactez votre institution pour obtenir l'article via une bibliothèque.

Chapitre 7 : Questions Éthiques dans la Recherche Clinique

Introduction : La Place Centrale de l'Éthique en Recherche Clinique

La recherche clinique, moteur de progrès scientifique et d'amélioration des soins, repose sur des interactions complexes entre chercheurs, participants et institutions. Ces relations soulèvent des défis éthiques importants, notamment en matière de consentement, de protection des données et de justice. Les échecs passés, comme l'étude de Tuskegee ou l'utilisation non autorisée des cellules d'Henrietta Lacks, rappellent la nécessité de garantir la protection des participants et d'assurer l'intégrité des travaux scientifiques.

Objectifs du Chapitre

Ce chapitre a pour but de :

1. Présenter les principes fondamentaux de l'éthique en recherche clinique.
2. Identifier les dilemmes éthiques courants et proposer des stratégies pour les résoudre.
3. Fournir des lignes directrices pour intégrer l'éthique à chaque étape d'un projet de recherche.
4. Analyser des études de cas illustrant les défis éthiques et les solutions adoptées.
5. Encourager la réflexion éthique à travers des exercices pratiques.

1. Principes Fondamentaux de l'Éthique en Recherche Clinique

Les principes éthiques universels qui régissent la recherche clinique s'appuient sur des documents de référence tels que la **Déclaration d'Helsinki** et le **Rapport Belmont**. Ces principes sont conçus pour garantir une recherche responsable et respectueuse des droits des participants.

1.1 Autonomie

- **Définition** : Respecter la capacité des participants à prendre des décisions éclairées sur leur participation.
- **Exigences** :
  - **Consentement éclairé** : Fournir des informations claires sur les objectifs, les risques, les bénéfices et les droits des participants.

    - **Respect des choix** : Permettre aux participants de refuser ou de se retirer de l'étude sans conséquences négatives.
- **Exemple** : Lors d'une étude sur un traitement expérimental contre le diabète, des discussions personnalisées accompagnent un document de consentement simplifié pour garantir la compréhension des participants.

1.2 Bienfaisance

- **Définition** : Minimiser les risques tout en maximisant les bénéfices pour les participants et la société.
- **Exigences** :
    - Évaluer rigoureusement les risques et bénéfices avant de lancer une étude.
    - Mettre en place des mécanismes pour réduire ou gérer les effets indésirables.
- **Exemple** : Une étude sur un nouveau vaccin inclut un suivi médical intensif pour détecter rapidement les éventuels effets secondaires.

1.3 Justice

- **Définition** : Assurer une répartition équitable des risques et bénéfices de la recherche.
- **Exigences** :
    - **Inclusion équitable** : Représenter tous les groupes pertinents dans l'étude, sans exclusions injustifiées.
    - **Protection des populations vulnérables** : Prévenir toute exploitation ou discrimination.
- **Exemple** : Une étude sur les traitements contre le VIH inclut des participants de diverses origines ethniques pour garantir une représentativité des résultats.

1.4 Intégrité Scientifique

- **Définition** : Assurer la transparence, la rigueur méthodologique, et la publication complète des résultats, qu'ils soient positifs ou négatifs.
- **Exigences** :
    - Publier les protocoles d'étude avant leur mise en œuvre.
    - Éviter toute falsification ou sélection des données.
    - Partager les résultats de manière accessible à la communauté scientifique et au public.

- **Exemple** : Les résultats d'une étude sur un traitement anticancéreux, incluant des effets secondaires inattendus, sont publiés pour alerter d'autres chercheurs et cliniciens.

Diagramme des Principes Ethiques

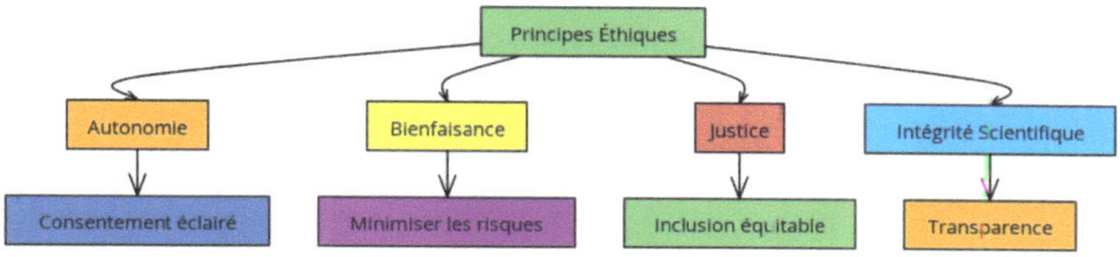

2. Dilemmes Éthiques Courants et Stratégies de Résolution

Les dilemmes éthiques surgissent lorsque les exigences pratiques ou scientifiques entrent en conflit avec les principes fondamentaux.

2.1 Consentement Éclairé

- **Défi** : S'assurer que les participants comprennent réellement les implications de leur participation.
- **Solutions** :
    - Simplifier les documents en utilisant des outils visuels, des illustrations ou des vidéos explicatives.
    - Organiser des entretiens pour répondre aux questions des participants.
    - Vérifier leur compréhension à l'aide de questions ouvertes.

2.2 Confidentialité et Protection des Données

- **Défi** : Protéger les données personnelles des participants, notamment à l'ère numérique.
- **Solutions** :
    - Utiliser des technologies de chiffrement pour sécuriser les données sensibles.
    - Anonymiser ou pseudonymiser les informations dès leur collecte.
    - Obtenir un consentement explicite pour toute réutilisation secondaire des données.

2.3 Inclusion des Populations Vulnérables

- **Défi** : Inclure ces groupes dans la recherche sans les exploiter.
- **Solutions** :
  - Collaborer avec des leaders communautaires pour établir la confiance.
  - Adapter les procédures de consentement à leurs besoins (par exemple, supports visuels pour les enfants ou traductions pour les populations non francophones).
  - Mettre en place des mécanismes de protection spécifiques.

2.4 Recherche en Contexte de Crise ou d'Urgence

- **Défi** : Respecter l'éthique malgré des contraintes logistiques ou des ressources limitées.
- **Solutions** :
  - Simplifier les processus de consentement tout en garantissant leur transparence.
  - Travailler avec des comités locaux pour adapter les protocoles aux réalités du terrain.

Graphique : Points Critiques des Dilemmes

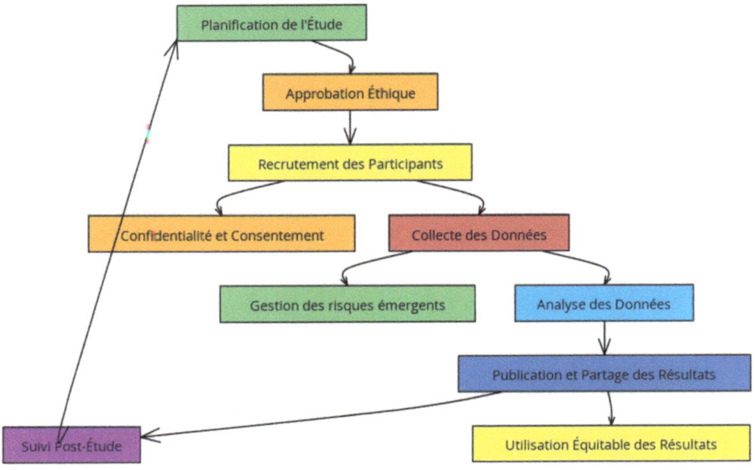

C'est un graphique indiquant les points critiques où des dilemmes peuvent surgir (ex.: collecte de données, gestion des risques).

3. Lignes Directrices Pratiques pour Assurer une Recherche Éthique

3.1 Avant l'Étude

1. **Planification rigoureuse** :
   - Rédiger un protocole complet décrivant les objectifs, la méthodologie, et les stratégies pour limiter les risques éthiques.
2. **Consultation d'un comité d'éthique** :
   - Obtenir l'approbation d'un comité indépendant tel qu'un Comité de Protection des Personnes (CPP).
3. **Formation des équipes** :
   - Sensibiliser les chercheurs aux principes éthiques et aux bonnes pratiques de consentement.

3.2 Pendant l'Étude

1. **Surveillance continue** :
   - Mettre en place un comité de suivi pour évaluer régulièrement les risques émergents.
2. **Communication transparente** :
   - Tenir les participants informés des résultats intermédiaires ou de tout changement dans le protocole.
3. **Gestion des incidents** :
   - Signaler rapidement tout événement indésirable aux instances compétentes.

3.3 Après l'Étude

1. **Publication des résultats** :
   - Diffuser les données, qu'elles soient positives ou négatives, dans des revues accessibles.
2. **Accès aux traitements** :
   - Collaborer avec des ONG ou des partenaires locaux pour garantir la continuité des soins pour les participants.

Graphique : Cycle Ethique d'une Etude Clinique.

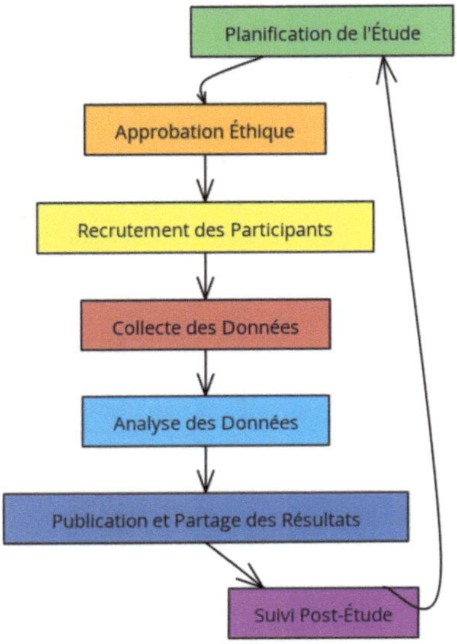

C'est un graphique « cycle éthique » d'une étude clinique, de la planification au suivi des participants post-étude.

4. Études de Cas Illustratives

Cas 1 : Inclusion de Populations Vulnérables

- **Contexte** : Une étude sur un vaccin contre le paludisme inclut des enfants de moins de 5 ans dans une région rurale d'Afrique.
- **Solutions adoptées** :
  - Traduction des documents de consentement dans les langues locales.
  - Collaboration avec des leaders communautaires pour sensibiliser les familles.

Cas 2 : Gestion de Données Biométriques

- **Contexte** : Des capteurs collectent des données biométriques sans consentement explicite pour un usage futur.

- **Solutions adoptées** :
  - Obtenir un consentement renouvelé avant toute réutilisation des données.
  - Anonymiser les données pour éviter tout risque de discrimination.

5. Exercices Pratiques : Réflexion sur les Décisions Éthiques

Scénario : Un essai clinique dans un pays à faibles ressources teste un nouveau médicament, mais les participants n'auront pas accès au traitement une fois l'étude terminée.

- **Questions de réflexion** :
  - Quels principes éthiques sont compromis ?
  - Comment assurer la continuité des soins ?
  - Quelles collaborations pourraient résoudre ce problème ?

Conclusion : L'Éthique comme Pilier de la Recherche Responsable

L'intégration des principes éthiques est essentielle pour garantir des recherches justes, transparentes et respectueuses des droits humains. En comprenant les enjeux éthiques et en adoptant des stratégies adaptées, les chercheurs renforcent la confiance et l'impact de leurs travaux sur la société.

Dans le prochain chapitre, nous approfondirons les enjeux de **collaboration interdisciplinaire et internationale**, en explorant les défis éthiques dans des contextes collaboratifs complexes.

Bibliographie

Articles Scientifiques

- Emanuel, E. J., Wendler, D., & Grady, C. (2000). What Makes Clinical Research Ethical? *JAMA, 283*(20), 2701–2711.
- Beauchamp, T. L., & Childress, J. F. (2019). Principles of Biomedical Ethics (8th ed.). *Oxford University Press.*
- Levine, R. J. (2008). Research Ethics and Policymaking: The Case of Research Involving Human Beings. *The Milbank Quarterly, 86*(3), 425–451.

Livres

- Beauchamp, T. L., & Childress, J. F. (2019). *Principles of Biomedical Ethics* (8th ed.). Oxford University Press.
- Rothman, D. J. (2003). *Strangers at the Bedside: A History of How Law and Bioethics Transformed Medical Decision-Making*. Basic Books.
- Macklin, R. (1999). *Against Relativism: Cultural Diversity and the Search for Ethical Universals in Medicine*. Oxford University Press.

Documents et Ressources de Référence

- World Medical Association. (2013). *Declaration of Helsinki: Ethical Principles for Medical Research Involving Human Subjects*. Retrieved from https://www.wma.net/
- National Commission for the Protection of Human Subjects of Biomedical and Behavioral Research. (1979). *The Belmont Report: Ethical Principles and Guidelines for the Protection of Human Subjects of Research*. Retrieved from https://www.hhs.gov/
- Council for International Organizations of Medical Sciences (CIOMS). (2016). *International Ethical Guidelines for Health-Related Research Involving Humans*. Retrieved from https://cioms.ch/

Bases de Données et Plateformes

- National Institutes of Health. (n.d.). *ClinicalTrials.gov*. Retrieved from https://clinicaltrials.gov/
- PubMed. (n.d.). Retrieved from https://pubmed.ncbi.nlm.nih.gov/
- UNESCO Bioethics Program. (n.d.). Retrieved from https://www.unesco.org/

Guides et Rapports

- European Medicines Agency. (2016). *Guideline for Good Clinical Practice E6(R2)*. EMA.
- World Health Organization. (2009). *Research Ethics Committees: Basic Concepts for Capacity-Building*. WHO Press.
- Nuffield Council on Bioethics. (2002). *The Ethics of Research Related to Healthcare in Developing Countries*. Nuffield Council on Bioethics

Exercises Interactifs

Exercice 1 : Identifier les Principes Éthiques

1. **Scénario** : Vous travaillez sur une étude clinique impliquant un traitement expérimental contre le diabète. Les participants sont issus de communautés vulnérables, et les résultats de l'étude pourraient ne pas leur bénéficier directement après sa conclusion.
2. **Tâche** :
   a) Identifiez quels principes éthiques (autonomie, bienfaisance, justice, intégrité scientifique) sont potentiellement compromis.
   b) Proposez des stratégies pour résoudre ces problèmes tout en respectant les principes identifiés.

Exercice 2 : Élaborer un Protocole de Consentement Éclairé

1. **Scénario** : Vous menez une étude dans une région où la majorité des participants sont analphabètes.
2. **Tâche** :
   a) Rédigez un plan simplifié pour obtenir un consentement éclairé, en précisant les supports (visuels, vidéos, discussions orales) et les étapes nécessaires.
   b) Expliquez comment vous vérifieriez la compréhension des participants.

Exercice 3 : Analyser une Étude de Cas Éthique

1. **Contexte** : Une étude sur un vaccin est menée en Afrique subsaharienne. Certains participants se plaignent qu'ils n'ont pas été informés que leurs données biométriques pourraient être utilisées pour d'autres recherches.
2. **Tâche** :

   a) Quels principes éthiques ont été violés ?

   b) Proposez une solution pour éviter ce problème dans des études futures.

   c) Imaginez un plan pour informer rétroactivement les participants et obtenir leur consentement renouvelé.

Exercice 4 : Créer un Plan de Protection des Données

1. **Scénario** : Vous gérez une étude sur la santé mentale impliquant des données hautement sensibles, collectées à l'aide d'applications mobiles.
2. **Tâche** :

   a) Listez trois risques potentiels pour la confidentialité des données.

   b) Proposez des mesures pour réduire chaque risque, comme l'anonymisation, le chiffrement ou le contrôle d'accès.

   c) Expliquez comment vous informeriez les participants sur ces mesures.

Exercice 5 : Décisions Éthiques en Contexte de Crise

1. **Scénario** : Une épidémie soudaine de grippe nécessite un essai clinique rapide pour tester un traitement. Les ressources sont limitées, et le temps manque pour obtenir des consentements détaillés.
2. **Tâche** :

   a) Quels principes éthiques sont particulièrement à risque dans ce contexte ?

   b) Décrivez une stratégie simplifiée mais éthique pour obtenir le consentement des participants tout en respectant leur autonomie.

   c) Proposez un plan de communication pour maintenir la transparence avec les participants tout au long de l'étude.

Exercice 6 : Dilemme Éthique en Inclusion de Populations Vulnérables

1. **Scénario** : Une étude sur un traitement antipaludéen inclut des enfants dans une région à faible revenu. Certains parents hésitent à donner leur consentement en raison d'un manque de compréhension des risques.
2. **Tâche** :

   a) Quels sont les risques éthiques d'une telle inclusion ?

   b) Comment garantir que les parents comprennent les enjeux et donnent un consentement éclairé ?

   c) Proposez des moyens pour protéger les droits des enfants participants.

Évaluation et Quiz Interactif (QCM)

QCM 1 : Principes Éthiques

Question : Quel principe éthique garantit que les participants peuvent se retirer d'une étude à tout moment, sans conséquence négative ?

a) Bienfaisance

b) Autonomie

c) Justice

d) Intégrité scientifique

Réponse : b) Autonomie

QCM 2 : Consentement Éclairé

Question : Quelle méthode est la plus efficace pour garantir que des participants analphabètes comprennent le contenu d'un formulaire de consentement ?

a) Leur lire le formulaire en entier.

b) Leur fournir un résumé en langage simplifié.

c) Utiliser des supports visuels et poser des questions ouvertes pour vérifier leur compréhension.

d) Leur demander de signer sans explications.

Réponse : c) Utiliser des supports visuels et poser des questions ouvertes pour vérifier leur compréhension.

QCM 3 : Inclusion Équitable

Question : Quel principe éthique s'applique lorsqu'il est nécessaire de garantir la diversité des participants dans une étude ?

a) Intégrité scientifique

b) Autonomie

c) Justice

d) Bienfaisance

Réponse : c) Justice

QCM 4 : Protection des Données

Question : Quelle mesure est essentielle pour garantir la confidentialité des données personnelles dans une étude clinique ?

a) Conserver les données dans un dossier papier verrouillé.

b) Supprimer les données après la publication des résultats.

c) Anonymiser les données et les chiffrer pour limiter les risques d'accès non autorisé.

d) Interdire l'accès des données aux sponsors de l'étude.

Réponse : c) Anonymiser les données et les chiffrer pour limiter les risques d'accès non autorisé.

QCM 5 : Déclaration d'Helsinki

Question : Selon la Déclaration d'Helsinki, que doivent faire les chercheurs après une étude clinique ?

a) Détruire les données des participants.

b) Garantir que les résultats soient publiés, qu'ils soient positifs ou négatifs.

c) Envoyer les résultats uniquement aux sponsors.

d) Fournir les traitements expérimentaux à tous les participants après l'étude.

Réponse : b) Garantir que les résultats soient publiés, qu'ils soient positifs ou négatifs.

FAQ

1. **Comment garantir le consentement éclairé pour des participants analphabètes ?**

   Utilisez des supports visuels, des vidéos explicatives ou des discussions orales avec validation par un témoin indépendant.

2. **Quelles sont les meilleures pratiques pour protéger les données personnelles ?**

   Anonymisation, chiffrement des données, et stockage sécurisé avec accès limité.

Chapitre 8 : Collaboration Interdisciplinaire et Internationale

Introduction : L'Émergence d'un Modèle Collaboratif Global

La recherche clinique moderne s'inscrit dans un contexte où les disciplines scientifiques convergent et où les frontières géographiques s'estompent. Face aux défis de santé publique mondiaux, les collaborations interdisciplinaires et internationales deviennent essentielles pour mutualiser les expertises, partager les ressources, et développer des solutions adaptées à une diversité de contextes.

Ces partenariats favorisent des approches novatrices et globales, mais ils s'accompagnent également de défis, notamment en raison des différences culturelles, méthodologiques et organisationnelles. Ce chapitre examine les avantages, les obstacles, et les meilleures pratiques pour réussir ces collaborations complexes.

Objectifs du Chapitre

1. Identifier les avantages des collaborations interdisciplinaires et internationales en recherche clinique.
2. Explorer les défis courants et proposer des solutions pour les surmonter.
3. Fournir des stratégies pour organiser et gérer efficacement des projets collaboratifs.
4. Illustrer ces concepts à travers des études de cas réels.
5. Proposer des outils pratiques pour structurer des projets collaboratifs ambitieux.

1. Les Bénéfices des Collaborations Interdisciplinaires

1.1 Mutualisation des Compétences

- **Description** : Les collaborations interdisciplinaires permettent de rassembler des experts issus de disciplines variées, offrant ainsi une vue d'ensemble unique sur des problématiques complexes.
- **Exemples d'expertises mobilisées** :
    - **Médecine** : Identifier les besoins cliniques et appliquer les résultats en pratique.

- **Biostatistique** : Concevoir des méthodologies rigoureuses et analyser les données.
- **Psychologie** : Comprendre le comportement des patients et leur adhésion aux traitements.
- **Ingénierie** : Concevoir des dispositifs médicaux innovants.

- **Avantage clé** : Une diversité d'approches enrichit la réflexion scientifique et améliore la qualité des solutions développées.

1.2 Approches Holistiques

- **Description** : Les maladies complexes, telles que les maladies chroniques, nécessitent des solutions intégrées qui tiennent compte des dimensions biomédicales, psychologiques, sociales et environnementales.
- **Exemple** : Une recherche sur la gestion du diabète associant cliniciens, psychologues, ingénieurs et sociologues a permis de développer des interventions adaptées aux besoins des patients et à leur contexte culturel.
- **Avantage clé** : Une approche multidimensionnelle offre des solutions complètes et durables.

1.3 Créativité et Innovation

- **Description** : La confrontation de perspectives différentes stimule la créativité et génère des idées nouvelles.
- **Exemple** : Une collaboration entre ingénieurs et cliniciens a conduit au développement de capteurs portables permettant de surveiller en temps réel les paramètres de santé des patients.
- **Avantage clé** : Ces interactions dynamisent l'innovation et repoussent les limites traditionnelles du savoir.

2. Les Bénéfices des Collaborations Internationales

2.1 Populations Diversifiées

- **Description** : En incluant des participants issus de contextes géographiques et culturels variés, les collaborations internationales augmentent la pertinence et la généralisation des résultats.
- **Exemple** : Une étude multicentrique sur un vaccin contre la dengue, menée en Asie, en Afrique et en Amérique latine, a permis d'évaluer son efficacité dans divers contextes épidémiologiques.

- **Impact clé** : Des données multicentriques renforcent la robustesse et l'applicabilité des résultats.

2.2 Partage des Ressources

- **Description** : Ces collaborations facilitent l'accès à des infrastructures, des technologies et des bases de données diverses.
- **Exemple** : Le projet du génome humain, fruit d'une collaboration internationale, a accéléré les découvertes en combinant des financements mondiaux et des infrastructures de pointe.
- **Impact clé** : Le partage des ressources optimise les coûts et réduit les délais de recherche.

2.3 Renforcement des Capacités Locales

- **Description** : Les partenariats internationaux favorisent le transfert de compétences, la formation des équipes locales et le développement d'infrastructures dans des régions sous-dotées.
- **Exemple** : L'initiative **EDCTP** en Afrique subsaharienne a financé des études cliniques tout en formant des chercheurs locaux et en améliorant les infrastructures médicales.
- **Impact clé** : Ces efforts renforcent l'autonomie des institutions locales et réduisent les inégalités en matière de recherche.

3. Défis des Collaborations Internationales et Solutions

3.1 Défis Culturels

- **Problème** : Les différences dans les normes de travail, les pratiques éthiques ou les méthodologies peuvent compliquer les collaborations.
- **Exemple** : Les perceptions variées de l'éthique peuvent créer des tensions autour des procédures de consentement.
- **Solutions** :
    - Organiser des formations interculturelles pour promouvoir la compréhension mutuelle.
    - Adopter des cadres éthiques internationaux tels que la Déclaration d'Helsinki.
    - Instaurer des dialogues ouverts pour résoudre les malentendus.

3.2 Défis Logistiques

- **Problème** : Coordonner des équipes situées dans différents fuseaux horaires et gérer les disparités réglementaires et technologiques.
- **Exemple** : Une étude multicentrique peut souffrir de retards dans la communication et la collecte des données.
- **Solutions** :
  - Utiliser des outils numériques comme **Zoom**, **Slack**, ou **Trello** pour organiser et centraliser les échanges.
  - Collaborer avec des experts locaux pour assurer le respect des réglementations nationales.
  - Planifier des réunions à des horaires flexibles pour maximiser la participation.

3.3 Défis Scientifiques

- **Problème** : Intégrer des méthodologies provenant de disciplines différentes peut engendrer des désaccords sur les protocoles ou les analyses.
- **Exemple** : Un biostatisticien et un sociologue peuvent diverger sur la manière d'interpréter les résultats.
- **Solutions** :
  - Développer des protocoles standardisés dès le début.
  - Organiser des formations croisées pour familiariser les équipes avec les approches d'autres disciplines.
  - Créer des comités consultatifs intégrant des experts multidisciplinaires.

Tableau Comparatif: Avantages et Défis des Collaborations Interdisciplinaires et Internationales.

Aspect	Interdisciplinaire	Internationale
Avantages	Créativité et innovation	Diversité des populations étudiées
	Approches holistiques	Partage des ressources
	Solutions adaptées aux maladies complexes	Renforcement des capacités locales
Défis	Divergences méthodologiques	Différences culturelles
	Gestion des responsabilités	Obstacles logistiques

4. Meilleures Pratiques pour les Collaborations en Recherche Clinique

4.1 Définir des Objectifs et Rôles Clairs

- Fixer des objectifs **SMART** : Spécifiques, Mesurables, Atteignables, Réalistes et Temporellement définis.
- Attribuer des rôles précis en fonction des compétences de chaque membre de l'équipe.

4.2 Utiliser des Outils Collaboratifs

- **Communication**: Slack, Microsoft Teams.
- **Gestion des tâches** : Trello, Asana.
- **Partage de données** : Google Drive, OneDrive.

4.3 Favoriser la Communication Transparente

- Planifier des réunions régulières avec des comptes rendus systématiques.
- Maintenir une transparence totale sur les décisions prises et les données collectées.

4.4 Suivi et Évaluation

- Élaborer un calendrier de projet avec des étapes clés clairement définies.
- Mettre en place des indicateurs de performance pour évaluer l'avancement du projet.
- Réaliser des évaluations intermédiaires pour ajuster les méthodologies si nécessaire.

Diagramme de Cycle de Gestion de Project Multicentrique

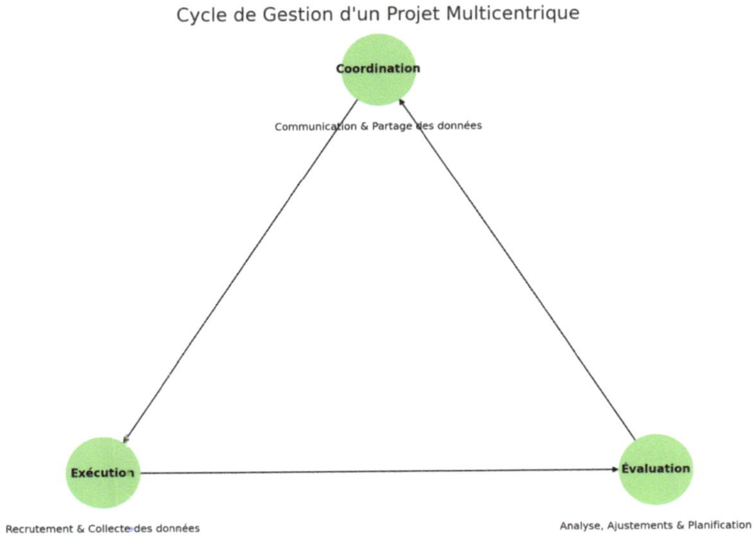

Voici un **nouveau diagramme du cycle de gestion d'un projet multicentrique**, présenté sous forme de **triangulation du processus.**

Les trois phases clés :

- **Coordination** – Communication entre les équipes et **partage des données.**
- **Exécution – Recrutement des participants** et **collecte des données.**
- **Évaluation – Analyse commune**, **ajustements**, et **planification des prochaines étapes.**

🔄 **Le cycle est itératif** : après chaque évaluation, la coordination reprend pour optimiser le projet.

5. Études de Cas : Succès en Collaboration

1. Étude multicentrique pour le développement d'un vaccin contre le paludisme

- **Contexte** : Collaboration entre des chercheurs de plusieurs continents pour développer un vaccin efficace et adapté à diverses populations touchées par le paludisme.

- **Déroulement** : Inclusion de patients en Afrique subsaharienne, en Asie du Sud-Est et en Amérique latine. Les équipes locales ont participé à l'élaboration des protocoles, au recrutement et à l'analyse des données.
- **Résultats** : Identification des différences régionales dans la réponse immunitaire au vaccin, permettant une adaptation des formulations.
- **Leçon à retenir** : Une collaboration bien structurée renforce la validité externe des résultats et accélère la mise en œuvre mondiale d'interventions.

2. Gestion interdisciplinaire de la maladie chronique

- **Contexte** : Amélioration de la prise en charge du diabète en combinant médecine, psychologie, et technologie.
- **Déroulement** : Développement d'un programme associant dispositifs connectés, suivi médical régulier et soutien psychologique.
- **Résultats** : Réduction des hospitalisations de 25 % grâce à une meilleure adhésion des patients et une détection précoce des complications.
- **Leçon à retenir** : Les approches multidisciplinaires sont particulièrement adaptées aux maladies complexes.

3. Initiative EDCTP (European and Developing Countries Clinical Trials Partnership)

- **Contexte** : Financement et coordination de recherches en Afrique pour des traitements innovants.
- **Déroulement** : Formation de chercheurs locaux, transfert de technologies et mise en place de centres de recherche.
- **Résultats** : Augmentation significative des capacités locales pour mener des essais cliniques conformes aux normes internationales.
- **Leçon à retenir** : Le renforcement des capacités locales est crucial pour une recherche équitable et durable.

6. Conclusion : L'Avenir des Collaborations en Recherche Clinique

Les collaborations interdisciplinaires et internationales sont désormais essentielles pour relever les défis globaux en santé publique. Elles permettent de combiner des ressources, des expertises et des perspectives variées pour produire des résultats pertinents et applicables à grande échelle.

Toutefois leur réussite repose sur une planification minutieuse, une communication transparente et une gestion proactive des différences culturelles et méthodologiques.

Avec l'émergence des technologies numériques et de l'intelligence artificielle, la recherche collaborative entre dans une nouvelle ère. Le prochain chapitre explorera comment ces outils transforment les pratiques de collecte, d'analyse et d'interprétation des données en recherche clinique.

Bibliographie

Articles Scientifiques

- Barnett, M. L., & Bazerman, M. H. (2021). Interdisciplinary collaboration in health care: Challenges and opportunities. *The New England Journal of Medicine, 384*(6), 485-490.
- Frenk, J., Chen, L., Bhutta, Z. A., Cohen, J., Crisp, N., Evans, T., ... & Zurayk, H. (2010). Health professionals for a new century: Transforming education to strengthen health systems in an interdependent world. *The Lancet, 376*(9756), 1923-1958.
- GBD 2019 Collaborators. (2020). Global burden of disease 2019: Lessons learned for global health collaboration. *The Lancet, 396*(10258), 1204-1222.

Livres

- Cook, C. (2020). *Interdisciplinary Collaboration in Health Care: Issues and Solutions.* Springer Publishing.
- Stokols, D., Hall, K. L., Vogel, A. L., & Feng, A. (2018). *Transdisciplinary Public Health: Research, Education, and Practice.* Wiley-Blackwell.
- Slotte, S., & Tynkkynen, L. (2021). *Collaboration in Healthcare: Building Interdisciplinary Teams for Patient-Centered Care.* Routledge.

Documents Officiels et Rapports

- World Health Organization. (2010). *Framework for Action on Interprofessional Education and Collaborative Practice.* WHO.
- Council for International Organizations of Medical Sciences (CIOMS). (2016). *International Ethical Guidelines for Health-Related Research Involving Humans.* Geneva: CIOMS.

- European Commission. (2020). *Horizon 2020: Fostering international collaboration in health research.* European Union Publications Office.

Bases de Données et Plateformes

- ClinicalTrials.gov. (n.d.). *Multicenter and international trials database.* Retrieved from https://clinicaltrials.gov/
- PubMed. (n.d.). Retrieved from https://pubmed.ncbi.nlm.nih.gov/
- ResearchGate. (n.d.). *Connecting researchers worldwide.* Retrieved from https://www.researchgate.net/

Études de Cas et Initiatives Collaboratives

- European and Developing Countries Clinical Trials Partnership (EDCTP). (2021). *Annual Report: Advancing clinical research for poverty-related diseases.* Retrieved from https://www.edctp.org/
- Human Genome Project. (2001). *Insights from the human genome sequence: The power of global collaboration.* Science, 291(5507), 1304–1351.

Exercices Interactifs

Exercice 1 : Analyse critique d'une collaboration internationale

- Étudiez le cas d'une collaboration pour développer un dispositif médical en Asie et identifiez :
    - Les avantages d'une équipe multidisciplinaire.
    - Les obstacles logistiques rencontrés.
    - Les solutions possibles.

Exercice 2 : Élaboration d'un projet de recherche multicentrique

- Proposez un plan de recherche impliquant trois pays, en définissant :
    - Les rôles des partenaires.
    - Les défis culturels et éthiques.
    - Les outils de coordination nécessaires.

Évaluation et Auto-Quiz

1. **Quels sont les principaux avantages des collaborations interdisciplinaires ?**
    - A) Créativité et innovation.

- B) Réduction des coûts de recherche.
- C) Approches holistiques.
- D) A et C. *(Réponse : D)*

2. **Quels outils numériques sont couramment utilisés pour les projets collaboratifs ?**
   - A) Google Scholar.
   - B) Slack et Trello. *(Réponse : B)*
3. **Quel est l'objectif principal des collaborations internationales ?**
   - A) Standardiser les protocoles à l'échelle mondiale.
   - B) Renforcer les capacités locales et partager des ressources. *(Réponse : B)*
4. **Quel cadre éthique international est souvent utilisé ?**
   - A) Rapport Belmont.
   - B) Déclaration d'Helsinki. *(Réponse : B)*
5. **Quels défis rencontrent les collaborations internationales ?**
   - A) Divergences méthodologiques.
   - B) Défis logistiques.
   - C) Coordination des fuseaux horaires.
   - D) Toutes les réponses ci-dessus. *(Réponse : D)*

FAQ

1. **Comment gérer les différences culturelles dans une équipe internationale ?**
   - Organiser des formations interculturelles et promouvoir des échanges ouverts.
2. **Quels outils peuvent faciliter la coordination des équipes dispersées?**
   - Utilisez des plateformes comme Zoom, Slack ou Microsoft Teams.
3. **Comment assurer la transparence dans une collaboration multicentrique ?**
   - Planifiez des réunions régulières et partagez les données en toute transparence.

Chapitre 9 : L'Impact des Nouvelles Technologies sur les Preuves

Introduction : Une Révolution Technologique en Recherche Clinique

Les avancées technologiques bouleversent le paysage de la recherche clinique, offrant des outils puissants pour générer, analyser et appliquer les preuves de manière plus rapide, précise et adaptée. L'intelligence artificielle (IA), le big data, les dispositifs connectés, et la blockchain transforment les méthodes traditionnelles en introduisant une nouvelle ère de personnalisation et d'efficacité.

Cependant, ces innovations s'accompagnent de défis importants : biais algorithmiques, protection des données personnelles, et disparités dans l'accès à ces technologies. Ce chapitre explore l'impact de ces outils sur les normes en recherche clinique, met en lumière leurs opportunités et limites, et présente des exemples concrets pour illustrer leur potentiel pratique.

Objectifs du Chapitre

1. Identifier les technologies clés et leurs applications dans la recherche clinique.
2. Analyser les opportunités qu'elles offrent pour améliorer la qualité et la rapidité des preuves.
3. Examiner les défis éthiques, pratiques et méthodologiques qu'elles posent.
4. Illustrer leur intégration à travers des études de cas.
5. Fournir des outils pratiques pour planifier leur utilisation dans des projets de recherche.

1. Technologies Clés et Applications

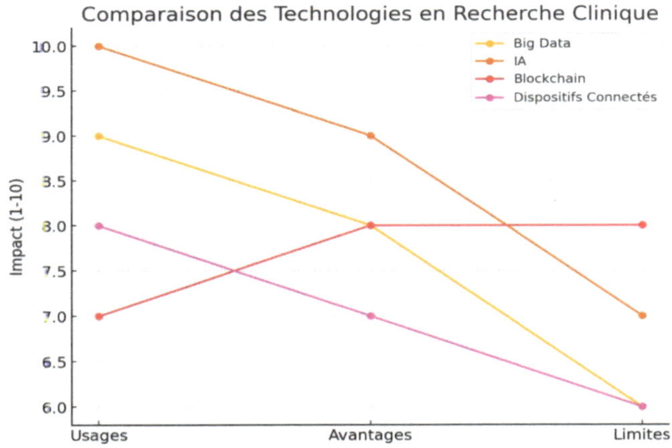

Ce diagramme comparatif des technologies (Big Data, IA, blockchain, dispositifs connectés) présente leurs usages, avantages et limites.

1.1 Big Data : Exploiter des Volumes Massifs de Données

- **Description** : Le big data repose sur l'analyse de grandes quantités de données issues de multiples sources, telles que les dossiers médicaux électroniques, les bases génétiques ou les études populationnelles.
- **Applications** :
  - **Détection des tendances** : Identifier les relations entre les maladies, les comportements, et les facteurs environnementaux.
  - **Stratification des patients** : Classifier les patients en sous-groupes pour développer des traitements ciblés.
  - **Analyse prédictive** : Anticiper les complications cliniques ou les résultats.
- **Exemple pratique** : Analyse des données des dossiers médicaux pour prédire les réhospitalisations des patients souffrant d'insuffisance cardiaque.

1.2 Intelligence Artificielle (IA) et Apprentissage Automatique

- **Description** : L'IA et le machine learning permettent de traiter des données complexes pour identifier des modèles et prédire des résultats.
- **Applications** :

- **Prédiction des résultats cliniques** : Modèles prédictifs pour évaluer la réponse aux traitements.
- **Analyse d'images médicales** : Diagnostic automatisé basé sur des radiographies ou des IRM.
- **Découverte de nouvelles hypothèses** : Analyse de bases de données pour repérer des associations jusque-là inexploitées.

- **Exemple pratique** : Utilisation d'algorithmes pour détecter la rétinopathie diabétique sur des images rétiniennes.

1.3 Dispositifs Connectés et Capteurs

- **Description** : Ces dispositifs permettent de surveiller en temps réel les paramètres physiologiques des patients.
- **Applications** :
    - **Suivi à distance** : Mesurer des données comme la glycémie ou la fréquence cardiaque.
    - **Amélioration de l'observance** : Envoi de rappels automatiques pour la prise des médicaments.
    - **Collecte de données en continu** : Fournir des données précises pour les essais cliniques.
- **Exemple pratique** : Surveillance de l'hypertension chez les patients grâce à des montres connectées.

1.4 Blockchain : Garantir la Sécurité et la Traçabilité

- **Description** : La blockchain permet de sécuriser les données, d'assurer leur traçabilité et d'en garantir l'intégrité.
- **Applications** :
    - **Sécurisation des données** : Protéger contre les altérations ou accès non autorisés.
    - **Gestion des consentements** : Stocker de manière sécurisée les documents relatifs au consentement éclairé.
    - **Partage des données** : Permettre des échanges sécurisés entre institutions.
- **Exemple pratique** : Stockage des consentements éclairés des participants via la blockchain pour garantir leur inviolabilité.

Exercice : Étude d'un cas clinique sur l'utilisation de la blockchain pour sécuriser les données.

1. **Scénario** : Vous travaillez sur un essai clinique multicentrique qui nécessite de sécuriser les consentements éclairés et les échanges de données entre partenaires internationaux.
2. **Questions** :
   - Quels avantages spécifiques la blockchain pourrait-elle offrir dans ce contexte ?
   - Quels défis techniques ou éthiques pourriez-vous rencontrer ?
3. **Réflexion guidée** : Identifiez des solutions pour surmonter ces défis, comme l'utilisation de protocoles de consensus ou des audits réguliers.

Schéma du Fonctionnement d'un Algorithme d'Apprentissage Automatique en Diagnostic Médical

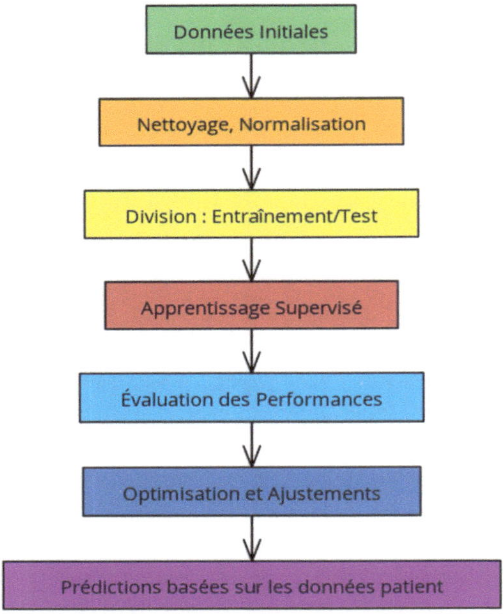

Ce schéma explique le fonctionnement d'un algorithme d'apprentissage automatique appliqué aux diagnostics médicaux

Schéma de l'Application de la Blockchain pour le Suivi des Consentements Eclairés

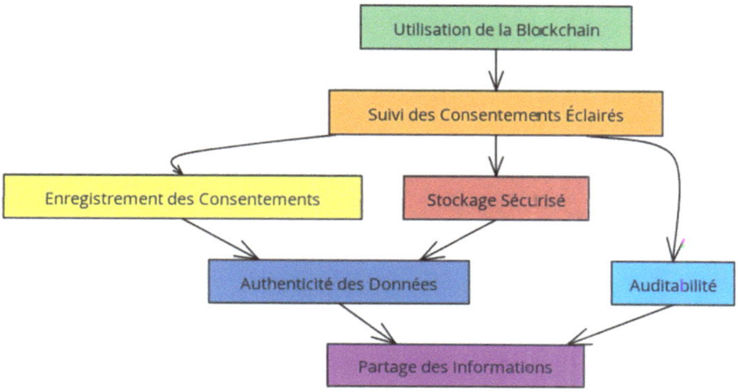

Ce diagramme illustre l'utilisation de la blockchain dans le suivi des consentements éclairés.

2. Opportunités Offertes par les Nouvelles Technologies

2.1 Accélération des Découvertes

- **Impact** : Les technologies réduisent considérablement les délais entre la collecte des données et leur application clinique.
- **Exemple** : Utilisation du big data pour identifier des biomarqueurs génétiques en quelques mois, contre plusieurs années auparavant.
- **Conséquence** : Un passage plus rapide de la recherche fondamentale à l'essai clinique.

2.2 Personnalisation des Traitements

- **Impact** : L'analyse de données génomiques et comportementales permet de concevoir des traitements adaptés à chaque patient.
- **Exemple** : L'analyse des mutations génétiques dans le cancer pour orienter les thérapies ciblées.
- **Conséquence** : Des traitements plus efficaces, avec moins d'effets secondaires.

2.3 Partage Global des Données

- **Impact** : Les bases de données connectées facilitent la recherche collaborative à l'échelle mondiale.
- **Exemple** : Études épidémiologiques sur les maladies rares intégrant des données multicentriques issues de plusieurs continents.
- **Conséquence** : Une recherche plus inclusive, reflétant la diversité des populations.

3. Défis et Limites

3.1 Biais Algorithmiques

- **Défi** : Les algorithmes peuvent reproduire ou amplifier les biais présents dans les données historiques.
- **Exemple** : Une IA formée principalement sur des données européennes risque de sous-représenter les patients d'autres origines ethniques.
- **Solutions** :
  - Diversifier les ensembles de données utilisés pour entraîner les algorithmes.
  - Effectuer des audits réguliers des performances des algorithmes.

3.2 Confidentialité des Données

- **Défi** : La protection des informations sensibles devient cruciale dans un contexte de partage international des données.
- **Exemple** : Risques de piratage ou d'utilisation abusive des données génétiques issues d'essais multicentriques.
- **Solutions** :
  - Anonymiser systématiquement les données.
  - Utiliser des technologies comme la blockchain pour sécuriser les informations.

3.3 Accessibilité et Inégalités

- **Défi** : L'accès limité aux technologies avancées dans les pays à faibles ressources crée des inégalités.
- **Exemple** : Absence de dispositifs connectés pour les essais cliniques dans certaines régions d'Afrique.

- **Solutions** :
    - Promouvoir des collaborations internationales pour renforcer les capacités locales.
    - Mettre en place des programmes de financement pour démocratiser l'accès aux technologies.

4. Études de Cas

Contexte	Déroulement	Résultats	Leçon à retenir
IA pour diagnostiquer les maladies rares	Une IA a été entraînée sur des données médicales et des images de fibrose pulmonaire idiopathique pour automatiser le diagnostic.	L'algorithme a atteint une précision diagnostique de 92 %, réduisant de 40 % le temps d'analyse des radiologues.	Les IA bien entraînées peuvent améliorer l'efficacité diagnostique tout en soulageant les cliniciens des tâches chronophages.
Big Data en santé publique	Une analyse mondiale des facteurs de risque liés à l'obésité a intégré des données provenant de bases démographiques, cliniques et comportementales.	Des déterminants sociaux spécifiques ont été identifiés, permettant des politiques de santé ciblées pour réduire les disparités.	Les bases de données intégrées favorisent une compréhension globale des enjeux de santé publique.
Dispositifs connectés pour la surveillance de l'hypertension	Des montres connectées ont été utilisées pour suivre les variations de tension artérielle chez des patients.	Une meilleure observance a été notée grâce à des rappels automatiques, et des anomalies ont été détectées précocement.	Les dispositifs connectés permettent une gestion proactive des maladies chroniques.

5. Conseils Pratiques pour Intégrer les Technologies

1. **Valider les outils** : Tester leur fiabilité avant de les intégrer à une étude.
2. **Former les équipes** : Investir dans le développement des compétences technologiques des chercheurs.
3. **Assurer la sécurité des données** : Appliquer des protocoles stricts pour protéger les informations sensibles.
4. **Promouvoir l'équité** : Éviter les biais en diversifiant les données et en démocratisant l'accès aux outils.

6. Exercice Pratique : Intégrer une Technologie dans un Projet

Contexte : Vous lancez une étude pour améliorer l'observance des traitements chez les patients diabétiques à l'aide de capteurs connectés.

Questions à Résoudre :

1. Quels capteurs choisir et pourquoi ?
2. Comment garantir la sécurité des données ?
3. Quels défis anticiper et quelles solutions proposer ?

Résultat attendu : Un plan détaillant :

- La technologie choisie et sa justification.
- Les étapes clés de son intégration.
- Les stratégies pour surmonter les obstacles.

Conclusion

Les nouvelles technologies transforment profondément la recherche clinique en offrant des moyens rapides et précis de produire des preuves. Cependant, leur adoption exige une gestion vigilante des biais, des défis éthiques, et des inégalités d'accès. Une intégration équilibrée de ces outils peut ouvrir de nouvelles perspectives pour une médecine plus personnalisée et inclusive.

Bibliographie

Articles Scientifiques

- Obermeyer, Z., Powers, B. W., Vogeli, C., & Mullainathan, S. (2019). Dissecting racial bias in an algorithm used to manage the health of populations. *Science, 366*(6464), 447-453. https://doi.org/10.1126/science.aax2342
- Topol, E. J. (2019). High-performance medicine: The convergence of human and artificial intelligence. *Nature Medicine, 25*(1), 44-56. https://doi.org/10.1038/s41591-018-0300-7
- Weng, C., & Guo, X. (2019). Big data analytics in healthcare: A survey. *Journal of Healthcare Engineering, 2019*, 1-10. https://doi.org/10.1155/2019/7341705

Livres

- Davenport, T., & Ronanki, R. (2018). *Artificial intelligence for the real world.* Harvard Business Review Press.
- Haux, R. (2018). *Health 4.0: The impact of digital technologies on healthcare.* Springer.
- Kuo, T. M., & Bhatnagar, R. (2020). *Blockchain technology for healthcare: A comprehensive guide.* CRC Press.

Documents Officiels et Rapports

- World Health Organization. (2018). *Global strategy on digital health 2020–2025.* WHO. Retrieved from https://www.who.int/publications/i/item/9789240062684
- European Commission. (2020). *Artificial intelligence in healthcare: Policies and recommendations for research and innovation.* European Union. Retrieved from https://ec.europa.eu/info/research-and-innovation_en
- World Economic Forum. (2021). *Blockchain for healthcare: Applications and risks.* WEF. Retrieved from https://www.weforum.org/agenda/2021/04/blockchain-healthcare-use-cases/

Bases de Données et Plateformes

- PubMed. (n.d.). *Search results and research on big data and AI in healthcare.* Retrieved from https://pubmed.ncbi.nlm.nih.gov/
- Cochrane Library. (n.d.). *Systematic reviews in health technologies.* Retrieved from https://www.cochranelibrary.com/
- ClinicalTrials.gov. (n.d.). *Blockchain and data security in clinical trials.* Retrieved from https://clinicaltrials.gov/

Études de Cas et Initiatives Collaboratives

- Health Data Research UK. (2020). *Big data in health: Insights from the UK Biobank study.* Retrieved from https://www.hdruk.ac.uk/
- The Human Genome Project. (2003). *The international effort to sequence the human genome.* Science, 302(5646), 1394-1400. https://doi.org/10.1126/science.1097357
- WHO Digital Health Technical Advisory Group. (2021). *Blockchain and digital health in low-resource settings.* World Health Organization Retrieved from https://www.who.int/health-topics/digital-health

Exercices Interactifs

Exercice : Étude d'un cas clinique sur l'utilisation de la blockchain pour sécuriser les données.

4. **Scénario** : Vous travaillez sur un essai clinique multicentrique qui nécessite de sécuriser les consentements éclairés et les échanges de données entre partenaires internationaux.
5. **Questions** :
   - Quels avantages spécifiques la blockchain pourrait-elle offrir dans ce contexte ?
   - Quels défis techniques ou éthiques pourriez-vous rencontrer ?
6. **Réflexion guidée** : Identifiez des solutions pour surmonter ces défis, comme l'utilisation de protocoles de consensus ou des audits réguliers.

Évaluation et Auto-Quiz

1. **QCM** :
   - Quelle technologie garantit la sécurité et la traçabilité des données?
     - A) Big Data
     - B) Dispositifs connectés
     - C) Blockchain
     - D) Intelligence artificielle
   - Réponse : C
2. **Question ouverte** : Comment éviter les biais algorithmiques lors de l'entraînement d'une IA médicale ?
   - **Réponse attendue** : Diversification des ensembles de données et audits réguliers des performances.

FAQ

1. **Comment l'IA améliore-t-elle les diagnostics cliniques ?**
   - L'IA identifie des schémas complexes dans les données médicales, souvent imperceptibles à l'œil humain.
2. **Quels sont les principaux risques liés à l'utilisation du Big Data en santé ?**
   - Les principaux risques incluent la confidentialité des données et les biais dans leur interprétation.

Partie 2 : Concepts de Mesure

Chapitre 10 : Principes de la Mesure

Introduction : L'Essence de la Mesure en Recherche Clinique

La mesure constitue un élément central de la recherche clinique. Elle permet de convertir des phénomènes complexes en données compréhensibles, exploitables et comparables. Que ce soit pour évaluer l'efficacité d'un traitement, analyser un processus biologique ou comprendre les comportements des patients, la qualité des mesures influence directement la fiabilité et la pertinence des résultats.

Contexte

Les principes fondamentaux de la mesure incluent :

- **Les types d'échelles** (nominale, ordinale, intervalle, ratio).
- **La validité** : Garantir que la mesure évalue réellement ce qu'elle prétend mesurer.
- **La fiabilité** : Obtenir des résultats cohérents dans des conditions similaires.

Importance

Des outils mal adaptés ou imprécis peuvent introduire des biais, fausser les résultats et compromettre leur interprétation. Ce chapitre fournit une base solide pour sélectionner, évaluer et utiliser des outils de mesure qui répondent aux objectifs de recherche.

Objectifs du Chapitre

1. Définir les principes fondamentaux de la mesure en recherche clinique.
2. Présenter les différents types d'échelles de mesure et leurs applications pratiques.
3. Examiner la fiabilité et la validité comme piliers de la qualité des données collectées.
4. Illustrer ces concepts à travers des exemples et des études de cas concrets.

5. Proposer des exercices pratiques pour consolider la compréhension et l'application des principes de mesure.

1. Les Fondements de la Mesure en Recherche Clinique

1.1 Importance de la Mesure

La mesure fournit des données objectives et reproductibles, essentielles pour :

- Répondre avec précision aux questions de recherche.
- Comparer des interventions ou des populations étudiées.
- Générer des conclusions fiables et exploitables.

Exemple Pratique :

Dans une étude sur le diabète, mesurer l'HbA1c (indicateur biologique standardisé) permet une évaluation objective et précise du contrôle glycémique, contrairement à une simple observation clinique subjective.

1.2 Alignement des Outils avec les Objectifs de l'Étude

Pour garantir des mesures pertinentes, il est essentiel de sélectionner des outils alignés avec les objectifs spécifiques de la recherche :

- **Pertinence** : L'outil doit correspondre directement à la variable étudiée.
    - *Exemple* : L'échelle visuelle analogique (EVA) est idéale pour évaluer la douleur post-opératoire.
- **Fiabilité** : L'outil doit produire des résultats cohérents lorsqu'il est utilisé dans des conditions similaires.
- **Validité** : L'outil doit réellement mesurer ce qu'il prétend mesurer.
    - *Exemple* : Un questionnaire conçu pour mesurer l'anxiété ne doit pas capter des facteurs externes comme la fatigue ou le stress général.

1.3 Risques des Mesures Inappropriées

Des mesures mal conçues ou mal calibrées peuvent compromettre la qualité des résultats.

Exemples de Risques Courants :

1. **Absence d'outils standardisés** :
   - Exemple : Journaux de sommeil non standardisés produisant des données incohérentes.
2. **Outils inadaptés à la population étudiée** :
   - Exemple : Utilisation d'un questionnaire conçu pour les adultes auprès d'enfants, sans adaptation.
3. **Négligence des variables confondantes** :
   - Exemple : Évaluer uniquement le poids sans distinguer la composition corporelle (graisse vs masse musculaire).

2. Types d'Échelles de Mesure

2.1 Échelle Nominale

- **Description** : Classe les données en catégories sans ordre particulier.
- **Exemple** : Sexe (homme, femme), groupe sanguin (A, B, AB, O).
- **Applications** : Utilisée pour les statistiques descriptives (calcul des fréquences, pourcentages).

2.2 Échelle Ordinale

- **Description** : Classe les données selon un ordre logique, mais sans distance égale entre les catégories.
- **Exemple** : Évaluation de la douleur sur une échelle (légère, modérée sévère).
- **Applications** : Permet des comparaisons d'ordre.

2.3 Échelle d'Intervalle

- **Description** : Mesures numériques avec des distances égales entre les points, mais sans point zéro absolu.
- **Exemple** : Température en degrés Celsius (0°C n'indique pas une absence de température).
- **Applications** : Calculs de moyennes et de différences.

2.4 Échelle de Ratio

- **Description** : Mesures numériques avec distances égales et un point zéro absolu.

- **Exemple** : Poids, taille, glycémie (zéro indique une absence de la mesure).
- **Applications** : Permet des calculs arithmétiques avancés, comme les moyennes ou les rapports.

Tableau Comparatif : Types d'Échelles de Mesure

Type d'Échelle	Description	Exemple Pratique	Applications
Nominale	Classe les données en catégories sans ordre particulier	Sexe (homme/femme), groupe sanguin (A, B)	Statistiques descriptives (fréquences)
Ordinale	Classe les données selon un ordre logique	Évaluation de douleur (légère, modérée)	Comparaisons d'ordre
Intervalle	Distances égales entre points, sans zéro absolu	Température (Celsius)	Moyennes, écarts
Ratio	Distances égales avec un zéro absolu	Poids, taille	Calculs avancés (rapports, proportions)

3. Fiabilité et Validité : Les Clés de la Qualité des Mesures

3.1 Fiabilité : Cohérence des Résultats

Une mesure fiable donne des résultats cohérents dans des conditions similaires.

Types de Fiabilité:

1. **Test-Retest** : Mesures répétées produisant des résultats similaires.
   - *Exemple* : Un questionnaire administré à deux reprises fournit les mêmes résultats.
2. **Fiabilité Inter-Observateurs** : Concordance entre plusieurs observateurs utilisant le même outil.
   - *Exemple* : Deux cliniciens évaluant la douleur d'un patient avec une même échelle.
3. **Cohérence Interne** : Homogénéité des items au sein d'un outil.
   - *Exemple* : L'alpha de Cronbach pour évaluer la cohérence des questions dans un questionnaire.

3.2 Validité : Mesurer ce qui Doit Être Mesuré

La validité garantit que l'outil mesure réellement le concept visé.

Types de Validité :

1. **Validité de Contenu** : L'outil couvre tous les aspects du concept étudié.
2. **Validité de Critère** : Comparaison des résultats avec une référence standard (gold standard).
3. **Validité de Construit** : L'outil reflète le concept théorique visé.
   - *Exemple* : Un questionnaire sur l'anxiété devrait inclure des manifestations émotionnelles et physiologiques.

Comparaison des Valeurs Statistiques Idéales pour la Validité et la Fiabilité

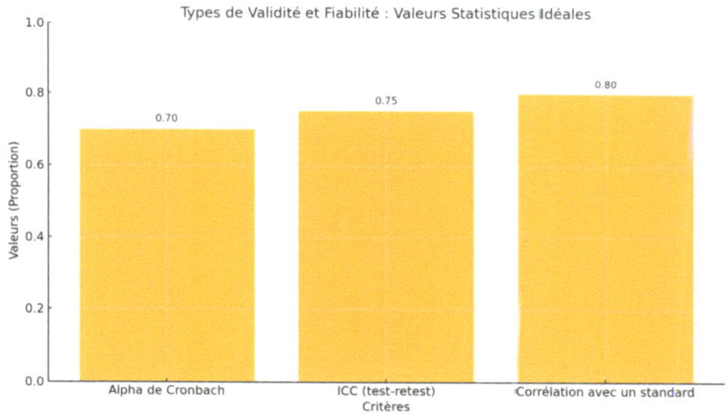

Ce graphique à barres compare les valeurs statistiques idéales pour évaluer les types de validité et de fiabilité.

- **Fiabilité** :
  - Alpha de Cronbach : Bonne cohérence > 0,70.
  - ICC (test-retest) : Bonne fiabilité > 0,75.
- **Validité** :
  - Corrélation avec un standard (Validité de Critère) > 0,80.

Chaque barre indique la valeur seuil idéale.

Voici un graphique radar représentant l'analyse d'un outil pour évaluer sa **fiabilité** et sa **validité** :

- **Fiabilité test-retest (ICC)** : 0,85.
- **Cohérence interne (Alpha de Cronbach)** : 0,78.
- **Validité de critère (Corrélation avec le standard)** : 0,82.

3.3 Relation entre Fiabilité et Validité

- **Une mesure fiable peut ne pas être valide** :
    - Exemple : Une balance mal calibrée donne des résultats cohérents, mais inexacts.
- **Une mesure valide est toujours fiable** : Elle produit des résultats cohérents et exacts.

Diagramme de Venn : Relation entre Fiabilité et Validité

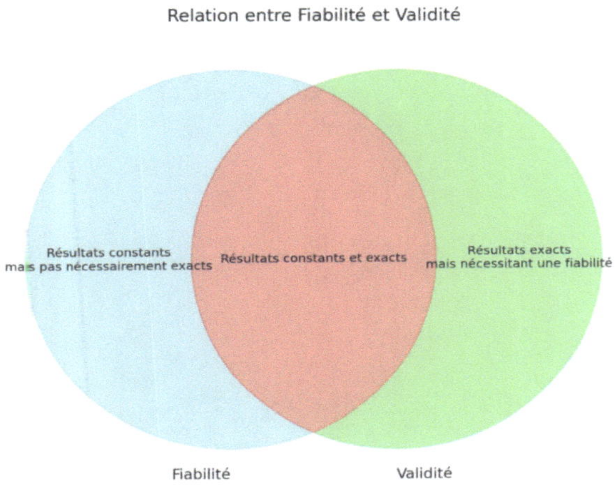

Ce diagramme de Venn avec deux cercles ayant les descriptions suivantes :

- **Cercle 1 (Fiabilité)** : Résultats constants mais pas nécessairement exacts.
- **Cercle 2 (Validité)** : Résultats exacts mais nécessitant une fiabilité.
- **Intersection** : Résultats constants et exacts.

4. Exemples Pratiques et Études de Cas

Exemple 1 Échelle d'Anxiété de Hamilton (HAM-A)

- **Fiabilité** : Alpha de Cronbach entre 0,77 et 0,88.
- **Validité** : Forte corrélation avec le Beck Anxiety Inventory (BAI).
- **Limites** : Moins adaptée pour certains troubles spécifiques.

Exemple 2 SF-36 : Mesure de la Qualité de Vie

- **Fiabilité** : Alpha de Cronbach supérieur à 0,80 pour les dimensions principales.
- **Validité** : Large applicabilité, mais moins spécifique pour des pathologies ciblées.

Étude de Cas 1 : Utilisation de l'Échelle Visuelle Analogique (EVA)

- **Contexte** : Évaluer la douleur postopératoire chez les patients après une chirurgie orthopédique.
- **Déroulement** : Les cliniciens utilisent l'EVA pour mesurer l'intensité de la douleur à intervalles réguliers durant les 24 heures suivant l'intervention.
- **Résultats** : L'EVA a permis une évaluation précise et rapide de la douleur, facilitant l'ajustement des doses d'analgésiques.
- **Leçon à Retenir** : L'utilisation d'une échelle ordinale adaptée garantit des décisions thérapeutiques basées sur des mesures fiables et reproductibles.

Étude de Cas 2 : Fiabilité Inter-Observateurs dans une Échelle d'Évaluation Cognitive

- **Contexte** : Étude sur le déclin cognitif chez les patients atteints de la maladie d'Alzheimer.
- **Déroulement** : Deux cliniciens administrent séparément la même échelle cognitive (MMSE) à un groupe de 50 patients.
- **Résultats** : Une forte corrélation ($r = 0,89$) a été observée entre les scores attribués par les deux évaluateurs, confirmant la fiabilité inter-observateurs de l'outil.
- **Leçon à Retenir** : Une fiabilité élevée renforce la confiance dans les résultats obtenus, en minimisant les biais liés aux différences d'interprétation.

Étude de Cas 3 : Validité de Construit d'un Questionnaire sur l'Anxiété

- **Contexte** : Développement d'un outil pour évaluer l'anxiété chez les adolescents.
- **Déroulement** : Le questionnaire est comparé à un outil reconnu, le Beck Anxiety Inventory, pour valider sa capacité à mesurer l'anxiété.

- **Résultats** : Une corrélation significative entre les scores des deux questionnaires (r = 0,76) a été trouvée, attestant de sa validité.
- **Leçon à Retenir** : Comparer un nouvel outil à une référence standard permet de vérifier qu'il mesure bien le concept visé.

5. Exercices Pratiques : Appliquer les Principes de Mesure

Exercice : Choix d'un Outil de Mesure

- **Scénario** : Étude sur l'impact de la méditation sur le stress post-traumatique.
- **Tâches** :
    1. Identifier un outil approprié (ex. : Échelle d'impact des événements).
    2. Justifier le choix en termes de fiabilité et de validité.
    3. Identifier le type d'échelle utilisée (ex. : ordinale).

Exercice : Analyse Critique d'une Échelle de Mesure

- **Scénario** : Une étude clinique utilise une échelle non validée pour mesurer la fatigue chronique.
- **Tâche** :
    1. Identifier les limites potentielles de l'outil utilisé.
    2. Proposer des solutions pour améliorer la fiabilité et la validité des mesures.

Corrigé :

1. **Limites** : Manque de standardisation, risque d'interprétation subjective, absence de test préalable pour valider l'outil.
2. **Solutions** : Adopter un outil validé, effectuer un pré-test pour évaluer sa cohérence, et utiliser une échelle reconnue comme le Multidimensional Fatigue Inventory.

Conclusion : Principes de la Mesure

La mesure constitue un pilier de la recherche clinique, permettant de transformer des concepts abstraits en données exploitables. Une compréhension approfondie des types d'échelles, de la fiabilité et de la validité garantit des résultats précis, reproductibles et pertinents.

Points Clés:

1. Sélectionner des outils alignés avec les objectifs de l'étude.
2. Garantir la fiabilité et la validité des mesures.
3. Minimiser les erreurs de mesure pour améliorer la qualité des résultats.

Après avoir exploré les bases de la mesure en recherche clinique, le prochain chapitre approfondira les notions de **fiabilité**, en mettant l'accent sur les stratégies pour garantir des résultats cohérents et reproductibles dans divers contextes de recherche.

Bibliographie

Articles Scientifiques

- Bland, J. M., & Altman, D. G. (1997). Statistics notes: Cronbach's alpha. *BMJ, 314*(7080), 572. https://doi.org/10.1136/bmj.314.7080.572
- Streiner, D. L., & Norman, G. R. (2008). Health measurement scales: A practical guide to their development and use. *Oxford Medical Publications.*
- Tavakol, M., & Dennick, R. (2011). Making sense of Cronbach's alpha. *International Journal of Medical Education, 2,* 53–55. https://doi.org/10.5116/ijme.4dfb.8dfd

Livres

- DeVellis, R. F. (2017). *Scale development: Theory and applications* (4th ed.). SAGE Publications.
- Fayers, P., & Machin, D. (2013). *Quality of life: The assessment, analysis, and interpretation of patient-reported outcomes* (2nd ed.). Wiley.
- Kline, P. (2015). *Handbook of psychological testing* (3rd ed.). Routledge.

Documents Institutionnels et Guides Pratiques

- American Educational Research Association. (2014). *Standards for educational and psychological testing.* Washington, DC: AERA.
- World Health Organization. (2016). *WHO guidelines on ethical issues in public health surveillance.* WHO Press. Retrieved from https://www.who.int/publications-detail

- National Institutes of Health. (2020). *NIH Toolbox for the assessment of neurological and behavioral function.* Retrieved from https://www.nihtoolbox.org

Exemples d'Outils Validés

- Hamilton, M. (1959). The assessment of anxiety states by rating. *British Journal of Medical Psychology, 32*(1), 50–55. https://doi.org/10.1111/j.2044-8341.1959.tb00467.x
- Ware, J. E., & Sherbourne, C. D. (1992). The MOS 36-item short-form health survey (SF-36): I. Conceptual framework and item selection. *Medical Care, 30*(6), 473–483.

Bases de Données et Ressources en Ligne

- PubMed. (n.d.). *Resources on measurement scales and reliability.* Retrieved from https://pubmed.ncbi.nlm.nih.gov/
- Cochrane Library. (n.d.). *Systematic reviews of measurement instruments.* Retrieved from https://www.cochranelibrary.com
- PsycINFO. (n.d.). *Psychological measurement tools and resources.* Retrieved from https://www.apa.org/pubs/databases/psycinfo

Outils et Applications en Ligne

- Redcap Consortium. (n.d.). *Research electronic data capture (REDCap): A tool for clinical and translational research.* Retrieved from https://www.project-redcap.org
- SPSS Tutorials. (n.d.). *Statistical analysis of reliability and validity.* Retrieved from https://www.ibm.com/analytics/spss

Exercices Interactifs

Exercice 1 : Identifier le Type d'Échelle de Mesure

Contexte : Vous êtes chargé(e) d'évaluer différents types de données issues d'une étude clinique. Associez chaque exemple à son type d'échelle de mesure.

Données fournies :

1. Groupe sanguin (A, B, AB, O).
2. Niveau de douleur (légère, modérée, sévère).
3. Température corporelle (en °C).

4. Poids des participants (en kg).

Tâches :

- Identifiez le type d'échelle pour chaque exemple (nominale, ordinale, intervalle ou ratio).
- Expliquez votre raisonnement pour chaque réponse.

Corrigé Attendu :

1. Groupe sanguin → Échelle nominale (catégorisation sans ordre).
2. Niveau de douleur → Échelle ordinale (ordre logique mais distances inégales).
3. Température corporelle → Échelle d'intervalle (distances égales mais sans point zéro absolu).
4. Poids des participants → Échelle de ratio (distances égales avec un point zéro absolu).

Exercice 2 : Analyse d'un Outil de Mesure

Contexte : Une étude évalue l'anxiété chez des patients hospitalisés à l'aide d'un questionnaire composé de 10 questions. Les chercheurs veulent valider cet outil avant son utilisation.

Tâches :

1. Évaluez la fiabilité de cet outil en proposant une méthode (test-retest, fiabilité inter-observateurs, ou cohérence interne).
2. Identifiez une méthode pour tester la validité (validité de contenu, de critère, ou de construit).
3. Proposez une conclusion basée sur les résultats suivants :
    - Alpha de Cronbach = 0,82.
    - Corrélation avec une échelle de référence = 0,78.

Corrigé Attendu :

1. **Fiabilité :** Utilisez l'alpha de Cronbach pour évaluer la cohérence interne. Une valeur de 0,82 indique une bonne fiabilité interne.
2. **Validité :** Testez la validité de critère en comparant avec une échelle reconnue. Une corrélation de 0,78 montre une forte validité.

3. **Conclusion :** L'outil est fiable et valide pour mesurer l'anxiété. Il peut être utilisé pour l'étude clinique.

Exercice 3 : Identifier les Limites d'une Mesure

Scénario : Une étude clinique sur le diabète utilise des journaux de suivi alimentaire remplis par les participants. Cependant, les résultats montrent une grande variabilité entre les données collectées.

Tâches :

1. Identifiez deux problèmes potentiels liés à la mesure utilisée.
2. Proposez des solutions pour améliorer la qualité des données.

Corrigé Attendu :

1. **Problèmes identifiés :**
   - Manque de standardisation dans la collecte des données.
   - Risque de biais dû à des erreurs de déclaration des participants.
2. **Solutions proposées :**
   - Standardiser les journaux avec des formats clairs et des exemples précis.
   - Utiliser des applications numériques pour guider les participants et limiter les erreurs.

Exercice 4 : Comparaison de Fiabilité et Validité

Contexte : Deux outils mesurent la qualité de vie des patients atteints de cancer. Les résultats suivants sont obtenus :

- Outil A : Alpha de Cronbach = 0,88 ; Validité de critère = 0,65.
- Outil B : Alpha de Cronbach = 0,72 ; Validité de critère = 0,83.

Tâches :

1. Comparez la fiabilité des deux outils.
2. Comparez leur validité.
3. Quel outil recommanderiez-vous, et pourquoi ?

Corrigé Attendu :

1. **Fiabilité :** L'outil A est plus fiable (Alpha de Cronbach = 0,88 vs 0,72).

2. **Validité :** L'outil B est plus valide (Validité de critère = 0,83 vs 0,65).
3. **Recommandation :** L'outil B est préférable, car une mesure valide est toujours prioritaire, même si sa fiabilité est légèrement inférieure.

Exercice 5 : Choisir un Outil de Mesure Approprié

Contexte : Une équipe de recherche veut évaluer les bénéfices d'une intervention physique sur la santé mentale. Ils doivent choisir un outil pour mesurer :

1. L'anxiété des participants.
2. Leur niveau de satisfaction avec l'intervention.

Tâches :

- Proposez un outil validé pour chaque mesure.
- Expliquez pourquoi ces outils sont adaptés aux objectifs de l'étude.

Corrigé Attendu :

1. **Anxiété :** Utilisez le Beck Anxiety Inventory (BAI) pour évaluer l'anxiété, car il est validé, fiable, et conçu pour mesurer spécifiquement ce concept.
2. **Satisfaction :** Utilisez un questionnaire sur la satisfaction client (comme le Client Satisfaction Questionnaire, CSQ) adapté pour recueillir des retours subjectifs sur des interventions.

Exercice 6 : Étude de Cas sur la Mesure

Scénario : Une étude analyse la relation entre la qualité du sommeil et la performance cognitive chez des étudiants universitaires. L'équipe utilise :

- Un questionnaire auto-administré pour évaluer le sommeil.
- Un test standardisé pour mesurer les performances cognitives.

Tâches :

1. Discutez de la validité et de la fiabilité des outils utilisés.
2. Identifiez des biais possibles dans la collecte des données.
3. Proposez une amélioration pour renforcer la précision des mesures.

Corrigé Attendu :

1. **Validité et fiabilité :** Le questionnaire de sommeil peut manquer de fiabilité si les participants ne répondent pas honnêtement. Le test cognitif standardisé est plus fiable, car il suit des critères précis.
2. **Biais possibles :**
   - Biais de déclaration dans le questionnaire de sommeil.
   - Effet de fatigue lors du test cognitif (si administré tardivement).
3. **Améliorations :**
   - Compléter le questionnaire de sommeil avec des dispositifs objectifs comme un actimètre.
   - Prévoir des pauses pour éviter la fatigue lors des tests cognitifs.

Quiz d'Évaluation et Auto-Quiz

QCM

1. Quelle échelle permet de comparer des variables catégorielles sans ordre particulier ?

   a) Nominale

   b) Ordinale

   c) Intervalle

   d) Ratio

   - **Réponse** : a) Nominale
2. Quelle méthode évalue la cohérence interne d'un questionnaire ?

   a) Test-Retest

   b) Alpha de Cronbach

   c) Analyse factorielle

   d) Corrélation de Pearson

   - **Réponse** : b) Alpha de Cronbach
3. Quel type d'échelle possède un point zéro absolu ?

   a) Nominale

b) Ordinale

c) Intervalle

d) Ratio

- **Réponse** : d) Ratio

4. Un outil peut être fiable mais non valide. Vrai ou faux ?
   - **Réponse** : Vrai
5. Quelle étape est cruciale avant de choisir un outil de mesure ?

a) La validation par un comité d'éthique.

b) L'analyse des objectifs de recherche.

c) La publication de résultats préliminaires.

d) L'évaluation des résultats de l'étude pilote.

- **Réponse** : b) L'analyse des objectifs de recherche

FAQ

1. **Pourquoi la fiabilité et la validité sont-elles cruciales en recherche clinique ?**

   La fiabilité garantit la cohérence des résultats, tandis que la validité assure que l'outil mesure bien le concept visé. Ensemble, elles garantissent des données exploitables et pertinentes.

2. **Comment vérifier la validité d'un outil de mesure ?**

   Comparer ses résultats avec une référence standard ou analyser ses dimensions conceptuelles (validité de construit).

3. **Peut-on utiliser un outil non validé pour une étude clinique ?**

   Non, sauf si l'objectif de l'étude est de tester la validité de cet outil.

4. **Quelle est la différence entre une échelle nominale et ordinale ?**

   Une échelle nominale catégorise sans ordre, tandis qu'une échelle ordinale classe selon un ordre logique.

5. **Quels outils sont recommandés pour évaluer la cohérence interne d'un questionnaire ?**

   L'alpha de Cronbach est le plus couramment utilisé.

Chapitre 11 : Concepts de Fiabilité des Mesures

Introduction : L'Importance de la Fiabilité en Recherche Clinique

La fiabilité des mesures est une condition essentielle pour garantir que les résultats obtenus en recherche clinique soient cohérents et reproductibles. Elle s'assure que les variations observées dans les données reflètent des changements réels plutôt que des erreurs méthodologiques. Par exemple, un outil d'évaluation de la douleur doit produire les mêmes résultats pour des conditions identiques, quel que soit l'évaluateur ou le moment de l'évaluation.

Contexte

Un outil de mesure fiable est capable de produire des résultats similaires lorsqu'il est utilisé dans des conditions identiques. Par exemple, une échelle de douleur administrée à plusieurs reprises pour une même condition clinique doit fournir des résultats comparables. Sans fiabilité, même une étude bien conçue risque d'aboutir à des conclusions erronées.

Importance

Une faible fiabilité dans les outils de mesure peut générer des erreurs, introduire des biais, et compromettre la validité globale des conclusions. Ce chapitre explore les principes fondamentaux de la fiabilité, les différents types existants, leurs applications pratiques, et les stratégies pour évaluer et améliorer la qualité des mesures.

Objectifs du Chapitre

1. Définir les concepts de fiabilité et leur rôle dans la recherche clinique.
2. Présenter les types de fiabilité : test-retest, inter-évaluateurs et cohérence interne.
3. Décrire les méthodes utilisées pour évaluer la fiabilité.
4. Illustrer ces concepts à l'aide d'exemples pratiques et d'études de cas.
5. Fournir des exercices interactifs pour appliquer et renforcer la fiabilité des outils de mesure.

1. Fiabilité en Recherche Clinique : Définition et Rôle

1.1 Définition de la Fiabilité

La fiabilité d'un outil de mesure reflète sa capacité à produire des résultats constants et reproductibles lorsqu'il est utilisé dans des conditions identiques.

Différence entre Fiabilité et Validité :

- **Fiabilité** : Elle évalue la consistance des résultats.
  - *Exemple* : Une balance mal calibrée peut donner des mesures constantes (fiables) mais incorrectes (non valides).
- **Validité** : Elle détermine si l'outil mesure réellement ce qu'il prétend mesurer.

Diagramme de Venn: Difference entre Fiabilité et Validité

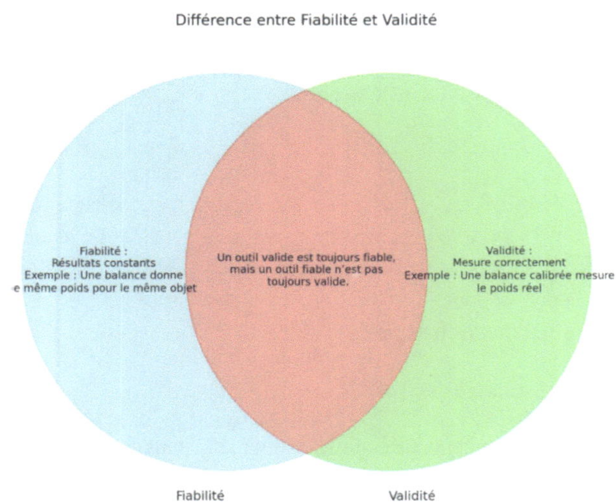

C'est un diagramme de Venn illustrant la **différence** et la **relation** entre la **fiabilité** et la **validité** :

- **Fiabilité** (cercle bleu) :
  - Résultats constants dans des conditions identiques.
  - Exemple : Une balance donne toujours le même poids pour le même objet.

- **Validité** (cercle vert) :
    - Mesure correctement ce qu'elle prétend mesurer.
    - Exemple : Une balance bien calibrée mesure précisément le poids réel.
- **Intersection** (zone rouge) :
    - "Un outil valide est toujours fiable, mais un outil fiable n'est pas toujours valide."

1.2 Rôle de la Fiabilité

1. **Assurer la qualité des données** :
    - Les variations mesurées doivent refléter des changements réels et non des erreurs instrumentales.
    - *Exemple* : Une balance fiable garantit que les fluctuations de poids observées sont dues à des changements réels, et non à une calibration incorrecte.
2. **Renforcer la reproductibilité des études** :
    - Une fiabilité élevée permet aux chercheurs de reproduire des résultats dans différents contextes ou populations.
3. **Réduire les biais** :
    - Des outils peu fiables peuvent introduire des erreurs qui faussent l'interprétation des résultats.

1.3 Exemples Pratiques

1. **Fiabilité test-retest** :
    - Une échelle d'anxiété administrée deux fois à une semaine d'intervalle donne des scores similaires pour un même patient.
2. **Fiabilité inter-évaluateurs** :
    - Plusieurs cliniciens évaluant une plaie avec la même règle obtiennent des mesures comparables.
3. **Cohérence interne** :
    - Les items d'une échelle de qualité de vie liés au bien-être physique sont fortement corrélés, démontrant une uniformité dans la mesure de ce concept.

2. Types de Fiabilité

2.1 Fiabilité Test-Retest

- **Définition** : Elle mesure la stabilité des résultats lorsqu'un outil est utilisé à différents moments pour évaluer un même phénomène.
- **Application** : Appropriée pour des concepts relativement stables, comme les traits de personnalité ou les marqueurs biologiques constants.
- **Exemple** : La mesure de glycémie via un glucomètre à une heure d'intervalle fournit des résultats similaires, à condition que l'état du patient n'ait pas changé.

2.2 Fiabilité Inter-Évaluateurs

- **Définition** : Elle évalue la concordance des résultats obtenus par différents évaluateurs utilisant le même outil de mesure.
- **Application** : Cruciale pour les mesures subjectives, comme l'évaluation de la douleur ou des symptômes cliniques.
- **Exemple** : Trois cliniciens évaluent un patient à 7/10 sur une échelle de douleur, démontrant une forte cohérence inter-évaluateurs.

2.3 Cohérence Interne

- **Définition** : Elle mesure dans quelle mesure les items d'un questionnaire ou d'un outil évaluent un même concept.
- **Application** : Essentielle pour évaluer la pertinence et l'homogénéité des questionnaires psychométriques.
- **Exemple** : Dans une échelle mesurant l'anxiété, tous les items liés aux manifestations physiologiques, émotionnelles et cognitives doivent être fortement corrélés.

Tableau Comparatif des Types de Fiabilité

Type de Fiabilité	Objectif	Méthode d'Évaluation	Exemple Pratique
Test-Retest	Stabilité dans le temps	ICC	Questionnaire administré à deux moments
Inter-Évaluateurs	Concordance entre évaluateurs	ICC, Kappa de Cohen	Évaluation de la douleur par différents cliniciens
Cohérence Interne	Homogénéité des items	Alpha de Cronbach	Items d'un questionnaire d'anxiété

3. Méthodes d'Évaluation de la Fiabilité

3.1 Alpha de Cronbach

- **But** : Évalue la cohérence interne d'un questionnaire.
- **Valeurs recommandées** :
    - < 0,60 : Faible cohérence
    - 0,70–0,80 : Acceptable
    - 0,80 : Bonne

3.2 Coefficient de Corrélation Intra-Classe (ICC)

- **But** : Évalue la fiabilité test-retest ou la concordance inter-évaluateurs.
- **Valeurs recommandées** :
    - < 0,50 : Mauvaise fiabilité
    - 0,50–0,75 : Modérée
    - 0,75–0,90 : Bonne
    - 0,90 : Excellente (en bleu).

3.3 Kappa de Cohen

- **But** : Mesure la concordance entre évaluateurs pour des données catégoriques (exemple : présence ou absence d'un symptôme).

Graphique Echelle de Fiabilité Statistique : Alpha de Cronbach

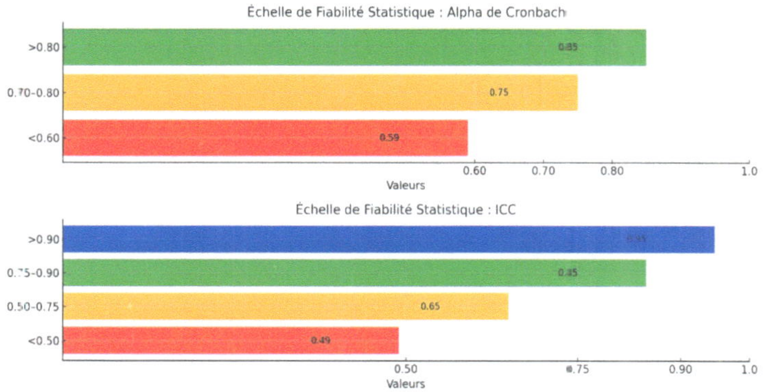

Ce graphique représente l'échelle de **fiabilité statistique** pour deux indicateurs couramment utilisés :

1. **Alpha de Cronbach** :
    - < 0,60 : Faible cohérence (en rouge).
    - 0,70–0,80 : Acceptable (en orange).
    - 0,80 : Bonne (en vert).
2. **ICC (Coefficient de corrélation intra-classe)** :
    - < 0,50 : Mauvaise fiabilité (en rouge).
    - 0,50–0,75 : Modérée (en orange).
    - 0,75–0,90 : Bonne (en vert).
    - 0,90 : Excellente (en bleu).

Ces barres horizontales permettent de visualiser les seuils d'interprétation de manière claire et accessible.

4. Exemples Pratiques et Études de Cas

4.1 Échelle de Stress Perçu (PSS)

- **Fiabilité** :
    - Alpha de Cronbach : 0,78–0,91 (bonne cohérence interne).
    - ICC : 0,82 sur une semaine (stabilité temporelle satisfaisante).
- **Limite** : Les traductions culturelles peuvent altérer la cohérence des items.

4.2 Étude : Fiabilité d'une Échelle de Douleur

- **Contexte** : Évaluation de la douleur postopératoire via une échelle visuelle analogique (EVA).
- **Résultats** :
    - ICC inter-évaluateurs : 0,94 (excellente concordance).
    - ICC test-retest : 0,89 (bonne stabilité temporelle).
- **Impact** : Une mesure fiable permet d'évaluer avec précision l'efficacité des traitements analgésiques.

Études de Cas

4.3 Étude : Fiabilité Test-Retest dans l'Évaluation de l'Anxiété

- **Contexte** : Une étude mesure l'anxiété chez des patients post-opératoires.
- **Déroulement** : Les patients remplissent un questionnaire d'anxiété deux fois à une semaine d'intervalle.

- **Résultats** : Le coefficient de corrélation intra-classe (ICC) est de 0,87, démontrant une excellente stabilité temporelle.
- **Leçon à Retenir** : Une fiabilité test-retest élevée garantit que l'outil capture un trait stable, permettant des comparaisons longitudinales valides.

4.4 Étude : Fiabilité Inter-Évaluateurs dans les Échelles de Douleur

- **Contexte** : Plusieurs cliniciens utilisent une échelle visuelle analogique (EVA) pour mesurer la douleur post-opératoire.
- **Déroulement** : Chaque clinicien évalue les patients de manière indépendante.
- **Résultats** : L'ICC entre les évaluateurs est de 0,92, indiquant une excellente concordance.
- **Leçon à Retenir** : Les outils de mesure standardisés facilitent l'uniformité des évaluations entre différents observateurs.

Résumé : Concepts de Fiabilité des Mesures

1. **Fiabilité** : Une mesure fiable est constante et reproductible.
2. **Types principaux** :
    - Test-retest : Stabilité temporelle des mesures.
    - Inter-évaluateurs : Concordance entre observateurs.
    - Cohérence interne : Uniformité des items d'un questionnaire.
3. **Évaluation** : Utilisation de statistiques comme l'alpha de Cronbach et l'ICC pour valider la fiabilité.
4. **Impact** : La fiabilité est essentielle pour garantir des conclusions scientifiques valables et solides.

Conclusion

La fiabilité constitue un pilier fondamental en recherche clinique, garantissant que les outils de mesure produisent des données cohérentes et reproductibles. Une mesure fiable est essentielle pour minimiser les erreurs, renforcer la confiance dans les résultats obtenus et permettre des comparaisons valides entre différentes populations ou études. Cependant, il est important de souligner qu'un outil fiable, bien qu'indispensable, n'est pas nécessairement valide.

Les trois principaux types de fiabilité — test-retest, inter-évaluateurs et cohérence interne — offrent des perspectives complémentaires pour évaluer la constance des mesures dans des contextes variés. Leur évaluation rigoureuse à l'aide de méthodes statistiques appropriées, telles que l'alpha de Cronbach ou le coefficient de corrélation intra-classe (ICC), permet de garantir une collecte de données robuste et de qualité.

En pratique, assurer une fiabilité élevée nécessite une standardisation des procédures, une formation des utilisateurs des outils de mesure et une adaptation des instruments aux spécificités de la population étudiée. Ces efforts renforcent non seulement la qualité des données collectées, mais aussi la validité des conclusions scientifiques.

En définitive, la fiabilité des mesures n'est pas une fin en soi, mais une condition préalable à toute recherche clinique rigoureuse et significative. Ce chapitre a posé les bases pour comprendre et appliquer ces concepts. Dans le prochain chapitre, nous approfondirons la notion de validité des mesures, en explorant comment s'assurer qu'un outil évalue précisément le concept qu'il est censé mesurer, complétant ainsi l'analyse de la qualité des instruments de mesure.

Ce chapitre a souligné l'importance de la fiabilité pour assurer la cohérence et la reproductibilité des résultats. Cependant, un outil fiable ne garantit pas qu'il est adapté pour répondre à une question de recherche spécifique. Dans le prochain chapitre, nous approfondirons le concept de **validité**, en examinant les méthodes pour s'assurer qu'un outil mesure précisément le concept qu'il est censé évaluer.

Bibliographie

Livres et Chapitres de Référence

- DeVellis, R. F. (2017). *Scale development: Theory and applications* (4th ed.). SAGE Publications.
- Streiner, D. L., & Norman, G. R. (2008). *Health measurement scales: A practical guide to their development and use* (4th ed.). Oxford University Press.
- Kline, P. (2015). *Handbook of psychological testing* (3rd ed.). Routledge.

Articles Scientifiques

- Bland, J. M., & Altman, D. G. (1997). Statistics notes: Cronbach's alpha. *BMJ, 314*(7080), 572. https://doi.org/10.1136/bmj.314.7080.572
- Tavakol, M., & Dennick, R. (2011). Making sense of Cronbach's alpha. *International Journal of Medical Education, 2*, 53–55. https://doi.org/10.5116/ijme.4dfb.8dfd
- Shrout, P. E., & Fleiss, J. L. (1979). Intraclass correlations: Uses in assessing rater reliability. *Psychological Bulletin, 86*(2), 420–428. https://doi.org/10.1037/0033-2909.86.2.420

Guides et Documents Institutionnels

- American Educational Research Association. (2014). *Standards for educational and psychological testing*. Washington, DC: AERA.
- World Health Organization. (2016). *WHO guidelines on ethical issues in public health surveillance.* WHO Press. Retrieved from https://www.who.int/publications
- National Institutes of Health. (2020). *Reliability and validity in clinical research: Guidelines and tools.* Retrieved from https://www.nih.gov

Exemples d'Outils de Mesure Validés

- Hamilton, M. (1959). The assessment of anxiety states by rating. *British Journal of Medical Psychology, 32*(1), 50–55. https://doi.org/10.1111/j.2044-8341.1959.tb00467.x
- Ware, J. E., & Sherbourne, C. D. (1992). The MOS 36-item short-form health survey (SF-36): I. Conceptual framework and item selection. *Medical Care, 30*(6), 473–483.

Bases de Données et Outils en Ligne

- PubMed. (n.d.). *Resources on reliability and validity in clinical measurement.* Retrieved from https://pubmed.ncbi.nlm.nih.gov
- Cochrane Library. (n.d.). *Systematic reviews of measurement instruments.* Retrieved from https://www.cochranelibrary.com
- PsycINFO. (n.d.). *Psychometric tools and resources for psychological testing.* Retrieved from https://www.apa.org/pubs/databases/psycinfo

Applications et Ressources Statistiques

- IBM SPSS Statistics. (n.d.). *Reliability analysis using Cronbach's alpha and ICC.* Retrieved from https://www.ibm.com/analytics/spss
- Redcap Consortium. (n.d.). *A guide to managing and analyzing reliability in research tools.* Retrieved from https://www.project-redcap.org

Exercices Interactifs :

Exercice 1 : Évaluer la Fiabilité d'un Outil

- **Scénario** : Vous utilisez un questionnaire pour évaluer le stress professionnel chez les soignants.
- **Tâches** :
    1. Administrez le questionnaire deux fois à une semaine d'intervalle (test-retest).
    2. Calculez l'alpha de Cronbach pour vérifier la cohérence interne.
    3. Interprétez les résultats :
        - Alpha > 0,70 ou ICC > 0,75 = Bonne fiabilité.

Exercice 2 : Identifier le Type de Fiabilité

Contexte : Vous travaillez avec trois outils de mesure pour évaluer la douleur postopératoire, et vous devez déterminer quel type de fiabilité est évalué dans chaque situation.

Données fournies :

1. La douleur d'un patient est mesurée deux fois avec une semaine d'intervalle en utilisant la même échelle.
2. Deux cliniciens évaluent indépendamment la douleur d'un patient en utilisant la même échelle.
3. Les items d'un questionnaire de douleur sont analysés pour évaluer leur cohérence interne.

Tâches :

- Associez chaque situation au type de fiabilité correspondant : test-retest, inter-évaluateurs ou cohérence interne.
- Expliquez brièvement votre raisonnement.

Corrigé Attendu :

1. Fiabilité test-retest (stabilité temporelle).
2. Fiabilité inter-évaluateurs (concordance entre observateurs).
3. Cohérence interne (homogénéité des items).

Exercice 3 : Analyse de Fiabilité avec des Statistiques

Contexte : Vous utilisez un questionnaire de qualité de vie dans une étude clinique, et vous avez obtenu les résultats suivants :

- Alpha de Cronbach = 0,82.
- ICC (test-retest) = 0,76.

Tâches :

1. Interprétez ces résultats en termes de fiabilité.
2. Indiquez si cet outil est adapté pour une utilisation clinique.
3. Proposez une amélioration si la fiabilité avait été insuffisante.

Corrigé Attendu :

1. **Interprétation :**
   - Alpha de Cronbach (0,82) : Bonne cohérence interne, le questionnaire est homogène.
   - ICC (0,76) : Bonne stabilité temporelle.
2. **Adaptation :** Cet outil est fiable pour une utilisation clinique.
3. **Amélioration :** Si l'alpha ou l'ICC avait été < 0,70, on pourrait :
   - Revoir les items pour mieux refléter le concept étudié.
   - Standardiser les procédures d'administration.

Exercice 4 : Identifier les Erreurs dans une Évaluation de Fiabilité

Scénario : Une équipe teste un nouvel outil pour évaluer le stress. Les cliniciens obtiennent des résultats incohérents lorsqu'ils utilisent l'outil.

Tâches :

1. Identifiez deux erreurs potentielles qui pourraient affecter la fiabilité inter-évaluateurs.
2. Proposez des solutions pour résoudre ces problèmes.

Corrigé Attendu :

1. **Erreurs potentielles :**
   - Absence de standardisation dans l'évaluation.
   - Formation insuffisante des cliniciens sur l'utilisation de l'outil.
2. **Solutions :**
   - Élaborer un protocole clair et détaillé.
   - Organiser des sessions de formation pour les cliniciens.

Exercice 5 : Choisir un Indicateur de Fiabilité

Contexte : Vous développez un questionnaire pour mesurer la satisfaction des patients. Vous devez choisir un indicateur pour évaluer :

1. La stabilité temporelle du questionnaire.
2. L'homogénéité des items du questionnaire.

Tâches :

- Associez chaque besoin à l'indicateur statistique approprié (ICC ou alpha de Cronbach).
- Justifiez vos choix.

Corrigé Attendu :

1. Stabilité temporelle → ICC (mesure la cohérence entre deux moments).
2. Homogénéité des items → Alpha de Cronbach (évalue la cohérence interne).

Exercice 6 : Étude de Cas sur la Fiabilité Test-Retest

Contexte : Une étude clinique utilise une échelle de stress perçu (PSS) pour mesurer l'anxiété des participants à deux moments différents. Les résultats montrent une corrélation ICC de 0,48.

Tâches :

1. Interprétez ce résultat en termes de fiabilité test-retest.
2. Proposez des modifications pour améliorer la fiabilité de l'outil.

Corrigé Attendu :

1. **Interprétation :** Un ICC de 0,48 indique une faible stabilité temporelle, suggérant que l'outil peut ne pas être fiable dans le temps.
2. **Modifications :**
   - Revoir les questions pour éviter les ambiguïtés.
   - Standardiser les conditions d'administration entre les deux moments.

Exercice 7 : Comparaison de Fiabilité Inter-Évaluateurs

Contexte : Trois cliniciens évaluent indépendamment la douleur de 20 patients en utilisant une échelle visuelle analogique (EVA). Les résultats montrent un Kappa de Cohen de 0,92.

Tâches :

1. Expliquez ce que signifie un Kappa de 0,92 en termes de fiabilité inter-évaluateurs.
2. Indiquez si cet outil est adapté pour des évaluations multicentriques.

Corrigé Attendu :

1. **Interprétation :** Un Kappa de 0,92 indique une excellente concordance entre les évaluateurs, montrant que l'outil est fiable.
2. **Adaptation :** L'outil est adapté pour des études multicentriques, car il garantit des évaluations homogènes entre différents cliniciens.

Questions à Choix Multiple (QCM)

1. **Quel type de fiabilité évalue la stabilité temporelle d'un outil de mesure ?**

   a) Cohérence interne

   b) Fiabilité test-retest

   c) Fiabilité inter-évaluateurs

   d) Validité de construit

Réponse : b) Fiabilité test-retest

2. **Quel indicateur est utilisé pour mesurer la cohérence interne d'un questionnaire ?**

   a) ICC

   b) Kappa de Cohen

   c) Alpha de Cronbach

   d) Corrélation de Pearson

   Réponse : c) Alpha de Cronbach

3. **Un ICC de 0,85 indique une fiabilité :**

   a) Mauvaise

   b) Modérée

   c) Bonne

   d) Excellente

   Réponse : c) Bonne

4. **Un outil peut-il être fiable mais non valide ?**

   a) Oui

   b) Non

   Réponse : a) Oui

5. **Quelle méthode peut améliorer la fiabilité inter-évaluateurs ?**

   a) Revoir les objectifs de l'étude.

   b) Standardiser les procédures d'évaluation.

   c) Réaliser une analyse de validité de construit.

   d) Augmenter la taille de l'échantillon.

Réponse : b) Standardiser les procédures d'évaluation

FAQ

1. **Quelle est la différence entre fiabilité et validité ?**
   - La fiabilité évalue la constance des résultats, tandis que la validité détermine si l'outil mesure bien le concept visé.
2. **Comment améliorer la fiabilité d'un outil ?**
   - Standardiser les procédures, former les utilisateurs, et revoir les items ou les critères de l'outil.
3. **Qu'est-ce qu'un bon niveau de fiabilité test-retest ?**
   - Un ICC supérieur à 0,75 est généralement considéré comme un bon indicateur de fiabilité.
4. **Quels outils statistiques sont utilisés pour évaluer la fiabilité ?**
   - Alpha de Cronbach (cohérence interne), ICC (test-retest ou inter-évaluateurs), et Kappa de Cohen (données catégoriques).
5. **Pourquoi la fiabilité est-elle importante en recherche clinique ?**
   - Elle garantit que les données collectées sont cohérentes et reproductibles, renforçant la crédibilité des résultats.

Chapitre 12 : Concepts de Validité des Mesures

Introduction : Pourquoi la Validité est Essentielle en Recherche Clinique

La validité est un principe fondamental garantissant que les outils de mesure en recherche clinique évaluent précisément les concepts qu'ils prétendent mesurer. Par exemple, une échelle de stress doit réellement refléter les niveaux de stress et ne pas être influencée par des facteurs externes comme la fatigue ou la maladie.

Importance

Sans validité, même des données cohérentes et fiables risquent de conduire à des conclusions erronées ou inutilisables. Ce chapitre met en lumière les types de validité, leurs rôles, les méthodes pour les tester, et leur application dans des contextes cliniques réels.

Objectifs du Chapitre

1. Comprendre les types de validité : contenu, critère et construit.
2. Apprendre à évaluer et renforcer la validité des outils de mesure.
3. Découvrir des exemples concrets d'application.
4. S'exercer à identifier et analyser la validité dans des contextes de recherche.

1. Définition et Rôle de la Validité

1.1 Qu'est-ce que la Validité ?

La validité d'un outil de mesure désigne sa capacité à évaluer précisément le concept qu'il est censé mesurer.

- **Exemple** : Une échelle de qualité de vie doit inclure des dimensions telles que la santé mentale, physique, et sociale. Si l'une de ces dimensions est absente, l'outil manque de validité.

1.2 Pourquoi la Validité est Cruciale

1. **Pour une interprétation fiable des résultats** :
    - Une mesure valide garantit que les résultats sont pertinents et interprétables.
    - *Exemple* : En épidémiologie, des données valides permettent de détecter des relations causales réelles et non des artefacts introduits par des outils biaisés.
2. **Pour assurer la qualité scientifique** :
    - Des instruments valides renforcent la crédibilité et la confiance dans les conclusions des recherches.
3. **Pour éviter des décisions cliniques erronées** :
    - *Exemple* : Une échelle invalidée pourrait mal évaluer l'état d'un patient, entraînant des recommandations de traitement inadaptées.

1.3 Différence entre Fiabilité et Validité

- **Fiabilité** : Se concentre sur la cohérence des résultats obtenus.
    - *Exemple* : Une balance peut donner des résultats constants (fiables) même si elle est mal calibrée.
- **Validité** : Porte sur l'exactitude, soit la capacité à mesurer précisément ce qui doit être évalué.
    - *Exemple* : Une balance bien calibrée est à la fois fiable et valide.

Relation entre les deux :

- Un outil valide est toujours fiable.
- Un outil fiable n'est pas forcément valide.

2. Types de Validité en Recherche Clinique

Diagramme des Types de Validité

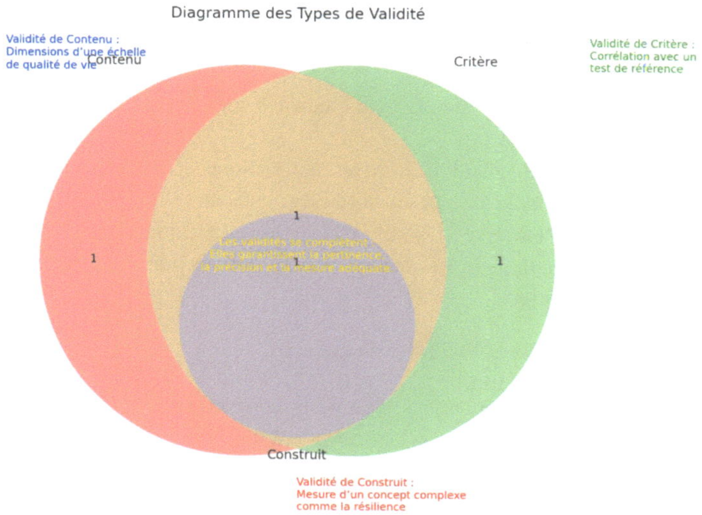

2.1 Validité de Contenu

- **Définition** : Elle évalue si un outil couvre de manière exhaustive toutes les dimensions du concept étudié.
- **Exemple** : Une échelle de stress devrait inclure des dimensions physiques (fatigue), émotionnelles (anxiété), et comportementales (isolement social).

Méthodes pour Tester la Validité de Contenu :

1. Consultation avec des experts pour examiner chaque item.
2. Réalisation de tests pilotes pour détecter les lacunes.
3. Utilisation de l'indice de validité de contenu (Content Validity Index - CVI).

Applications Pratiques :

- Développement de nouveaux questionnaires.
- Validation d'instruments adaptés à une population spécifique.

2.2 Validité de Critère

- **Définition** : Elle vérifie la corrélation entre un outil de mesure et un critère externe reconnu comme référence ou "gold standard".

Sous-types :

1. **Validité concurrente** : L'outil étudié est corrélé avec un critère mesuré simultanément.
   - *Exemple* : Comparer un test antigénique COVID-19 à un test PCR pour mesurer leur concordance.
2. **Validité prédictive** : L'outil prédit un résultat futur.
   - *Exemple* : Un test de capacités cognitives prédit les performances scolaires.

Méthodes pour tester la validité de critère :

- Utilisation de statistiques comme la corrélation de Pearson (pour les données continues) ou le coefficient de Kappa (pour les données catégoriques).

2.3 Validité de Construit

- **Définition** : Elle vérifie si un outil mesure correctement un concept théorique complexe.

Méthodes pour évaluer la validité de construit :

1. **Validité convergente** : Corrélation élevée avec d'autres outils mesurant des concepts similaires.
2. **Validité discriminante** : Faible corrélation avec des outils mesurant des concepts différents.
3. **Analyse factorielle** : Identification des dimensions sous-jacentes à partir des items de l'outil.

Exemple : Une échelle de dépression doit mesurer des éléments spécifiques comme l'humeur dépressive et non des dimensions externes telles que l'anxiété ou la fatigue.

Types de Validité en Recherche Clinique

Type	Définition	Exemple Pratique	Méthode d'Évaluation
Validité de Contenu	Mesure si tous les aspects d'un concept sont couverts.	Une échelle de qualité de vie qui inclut santé mentale, physique et sociale.	Évaluation par des experts, indice de validité de contenu (CVI).
Validité de Critère	Corrélation avec un critère externe reconnu comme "gold standard".	Un test antigénique comparé à un test PCR pour détecter la COVID-19.	Corrélations (Pearson, Kappa), analyses de concordance.
Validité de Construit	Évaluation de concepts complexes à travers des dimensions spécifiques.	Une échelle de dépression mesurant l'humeur, les comportements, et les troubles de sommeil.	Validité convergente et discriminante, analyse factorielle exploratoire ou confirmatoire.

Graphique Analyse de l'outil : Fiabilitéet Validité

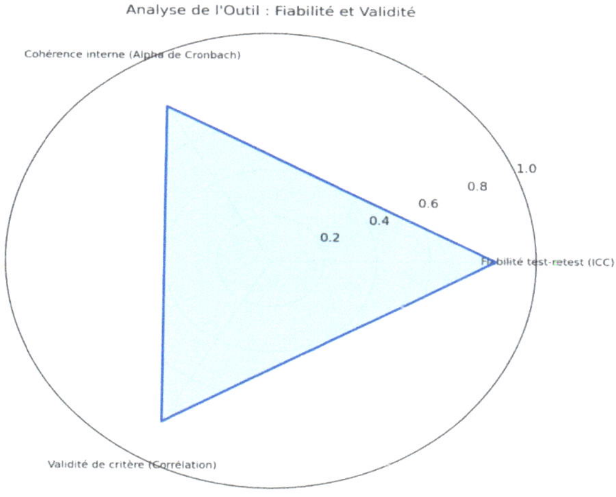

Ce graphique montre visuellement les performances de l'outil sur ces critères.

3. Méthodes pour Tester et Renforcer la Validité

3.1 Analyse par des Experts

1. Réunir un panel d'experts dans le domaine d'étude.

2. Les inviter à évaluer chaque item de l'outil pour sa pertinence et sa clarté.
3. Calculer le Content Validity Index (CVI) pour quantifier l'accord entre experts.

3.2 Études Corrélationnelles

1. Comparer les résultats de l'outil étudié avec ceux d'un critère de référence.
2. Appliquer des coefficients comme Pearson (pour les données continues) ou Kappa (pour les données catégoriques).

3.3 Analyse Factorielle

1. **Exploratoire (EFA)** : Identifier les dimensions sous-jacentes sans hypothèse préalable.
2. **Confirmatoire (CFA)** : Vérifier la correspondance avec un modèle théorique.

Diagramme en Mindmap des Méthodes de Validation

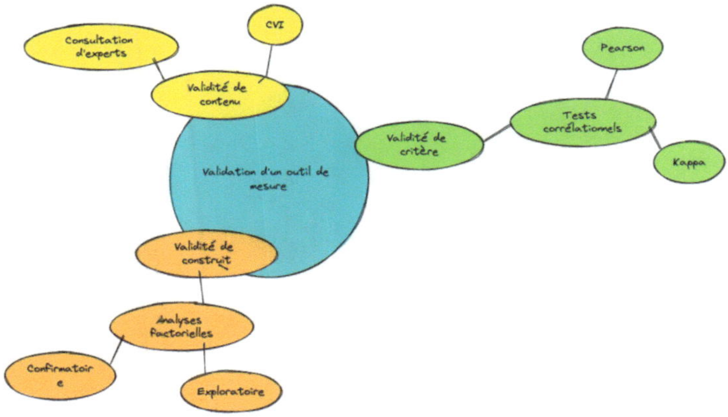

4. Études de Cas : Validation d'Outils Cliniques

Cas 1 : Échelle SF-36

- **Contexte** : Mesure de la qualité de vie dans des populations générales et cliniques.

- **Validité** :
    - Contenu : Dimensions mentales et physiques validées par des panels d'experts.
    - Critère : Corrélation forte avec d'autres échelles, comme le Nottingham Health Profile.
    - Construit : Analyses factorielles confirmant des dimensions distinctes.
- **Résultats** : Utilisation universelle pour évaluer l'impact des maladies chroniques sur la vie quotidienne.

Cas 2 : Échelle PHQ-9 pour la Dépression

- **Contexte** : Dépistage et suivi de la dépression en soins primaires.
- **Validité** :
    - Contenu : Fondée sur les critères du DSM-IV.
    - Critère : Sensibilité de 88 %, spécificité de 88 % comparées aux diagnostics cliniques.
    - Construit : Forte corrélation avec des échelles similaires.
- **Impact** : Amélioration des diagnostics précoces et de l'efficacité des interventions.

5. Exercices Pratiques : Validation d'un Outil

Scénario : Vous développez une échelle pour mesurer le stress au travail.

Tâches :

1. Identifier les dimensions pertinentes (ex. : charge de travail, pression temporelle).
2. Organiser une consultation avec des experts pour évaluer la validité de contenu.
3. Comparer l'échelle à une autre reconnue pour tester la validité de critère.

Exercices Pratiques : Renforcer la Validité

Exercice : Validation d'un Questionnaire

- **Contexte** : Développer une échelle pour mesurer la résilience chez les soignants.

- **Étapes** :
  1. **Validité de Contenu** :
     - Identifier les dimensions : stress, coping, soutien social.
     - Consulter des experts pour vérifier la pertinence des items.
  2. **Validité de Critère** :
     - Comparer les résultats avec une échelle établie.
     - Calculer la corrélation (ex. : Pearson).
  3. **Validité de Construit** :
     - Effectuer une analyse factorielle pour confirmer les dimensions sous-jacentes.

Corrigé :

- Une forte validité de contenu est confirmée par un accord de 90 % entre experts.
- Corrélation avec une échelle standard : r = 0,82 (bonne validité de critère).
- Analyse factorielle confirmant trois dimensions principales.

Résumé : Concepts de Validité des Mesures

1. **Validité** : Garantit que l'outil mesure précisément le concept ciblé.
2. **Types principaux** :
   - Validité de contenu : Couvre toutes les dimensions du concept.
   - Validité de critère : Corrélation avec une référence standard.
   - Validité de construit : Mesure la pertinence théorique.
3. **Méthodes d'évaluation** : Analyse par des experts, études corrélationnelles, analyses factorielles.

Conclusion

La validité garantit que les outils de mesure captent précisément les concepts ciblés, rendant les données fiables et exploitables. En comprenant les types de validité (contenu, critère, construit) et les méthodes pour les renforcer, les chercheurs peuvent développer des instruments robustes pour répondre aux exigences scientifiques et cliniques.

Après avoir compris comment évaluer et renforcer la validité des outils de mesure, nous aborderons dans le prochain chapitre la **création pratique de ces outils**. Le Chapitre 13 explorera les étapes clés pour concevoir des questionnaires et autres instruments en intégrant les principes de fiabilité et de validité afin de garantir des données robustes et interprétables.

Bibliographie

Livres et Chapitres de Référence

- DeVellis, R. F. (2017). *Scale development: Theory and applications* (4th ed.). SAGE Publications.
- Streiner, D. L., & Norman, G. R. (2008). *Health measurement scales: A practical guide to their development and use* (4th ed.). Oxford University Press.
- Kline, P. (2015). *Handbook of psychological testing* (3rd ed.) Routledge.

Articles Scientifiques

- Messick, S. (1995). Validity of psychological assessment: Validation of inferences from persons' responses and performances as scientific inquiry into score meaning. *American Psychologist, 50*(9), 741–749. https://doi.org/10.1037/0003-066X.50.9.741
- Cronbach, L. J., & Meehl, P. E. (1955). Construct validity in psychological tests. *Psychological Bulletin, 52*(4), 281–302. https://doi.org/10.1037/h0040957
- Hinkin, T. R. (1998). A brief tutorial on the development of measures for use in survey questionnaires. *Organizational Research Methods, 1*(1), 104–121. https://doi.org/10.1177/109442819800100106

Guides et Documents Institutionnels

- American Educational Research Association. (2014). *Standards for educational and psychological testing*. Washington, DC: AERA.
- World Health Organization. (2016). *Guidelines on validity assessment in health measurement tools.* WHO Press. Retrieved from https://www.who.int/publications
- National Institutes of Health. (2020). *Assessment of measurement tools in clinical research: Guidelines and validation.* Retrieved from https://www.nih.gov

Exemples d'Outils Validés

- Ware, J. E., & Sherbourne, C. D. (1992). The MOS 36-item short-form health survey (SF-36): I. Conceptual framework and item selection. *Medical Care, 30*(6), 473–483.
- Kroenke, K., Spitzer, R. L., & Williams, J. B. W. (2001). The PHQ-9: Validity of a brief depression severity measure. *Journal of General Internal Medicine, 16*(9), 606–613. https://doi.org/10.1046/j.1525-1497.2001.016009606.x

Bases de Données et Ressources en Ligne

- PubMed. (n.d.). *Validity testing in clinical measurement tools.* Retrieved from https://pubmed.ncbi.nlm.nih.gov
- Cochrane Library. (n.d.). *Systematic reviews of measurement validity.* Retrieved from https://www.cochranelibrary.com
- PsycINFO. (n.d.). *Psychometric validity resources.* Retrieved from https://www.apa.org/pubs/databases/psycinfo

Applications et Logiciels Statistiques

- IBM SPSS Statistics. (n.d.). *Validity analysis using factor analysis and correlations.* Retrieved from https://www.ibm.com/analytics/spss
- Redcap Consortium. (n.d.). *Tools for validity testing in clinical research.* Retrieved from https://www.project-redcap.org

Exercices Interactifs

Exercice 1 : Identifier les Types de Validité

Scénario : Vous développez une échelle pour mesurer le bien-être émotionnel chez les adolescents.

Tâches :

1. Associez chaque type de validité avec un aspect pertinent :
    - **Validité de contenu** : Quels aspects du bien-être doivent être inclus dans l'échelle (ex. : émotions positives, relations sociales, anxiété) ?
    - **Validité de critère** : Quel outil déjà validé utiliseriez-vous comme référence pour comparer votre échelle ?

- **Validité de construit** : Quels concepts proches (ex. : satisfaction de vie) ou différents (ex. : stress) allez-vous corréler pour tester l'échelle ?

Corrigé :

2. **Validité de contenu** : Inclure toutes les dimensions essentielles du bien-être (par ex., émotionnel, social).
3. **Validité de critère** : Utiliser une échelle comme le Warwick-Edinburgh Mental Wellbeing Scale pour valider les résultats.
4. **Validité de construit** : Corréler avec une échelle de satisfaction de vie (validité convergente) et vérifier une faible corrélation avec une échelle de stress (validité discriminante).

Exercice 2 : Évaluer un Questionnaire de Dépression

Scénario : Un questionnaire mesure les symptômes de dépression chez des adultes. Voici trois hypothèses :

1. L'outil inclut des questions sur le sommeil, l'appétit, et l'humeur.
2. Il est comparé à une échelle de dépression reconnue (PHQ-9).
3. Les réponses sont regroupées en trois facteurs distincts : humeur, comportement et cognition.

Tâches :

1. Associez chaque hypothèse à un type de validité (contenu, critère, construit).
2. Indiquez une méthode pour évaluer chacun de ces types de validité.

Corrigé :

1. Validité de contenu : Hypothèse 1 – Consultation d'experts pour confirmer l'inclusion des dimensions essentielles.
2. Validité de critère : Hypothèse 2 – Comparaison avec le PHQ-9 via la corrélation de Pearson.
3. Validité de construit : Hypothèse 3 – Analyse factorielle pour vérifier les facteurs sous-jacents.

Exercice 3 : Validation d'un Test Cognitif

Scénario : Vous validez un test rapide pour évaluer les capacités cognitives des patients après un AVC.

Tâches :

Proposez une approche pour tester :

- La validité de contenu.
- La validité prédictive (type de validité de critère).
- La validité discriminante (type de validité de construit).

Corrigé :

1. Validité de contenu : Faire évaluer les items par des neurologues pour vérifier leur pertinence et exhaustivité.
2. Validité prédictive : Vérifier si le test prédit la récupération cognitive après 6 mois via une évaluation longitudinale.
3. Validité discriminante : Comparer avec un test mesurant des capacités non cognitives (ex. : motricité fine).

Exercice 4 : Adapter une Échelle Internationale

Scénario : Une échelle américaine de qualité de vie est traduite pour une population francophone.

Tâches :

1. Décrivez les étapes nécessaires pour garantir que la version traduite conserve sa validité.
2. Quels types de validité devez-vous tester ?

Corrigé :

1. Étapes :
    - Traduction et rétro-traduction.
    - Adaptation culturelle des items.
    - Consultation d'experts pour valider le contenu.
    - Test pilote pour évaluer la compréhension.

2. Types de validité :
    - Validité de contenu : Vérifier que les dimensions sont culturellement adaptées.
    - Validité de critère : Comparer les résultats avec une échelle validée dans la population francophone.
    - Validité de construit : Tester les corrélations convergentes et discriminantes.

Exercice 5 : Cas Pratique – Validité d'un Test de Fatigue

Scénario : Une échelle mesure la fatigue chez les patients atteints de cancer.
Tâches :

1. Identifiez deux critères à utiliser comme référence pour tester la validité de critère.
2. Proposez une méthode pour vérifier la validité convergente et discriminante.
3. Expliquez comment confirmer la validité de contenu.

Corrigé :

1. Critères pour la validité de critère :
    - Résultats d'un test biologique (ex. : taux d'hémoglobine).
    - Scores d'une échelle de fatigue reconnue, comme le Brief Fatigue Inventory.
2. Méthode :
    - Validité convergente : Corréler les scores avec une échelle de qualité de vie.
    - Validité discriminante : Vérifier une faible corrélation avec une échelle de dépression.
3. Validité de contenu : Faire évaluer les items par des oncologues et des patients pour s'assurer qu'ils couvrent toutes les dimensions pertinentes de la fatigue.

Auto-Quiz (QCM)

1. **Quelle validité évalue la correspondance avec un critère externe reconnu ?**

    a) Validité de contenu

b) Validité de construit

c) Validité de critère ☑

2. **Une forte validité convergente indique que :**

a) L'outil corrèle avec des concepts similaires ☑

b) L'outil inclut toutes les dimensions d'un concept

c) L'outil corrèle faiblement avec des concepts différents

3. **Quelle méthode est utilisée pour tester la validité de construit ?**

a) Consultation d'experts

b) Analyse factorielle ☑

c) Corrélation de Kappa

4. **Quelles étapes renforcent la validité de contenu d'un outil ?**

a) Analyse factorielle

b) Consultation d'experts ☑

c) Comparaison avec un gold standard

5. **Quel type de validité pourrait être vérifié en observant si un outil prédit un résultat futur ?**

a) Validité de construit

b) Validité concurrente

c) Validité prédictive ☑

FAQ

1. **Pourquoi la validité de contenu est-elle essentielle dans le développement d'un outil ?**

   La validité de contenu garantit que toutes les dimensions du concept étudié sont représentées, évitant des biais ou des omissions.

2. **Quelles statistiques peuvent évaluer la validité de critère ?**

   La corrélation de Pearson pour les données continues et le Kappa pour les données catégoriques.

3. **Comment distinguer validité convergente et discriminante ?**

   La validité convergente montre une forte corrélation avec des outils similaires, tandis que la validité discriminante montre une faible corrélation avec des concepts différents.

4. **Quels sont les risques d'une mauvaise validité ?**

   Une mauvaise validité peut conduire à des résultats erronés, des décisions cliniques inappropriées, et une perte de crédibilité scientifique.

5. **Peut-on utiliser un outil fiable mais non valide ?**

   Non, car même si un outil est fiable, il ne produira pas de données significatives s'il ne mesure pas le bon concept.

Chapitre 13 : Conception d'Enquêtes et de Questionnaires

Introduction : L'Importance des Enquêtes et des Questionnaires en Recherche Clinique

Les enquêtes et les questionnaires sont des outils fondamentaux pour recueillir des données quantitatives et qualitatives en recherche clinique. Ils permettent de mesurer des perceptions, des comportements ou des états de santé de manière structurée. Cependant, leur efficacité dépend directement de la rigueur mise dans leur conception.

Contexte

Un questionnaire bien conçu minimise les biais, optimise la qualité des réponses et facilite l'analyse statistique. À l'inverse, un outil mal structuré ou mal adapté peut compromettre les résultats de l'étude.

Objectifs du Chapitre:

1. Élaborer des outils alignés avec les objectifs de recherche.
2. Garantir la validité et la fiabilité des mesures collectées.
3. Intégrer des pratiques standardisées pour améliorer la qualité des données.

1. Définition et Objectifs des Enquêtes et Questionnaires

1.1 Définition

Un questionnaire ou une enquête est un outil structuré utilisé pour recueillir des données spécifiques sur un sujet donné. Il se compose de questions organisées pour mesurer des concepts ou des variables de manière systématique.

1.2 Importance de Définir des Objectifs Clairs

La clarté des objectifs est un préalable essentiel à la réussite de tout questionnaire. Elle permet de :

- Identifier les informations essentielles.
- Structurer le questionnaire de manière logique et cohérente.

- Éviter les questions inutiles ou redondantes.
- Guider l'analyse des données obtenues.

Exemples :

- *Objectif vague* : « Comprendre ce que pensent les patients. »
- *Objectif précis* : « Évaluer la satisfaction globale des patients hospitalisés au cours des trois derniers mois. »

1.3 Exemples d'Objectifs Bien Définis

1. **Évaluer la satisfaction des patients hospitalisés** : Identifier les domaines à améliorer, comme la communication, la gestion de la douleur ou la propreté.
2. **Analyser les préférences des patients pour les consultations médicales** : Comparer le choix entre consultations en présentiel et téléconsultations.
3. **Mesurer l'adhésion thérapeutique** : Déterminer les obstacles et les facilitateurs pour améliorer l'observance des traitements.

1.4 Bonnes Pratiques pour Fixer les Objectifs

1. Identifier clairement la problématique de recherche.
2. Formuler des objectifs SMART :
   - *Spécifiques* : Cibler un aspect précis.
   - *Mesurables* : Permettre une évaluation quantitative ou qualitative.
   - *Atteignables* : Réalistes compte tenu des ressources disponibles.
   - *Réalistes* : En lien avec les priorités de l'étude.
   - *Temporellement définis* : S'inscrire dans un cadre temporel précis.
3. Impliquer les parties prenantes pour s'assurer que les objectifs sont alignés sur les besoins réels.

2. Étapes Clés de la Conception d'un Questionnaire

2.1 Définir les Variables et Concepts à Mesurer

1. Identifier les variables :
   - Variables indépendantes (exemple : âge, sexe).
   - Variables dépendantes (exemple : adhésion au traitement).
2. Transformer des concepts abstraits en questions mesurables (opérationnalisation).

- *Exemple* : Transformer le concept de « stress » en une échelle mesurable comme l'Échelle de Stress Perçu (PSS).

3. Appuyer le questionnaire sur un cadre théorique pertinent.

2.2 Élaborer un Plan de Contenu

1. Définir les thèmes ou domaines clés à aborder.
   - *Exemple* : Un questionnaire sur la qualité de vie pourrait inclure des sections sur la santé mentale, le bien-être physique et les relations sociales.
2. Organiser les thèmes dans un ordre logique.
   - Commencer par des questions générales avant de poser des questions plus spécifiques ou sensibles.

2.3 Rédiger les Questions

1. **Choisir un format adapté** :
   - *Questions ouvertes* : Offrent des réponses détaillées, mais sont plus difficiles à analyser.
     - *Exemple* : « Quels sont les principaux obstacles à l'adhésion à votre traitement ? »
   - *Questions fermées* : Facilitent l'analyse quantitative.
     - *Exemple* : « Prenez-vous régulièrement votre traitement ? (Oui/Non) »
   - *Échelles de réponse* : Permettent de mesurer l'intensité ou la fréquence.
     - *Exemple* : Échelle de Likert (1 : Pas satisfait - 5 : Très satisfait).

Tableau cCmparatif de Questions

Type de question	Avantages	Inconvénients	Exemple pratique
Questions ouvertes	- Permettent d'obtenir des réponses riches et détaillées. - Capturent des points de vue imprévus.	- Réponses difficiles à analyser et à quantifier. - Prend plus de temps pour le répondant.	*"Selon vous, quels sont les principaux problèmes liés au transport public ?"*
Questions fermées	- Faciles à analyser et à comparer. - Rapides à remplir pour le répondant.	- Limitées dans la capture de nuances ou d'opinions détaillées. - Peuvent orienter les réponses.	*"Utilisez-vous souvent les transports publics ? (Oui / Non)"*

Type de question	Avantages	Inconvénients	Exemple pratique
Échelles de réponse	- Permettent de mesurer l'intensité des opinions ou comportements. - Faciles à quantifier pour des analyses statistiques.	- Risque d'interprétations différentes des échelles par les répondants. - Les choix peuvent influencer les réponses.	*"Sur une échelle de 1 à 5, comment évaluez-vous la qualité des transports publics ?"*

2. **Formuler des questions claires et non biaisées** :
   - *Exemple de mauvaise formulation* : « Ne pensez-vous pas que ce traitement est le meilleur ? »
   - *Exemple de bonne formulation* : « Comment évaluez-vous l'efficacité de ce traitement ? »

2.4 Pré-Tester et Réviser l'Outil

1. **Objectif du pré-test** : Identifier les ambiguïtés et vérifier la clarté des questions.
2. **Méthodes de pré-test** :
   - Réaliser un test pilote auprès d'un échantillon représentatif.
   - Conduire des entretiens cognitifs pour comprendre comment les participants interprètent les questions.
3. **Révision** : Ajuster les questions problématiques avant le lancement officiel.

Diagramme en Flux du Processus de Conception d'un Questionnaire

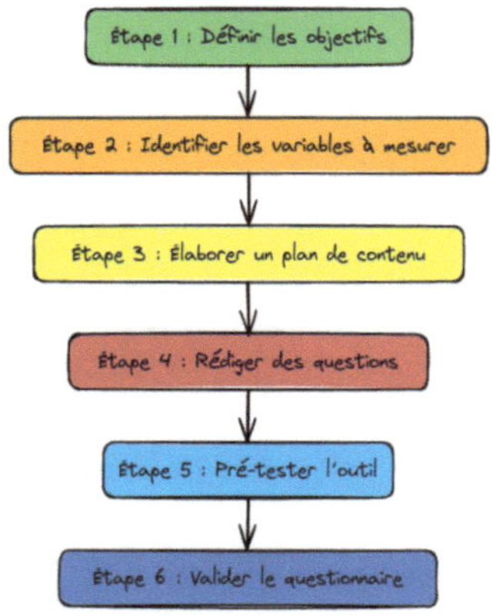

Ce diagramme en flux représente le processus de conception d'un questionnaire.

3. Bonnes Pratiques pour la Rédaction des Questions

3.1 Utiliser un Langage Simple et Accessible

1. Adapter les termes au public cible.
   - *Exemple* : « Votre douleur est-elle constante ? » au lieu de « Votre douleur est-elle intermittente ? »

3.2 Éviter les Biais

1. **Questions suggestives** :
   - *Mal formulée* : « Pensez-vous que ce médicament est efficace ? »
   - *Bien formulée* : « Comment évaluez-vous l'efficacité de ce médicament ? »
2. **Doubles questions** :
   - *Mal formulée* : « Êtes-vous satisfait de la qualité des soins et de la propreté ? »
   - *Bien formulée* : « Êtes-vous satisfait de la qualité des soins ? » (Oui/Non).

3.3 Structurer pour Maintenir l'Engagement

1. Commencer par des questions simples pour mettre les participants à l'aise.
2. Regrouper les questions similaires pour faciliter la réponse.

4. Validation d'un Questionnaire

4.1 Validation Qualitative

1. Faire examiner l'outil par des experts pour garantir la pertinence des questions.
2. Réaliser un pré-test auprès de la population cible pour identifier d'éventuelles difficultés.

4.2 Validation Quantitative

1. **Fiabilité** :
   - Mesurer la cohérence interne à l'aide de l'alpha de Cronbach (> 0,7).
2. **Validité** :
   - Validité de contenu : Vérifier que toutes les dimensions pertinentes sont incluses.
   - Validité de critère : Comparer les résultats avec ceux d'un outil reconnu.

Diagramme des Résultats de Validation

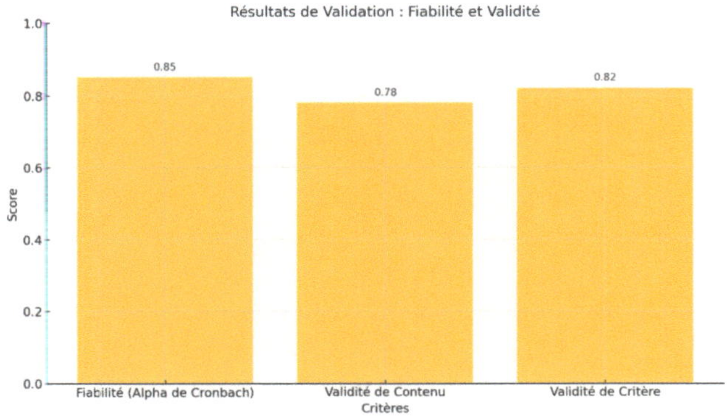

C'est un diagramme à barres illustrant les résultats de validation pour différents critères :

- **Fiabilité (Alpha de Cronbach)** : 0,85
- **Validité de contenu** : 0,78
- **Validité de critère** : 0,82

5. Études de Cas et Exemples Pratiques

5.1 Développement d'un Questionnaire sur la Satisfaction des Patients

1. **Objectif** : Évaluer la satisfaction globale des patients après hospitalisation.
2. **Étapes** :
   - Consultation d'experts pour valider le contenu.

    - Pré-test avec un échantillon de 15 patients.
    - Révision des questions ambiguës identifiées.
3. **Impact** : Les résultats ont permis d'identifier des domaines spécifiques à améliorer, comme la communication entre soignants et patients.

5.2 Questionnaire sur l'Adhésion Thérapeutique

- **Contexte** : Comprendre les obstacles à l'observance.
- **Résultats** : Mise en évidence du rôle des rappels automatisés dans l'amélioration de l'adhésion.

6. Exercice Pratique

Tâche 1: Développez un questionnaire pour mesurer l'adhésion thérapeutique.

1. Formulez un objectif clair.
2. Rédigez cinq questions adaptées (questions fermées et ouvertes).
3. Décrivez un plan de validation, incluant un pré-test et une évaluation statistique.

Tache 2 : Créer un Questionnaire sur le Stress Professionnel

1. Définir un objectif clair (ex. : mesurer les facteurs de stress).
2. Rédiger cinq questions pertinentes (utilisant différents formats).
3. Proposer un plan de validation comprenant un pré-test et des statistiques descriptives.

Résumé : Conception d'Enquêtes et Questionnaires

1. **Importance** : Les questionnaires sont des outils essentiels pour collecter des données précieuses sur les comportements, perceptions et états de santé.
2. **Étapes clés** :
    - Définir des objectifs clairs et alignés avec la problématique.
    - Structurer l'outil de manière logique et cohérente.
    - Pré-tester et valider le questionnaire pour garantir sa fiabilité et sa validité.
3. **Bonnes pratiques** : Éviter les biais, utiliser un langage simple, et organiser le contenu pour maximiser l'engagement des répondants.

Conclusion

Ce chapitre a fourni un guide pratique pour concevoir des enquêtes et des questionnaires robustes. Cependant, l'émergence des nouvelles technologies modifie les méthodes traditionnelles de collecte de données. Dans le prochain chapitre, nous explorerons comment intégrer des innovations technologiques, comme les capteurs, les applications mobiles, et l'intelligence artificielle, pour moderniser les enquêtes et améliorer la précision et la personnalisation des outils.

Bibliographie

Livres et Chapitres de Référence

- Bradburn, N. M., Sudman, S., & Wansink, B. (2004). *Asking questions: The definitive guide to questionnaire design—For market research, political polls, and social and health questionnaires*. Wiley.
- DeVellis, R. F. (2017). *Scale development: Theory and applications* (4th ed.). SAGE Publications.
- Fowler, F. J. (2014). *Survey research methods* (5th ed.). SAGE Publications.
- Streiner, D. L., Norman, G. R., & Cairney, J. (2015). *Health measurement scales: A practical guide to their development and use* (5th ed.). Oxford University Press.

Articles Scientifiques

- Hinkin, T. R. (1995). A review of scale development practices in the study of organizations. *Journal of Management, 21*(5), 967–988. https://doi.org/10.1016/0149-2063(95)90050-0
- Krosnick, J. A. (1999). Survey research. *Annual Review of Psychology, 50*(1) 537–567. https://doi.org/10.1146/annurev.psych.50.1.537
- Streiner, D. L. (2003). Starting at the beginning: An introduction to coefficient alpha and internal consistency. *Journal of Personality Assessment, 80*(1), 99–103. https://doi.org/10.1207/S15327752JPA8001_18

Guides et Documents Institutionnels

- American Psychological Association. (2020). *Developing and evaluating questionnaires: Best practices for survey research.* APA.

- National Institutes of Health. (2011). *Best practices for mixed-methods research in the health sciences.* Retrieved from https://obssr.od.nih.gov
- World Health Organization. (2008). *WHO guidelines for developing surveys and questionnaires for health research.* WHO Press. Retrieved from https://www.who.int

Outils et Logiciels

- Redcap Consortium. (n.d.). *Survey and data capture tools for clinical research.* Retrieved from https://www.project-redcap.org
- Qualtrics. (n.d.). *Questionnaire design tips and best practices.* Retrieved from https://www.qualtrics.com
- SurveyMonkey. (n.d.). *Creating effective surveys: Tips for designing questionnaires.* Retrieved from https://www.surveymonkey.com

Exemples d'Outils Validés

- Kroenke, K., Spitzer, R. L., & Williams, J. B. W. (2001). The PHQ-9: Validity of a brief depression severity measure. *Journal of General Internal Medicine, 16*(9), 606–613. https://doi.org/10.1046/j.1525-1497.2001.016009606.x
- Ware, J. E., & Sherbourne, C. D. (1992). The MOS 36-item short-form health survey (SF-36): I. Conceptual framework and item selection. *Medical Care, 30*(6), 473–483.

Bases de Données et Ressources en Ligne

- PubMed. (n.d.). *Questionnaire validation studies in clinical research.* Retrieved from https://pubmed.ncbi.nlm.nih.gov
- Cochrane Library. (n.d.). *Systematic reviews on survey methodologies.* Retrieved from https://www.cochranelibrary.com
- PsycINFO. (n.d.). *Resources for designing and validating psychological questionnaires.* Retrieved from https://www.apa.org/pubs/databases/psycinfo

Exercices Interactifs

Exercice 1 : Identifier les Objectifs et les Variables

Scénario : Vous devez concevoir un questionnaire pour évaluer la satisfaction des patients hospitalisés.

Tâches :

1. Définissez un objectif clair pour le questionnaire.
2. Listez trois variables que vous pourriez mesurer dans cette enquête.
3. Associez chaque variable à une méthode de mesure (ex. : échelle de Likert, question ouverte, question fermée).

Corrigé :

1. Objectif clair : « Évaluer la satisfaction des patients hospitalisés sur les soins reçus, la communication avec le personnel médical, et les conditions d'hébergement. »
2. Variables :
   - Satisfaction vis-à-vis des soins.
   - Clarté des explications fournies par le personnel médical.
   - Propreté de la chambre d'hôpital.
3. Méthodes de mesure :
   - Échelle de Likert pour mesurer la satisfaction (1 : Très insatisfait à 5 : Très satisfait).
   - Question ouverte : « Quels aspects des soins ont été les plus satisfaisants ? »
   - Question fermée : « Votre chambre a-t-elle été nettoyée quotidiennement ? (Oui/Non) »

Exercice 2 : Rédiger des Questions Appropriées

Scénario : Vous créez un questionnaire pour évaluer l'adhésion thérapeutique des patients.

Tâches :

1. Rédigez trois questions en utilisant différents formats (question fermée, ouverte, échelle de Likert).
2. Assurez-vous que chaque question est claire et évite les biais.
3. Proposez une amélioration pour chaque question si elle peut être mal interprétée.

Corrigé :

1. Questions :
   - Question fermée : « Prenez-vous régulièrement vos médicaments prescrits ? (Oui/Non) »
   - Question ouverte : « Quels sont les obstacles que vous rencontrez pour suivre votre traitement ? »
   - Échelle de Likert : « Sur une échelle de 1 à 5, dans quelle mesure êtes-vous satisfait des informations fournies sur votre traitement?»
2. Améliorations :
   - Ajouter une option « Parfois » pour la question fermée pour éviter des réponses forcées.
   - Fournir des exemples d'obstacles (coût, oublis, effets secondaires) pour guider les réponses ouvertes.
   - Préciser « informations fournies par votre médecin/pharmacien » pour l'échelle de Likert.

Exercice 3 : Organiser les Questions dans un Ordre Logique

Scénario : Vous concevez un questionnaire sur la qualité de vie des patients atteints de maladies chroniques.

Tâches :

1. Classez les types de questions suivantes dans un ordre logique :
   - Questions démographiques (âge, sexe).
   - Perception de la qualité de vie globale.
   - Impact des symptômes sur les activités quotidiennes.
   - Soutien social reçu.
2. Justifiez l'ordre choisi.

Corrigé :

1. Ordre logique :
   - Questions démographiques.
   - Perception de la qualité de vie globale.
   - Impact des symptômes sur les activités quotidiennes.
   - Soutien social reçu.

2. Justification :
    - Les questions démographiques mettent les répondants à l'aise en les engageant avec des questions simples.
    - Les questions générales précèdent les questions spécifiques pour maintenir une progression logique.
    - Les questions sensibles comme le soutien social viennent en dernier pour éviter de heurter les répondants.

Exercice 4 : Pré-Tester un Questionnaire

Scénario : Vous avez créé un questionnaire de satisfaction pour un service de téléconsultation médicale.

Tâches :

1. Proposez une méthode pour pré-tester le questionnaire.
2. Décrivez deux critères à évaluer pendant le pré-test (ex. : clarté, compréhension).
3. Proposez une question du questionnaire et une amélioration basée sur un retour hypothétique.

Corrigé :

1. Méthode : Effectuer un test pilote auprès de 10 patients ayant utilisé le service de téléconsultation dans le mois écoulé.
2. Critères :
    - Clarté des questions : Les participants comprennent-ils le sens de chaque question ?
    - Temps de réponse : Le questionnaire est-il trop long ou répétitif ?
3. Exemple de question et amélioration :
    - Question initiale : « Avez-vous trouvé l'interface utilisateur efficace ? »
    - Amélioration : « Dans quelle mesure avez-vous trouvé l'interface facile à utiliser ? (1 : Très difficile à 5 : Très facile) »

QCM : Évaluer les Connaissances

1. **Qu'est-ce qui doit guider la conception d'un questionnaire ?**

   a) La longueur des questions

b) Les préférences des chercheurs

c) Les objectifs de recherche ☑

2. **Quelle caractéristique est essentielle pour une bonne question fermée ?**

   a) Une formulation longue et détaillée

   b) Des options de réponse claires et exhaustives ☑

   c) Une seule option de réponse

3. **Quel format de question convient pour mesurer l'intensité d'une opinion ?**

   a) Question fermée

   b) Question ouverte

   c) Échelle de Likert ☑

4. **Pourquoi le pré-test est-il crucial dans la conception d'un questionnaire ?**

   a) Pour s'assurer que tous les participants sont disponibles

   b) Pour détecter les ambiguïtés et améliorer la clarté des questions ☑

   c) Pour raccourcir le questionnaire

5. **Qu'est-ce qu'un Objectif SMART ?**

   a) Un objectif facile à atteindre

   b) Un objectif spécifique, mesurable, atteignable, réaliste, et temporel☑

   c) Un objectif validé par des experts

FAQ : Questions Fréquemment Posées

1. **Pourquoi est-il important de fixer des objectifs clairs avant de concevoir un questionnaire ?**
   - Des objectifs clairs aident à structurer le questionnaire, à éviter les questions inutiles, et à garantir que les données collectées répondent à la problématique de recherche.
2. **Comment garantir que les questions ne sont pas biaisées ?**
   - Utiliser une formulation neutre, éviter les doubles questions, et pré-tester le questionnaire pour détecter tout biais potentiel.
3. **Quelles sont les étapes clés pour valider un questionnaire ?**
   - Réaliser un pré-test pour détecter les ambiguïtés.
   - Consulter des experts pour vérifier la pertinence des questions.
   - Tester la fiabilité et la validité statistique des résultats.
4. **Quelle est la meilleure façon de formuler une échelle de Likert ?**
   - Proposer un nombre impair d'options (ex. : 1 à 5 ou 1 à 7) avec des libellés clairs pour chaque niveau d'intensité.
5. **Peut-on traduire un questionnaire existant sans validation ?**
   - Non, une traduction doit inclure une adaptation culturelle, une rétro-traduction et une revalidation pour garantir sa pertinence dans le nouveau contexte.

Chapitre 14 : Impact des Nouvelles Technologies dans la Mesure

Introduction : Une Révolution dans la Collecte et l'Analyse des Données

Les avancées technologiques transforment profondément la manière dont les données sont collectées, analysées et utilisées en recherche clinique. Grâce à des innovations comme les capteurs connectés, les applications mobiles, l'intelligence artificielle (IA), et les systèmes d'imagerie avancée, les chercheurs disposent aujourd'hui d'outils capables de produire des données en temps réel, de haute précision, et parfois impossibles à obtenir auparavant. Ces technologies permettent aussi un suivi plus personnalisé des participants, ouvrant ainsi la voie à une médecine de précision mieux adaptée aux besoins individuels.

Importance

Cependant, ces innovations ne sont pas sans défis. Les questions liées à la fiabilité des outils, à la protection des données personnelles et à l'accessibilité universelle doivent être soigneusement adressées pour garantir une intégration responsable et équitable des technologies dans la recherche clinique.

Objectifs du Chapitre :

1. Présenter les principales technologies émergentes et leurs applications en recherche clinique.
2. Démontrer comment elles améliorent la précision, la quantité et la qualité des données collectées.
3. Identifier et analyser les défis associés à leur utilisation, notamment en matière d'éthique, de fiabilité et d'équité.
4. Illustrer les concepts abordés à l'aide d'exemples pratiques et d'études de cas.
5. Proposer des exercices interactifs pour intégrer ces technologies dans des projets de recherche clinique.

1. Les Nouvelles Technologies Utilisées pour la Mesure

Graphique des Nouvelles Technologies pour la Mesure

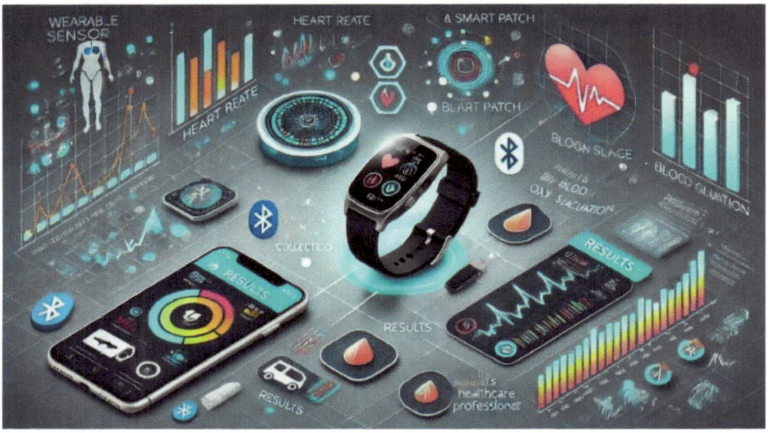

1.1 Capteurs Portables

Les capteurs portables, tels que les montres connectées ou les patchs intelligents, permettent de collecter des données physiologiques et comportementales en temps réel de manière non invasive.

Applications :

- Surveillance de paramètres vitaux comme la fréquence cardiaque, la pression artérielle, la saturation en oxygène ou les cycles de sommeil.
- Gestion des maladies chroniques, par exemple via des systèmes de surveillance continue de la glycémie pour les patients diabétiques.

Exemples :

- Une montre connectée équipée de capteurs ECG pour détecter des arythmies cardiaques.
- Des patchs intelligents surveillant la température corporelle pour détecter des infections postopératoires.

Avantages :

- Collecte de données en continu et en contexte réel, contrairement aux mesures ponctuelles en milieu clinique.
- Augmentation de l'engagement des patients grâce à un suivi autonome et interactif.

1.2 Applications Mobiles

Les smartphones et tablettes sont des outils de collecte de données pratiques, polyvalents et largement adoptés par le grand public.

Applications :

- **Santé mentale** : Suivi de l'évolution de l'humeur via des journaux numériques.
- **Mode de vie** : Applications mesurant l'activité physique, les habitudes alimentaires ou la qualité du sommeil.
- **Téléconsultation** : Interactions en temps réel entre patients et professionnels de santé.

Exemples :

- L'application *Headspace* aide à réduire le stress grâce à des séances de méditation guidée, tout en suivant les progrès des utilisateurs.

Avantages :

- Accessibilité : Les smartphones sont disponibles à grande échelle et faciles à utiliser.
- Collecte longitudinale des données, permettant d'étudier les comportements sur de longues périodes.

1.3 Intelligence Artificielle (IA)

L'IA apporte une capacité inédite à analyser des données complexes et volumineuses, rendant possible la détection de modèles invisibles à l'œil humain.

Applications :

- **Modélisation prédictive** : Anticipation des résultats cliniques, comme les complications postopératoires.
- **Analyse automatisée** : Traitement rapide des signaux physiologiques (ECG, EEG) ou des images médicales.

Exemples :

- IBM Watson Health utilise l'IA pour analyser les antécédents médicaux et proposer des traitements personnalisés.

Avantages :

- Réduction des erreurs humaines grâce à des algorithmes rigoureux.
- Traitement plus rapide des données, augmentant l'efficacité des études cliniques.

1.4 Imagerie Avancée

Les nouvelles technologies d'imagerie, comme l'IRM fonctionnelle ou la tomographie par émission de positons (TEP), offrent des visualisations détaillées et précises des structures et des processus internes du corps humain.

Applications :

- Études cérébrales : Cartographie des zones actives lors de tâches spécifiques avec l'IRM fonctionnelle (IRMf).
- Diagnostic métabolique : Détection précoce des cancers grâce à la TEP.

Exemples :

- Étude des réseaux neuronaux impliqués dans la maladie d'Alzheimer via l'IRMf.

Avantages :

- Résultats précis permettant de mieux comprendre les mécanismes physiopathologiques.

Tableau Synthétique des Nouvelles Technologies pour la Mesure

Technologie	Applications	Exemples	Avantages
1.1 Capteurs Portables	- Surveillance de paramètres vitaux (fréquence cardiaque, pression artérielle, saturation en oxygène, sommeil).- Gestion des maladies chroniques (ex. : surveillance continue de la glycémie).	- Montre connectée avec capteur ECG pour détecter les arythmies cardiaques.- Patch intelligent pour surveiller la température corporelle postopératoire.	- Collecte continue et non invasive.- Suivi en contexte réel.- Engagement accru des patients.
1.2 Applications Mobiles	- Suivi de l'humeur et de la santé mentale (journaux numériques).- Mesure des habitudes de vie (activité physique, sommeil, alimentation).- Téléconsultation entre patients et professionnels de santé.	- Application Headspace pour réduire le stress via la méditation guidée.- Applications mesurant les pas ou les calories consommées.	- Accessibilité à grande échelle (smartphones).- Collecte longitudinale pour suivre des comportements sur le long terme.
1.3 Intelligence Artificielle (IA)	- Modélisation prédictive : Anticipation des complications cliniques.- Analyse automatisée de signaux physiologiques (ECG, EEG) ou d'images médicales.	- IBM Watson Health : Analyse des antécédents médicaux pour proposer des traitements personnalisés.- Algorithmes d'IA pour détecter des cancers sur des imageries médicales.	- Réduction des erreurs humaines.- Analyse rapide et efficace de grandes quantités de données.- Identification de patterns invisibles à l'œil humain.
1.4 Imagerie Avancée	- Études cérébrales (cartographie des zones actives via IRMf).- Diagnostic précoce des maladies métaboliques (ex. : cancer avec TEP).	- Étude des réseaux neuronaux impliqués dans Alzheimer avec IRMf.- TEP pour la détection précoce des cancers métastatiques.	- Résultats précis.- Meilleure compréhension des mécanismes physiopathologiques.- Aide au diagnostic précoce.

Résumé Rapide des Technologies:

1. **Capteurs Portables** : Outils non invasifs pour un suivi en temps réel.
2. **Applications Mobiles** : Accessibles et pratiques pour le suivi longitudinal et la santé connectée.
3. **Intelligence Artificielle** : Analyse complexe et rapide, idéale pour la prédiction et le traitement automatisé.
4. **Imagerie Avancée** : Visualisation de haute précision pour explorer des structures et processus internes.

2. Impacts Positifs des Nouvelles Technologies

2.1 Précision et Qualité des Mesures

- Collecte de données en temps réel, éliminant les biais liés aux mesures ponctuelles.
- Réduction des erreurs humaines grâce à l'automatisation des processus de collecte et d'analyse.

Exemple :

Un capteur de glycémie en continu fournit des données fiables, permettant d'adapter rapidement les doses d'insuline.

2.2 Personnalisation des Soins

- Les outils peuvent être configurés pour répondre aux besoins spécifiques de chaque individu.
- Alertes personnalisées en cas d'anomalies détectées.

Exemple :

Une montre connectée détecte un rythme cardiaque irrégulier et alerte automatiquement le médecin traitant.

2.3 Amélioration de l'Efficacité Opérationnelle

- Automatisation des tâches répétitives, réduisant les coûts liés au personnel.
- Accélération des analyses grâce à des algorithmes puissants.

Exemple :

Un logiciel d'analyse d'images médicales détecte des anomalies en quelques secondes, accélérant ainsi le diagnostic.

Tableau Comparatif avant et avec Technologies

Aspect	Avant technologies	Avec technologies
Collecte des données	- **Collecte manuelle** : Mesures ponctuelles lors des visites cliniques.	- **Collecte automatisée** : Capteurs en temps réel et en contexte réel.
Temps d'analyse	- **Long** : Traitement manuel des données, nécessitant davantage de temps.	- **Court** : Analyse rapide grâce aux outils automatisés et à l'intelligence artificielle (IA).
Limites / Avantages	- **Limites** : Moins de données, biais d'échantillonnage, erreurs humaines.	- **Avantages** : Plus de données, détection précoce des anomalies, réduction des biais humains.
Exemple 1	- **Avant** : Test de glycémie ponctuel à l'hôpital.	- **Après** : Moniteur de glycémie en continu avec alertes automatisées.
Exemple 2	- **Avant** : Diagnostic manuel via observation clinique.	- **Après** : Algorithme d'IA pour analyser des images IRM, détectant des anomalies avec précision accrue.

Graphique avant et avec les Technologies

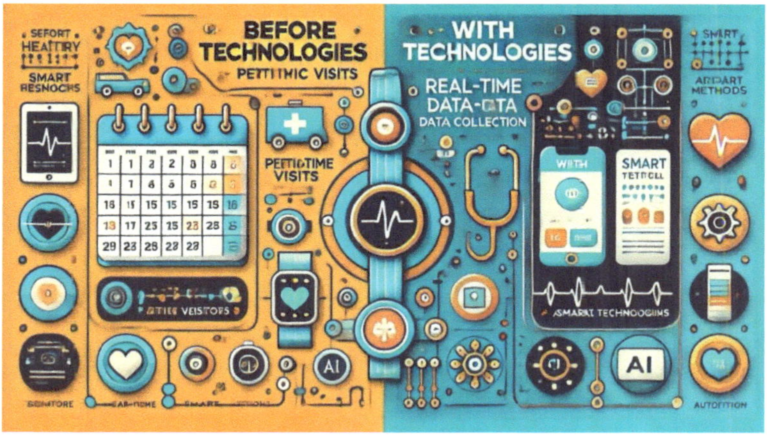

C'est un graphique illustrant les impacts positifs de nouvelles technologies :

- **Avant technologies** : représentée avec des icônes d'un calendrier pour les visites ponctuelles et d'un stéthoscope pour les méthodes traditionnelles.
- **Avec technologies** : représentée avec des icônes d'un capteur ou bracelet connecté pour les collectes en temps réel et d'un smartphone ou circuit IA pour l'automatisation.

Graphique de Flux de Données

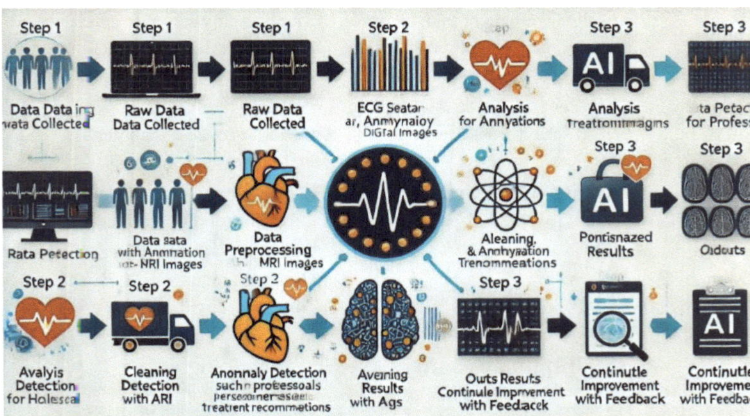

Ce graphique illustre le flux en temps réel des données depuis les capteurs (depuis la collecte jusqu'à leur interprétation).

3. Défis Associés à l'Utilisation des Nouvelles Technologies

3.1 Fiabilité des Données

- Problèmes de calibrage pouvant affecter la précision des résultats.
- Variabilité des performances selon les marques ou modèles d'appareils.

Solutions :

- Validation clinique rigoureuse des dispositifs avant leur utilisation à grande échelle.
- Standardisation des appareils pour garantir des résultats comparables.

3.2 Problèmes Éthiques

- **Confidentialité** : Les données personnelles sont exposées à des risques de piratage ou d'utilisation abusive.
- **Propriété des données** : Qui détient les droits sur les informations collectées ?

Solutions :

- Respect des réglementations comme le RGPD (Règlement Général sur la Protection des Données).
- Consentement éclairé détaillant clairement l'utilisation des données.

3.3 Accessibilité et Équité

- Les populations à faibles ressources ou peu technophiles risquent d'être exclues.
- Coût élevé des technologies limitant leur adoption dans certains contextes.

Solutions :

- Modèles de tarification différenciés pour améliorer l'accessibilité.
- Simplification des interfaces pour les rendre conviviales.

Tableau synthétique des défis liés aux nouvelles technologies

Défis	Description	Solutions	Exemples Pratiques
3.1 Fiabilité des Données	- Problèmes de calibrage affectant la précision des résultats.- Variabilité des performances entre marques et modèles.	- Validation clinique rigoureuse avant la mise à grande échelle.- Standardisation des appareils pour garantir des résultats comparables.	- Validation des capteurs de glycémie en continu (ex. : Dexcom ou FreeStyle Libre) avant leur approbation par la FDA.- ISO 80601 standardisant les équipements de surveillance des paramètres vitaux.
3.2 Problèmes Éthiques	- **Confidentialité** : Risques de piratage ou d'utilisation abusive des données personnelles.- **Propriété des données**	- Respect des réglementations comme le **RGPD**.- Consentement éclairé détaillant clairement	- Les applications de santé (ex. : MyFitnessPal) demandent un consentement clair pour collecter des données utilisateur.-

Défis	Description	Solutions	Exemples Pratiques
	: Qui détient les droits sur les informations collectées ?	l'utilisation et la gestion des données.	Implémentation de cryptage avancé pour sécuriser les données des moniteurs de santé connectés (ex. : Apple HealthKit).
3.3 Accessibilité et Équité	- Les populations à faibles ressources ou peu technophiles risquent d'être exclues.- Coût élevé limitant l'adoption dans certains contextes.	- Modèles de tarification différenciés pour améliorer l'accès aux technologies.- Simplification des interfaces pour les rendre conviviales et accessibles.	- Distribution subventionnée de montres connectées pour le suivi des maladies chroniques dans des régions rurales.- Interfaces simplifiées avec pictogrammes pour applications santé, comme "Kilkari" en Inde pour les femmes enceintes peu alphabétisées.

Résumé des Défis et Solutions Clés :

1. **Fiabilité des données** : Nécessité de garantir des résultats précis et cohérents grâce à des validations et des standards techniques.
2. **Problèmes éthiques** : Assurer la confidentialité et une utilisation éthique des données collectées grâce à des réglementations et un consentement éclairé.
3. **Accessibilité et équité** : Réduire les inégalités d'accès par des modèles de coût adaptés et des interfaces simplifiées.

4. Études de Cas

Étude 1 : Capteurs Portables pour les Personnes Âgées

- **Contexte** : Suivi de l'activité physique et du risque de chutes chez 150 seniors.
- **Résultats** : Données précises sur les mouvements quotidiens, mais des oublis fréquents de porter les capteurs.

Étude 2 : Dispositifs Connectés Post-Chirurgie

- **Contexte** : Suivi des patients après une chirurgie orthopédique via des capteurs.

- **Résultats** : Une récupération accélérée grâce à des rappels automatiques, malgré des coûts initiaux élevés.

5. Exercice Pratique : Intégration des Technologies

Tâche : Proposez un plan pour intégrer une technologie dans un projet clinique.

1. Sélectionnez un paramètre à mesurer (ex. : activité physique, glycémie, humeur).
2. Choisissez une technologie adaptée et justifiez votre choix.
3. Décrivez les étapes nécessaires pour valider la fiabilité et la pertinence de l'outil.

Conclusion : Une Transformation Technologique en Cours

Les nouvelles technologies offrent des opportunités uniques pour améliorer la précision, la personnalisation et l'efficacité de la recherche clinique. Cependant, leur adoption nécessite une évaluation rigoureuse pour garantir leur fiabilité, leur sécurité et leur accessibilité. En intégrant ces innovations de manière réfléchie, les chercheurs peuvent maximiser leur impact tout en minimisant les risques.

Dans le prochain chapitre, nous approfondirons les méthodologies permettant d'évaluer la pertinence clinique et l'efficacité des technologies émergentes. Nous examinerons également comment comparer ces outils aux méthodes traditionnelles afin de garantir leur valeur ajoutée dans la pratique clinique et la recherche.

Bibliographie

Livres et Chapitres de Référence

- Ben-Zeev, D., & Brian, R. (2020). *Digital health technologies for mental health improvement*. Springer.
- Dallmeier-Tiessen, S., Darby, R., & Lengenfelder, A. (2021). *New technologies in clinical trials: Applications and implications*. CRC Press.
- Hripcsak, G., Bloomrosen, M., Flately Brennan, P., & Chute, C. G. (2020). *The digital transformation of clinical research: Opportunities and challenges*. Academic Press.

- Norman, G., & Streiner, D. (2014). *Biostatistics: The bare essentials* (4th ed.). Wolters Kluwer.

Articles Scientifiques

- Fagherazzi, G., & Ravaud, P. (2020). Digital health technologies for personalized medicine in mental health. *The Lancet Digital Health, 2*(10), e537–e548. https://doi.org/10.1016/S2589-7500(20)30165-2
- Topol, E. J. (2019). High-performance medicine: The convergence of human and artificial intelligence. *Nature Medicine, 25*(1), 44–56. https://doi.org/10.1038/s41591-018-0300-7
- Wang, L., Pedersen, P. C., Strong, D. M., Tulu, B., Agu, E., & Ignotz, R. (2015). Smartphone-based wound assessment system for patients with diabetes. *IEEE Transactions on Biomedical Engineering, 62*(2), 477–488. https://doi.org/10.1109/TBME.2014.2364695
- Wong, A., & Wang, F. (2021). Machine learning in healthcare: Advances and opportunities. *Journal of the American Medical Informatics Association, 28*(7), 1252–1264. https://doi.org/10.1093/jamia/ocab091

Guides et Rapports Institutionnels

- European Commission. (2019). *Ethics guidelines for trustworthy AI.* Retrieved from https://ec.europa.eu/digital-strategy
- National Institutes of Health. (2021). *Wearable technology in clinical trials: Opportunities and challenges.* NIH White Paper Series.
- World Health Organization. (2020). *Digital health and innovation: Global health guidance*. Retrieved from https://www.who.int

Outils et Bases de Données

- PubMed. (n.d.). *Research on wearable technology in clinical practice.* Retrieved from https://pubmed.ncbi.nlm.nih.gov
- ClinicalTrials.gov. (n.d.). *Studies involving digital and connected health technologies*. Retrieved from https://clinicaltrials.gov
- IEEE Xplore. (n.d.). *Articles on biomedical signal processing and connected devices*. Retrieved from https://ieeexplore.ieee.org

Exemples d'Outils Validés et Applications

- Dexcom. (n.d.). *Continuous glucose monitoring systems.* Retrieved from https://www.dexcom.com
- Apple HealthKit. (n.d.). *Data integration for health monitoring.* Retrieved from https://developer.apple.com/healthkit
- FreeStyle Libre. (n.d.). *Continuous glucose monitoring for diabetes management.* Retrieved from https://www.freestylelibre.us

Exercices Interactifs

Exercice 1 : Associer une Technologie à une Application Pratique

Scénario : Vous êtes responsable d'une étude clinique visant à surveiller les paramètres vitaux de patients souffrant d'hypertension.

Tâches :

1. Identifiez une technologie adaptée pour collecter les données de pression artérielle.
2. Justifiez votre choix en termes d'avantages pratiques.
3. Décrivez comment valider la fiabilité de cette technologie avant de l'intégrer dans l'étude.

Corrigé :

1. Technologie : Un tensiomètre connecté.
2. Justification :
    - Collecte automatisée et continue des données.
    - Envoi des données directement à une application pour le suivi à distance.
3. Validation :
    - Comparer les mesures obtenues par le tensiomètre connecté à celles d'un appareil de référence (calibré et approuvé).
    - Tester le dispositif sur un échantillon représentatif pour évaluer la précision et la cohérence.

Exercice 2 : Analyse Critique d'une Étude Utilisant des Capteurs Portables

Scénario Une étude clinique utilise des montres connectées pour surveiller l'activité physique de 200 patients diabétiques.

Tâches :

1. Identifiez deux avantages de cette technologie dans le cadre de cette étude.
2. Soulignez deux limites potentielles.
3. Proposez une solution pour surmonter l'une de ces limites.

Corrigé :

1. Avantages :
   - Collecte en temps réel des données sur l'activité physique.
   - Engagement accru des participants grâce à un retour instantané sur leurs performances.
2. Limites :
   - Risque d'erreur si les participants oublient de porter les montres.
   - Coût élevé des appareils, limitant l'accessibilité.
3. Solution :
   - Prévoir des rappels réguliers via notifications sur les montres ou smartphones pour encourager les participants à porter l'appareil.

Exercice 3 : Créer un Plan d'Intégration pour une Application Mobile

Scénario : Vous souhaitez développer une application mobile pour suivre les niveaux de stress chez les patients en rééducation post-opératoire.

Tâches :

1. Décrivez deux fonctionnalités essentielles de l'application.
2. Expliquez comment collecter et protéger les données personnelles des utilisateurs.
3. Proposez une méthode pour valider l'efficacité de l'application.

Corrigé :

1. Fonctionnalités essentielles :
   - Journal quotidien où les utilisateurs notent leur niveau de stress sur une échelle de 1 à 10.
   - Conseils personnalisés basés sur les réponses des utilisateurs.
2. Collecte et protection des données :
   - Collecte : Stocker les données sur un serveur sécurisé avec accès restreint.
   - Protection : Chiffrer les données et respecter les réglementations comme le RGPD.
3. Validation : Comparer les niveaux de stress autodéclarés avec des mesures biologiques (ex. : cortisol salivaire) pour évaluer la corrélation.

Exercice 4 : Identifier les Défis Éthiques

Scénario : Une étude clinique utilise l'intelligence artificielle pour analyser des IRM cérébrales et détecter des signes précoces de la maladie d'Alzheimer.
Tâches :

1. Identifiez deux défis éthiques liés à l'utilisation de l'IA dans ce contexte.
2. Proposez une solution pour répondre à chacun de ces défis.

Corrigé :

1. Défis éthiques :
   - Confidentialité des données : Les IRM contiennent des informations sensibles sur les patients.
   - Biais des algorithmes : Les données d'apprentissage peuvent refléter des biais, entraînant une sous-représentation de certains groupes.
2. Solutions :
   - Confidentialité : Utiliser des systèmes de cryptage et anonymiser les données avant analyse.
   - Biais : Inclure des données provenant de populations diverses dans l'entraînement des algorithmes.

QCM : Évaluer les Connaissances

1. **Quelle technologie permet de collecter des données en temps réel sur les paramètres vitaux ?**

   a) Intelligence artificielle

   b) Capteurs portables ☑

   c) Imagerie avancée

   d) Applications mobiles

2. **Quel est le principal avantage des applications mobiles en recherche clinique ?**

   a) Leur coût élevé

   b) Leur accessibilité et leur capacité à collecter des données longitudinales ☑

   c) Leur complexité technique

   d) Leur utilisation limitée à un seul public

3. **Quel défi majeur est associé à l'utilisation de l'IA en recherche clinique ?**

   a) Difficulté à recruter des participants

   b) Biais dans les données utilisées pour entraîner les algorithmes ☑

   c) Impossibilité d'utiliser des capteurs portables

   d) Temps d'analyse trop long

4. **Quelle méthode garantit la fiabilité des capteurs portables ?**

   a) Comparaison avec des appareils standards ☑

   b) Préférer les marques les plus populaires

   c) Réduction de la taille des capteurs

d) Augmentation de leur coût

5. **Quel est un avantage clé des capteurs connectés pour les participants ?**

a) Leur utilisation uniquement en milieu clinique

b) La collecte continue des données en contexte réel ☑

c) La nécessité d'une calibration quotidienne

d) Leur coût accessible à tous

FAQ : Questions Fréquemment Posées

1. **Comment garantir la fiabilité des nouvelles technologies comme les capteurs connectés ?**
   - La fiabilité peut être assurée en testant les dispositifs dans des conditions contrôlées et en comparant leurs performances à des outils validés cliniquement.
2. **Quels sont les principaux défis liés à l'utilisation des technologies en recherche clinique ?**
   - Les principaux défis incluent la fiabilité des données, la protection de la confidentialité, et l'accessibilité pour les populations défavorisées.
3. **Comment protéger les données personnelles collectées via des applications mobiles ?**
   - Utiliser des systèmes de chiffrement pour sécuriser les informations, respecter des normes comme le RGPD, et anonymiser les données lorsque possible.
4. **Les capteurs connectés conviennent-ils à toutes les études cliniques?**
   - Non, leur utilisation dépend du type de données nécessaires, de la population cible, et des contraintes budgétaires.
5. **L'IA peut-elle remplacer les cliniciens dans l'analyse des données ?**
   - Non, l'IA est un outil d'aide à la décision qui complète le travail des cliniciens, mais elle ne peut pas se substituer à leur expertise et à leur jugement clinique.

Chapitre 15 : Évaluation des Innovations dans la Mesure

Introduction : L'Importance de l'Évaluation des Innovations

Contexte :

Les avancées technologiques bouleversent les méthodes de mesure en recherche clinique, notamment grâce à l'essor des capteurs connectés, des algorithmes d'intelligence artificielle (IA), et des plateformes numériques. Ces outils promettent d'améliorer la précision, la rapidité et la personnalisation des soins. Cependant, avant de les intégrer à grande échelle, il est indispensable de les évaluer rigoureusement pour garantir qu'ils répondent aux exigences de fiabilité, de pertinence clinique, et d'éthique.

Importance :

Une innovation non validée peut compromettre les diagnostics ou les décisions thérapeutiques, entraîner des erreurs coûteuses et augmenter les disparités d'accès. À l'inverse, une évaluation rigoureuse permet de sécuriser les applications cliniques, d'optimiser les performances des technologies et de garantir leur acceptabilité auprès des utilisateurs.

Objectifs :

1. Identifier les critères pour juger de la qualité et de la pertinence d'une innovation.
2. Explorer des méthodologies adaptées pour valider ces outils dans des contextes cliniques.
3. Discuter des défis pratiques et éthiques associés à leur évaluation.
4. Fournir des exemples concrets et guider les lecteurs avec des exercices pratiques.

1. Qu'est-ce qu'une Innovation en Mesure ?

1.1 Définition

Une innovation en mesure désigne tout outil, technologie ou méthode qui améliore la collecte, l'analyse ou l'interprétation des données dans un contexte clinique. Ces innovations visent à surmonter les limites des approches traditionnelles et à rendre les mesures plus précises, rapides, ou adaptées aux besoins des patients.

Exemples :

1. **Capteurs portables** :
    - Mesurent des données physiologiques comme la glycémie, le rythme cardiaque ou la saturation en oxygène.
    - Exemple : Les moniteurs de glycémie en continu pour les patients diabétiques.
2. **Logiciels et algorithmes d'IA** :
    - Automatisent l'analyse des données cliniques, comme les électrocardiogrammes (ECG).
    - Exemple : Une application évaluant le stress à partir de la voix.
3. **Imagerie avancée** :
    - Améliorent les diagnostics grâce à des visualisations détaillées (IRM fonctionnelle, TEP).
    - Exemple : IRM pour suivre les effets des thérapies sur les structures cérébrales.
4. **Big Data et IA** :
    - Exploitent de grandes bases de données pour prédire des risques ou identifier des tendances.
    - Exemple : Algorithmes détectant les patients à haut risque de réadmission hospitalière.

Graphique des Technologies Etudiées (capteurs, applications, IA, etc.).

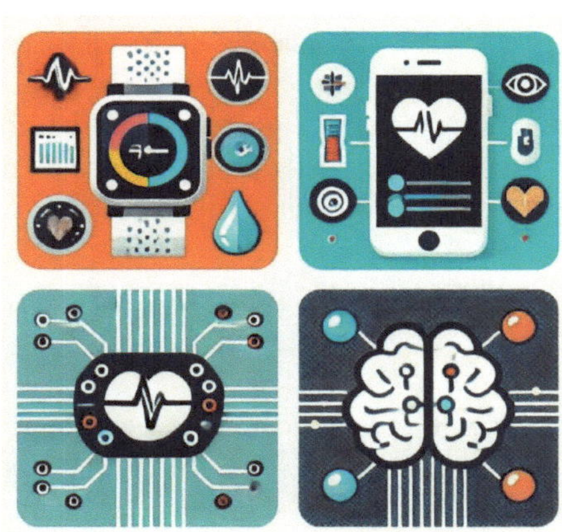

Ce graphique de collection d'images génériques représentant les technologies étudiées, notamment :

- Un capteur portable moderne ou un bracelet connecté.
- Un smartphone affichant des données.
- Une icône d'intelligence artificielle (circuit avec un design de cerveau).
- Une technologie cloud.

1.2 Pourquoi Valider ces Innovations ?

La validation est essentielle pour garantir :

- **Fiabilité** : Les résultats doivent être cohérents et reproductibles.
- **Pertinence clinique** : L'outil doit répondre à des besoins réels en soins.
- **Sécurité et éthique** : Protéger les patients et prévenir les biais.
- **Accessibilité** : Éviter des disparités dues aux coûts ou à des interfaces complexes.

2. Critères pour Évaluer les Innovations

2.1 Validité

- **Définition** : Évalue si l'outil mesure ce qu'il prétend mesurer.
- **Types de validité** :
    1. *Validité de contenu* : L'outil couvre-t-il tous les aspects du concept ciblé ?
        - Exemple : Une échelle de stress doit inclure des dimensions physiques et émotionnelles.
    2. *Validité de critère* : Les résultats sont-ils comparables à ceux d'un outil de référence ?
        - Exemple : Un capteur d'activité physique comparé à un accéléromètre validé.
    3. *Validité de construit* : L'outil reflète-t-il correctement le concept théorique ?

2.2 Fiabilité

- **Définition** : Évalue la constance des résultats d'une mesure.
- **Méthodes de test** :
    1. *Test-retest* : Les résultats sont-ils stables dans le temps ?

- Exemple : Une montre connectée mesurant le sommeil doit produire des données similaires sur plusieurs nuits.

2. *Fiabilité inter-évaluateurs* : Différents utilisateurs obtiennent-ils les mêmes résultats ?
   - Exemple : Plusieurs cliniciens mesurant une plaie doivent obtenir des tailles similaires.

2.3 Coût-Efficacité

- **Définition** : L'innovation justifie-t-elle ses coûts par rapport aux bénéfices cliniques ?
- **Critères** :
  - Coût initial (achat, formation).
  - Réduction des coûts à long terme grâce à l'automatisation ou à la réduction des erreurs.

2.4 Accessibilité

- **Définition** : L'outil est-il utilisable par des populations diverses et dans différents contextes ?
- **Exemple** : Un capteur portable fonctionnant hors ligne est plus adapté aux zones rurales où l'accès à Internet est limité.

Tableau Comparatif des Méthodes d'Evaluation des Innovations

Méthode d'évaluation	Validité	Fiabilité	Coût-efficacité	Accessibilité
Essais randomisés contrôlés (ERC)	Très élevée : Standard de référence pour évaluer les effets causaux.	Élevée : Méthodologie rigoureuse et contrôlée.	Coût élevé : Nécessite des ressources importantes (temps, personnel, budget).	Faible : Souvent limité aux grandes organisations ou centres spécialisés.
Études observationnelles	Moyenne : Moins robustes pour établir des relations causales.	Moyenne : Résultats peuvent varier en fonction des biais.	Coût modéré : Moins coûteux que les ERC.	Moyenne : Plus accessibles, mais dépend des données disponibles.
Études qualitatives	Moyenne : Permet d'explorer les	Moyenne : Fiabilité subjective	Faible : Moins coûteuses mais	Bonne : Accessible à de nombreuses

Méthode d'évaluation	Validité	Fiabilité	Coût-efficacité	Accessibilité
	perceptions et l'acceptabilité.	dépendant de l'interprétation.	non généralisables.	organisations avec peu de moyens.
Approches mixtes (quantitative et qualitative)	Élevée : Combine les forces des méthodes qualitatives et quantitatives.	Élevée : Diversité des sources améliore la fiabilité.	Coût élevé : Combiner deux approches est onéreux.	Moyenne : Peut être complexe à mettre en œuvre dans certains contextes.
Modélisation économique	Moyenne : Basée sur des hypothèses, peut manquer de données réelles.	Moyenne : Fiabilité dépend de la qualité des données initiales.	Élevée : Permet une projection rapide des coûts et bénéfices.	Bonne : Accessible avec les outils logiciels appropriés.

Description des Critères:

- **Validité** : Capacité à mesurer précisément ce qui est censé être mesuré.
- **Fiabilité** : Cohérence des résultats à travers différentes mesures ou conditions.
- **Coût-efficacité** : Équilibre entre les ressources nécessaires et les bénéfices obtenus.
- **Accessibilité** : Disponibilité et faisabilité de la méthode pour différents acteurs (institutions, chercheurs, etc.).

3. Méthodologies d'Évaluation des Innovations

3.1 Études Pilotes

- **Objectif** : Tester l'outil sur un petit échantillon avant un déploiement plus large.
- **Exemple** : Une montre connectée mesurant la fréquence cardiaque est testée sur 30 participants pour détecter d'éventuels défauts.

Diagramme de Flux d'une Etude Pilote

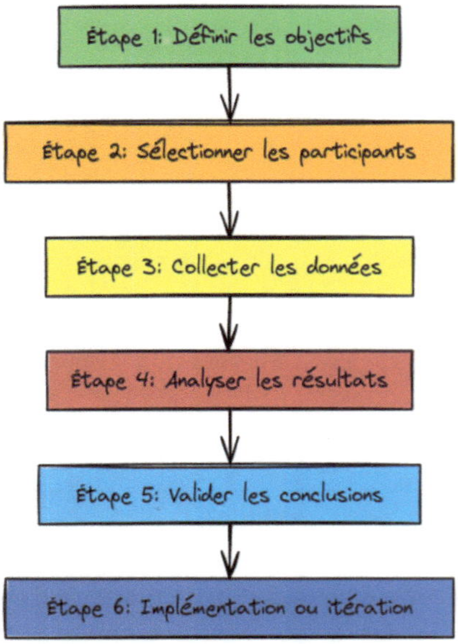

Ce diagrammes de flux illustre les méthodologies d'évaluation (par exemple, étapes d'une étude pilote ou processus de validation).

3.2 Comparaison avec des Méthodes Standardisées

- **Objectif** : Vérifier si les résultats de l'innovation sont comparables à ceux d'une méthode de référence.
- **Exemple** : Une application mobile de surveillance de la glycémie est comparée à des glucomètres validés.

3.3 Analyse de l'Acceptabilité

- **Objectif** : Évaluer l'expérience des utilisateurs (patients et professionnels).
- **Méthodes** :
    - Groupes de discussion et entretiens qualitatifs.
    - Enquêtes quantitatives sur la satisfaction et l'utilisabilité.

4. Études de Cas

Étude 1 : Validation d'une Application Mobile pour la Glycémie

- **Contexte :** Évaluation d'une application mesurant la glycémie en continu.
- **Résultats** :
  - *Fiabilité* : ICC = 0,89 (très bonne).
  - *Validité* : Corrélation de 0,92 avec un glucomètre de laboratoire.
  - *Acceptabilité* : 85 % des utilisateurs satisfaits.

Étude 2 : Capteurs Portables pour l'Activité Physique

- **Contexte :** Comparaison d'un capteur avec un accéléromètre validé.
- **Résultats** :
  - *Validité* : 95 % de concordance avec la méthode de référence.
  - *Acceptabilité* : Signalé comme confortable par la majorité des participants, mais inconfort remarqué par 10 %.

Graphique de Comparaison des Résultats des Etudes des Cas

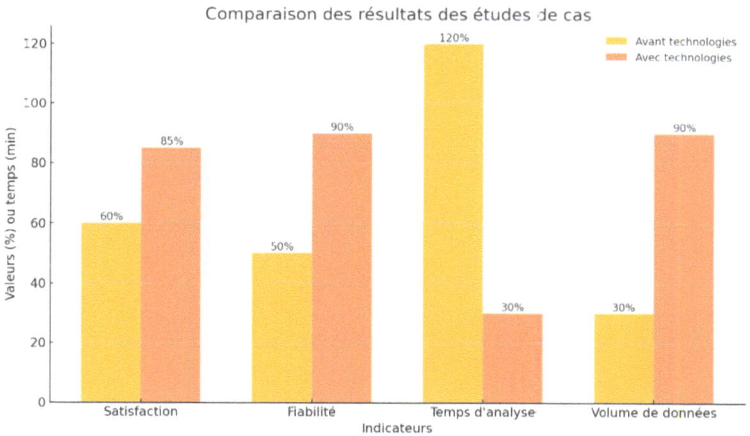

Le graphique compare différents indicateurs, tels que la satisfaction, la fiabilité, le temps d'analyse, et le volume de données, entre **Avant technologies** et **Avec technologies.**

5. Exercice Pratique : Validation d'une Innovation

Tâche : Validez une montre connectée mesurant les cycles de sommeil.

1. **Critères d'évaluation :**
   - Validité (comparaison avec un polysomnographe).
   - Fiabilité (stabilité des mesures sur plusieurs nuits).
   - Acceptabilité (évaluation du confort par les utilisateurs).
2. **Plan méthodologique :**
   - Réalisation d'un test pilote sur 20 participants.
   - Analyse des résultats comparés aux standards en laboratoire.
   - Recueil des impressions via des questionnaires.

Résumé : Évaluer pour Mieux Intégrer

1. **Pourquoi évaluer ?** : Pour garantir que les outils sont fiables, valides, et adaptés aux besoins réels des utilisateurs.
2. **Critères d'évaluation** : Validité, fiabilité, coût-efficacité et accessibilité.
3. **Méthodes** : Études pilotes, comparaisons avec des standards, et analyses d'acceptabilité.
4. **Impact** : Une évaluation rigoureuse réduit les risques, maximise les bénéfices et favorise une adoption responsable des innovations.

Conclusion

L'évaluation des innovations dans la mesure est essentielle pour assurer leur fiabilité, leur pertinence clinique et leur adoption responsable. Les technologies modernes, comme les capteurs connectés et l'intelligence artificielle, apportent des avancées significatives, mais nécessitent une validation rigoureuse sur des critères clés : validité, fiabilité, coût-efficacité et acceptabilité.

Cette évaluation permet de maximiser les bénéfices tout en garantissant la sécurité, l'équité et l'adéquation aux besoins des utilisateurs. Elle représente une opportunité de transformer la recherche et les soins, en intégrant ces outils dans une médecine de précision plus efficace et inclusive.

Bibliographie

Livres et Chapitres de Référence

- Creswell, J. W., & Plano Clark, V. L. (2018). *Designing and conducting mixed methods research* (3rd ed.). Sage.
- Denscombe, M. (2021). *The good research guide: For small-scale social research projects* (7th ed.). Open University Press.
- Norman, G. R., & Streiner, D. L. (2014). *Biostatistics: The bare essentials* (4th ed.). Wolters Kluwer Health.
- Topol, E. J. (2019). *Deep medicine: How artificial intelligence can make healthcare human again*. Basic Books.

Articles Scientifiques

- Fagherazzi, G., Ravaud, P., & Zhang, X. (2020). Digital health strategies to fight COVID-19 worldwide: Challenges, recommendations, and a call for papers. *Journal of Medical Internet Research, 22*(6), e19284. https://doi.org/10.2196/19284
- Habibzadeh, H., & Pirbhulal, S. (2021). Wearable sensor systems for monitoring patients with COVID-19. *IEEE Reviews in Biomedical Engineering, 14*, 27–39. https://doi.org/10.1109/RBME.2020.3042176
- Krittanawong, C., Zhang, H., & Wang, Z. (2021). Artificial intelligence in precision cardiovascular medicine. *Nature Reviews Cardiology, 18*(8), 510–522. https://doi.org/10.1038/s41569-021-00519-2
- Wang, L., Pedersen, P. C., & Tulu, B. (2015). Smartphone-based wound assessment system for patients with diabetes. *IEEE Transactions on Biomedical Engineering, 62*(2), 477–488. https://doi.org/10.1109/TBME.2014.2364695

Rapports et Recommandations Institutionnels

- European Commission. (2020). *Ethics guidelines for trustworthy AI.* Retrieved from https://ec.europa.eu/digital-strategy
- Food and Drug Administration (FDA). (2021). *Guidance for industry: Real-world evidence to support regulatory decision-making*. Retrieved from https://www.fda.gov
- World Health Organization (WHO). (2020). *Digital health and innovation: Global health guidance*. Retrieved from https://www.who.int

Bases de Données et Outils en Ligne

- PubMed. (n.d.). *Validation of wearable technologies in clinical practice*. Retrieved from https://pubmed.ncbi.nlm.nih.gov
- ClinicalTrials.gov. (n.d.). *Studies evaluating the reliability and accuracy of health technologies*. Retrieved from https://clinicaltrials.gov
- IEEE Xplore. (n.d.). *Articles on AI applications in healthcare*. Retrieved from https://ieeexplore.ieee.org

Technologies et Exemples Pratiques

- Dexcom. (n.d.). *Continuous glucose monitoring systems*. Retrieved from https://www.dexcom.com
- Apple HealthKit. (n.d.). *Data integration for health monitoring*. Retrieved from https://developer.apple.com/healthkit
- FreeStyle Libre. (n.d.). *Continuous glucose monitoring for diabetes management*. Retrieved from https://www.freestylelibre.us

Exercices Interactifs

Exercice 1 : Associer une Technologie à une Application Pratique

Scénario : Vous êtes responsable d'une étude clinique visant à surveiller les paramètres vitaux de patients souffrant d'hypertension.

Tâches :

1. Identifiez une technologie adaptée pour collecter les données de pression artérielle.
2. Justifiez votre choix en termes d'avantages pratiques.
3. Décrivez comment valider la fiabilité de cette technologie avant de l'intégrer dans l'étude.

Corrigé :

1. Technologie : Un tensiomètre connecté.
2. Justification :
    - Collecte automatisée et continue des données.
    - Envoi des données directement à une application pour le suivi à distance.

3. Validation :
    - Comparer les mesures obtenues par le tensiomètre connecté à celles d'un appareil de référence (calibré et approuvé).
    - Tester le dispositif sur un échantillon représentatif pour évaluer la précision et la cohérence.

Exercice 2 : Analyse Critique d'une Étude Utilisant des Capteurs Portables

Scénario : Une étude clinique utilise des montres connectées pour surveiller l'activité physique de 200 patients diabétiques.

Tâches :

1. Identifiez deux avantages de cette technologie dans le cadre de cette étude.
2. Soulignez deux limites potentielles.
3. Proposez une solution pour surmonter l'une de ces limites.

Corrigé :

1. Avantages :
    - Collecte en temps réel des données sur l'activité physique.
    - Engagement accru des participants grâce à un retour instantané sur leurs performances.
2. Limites :
    - Risque d'erreur si les participants oublient de porter les montres.
    - Coût élevé des appareils, limitant l'accessibilité.
3. Solution :
    - Prévoir des rappels réguliers via notifications sur les montres ou smartphones pour encourager les participants à porter l'appareil.

Exercice 3 : Créer un Plan d'Intégration pour une Application Mobile

Scénario : Vous souhaitez développer une application mobile pour suivre les niveaux de stress chez les patients en rééducation post-opératoire.

Tâches :

1. Décrivez deux fonctionnalités essentielles de l'application.

2. Expliquez comment collecter et protéger les données personnelles des utilisateurs.
3. Proposez une méthode pour valider l'efficacité de l'application.

Corrigé :

1. Fonctionnalités essentielles :
   - Journal quotidien où les utilisateurs notent leur niveau de stress sur une échelle de 1 à 10.
   - Conseils personnalisés basés sur les réponses des utilisateurs.
2. Collecte et protection des données :
   - Collecte : Stocker les données sur un serveur sécurisé avec accès restreint.
   - Protection : Chiffrer les données et respecter les réglementations comme le RGPD.
3. Validation : Comparer les niveaux de stress autodéclarés avec des mesures biologiques (ex. : cortisol salivaire) pour évaluer la corrélation.

Exercice 4 : Identifier les Défis Éthiques

Scénario : Une étude clinique utilise l'intelligence artificielle pour analyser des IRM cérébrales et détecter des signes précoces de la maladie d'Alzheimer.

Tâches :

1. Identifiez deux défis éthiques liés à l'utilisation de l'IA dans ce contexte.
2. Proposez une solution pour répondre à chacun de ces défis.

Corrigé :

1. Défis éthiques :
   - Confidentialité des données : Les IRM contiennent des informations sensibles sur les patients.
   - Biais des algorithmes : Les données d'apprentissage peuvent refléter des biais, entraînant une sous-représentation de certains groupes.
2. Solutions :
   - Confidentialité : Utiliser des systèmes de cryptage et anonymiser les données avant analyse.
   - Biais : Inclure des données provenant de populations diverses dans l'entraînement des algorithmes.

QCM : Évaluer les Connaissances

1. **Quelle technologie permet de collecter des données en temps réel sur les paramètres vitaux ?**

   a) Intelligence artificielle

   b) Capteurs portables ☑

   c) Imagerie avancée

   d) Applications mobiles

2. **Quel est le principal avantage des applications mobiles en recherche clinique ?**

   a) Leur coût élevé

   b) Leur accessibilité et leur capacité à collecter des données longitudinales ☑

   c) Leur complexité technique

   d) Leur utilisation limitée à un seul public

3. **Quel défi majeur est associé à l'utilisation de l'IA en recherche clinique ?**

   a) Difficulté à recruter des participants

   b) Biais dans les données utilisées pour entraîner les algorithmes ☑

   c) Impossibilité d'utiliser des capteurs portables

   d) Temps d'analyse trop long

4. **Quelle méthode garantit la fiabilité des capteurs portables ?**

   a) Comparaison avec des appareils standards ☑

   b) Préférer les marques les plus populaires

   c) Réduction de la taille des capteurs

d) Augmentation de leur coût

5. **Quel est un avantage clé des capteurs connectés pour les participants ?**

   a) Leur utilisation uniquement en milieu clinique

   b) La collecte continue des données en contexte réel ☑

   c) La nécessité d'une calibration quotidienne

   d) Leur coût accessible à tous

FAQ : Questions Fréquemment Posées

1. **Comment garantir la fiabilité des nouvelles technologies comme les capteurs connectés ?**
   - La fiabilité peut être assurée en testant les dispositifs dans des conditions contrôlées et en comparant leurs performances à des outils validés cliniquement.
2. **Quels sont les principaux défis liés à l'utilisation des technologies en recherche clinique ?**
   - Les principaux défis incluent la fiabilité des données, la protection de la confidentialité, et l'accessibilité pour les populations défavorisées.
3. **Comment protéger les données personnelles collectées via des applications mobiles ?**
   - Utiliser des systèmes de chiffrement pour sécuriser les informations, respecter des normes comme le RGPD, et anonymiser les données lorsque possible.
4. **Les capteurs connectés conviennent-ils à toutes les études cliniques ?**
   - Non, leur utilisation dépend du type de données nécessaires, de la population cible, et des contraintes budgétaires.
5. **L'IA peut-elle remplacer les cliniciens dans l'analyse des données ?**
   - Non, l'IA est un outil d'aide à la décision qui complète le travail des cliniciens, mais elle ne peut pas se substituer à leur expertise et à leur jugement clinique.

Partie 3 : Conception de la Recherche Clinique

Chapitre 16 : Choisir un Échantillon : Fondements et Pratiques

Introduction : L'Importance Cruciale du Choix d'un Échantillon

Contexte

La sélection de l'échantillon est une étape essentielle en recherche clinique, car elle influence directement la qualité scientifique et la généralisabilité des résultats. En effet, un échantillon mal conçu peut introduire des biais, rendant les conclusions peu fiables. Par exemple, dans un essai évaluant l'efficacité d'un nouveau médicament, un échantillon qui exclut involontairement certains sous-groupes (comme les femmes enceintes ou les personnes âgées) pourrait limiter la portée des résultats.

Importance

1. **Représentativité** : Un échantillon rigoureusement sélectionné reflète fidèlement les caractéristiques de la population cible, garantissant que les conclusions peuvent être appliquées à un contexte plus large.
2. **Réduction des biais** : Une méthode d'échantillonnage appropriée minimise les biais, ce qui renforce la crédibilité des résultats.
3. **Efficacité des ressources** : Planifier soigneusement la taille et la méthode d'échantillonnage permet d'optimiser les coûts et le temps.

Objectifs

1. Comprendre les notions de population cible, population étudiée et échantillon.
2. Explorer les méthodes probabilistes et non probabilistes pour constituer un échantillon.
3. Apprendre à calculer la taille d'un échantillon selon les exigences statistiques.
4. Identifier et corriger les biais d'échantillonnage.
5. Mettre en pratique ces concepts à travers des exemples concrets et des exercices interactifs.

1. Notions Fondamentales dans la Sélection d'un Échantillon

1.1 Concepts Clés : Population Cible, Population Etudiée, et Echantillon

- **Population cible** : Regroupe l'ensemble des individus auxquels les résultats de l'étude sont destinés à s'appliquer.
  - *Exemple* : Tous les patients atteints de diabète de type 2 dans un pays donné.
- **Population étudiée** : Sous-groupe accessible de la population cible, restreint par des contraintes géographiques, logistiques ou d'éligibilité.
  - *Exemple* : Les patients suivis dans cinq centres hospitaliers spécifiques.
- **Échantillon** : Ensemble d'individus sélectionnés dans la population étudiée pour participer à l'étude.
  - *Exemple* : 300 patients recrutés dans ces centres pour un essai clinique.

1.2 Représentativité et Validité Externe

- **Représentativité** : L'échantillon doit refléter la diversité et les caractéristiques principales de la population cible (âge, sexe, comorbidités, etc.).
  - *Importance* : Une bonne représentativité garantit la **validité externe**, c'est-à-dire la capacité à appliquer les résultats au-delà de l'échantillon étudié.
  - *Exemple* : Une étude sur l'efficacité d'un traitement contre l'hypertension menée uniquement chez des jeunes adultes masculins peut ne pas être généralisable aux femmes ou aux populations plus âgées.

1.3 Conséquences d'un Échantillon Non Représentatif

1. **Résultats non généralisables** :
   - *Exemple* : Une étude menée uniquement dans des zones urbaines pourrait ignorer les besoins des populations rurales.
2. **Biais dans les conclusions** :
   - *Exemple* : Une sous-représentation des groupes ethniques peut masquer des différences importantes dans la réponse au traitement.

3. **Crédibilité scientifique amoindrie** :
   - Les études biaisées risquent d'être critiquées lors de la publication ou de ne pas être prises en compte dans la pratique clinique.

2. Méthodes d'Échantillonnage

2.1 Méthodes Probabilistes

Ces méthodes garantissent à chaque individu de la population une probabilité connue (et souvent égale) d'être sélectionné.

1. **Échantillonnage Aléatoire Simple**
   - *Principe* : Chaque individu a une chance égale d'être sélectionné, souvent via un tirage au sort.
   - *Avantages* : Garantit une forte représentativité si la population est homogène.
   - *Exemple* : Tirer 200 patients au sort dans une base de données hospitalière nationale.
2. **Échantillonnage Stratifié**
   - *Principe* : Diviser la population en sous-groupes homogènes (strates) selon des caractéristiques clés (ex. : sexe, âge), puis tirer un échantillon dans chaque strate.
   - *Avantages* : Garantit une représentation équilibrée des sous-groupes.
   - *Exemple* : Recruter 100 hommes et 100 femmes pour une étude sur les maladies cardiovasculaires.
3. **Échantillonnage en Grappes**
   - *Principe* : Sélectionner des groupes géographiques ou institutionnels (grappes), puis inclure tous les individus de ces grappes.
   - *Avantages* : Réduit les coûts logistiques dans les populations dispersées.
   - *Exemple* : Choisir trois hôpitaux et inclure tous leurs patients.
4. **Échantillonnage Systématique**

   - *Principe :* Sélectionner les participants à intervalles réguliers dans une liste ou une population ordonnée. Exemple : Choisir chaque 10e patient dans une base de données contenant 1 000 individus après avoir sélectionné un point de départ aléatoire.

- *Avantages :* Facile à mettre en œuvre une fois la population listée.Peut être représentatif si la liste est aléatoire ou non biaisée.
- *Inconvénients:* Peut introduire des biais si la liste présente un ordre cyclique ou une structure particulière.

Méthodes Probabilistes

Méthode	Principe	Avantages	Inconvénients	Exemple
Échantillonnage aléatoire simple	Chaque individu a une chance égale d'être sélectionné, souvent via un tirage au sort.	- Forte représentativité si la population est homogène.- Simple et objectif.	- Peu adapté aux grandes populations non homogènes.- Peut être coûteux ou logistique lourde.	Tirer **200 patients** au sort dans une **base de données hospitalière nationale**.
Échantillonnage stratifié	Diviser la population en sous-groupes homogènes (**strates**), puis tirer un échantillon dans chaque strate.	- Assure une représentation équilibrée des sous-groupes.- Réduit la variabilité des résultats.	- Complexité dans la création des strates.- Nécessite une bonne connaissance de la population cible.	Recruter **100 hommes et 100 femmes** pour une étude sur les **maladies cardiovasculaires**.
Échantillonnage en grappes	Sélectionner des groupes (**grappes**) géographiques ou institutionnels, puis inclure tous leurs individus.	- Réduit les coûts et facilite la logistique.- Utile pour les populations dispersées.	- Moins précis si les grappes sont hétérogènes.- Risque de sur-représenter certaines grappes.	Choisir **3 hôpitaux** et inclure **tous leurs patients** dans l'étude.
Échantillonnage systématique	Sélectionner les participants à **intervalles réguliers** dans une liste ordonnée, après un point de départ aléatoire.	- Facile à mettre en œuvre une fois la population listée.- Peut être représentatif si la liste est aléatoire ou non biaisée.	- Peut introduire des biais si la liste présente un **ordre cyclique** ou une **structure particulière**.	Choisir **chaque 10e patient** dans une **base de données de 1 000 individus** après un tirage au sort du premier.

Résumé des Différences Clés :

1. **Échantillonnage aléatoire simple** → Assure une sélection **équitable**, mais peut être difficile à mettre en œuvre sur de **grandes populations.**
2. **Échantillonnage stratifié** → Idéal pour garantir une **représentation équilibrée** des sous-groupes, mais nécessite une **bonne connaissance de la population.**
3. **Échantillonnage en grappes** → **Économique et pratique**, mais **moins précis** si les grappes sont hétérogènes.
4. **Échantillonnage systématique** → **Simple et efficace**, mais **risque de biais si la liste suit une structure particulière.**

2.2 Méthodes Non Probabilistes

Ces méthodes ne reposent pas sur une sélection aléatoire et sont souvent utilisées pour des raisons pratiques.

1. **Échantillonnage de Convenance**
   - *Principe* : Sélection des participants les plus accessibles.
   - *Exemple* : Recruter les patients d'un seul centre clinique.
2. **Échantillonnage Boule de Neige**
   - *Principe* : Les participants initiaux recommandent d'autres individus éligibles.
   - *Exemple* : Identifier des patients atteints d'une maladie rare via des associations de patients.
3. **Échantillonnage Volontaire**
   - *Principe* : Les individus se portent volontaires après un appel public.
   - *Exemple* : Une enquête en ligne sur les habitudes alimentaires.
4. **Échantillonnage par Quota**
   - *Principe* **:** La population est divisée en sous-groupes selon des caractéristiques clés (âge, sexe, profession, etc.), puis les enquêteurs recrutent un nombre prédéfini de participants dans chaque sous-groupe pour remplir les quotas.
   - *Exemple :* Recruter 50 participants âgés de 18 à 35 ans, 50 de 36 à 50 ans et 50 de plus de 50 ans pour une étude sur les habitudes de consommation.

- *Avantages :* Assure une diversité dans l'échantillon. Rapide et facile à mettre en œuvre, surtout en l'absence de liste complète de la population.
- *Inconvénients :* Pas de garantie de représentativité, car la sélection des individus dans chaque quota n'est pas aléatoire.

Méthodes Non Probabilistes

Méthode	Principe	Avantages	Inconvénients	Exemple
Échantillonnage de convenance	Sélection des participants les plus accessibles ou disponibles.	- Simple, rapide, et peu coûteux.- Facile à organiser.	- Fort risque de biais.- Non représentatif de la population globale.	Recruter les patients d'un seul centre clinique.
Échantillonnage boule de neige	Les participants initiaux recommandent d'autres individus éligibles.	- Utile pour étudier des populations difficiles à atteindre.- Peu coûteux.	- Risque de biais dû aux réseaux sociaux des participants initiaux.- Non représentatif.	Identifier des patients atteints d'une maladie rare via des associations de patients.
Échantillonnage volontaire	Les individus se portent volontaires après un appel public.	- Facile à mettre en œuvre.- Permet de recruter rapidement un grand nombre de participants.	- Fort risque de biais de sélection.- Pas représentatif de la population générale.	Une enquête en ligne sur les habitudes alimentaires.
Échantillonnage par quota	La population est divisée en sous-groupes selon des caractéristiques, et un nombre prédéfini est recruté dans chaque groupe.	- Permet d'assurer une diversité.- Rapide, même sans liste complète de la population.	- Pas de garantie de représentativité.- Sélection des participants souvent subjective.	Recruter 50 participants dans chaque groupe d'âge : 18-35 ans, 36-50 ans, et plus de 50 ans.

Résumé des Différences Clés

1. **Échantillonnage de convenance → Méthode la plus simple et rapide**, mais **fortement biaisée** car les participants sont choisis par **accessibilité** et non de manière représentative.

2. **Échantillonnage boule de neige → Efficace pour atteindre des populations spécifiques** (ex. : maladies rares), mais introduit un **biais de réseau** puisque les nouveaux participants sont recommandés par les premiers.
3. **Échantillonnage volontaire → Rapide et facile à organiser**, mais **biaisé** car seuls les individus intéressés participent, rendant les résultats **non généralisables**.
4. **Échantillonnage par quota → Permet de structurer l'échantillon selon des catégories définies**, mais **reste subjectif** et ne garantit pas une véritable **représentativité de la population**.

Résumé des Différences entre les Deux Catégories :

1. **Méthodes probabilistes** :
   - Garantissent une représentativité statistique en utilisant une sélection aléatoire.
   - Idéales pour des études à grande échelle ou des recherches quantitatives nécessitant une validité élevée.
2. **Méthodes non probabilistes** :
   - Plus simples et rapides à mettre en œuvre, souvent utilisées pour des études exploratoires ou en cas de contraintes de ressources.
   - Non représentatives de la population générale, avec des risques accrus de biais.

Comparaison des Méthodes

Tableau Synthétique des Méthodes Probabilistes et Non Probabilistes

Méthode	Avantages	Inconvénients
Probabiliste	- Réduit les biais.- Assure la représentativité statistique de la population cible.- Convient pour des études quantitatives rigoureuses.	- Plus coûteux à mettre en œuvre.- Logistique complexe, surtout pour des populations grandes ou dispersées.- Peut nécessiter une base de données complète et bien organisée.
Non probabiliste	- Rapide à mettre en œuvre.- Pratique pour des populations spécifiques ou difficiles à atteindre.- Peu coûteux, nécessite moins de ressources.	- Moins généralisable à la population générale.- Risque accru de biais de sélection.- Validité limitée pour des études nécessitant une forte précision statistique.

Résumé Rapide des Différences :

1. **Méthodes probabilistes** :
   - Conviennent pour des recherches nécessitant une forte précision statistique et une représentativité fiable.
   - Utilisées dans des études à grande échelle (épidémiologie, enquêtes nationales).
2. **Méthodes non probabilistes** :
   - Adaptées aux études exploratoires, qualitatives ou avec des contraintes de temps et de budget.
   - Utilisées pour des populations spécifiques ou difficiles à atteindre (ex. : maladies rares).

3. Calculer la Taille de l'Échantillon

3.1 Facteurs Influençant la Taille

1. **Variabilité des données** : Plus les données sont variables, plus l'échantillon doit être grand.
2. **Niveau de confiance** : Une confiance élevée (95 %, 99 %) exige un échantillon plus important.
3. **Puissance statistique** : Garantit la capacité à détecter des différences cliniquement significatives.

3.2 Formule de Base

Pour comparer deux moyennes :

$$n = \left(\frac{Z_{\alpha/2} + Z_{\beta}}{d/\sigma}\right)^2$$

- $Z\alpha/2$: Niveau de confiance (1,96 pour 95 %).
  - Par exemple, pour un niveau de confiance de **95 %**, $Z\alpha/2$=1,96Z = 1,96.
- $Z\beta$: Puissance (0,84 pour 80 %).
  - Par exemple, pour une puissance de **80 %**, $Z\beta$=0,84.
- d : Différence minimale detectable entre les deux moyennes que l'on souhaite détecter.

- σ : Écart-type attendu.

Exemple

Étude sur l'efficacité d'un médicament contre l'hypertension.

- Différence attendue: 5 mmHg.
- Variabilité: 10 mmHg.
- Niveau de confiance : 95 %.
- Puissance : 80 %.

Résultat : 32 participants par groupe (64 au total).

4. Réduire les Biais d'Échantillonnage

4.1Biais Courants

1. **Biais de sélection** : Lorsque certains groupes sont sur-représentés ou sous-représentés.
2. **Biais de participation** : Certains individus refusent ou ne peuvent participer.

4.2 Stratégies Correctives

1. **Randomisation** : Garantir une sélection aléatoire.
2. **Stratification** : Inclure des sous-groupes équilibrés.
3. **Diversification des canaux de recrutement** : Recruter à travers des annonces, des cliniques, et des réseaux en ligne.

5. Exercice Pratique : Étude sur le Stress

Contexte : Vous devez concevoir une étude sur l'efficacité d'une application mobile pour réduire le stress.

- **Population cible** : Adultes en milieu urbain.
- **Échantillon** :
  - Calcul de la taille : 385 participants pour une confiance de 95 %.
  - Méthode : Échantillonnage stratifié pour équilibrer les groupes selon l'âge et le sexe.
- **Réduction des biais** : Mélanger méthodes en ligne et recrutements en personne.

Conclusion

Un échantillon bien choisi garantit des résultats fiables et pertinents. En combinant des méthodes rigoureuses, un calcul statistique précis et des stratégies pour minimiser les biais, les chercheurs peuvent produire des études solides et généralisables.

Maintenant que les bases du choix d'un échantillon sont posées, le Chapitre 17 approfondira les principes de conception et de mise en œuvre des essais cliniques, où le choix de l'échantillon joue un rôle clé pour évaluer la sécurité et l'efficacité des interventions.

Bibliographie

Livres et Textes Fondamentaux

- Creswell, J. W., & Creswell, J. D. (2018). *Research Design: Qualitative, Quantitative, and Mixed Methods Approaches* (5e éd.). Sage Publications.
- Kelley, K., & Maxwell, S. E. (2018). *Sample Size Planning for Statistical Power and Accuracy in Parameter Estimation.* Routledge.

Articles sur les Méthodes d'Échantillonnage et les Biais

- Acharya, A. S., Prakash, A., Saxena, P., & Nigam, A. (2013). Sampling: Why and How of It? *Indian Journal of Medical Specialties, 4*(2), 330-333. https://doi.org/10.7713/ijms.2013.0032
- Etikan, I., Musa, S. A., & Alkassim, R. S. (2016). Comparison of Convenience Sampling and Purposive Sampling. *American Journal of Theoretical and Applied Statistics, 5*(1), 1-4. https://doi.org/10.11648/j.ajtas.20160501.11

Ressources Méthodologiques et Appliquées

- Daniel, J. (2012). *Sampling Essentials: Practical Guidelines for Making Sampling Choices.* SAGE Publications.
- Taherdoost, H. (2016). Sampling Methods in Research Methodology; How to Choose a Sampling Technique for Research. *International Journal of Academic Research in Management, 5*(2), 18-27.

Applications Statistiques et Outils

- Sullivan, L. M. (2012). *Essentials of Biostatistics in Public Health* (2e éd.). Jones & Bartlett Learning.
- Hulley, S. B., Cummings, S. R., Browner, W. S., Grady, D. G., & Newman, T. B. (2013). *Designing Clinical Research* (4e éd.). Lippincott Williams & Wilkins.

Considérations Éthiques dans l'Échantillonnage

- World Medical Association. (2013). Declaration of Helsinki: Ethical Principles for Medical Research Involving Human Subjects. *JAMA, 310*(20), 2191-2194. https://doi.org/10.1001/jama.2013.281053

Exercices Interactifs

Exercice 1 : Identifier la Méthode d'Échantillonnage

Scénario : Vous travaillez sur une étude visant à évaluer l'efficacité d'un traitement contre l'hypertension dans une population de patients suivis dans 10 hôpitaux différents.

Tâches :

1. Déterminez la méthode d'échantillonnage la plus adaptée pour :
   - Assurer une répartition équilibrée des sexes et des âges.
   - Réduire les coûts liés à la collecte des données.
2. Expliquez les avantages et les inconvénients de cette méthode.

Corrigé :

1. Méthode :
   - Échantillonnage stratifié pour équilibrer les sexes et les âges.
   - Échantillonnage en grappes pour réduire les coûts logistiques (sélection de certains hôpitaux parmi les 10).
2. Avantages et inconvénients :
   - **Échantillonnage stratifié** : Assure une représentation équilibrée des sous-groupes, mais nécessite des informations précises sur la population cible.
   - **Échantillonnage en grappes** : Réduit les coûts de collecte, mais peut introduire des biais si les grappes ne sont pas homogènes.

Exercice 2 : Calculer la Taille d'un Échantillon

Scénario : Une étude cherche à détecter une différence moyenne de 5 mmHg de pression artérielle entre deux groupes, avec une variabilité de 10 mmHg. Les chercheurs veulent un niveau de confiance de 95 % et une puissance de 80 %.

Tâches :

1. Utilisez la formule suivante pour calculer la taille d'échantillon nécessaire dans chaque groupe : n= (Zα/2+Zβd/σ)2n où :
   - Zα/2=1,96
   - Zβ=0,84
   - d = 5
   - σ = 10
2. Indiquez le nombre total de participants nécessaires pour cette étude.

Corrigé :

1. Calcul : n=(1,96+0,845/10)2=(2,80,5)2=31,36 n ≈ 32 par groupe.
2. Nombre total : 32×2=64,32 ≈ 64 participants.

Exercice 3 : Identifier et Corriger les Biais

Scénario : Vous menez une étude en recrutant des participants dans un seul centre hospitalier d'une grande ville. Les résultats visent à être appliqués à l'ensemble du pays.

Tâches :

1. Identifiez deux biais potentiels liés à la méthode de recrutement.
2. Proposez des solutions pour réduire ces biais.

Corrigé :

1. Biais :
   - Biais de sélection : La population étudiée ne reflète pas les caractéristiques des populations rurales ou d'autres régions du pays.

- Biais géographique : Les patients d'un seul centre hospitalier pourraient avoir des caractéristiques spécifiques liées à cet hôpital.

2. Solutions :
   - Étendre le recrutement à plusieurs centres hospitaliers situés dans des zones géographiques variées.
   - Utiliser une méthode probabiliste, comme l'échantillonnage stratifié, pour inclure des sous-groupes représentatifs de la population nationale.

Exercice 4 : Comparer les Méthodes d'Échantillonnage

Scénario : Vous planifiez une enquête sur les habitudes alimentaires dans une grande ville.

Tâches :

1. Comparez l'échantillonnage par quota et l'échantillonnage aléatoire simple pour cette étude.
2. Expliquez dans quel cas chaque méthode serait la plus appropriée.

Corrigé :

1. Comparaison :
   - **Quota** : Rapide et peu coûteux, permet d'assurer une diversité basée sur des caractéristiques spécifiques (ex. : âge, sexe). Moins rigoureux, car la sélection des participants n'est pas aléatoire.
   - **Aléatoire simple** : Plus représentatif, réduit les biais, mais plus coûteux et logistique lourde dans une grande ville.
2. Cas d'utilisation :
   - **Quota** : Si les ressources sont limitées ou si la priorité est donnée à un échantillon diversifié rapidement.
   - **Aléatoire simple** : Si la validité scientifique et la généralisabilité des résultats sont cruciales.

QCM : Tester les Connaissances

1. **Quelle méthode garantit une probabilité égale à chaque individu d'être sélectionné ?**

   a) Échantillonnage en grappes

b) Échantillonnage aléatoire simple ☑

c) Échantillonnage de convenance

d) Échantillonnage par quota

2. **Quelle méthode est la plus appropriée pour inclure des sous-groupes spécifiques dans un échantillon ?**

a) Échantillonnage stratifié ☑

b) Échantillonnage volontaire

c) Échantillonnage systématique

d) Échantillonnage boule de neige

3. **Quel est le principal inconvénient de l'échantillonnage de convenance ?**

a) Coût élevé

b) Risque élevé de biais ☑

c) Difficulté à organiser

d) Représentativité trop élevée

4. **Quelle méthode implique que les participants initiaux recommandent d'autres participants ?**

a) Échantillonnage volontaire

b) Échantillonnage systématique

c) Échantillonnage boule de neige ☑

d) Échantillonnage stratifié

5. **Que signifie une taille d'échantillon insuffisante ?**

a) Une puissance statistique élevée

b) Un échantillon parfaitement représentatif

c) Une incapacité à détecter des différences significatives ☑

d) Un niveau de confiance de 99 %

FAQ : Questions Fréquemment Posées

1. **Comment choisir entre une méthode probabiliste et une méthode non probabiliste ?**
    - Les méthodes probabilistes sont idéales pour garantir la représentativité et la validité scientifique, notamment dans les études quantitatives. Les méthodes non probabilistes sont utiles dans des contextes exploratoires ou lorsque les ressources sont limitées.
2. **Pourquoi calculer la taille d'un échantillon avant une étude ?**
    - Cela permet de garantir une puissance statistique suffisante pour détecter des différences significatives, tout en optimisant les ressources nécessaires.
3. **Que faire si l'échantillon n'est pas représentatif ?**
    - Utiliser des techniques comme la stratification pour équilibrer les sous-groupes, ou interpréter les résultats avec prudence en mentionnant cette limite dans l'analyse.
4. **Quels sont les défis courants liés aux méthodes d'échantillonnage non probabilistes ?**
    - Un risque accru de biais, une validité externe réduite, et une difficulté à généraliser les résultats à l'ensemble de la population.
5. **Comment réduire les biais de sélection ?**
    - En utilisant des méthodes probabilistes comme l'échantillonnage aléatoire, en diversifiant les canaux de recrutement, et en stratifiant l'échantillon pour inclure les sous-groupes pertinents.

Chapitre 17 : Les Principes Fondamentaux des Essais Cliniques

Introduction : Le Cœur de la Recherche Médicale

Contexte

Les essais cliniques sont essentiels pour valider les nouvelles interventions médicales, qu'il s'agisse de médicaments, de dispositifs ou de programmes comportementaux. Ils permettent d'évaluer leur **sécurité**, **efficacité**, et leurs **effets secondaires** avant leur intégration dans la pratique clinique. Parmi les différentes méthodologies, les essais cliniques randomisés (ECR) sont considérés comme la méthode de référence (ou "gold standard"), car ils minimisent les biais et permettent d'établir des relations causales claires.

Pourquoi sont-ils Importants ?

Une maîtrise des principes des essais cliniques est indispensable pour :

- **Réduire les biais** lors de la collecte et l'analyse des données.
- **Protéger les participants** grâce à des normes éthiques strictes.
- **Assurer la généralisabilité** des résultats pour guider les pratiques médicales et les politiques de santé publique.

Objectifs du Chapitre

1. Décrire les principes fondamentaux des essais cliniques, comme la randomisation, le blinding, et les groupes de contrôle.
2. Explorer les types d'essais cliniques et leurs applications.
3. Identifier les biais fréquents et proposer des stratégies pour les réduire.
4. Illustrer ces concepts avec des exemples concrets et des exercices pratiques.

1. Comprendre les Essais Cliniques et leur Importance

1.1 Définition

Un essai clinique est une étude interventionnelle impliquant des participants humains, conçue pour :

- **Évaluer la sécurité** d'une intervention.
- **Mesurer l'efficacité** d'un traitement ou d'un dispositif.
- **Étudier les effets secondaires** potentiels.
- **Comparer** l'intervention testée à un traitement standard ou à un placebo.

Exemple pratique : Une étude clinique sur un nouveau médicament antihypertenseur vise à déterminer si celui-ci réduit significativement la pression artérielle par rapport à un placebo.

1.2 Pourquoi les Essais Cliniques sont-ils Cruciaux ?

1. **Validation scientifique** : Garantir qu'une intervention est efficace et sans danger avant sa mise sur le marché.
2. **Amélioration des soins** : Fournir des données fiables qui permettent d'améliorer les lignes directrices cliniques.
3. **Favoriser l'innovation** : Tester des approches thérapeutiques novatrices.
4. **Protection des patients** : En s'appuyant sur des protocoles rigoureux et des réglementations éthiques.

1.3 Les Phases des Essais Cliniques

Les essais se déroulent en plusieurs étapes :

- **Phase I :** Évaluer la sécurité de l'intervention chez un petit nombre de participants.
- **Phase II :** Tester l'efficacité préliminaire sur un groupe plus large.
- **Phase III :** Confirmer l'efficacité et surveiller les effets indésirables.
- **Phase IV :** Étudier les effets à long terme après la commercialisation.

Tableau Détaillé des Phases des Essais Cliniques

Phase	Objectif principal	Participants	Durée estimée	Résultats Attendus
Phase I	Évaluer la **sécurité** et la tolérance de l'intervention.	20 à 100 participants (volontaires sains ou malades).	Quelques mois	- Identification des doses sûres.- Surveillance des effets secondaires.

Phase	Objectif principal	Participants	Durée estimée	Résultats Attendus
Phase II	Tester l'**efficacité préliminaire** et continuer à évaluer la sécurité.	100 à 300 participants atteints de la maladie ciblée.	Quelques mois à 2 ans	- Premières données sur l'efficacité.- Optimisation des doses.
Phase III	**Confirmer l'efficacité**, surveiller les effets indésirables à grande échelle.	300 à plusieurs milliers de participants.	1 à 4 ans	- Données solides sur les bénéfices/risques.- Préparation pour la demande d'autorisation de mise sur le marché (AMM).
Phase IV	Étudier les **effets à long terme** après la commercialisation.	Très grand nombre de participants (population générale).	Variable (années)	- Surveillance des effets rares ou tardifs.- Évaluation en conditions réelles d'utilisation.

Résumé des Objectifs des Phases :

1. **Phase I** : Sécurité et tolérance.
2. **Phase II** : Efficacité préliminaire et sécurité.
3. **Phase III** : Confirmation de l'efficacité et évaluation approfondie des effets indésirables.
4. **Phase IV** : Surveillance post-commercialisation pour garantir la sécurité à long terme.

2. Principes Méthodologiques Clés

2.1 Randomisation

- **Définition** : Processus de répartition aléatoire des participants entre les groupes d'étude (groupe intervention et groupe contrôle).
- **Pourquoi c'est important ?**
  - Réduit les biais de sélection.
  - Assure une distribution équilibrée des caractéristiques (âge, sexe, etc.) entre les groupes.
- **Méthodes courantes** :
  - **Randomisation simple** : Tirage au sort classique.
  - **Randomisation stratifiée** : Garantie d'un équilibre entre certains sous-groupes clés (par exemple, hommes/femmes).

- **Randomisation en bloc** : Assure des groupes de taille équivalente.

Diagramme de la Randomisation dans les Etudes Cliniques

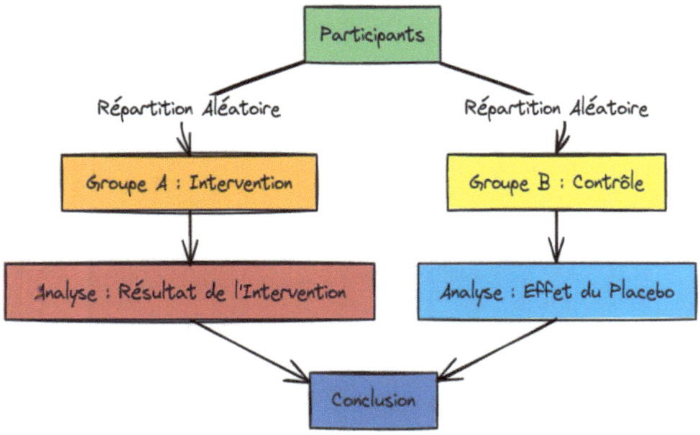

2.2 Groupes de Contrôle

- **Définition** : Un groupe de contrôle agit comme une référence pour comparer les effets de l'intervention testée.
- **Types de groupes** :
  1. **Placebo** : Une substance inerte utilisée pour évaluer l'effet réel de l'intervention.
  2. **Soins standards** : Les participants reçoivent le traitement habituel reconnu.
  3. **Absence de traitement** : Souvent utilisé dans des études comportementales ou de prévention.

Exemple : Un essai clinique sur un traitement antihypertenseur inclut trois groupes : l'un reçoit le médicament testé, l'autre un placebo, et le dernier le traitement standard.

2.3 Blinding (Masquage)

- **Définition** : Procédé consistant à masquer aux participants, chercheurs, ou évaluateurs les détails concernant l'attribution des groupes.
- **Pourquoi c'est important ?**
  - Réduit les biais liés aux attentes des participants ou des chercheurs.
- **Types de blinding** :
  1. **Simple aveugle** : Seuls les participants ignorent leur groupe d'attribution.
  2. **Double aveugle** : Ni les participants ni les chercheurs ne connaissent les groupes.
  3. **Triple aveugle** : Les participants, chercheurs, et analystes des données sont "aveugles".

3. Types d'Essais Cliniques

3.1 Essais Parallèles

- Les participants sont divisés en deux ou plusieurs groupes distincts (ex. : groupe traitement vs. groupe placebo).

3.2 Essais Croisés (Crossover)

- Chaque participant reçoit les deux interventions (ex. : traitement et placebo) à différents moments.

3.3 Essais Adaptatifs

- Permettent de modifier le protocole en fonction des résultats intermédiaires (ajuster les doses, arrêter un traitement inefficace, etc.).

3.4 Essais Factoriels

- Étudient simultanément plusieurs interventions et leurs interactions.

Tableau Détaillé des Types d'Essais Cliniques

Type d'essai clinique	Description	Avantages	Inconvénients	Exemple pratique
Essais parallèles	Chaque groupe reçoit une **intervention différente,** comparée à un groupe témoin ou à une autre intervention.	- Simple à concevoir et à analyser.- Réduction des biais liés à l'ordre des interventions.	- Nécessite un plus grand nombre de participants.- Les comparaisons dépendent de groupes indépendants.	Étude comparant un nouveau médicament à un placebo ou à un traitement standard.
Essais croisés	Les participants reçoivent **successivement toutes les interventions,** dans un ordre aléatoire.	- Réduction des biais interindividuels (chaque participant sert de son propre témoin).- Moins de participants nécessaires.	- Effet **carry-over** : les effets de l'intervention précédente peuvent influencer les résultats suivants.- Nécessite une période de "washout".	Étude sur l'effet de deux régimes alimentaires différents chez des patients diabétiques.
Essais adaptatifs	Le **protocole évolue** en cours d'essai en fonction des résultats intermédiaires (ex. : réaffectation des groupes, ajustement des doses).	- Optimisation des ressources.- Possibilité d'arrêter un bras inefficace tôt dans l'étude.- Réduit la durée globale de l'essai.	- Méthodologie complexe à concevoir et à analyser.- Nécessite des analyses statistiques en temps réel.	Étude ajustant les doses d'un médicament en fonction des premières réponses des patients.
Essais factoriels	Permettent d'**évaluer plusieurs interventions** (ou leurs combinaisons) en une seule étude.	- Évaluation simultanée de multiples interventions.- Efficace pour explorer les interactions entre traitements.	- Complexité accrue dans l'analyse des interactions.- Risque de manque de puissance pour certains effets.	Étude testant deux nouveaux vaccins individuellement et en combinaison.

Résumé:

1. **Essais parallèles** : Comparaison simple entre groupes.
2. **Essais croisés** : Comparaison individuelle grâce à une alternance d'interventions.
3. **Essais adaptatifs** : Flexibilité pour optimiser le déroulement et les résultats.
4. **Essais factoriels** : Exploration simultanée de plusieurs interventions ou combinaisons.

4. Identifier et Réduire les Biais

4.1 Types de Biais

1. **Biais de sélection** : Groupes initialement déséquilibrés.
   - *Solution* : Utiliser la randomisation et l'allocation cachée.
2. **Biais d'information** : Erreurs dans la collecte ou l'analyse des données.
   - *Solution* : Utiliser le blinding et des outils standardisés.
3. **Biais de suivi** : Perte de participants pendant l'étude.
   - *Solution* : Encourager l'engagement des participants et analyser les données manquantes.

5. Études de Cas et Exemples Concrets

Étude 1 : Vaccins COVID-19

- **Contexte :** Essais randomisés pour évaluer l'efficacité des vaccins.
- **Déroulement :** Étude en double aveugle avec des milliers de participants.
- **Résultats :** Données solides validant l'efficacité des vaccins (>90 %).
- **Leçon à retenir :** L'importance d'une large participation pour garantir la généralisation des résultats.

Étude 2 : L'échec de l'essai TGN1412

- **Contexte :** Test d'un anticorps monoclonal sans suivi adéquat des effets secondaires.
- **Résultats :** Réactions graves chez les participants.
- **Leçon à retenir :** L'impératif de mener des tests précliniques approfondis avant la phase I.

Exercices Pratiques

Concevoir un Essai Clinique

Contexte : Testez un médicament contre l'asthme.

1. Définissez la population cible (adultes souffrant d'asthme modéré).
2. Sélectionnez la méthode (randomisation simple, double aveugle).
3. Planifiez le suivi (évaluations à 1, 3 et 6 mois).

Conclusion : Une Base Indispensable pour la Médecine Basée sur les Preuves

Les essais cliniques jouent un rôle clé dans l'évaluation des nouvelles interventions, garantissant leur sécurité et leur efficacité avant leur intégration dans la pratique clinique. En respectant des principes méthodologiques rigoureux (randomisation, blinding, contrôle), ces études permettent de produire des résultats fiables et applicables.

Si les essais cliniques sont essentiels, ils ne répondent pas à toutes les questions de recherche. Le Chapitre 18 explorera les méthodes observationnelles, qui complètent les essais cliniques en étudiant les associations ou tendances dans des contextes réels.

Bibliographie

Livres et Références Fondamentales

- Friedman, L. M., Furberg, C. D., DeMets, D. L., Reboussin, D. M., & Granger, C. B. (2015). *Fundamentals of Clinical Trials* (5e éd.). Springer.
- Hulley, S. B., Cummings, S. R., Browner, W. S., Grady, D. G., & Newman, T. B. (2013). *Designing Clinical Research* (4e éd.). Lippincott Williams & Wilkins.

Articles Scientifiques sur les Essais Cliniques et leur Méthodologie

- Schulz, K. F., Altman, D. G., & Moher, D. (2010). CONSORT 2010 Statement: Updated Guidelines for Reporting Parallel Group Randomized Trials. *Annals of Internal Medicine, 152*(11), 726-732. https://doi.org/10.7326/0003-4819-152-11-201006010-00232

- Bothwell, L. E., Greene, J. A., Podolsky, S. H., & Jones, D. S. (2016). Assessing the Gold Standard — Lessons from the History of RCTs. *New England Journal of Medicine, 374*(22), 2175-2181. https://doi.org/10.1056/NEJMms1604593

Guidelines et Recommandations Internationales

- International Council for Harmonisation of Technical Requirements for Pharmaceuticals for Human Use (ICH). (2016). E6(R2): Good Clinical Practice (GCP) Guidelines.
- World Medical Association. (2013). Declaration of Helsinki: Ethical Principles for Medical Research Involving Human Subjects. *JAMA, 310*(20), 2191-2194. https://doi.org/10.1001/jama.2013.281053

Références Complémentaires sur les Types d'Essais

- Piantadosi, S. (2017). *Clinical Trials: A Methodologic Perspective* (3e éd.). Wiley.
- Matthews, J. N. S. (2011). *Introduction to Randomized Controlled Clinical Trials* (2e éd.). CRC Press.

Considérations Pratiques et Éthiques

- Emanuel, E. J., Wendler, D., & Grady, C. (2000). What Makes Clinical Research Ethical? *JAMA, 283*(20), 2701-2711. https://doi.org/10.1001/jama.283.20.2701
- Zarin, D. A., & Tse, T. (2008). Moving Toward Transparency of Clinical Trials. *Science, 319*(5868), 1340-1342. https://doi.org/10.1126/science.1153632

Études et Cas Pratiques

- Polack, F. P., Thomas, S. J., Kitchin, N., Absalon, J., Gurtman, A., Lockhart, S., ... & Gruber, W. C. (2020). Safety and Efficacy of the BNT162b2 mRNA Covid-19 Vaccine. *New England Journal of Medicine, 383*(27), 2603-2615. https://doi.org/10.1056/NEJMoa2034577
- Suntharalingam, G., Perry, M. R., Ward, S., Brett, S. J., Castello-Cortes, A., Brunner, M. D., & Panoskaltsis, N. (2006). Cytokine Storm in a Phase 1 Trial of the Anti-CD28 Monoclonal Antibody TGN1412. *New*

England Journal of Medicine, 355(10), 1018-1028. https://doi.org/10.1056/NEJMoa063842

Outils et Logiciels Statistiques pour Essais Cliniques

- Machin, D., Campbell, M. J., Tan, S. B., & Tan, S. H. (2018). *Sample Size Tables for Clinical Studies* (4e éd.). Wiley-Blackwell.
- Therneau, T. M., & Grambsch, P. M. (2013). *Modeling Survival Data: Extending the Cox Model.* Springer.

Exercices Interactifs

Exercice 1 : Identifier les Phases d'un Essai Clinique

Scénario : Vous concevez un essai clinique pour tester un nouveau médicament contre le diabète.

Tâches :

1. Associez chaque phase de l'essai clinique (I, II, III, IV) à ses objectifs principaux.
2. Indiquez le type de participants nécessaire à chaque phase.

Corrigé :

1. Phases et objectifs :
   - **Phase I** : Sécurité et tolérance (petit groupe de volontaires sains ou malades).
   - **Phase II** : Efficacité préliminaire et ajustement des doses (100-300 patients atteints de la maladie).
   - **Phase III** : Confirmation de l'efficacité et analyse des effets secondaires à grande échelle (300-1 000+ participants).
   - **Phase IV** : Surveillance des effets à long terme après la commercialisation (population générale).

Exercice 2 : Planifier un Essai Randomisé

Scénario : Vous étudiez l'efficacité d'un nouveau traitement pour l'asthme.
Tâches :

1. Décrivez une méthode de randomisation pour répartir 200 participants entre un groupe traitement et un groupe placebo.

2. Expliquez pourquoi le double aveugle serait utile dans cet essai.

Corrigé :

1. Méthode de randomisation :
   - Utiliser une randomisation en bloc (ex. : groupes de 4 participants) pour garantir un équilibre constant entre les deux groupes.
2. Importance du double aveugle :
   - Réduit les biais liés aux attentes des participants et des chercheurs concernant l'efficacité du traitement.

Exercice 3 : Identifier les Biais et Proposer des Solutions

Scénario : Dans un essai clinique sur une application de gestion du stress, 30 % des participants abandonnent avant la fin.

Tâches :

1. Identifiez deux types de biais qui pourraient survenir.
2. Proposez des stratégies pour réduire ces biais dans les futures études.

Corrigé :

1. Biais :
   - **Biais de suivi** : Les données des participants perdus pourraient biaiser les résultats.
   - **Biais de sélection** : Les abandons pourraient affecter la représentativité de l'échantillon final.
2. Stratégies :
   - Rappels réguliers (SMS ou appels téléphoniques).
   - Offrir des incitations pour terminer l'étude.
   - Analyser les données manquantes avec des méthodes adaptées (ex. : analyse en intention de traiter).

Exercice 4 : Comparer les Types d'Essais

Scénario : Vous voulez étudier deux régimes alimentaires pour la perte de poids.

Tâches :

1. Comparez les avantages et inconvénients d'un essai parallèle et d'un essai croisé dans ce contexte.
2. Recommandez l'un des deux types d'essais en justifiant votre choix.

Corrigé :

1. Comparaison :
   - **Essai parallèle** : Simple à organiser, réduit les biais d'ordre, mais nécessite plus de participants.
   - **Essai croisé** : Réduit les variations interindividuelles (chaque participant agit comme son propre témoin), mais risque d'effets résiduels ("carry-over").
2. Recommandation :
   - Essai parallèle si les régimes ont des effets à long terme.
   - Essai croisé si les régimes produisent des effets rapides et réversibles.

QCM : Tester les Connaissances

1. **Quelle est la principale raison de randomiser les participants dans un essai clinique ?**

   a) Réduire les coûts.

   b) Améliorer l'efficacité du traitement.

   c) Réduire les biais de sélection. ☑

   d) Garantir le consentement éclairé.

2. **Quel type de groupe contrôle utilise une substance inerte ?**

   a) Placebo ☑

   b) Soins standards

   c) Absence de traitement

   d) Groupe adaptatif

3. **Dans quel type de blinding seuls les participants ignorent leur groupe d'attribution ?**

   a) Double aveugle

   b) Simple aveugle ☑

   c) Triple aveugle

   d) Blinding croisé

4. **Dans un essai croisé, quel problème doit être évité pour garantir la validité des résultats ?**

   a) Manque de participants

   b) Effet carry-over ☑

   c) Absence de randomisation

   d) Manque de groupes parallèles

5. **Quel type d'essai permet d'ajuster les doses ou d'arrêter un traitement inefficace en cours d'étude ?**

   a) Essai parallèle

   b) Essai croisé

   c) Essai adaptatif ☑

   d) Essai factoriel

FAQ : Questions Fréquemment Posées

1. **Pourquoi les essais cliniques randomisés (ECR) sont-ils considérés comme le "gold standard" ?**
   - Les ECR minimisent les biais grâce à la randomisation, le blinding, et l'utilisation de groupes contrôle, ce qui permet d'établir des relations causales solides entre une intervention et ses résultats.

2. **Quelles sont les limites des essais cliniques ?**
   - Coûts élevés, délais importants, difficulté à inclure des populations diversifiées, et parfois des conditions artificielles qui ne reflètent pas le monde réel.
3. **Quelle est la différence entre un essai parallèle et un essai croisé ?**
   - Dans un essai parallèle, chaque groupe reçoit une intervention différente. Dans un essai croisé, chaque participant reçoit successivement toutes les interventions, dans un ordre aléatoire.
4. **Pourquoi inclure un groupe placebo dans un essai ?**
   - Pour différencier les effets réels de l'intervention des effets psychologiques ou contextuels ("effet placebo").
5. **Que faire si de nombreux participants abandonnent l'essai ?**
   - Utiliser une analyse en intention de traiter (prendre en compte les données disponibles de tous les participants randomisés) et examiner les raisons des abandons pour ajuster les futurs essais.

Chapitre 18 : Méthodes Observationnelles : Comprendre leur Rôle et leurs Applications

Introduction : L'Observation au Service de la Recherche

Contexte

Les méthodes observationnelles occupent une place essentielle en recherche clinique et en santé publique. Contrairement aux essais cliniques, elles ne nécessitent pas d'intervention active du chercheur sur les variables étudiées. Ces méthodes permettent d'examiner les relations entre des expositions (comme le mode de vie ou l'environnement) et des résultats de santé dans des conditions réelles, souvent impossibles à recréer dans un cadre expérimental.

Pourquoi sont-elles Importantes ?

Bien que les méthodes observationnelles ne permettent pas d'établir des relations causales avec la même rigueur que les essais cliniques randomisés, elles présentent plusieurs avantages :

- Étudier des phénomènes dans des contextes réels.
- Explorer des situations où des essais cliniques seraient **éthiquement problématiques** ou **pratiquement impossibles** (par exemple, les effets du tabagisme pendant la grossesse).
- Compléter les essais cliniques en générant des hypothèses ou en évaluant des populations et contextes plus diversifiés.

Objectifs du Chapitre

1. Identifier et décrire les principaux types d'études observationnelles (transversales, cohortes, cas-témoins).
2. Comparer leurs points forts et leurs limites dans des contextes cliniques variés.
3. Identifier les biais possibles et proposer des stratégies pour les réduire.
4. Illustrer l'utilisation de ces méthodes grâce à des exemples pratiques et des études réelles.

1. Comprendre les Méthodes Observationnelles

1.1 Qu'est-ce qu'une Méthode Observationnelle ?

Une méthode observationnelle consiste à collecter des données **sans interférer activement** dans le processus naturel des phénomènes étudiés. Le rôle du chercheur se limite à observer et analyser les relations entre les variables.

Objectifs Principaux :

1. **Décrire des phénomènes cliniques** :
   - Exemples : Prévalence ou incidence des maladies, comme le diabète ou l'obésité.
2. **Identifier des facteurs de risque** :
   - Exemples : Analyser le lien entre l'exposition à la pollution et les maladies respiratoires.
3. **Compléter les données cliniques** :
   - Exemple : Évaluer l'efficacité d'un traitement dans des populations réelles après sa commercialisation.
4. **Explorer des hypothèses** :
   - Exemple : Identifier des associations entre des comportements alimentaires et des maladies chroniques.

1.2 Pourquoi Utiliser les Méthodes Observationnelles ?

1. **Pertinence Clinique** :

   Ces études reflètent les conditions réelles, offrant une vision complète des comportements de santé, des habitudes de vie ou des trajectoires de maladies dans des populations variées.

   - *Exemple* : Comprendre comment les pratiques alimentaires diffèrent entre zones urbaines et rurales.
2. **Éthique et Faisabilité** :

   Ces méthodes sont souvent utilisées lorsque des essais cliniques seraient inappropriés.

   - *Exemple* : Étudier les effets à long terme de la consommation d'alcool chez les femmes enceintes.

3. **Complémentarité avec les Essais Cliniques :**

Les études observationnelles permettent de compléter les données des essais cliniques en explorant des contextes ou des sous-groupes spécifiques.

- *Exemple* : Étudier les effets secondaires rares après la commercialisation d'un vaccin.

2. Types d'Études Observationnelles : Avantages et Limites

Graphique Comparatif des Etudes Observationnelles

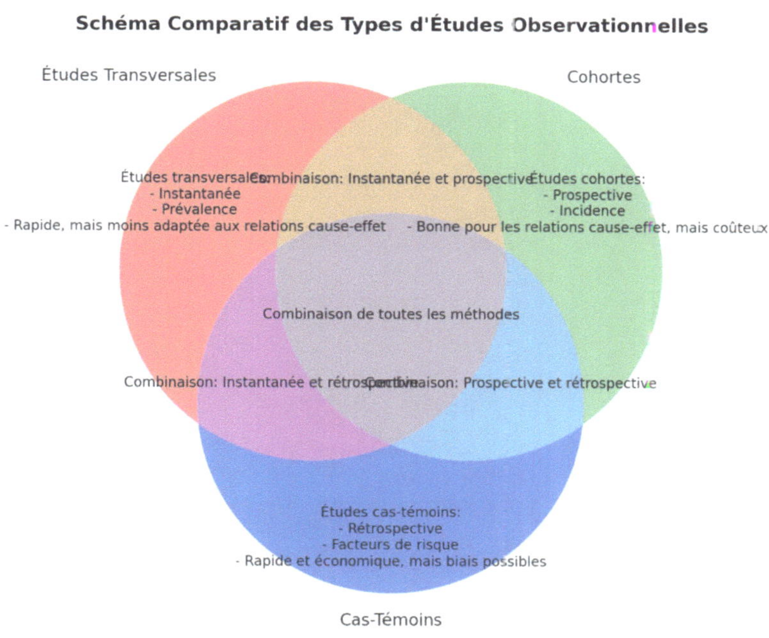

2.1 Études Transversales

- **Description** :

Ces études mesurent les variables d'intérêt à un moment précis, souvent pour estimer la **prévalence** ou explorer des associations entre variables.

- **Exemple** : Une enquête évaluant le taux de tabagisme dans une population donnée.
- **Applications** :
  - Mesurer la prévalence d'une maladie.
  - Identifier des corrélations potentielles (ex. : activité physique et stress).
- **Avantages** :
  - Simples et rapides.
  - Coûts réduits.
- **Limites** :
  - Incapacité à établir des relations causales (pas de relation temporelle).

Diagramme de Flux d'une Etude Transversale

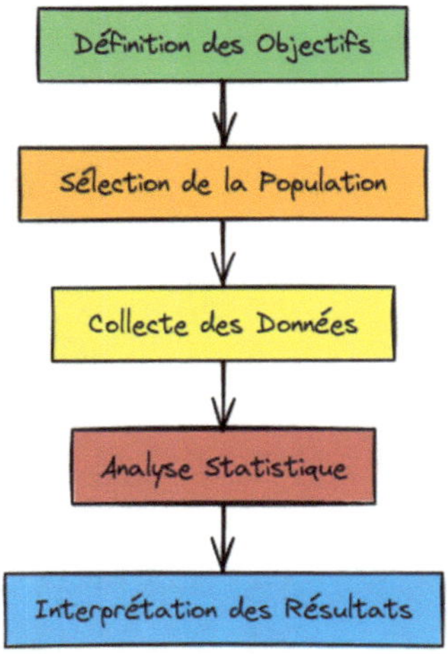

Ce diagramme dépeint les étapes d'une étude transversale.

2.2 Études de Cohorte

- **Description** :
  Suivent un groupe d'individus dans le temps pour observer la relation entre une exposition et un résultat de santé.
  - **Cohortes prospectives** : Le suivi commence après l'exposition.

    - **Cohortes rétrospectives** : Les données passées sont utilisées pour examiner les expositions et leurs résultats.
- **Exemple** : Suivre des non-fumeurs pendant 20 ans pour observer l'incidence des maladies pulmonaires.
- **Applications** :
    - Identifier des **facteurs de risque**.
    - Mesurer l'**incidence** de maladies.
- **Avantages** :
    - Permettent de comprendre la chronologie entre exposition et maladie.
    - Fournissent des estimations directes de l'incidence.
- **Limites** :
    - Longues et coûteuses.
    - Risques de pertes de participants (biais d'attrition).

Diagramme de Flux d'une Etude de Cohorte

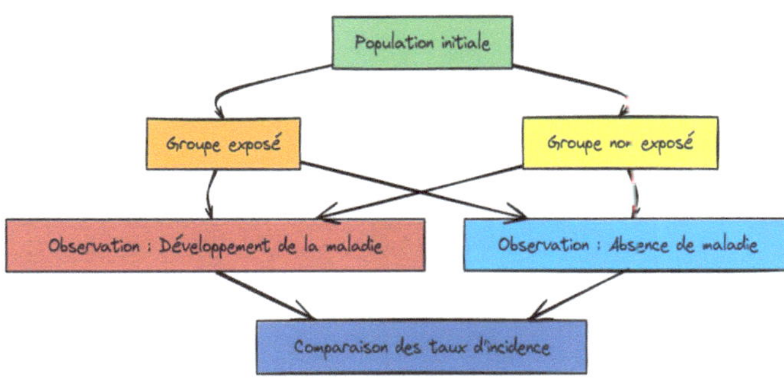

Ce diagramme de flux illustrant le déroulement d'une étude de cohorte.

2.3 Études Cas-Témoins

- **Description** :

  Comparent des individus ayant une maladie (cas) à des individus sans maladie (témoins) pour identifier des différences d'expositions passées.

- **Exemple** : Étudier l'association entre le tabagisme et le cancer du poumon.
- **Applications** :
    - Explorer des **maladies rares**.

- Examiner rapidement des relations exposition-maladie.
- **Avantages** :
  - Économiques et rapides.
  - Requiert moins de participants que les études de cohorte.
- **Limites** :
  - Risque de **biais de mémoire** (les participants se rappellent différemment leurs expositions passées).
  - Impossible de calculer directement l'incidence des maladies.

 Diagramme de flux d'une étude Cas-Témoins

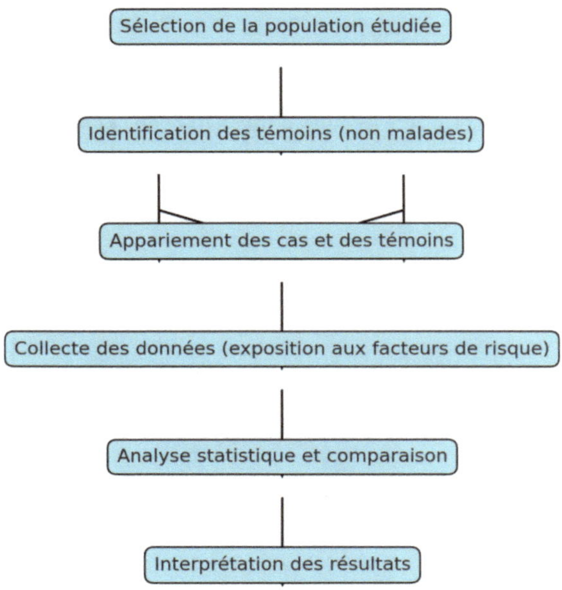

Ce **diagramme de flux** illustreles étapes d'une **étude cas-témoins**. Il montre la sélection des participants, l'identification des cas et témoins, leur appariement, la collecte des données et l'analyse des résultats.

C'est un diagramme illustrant les étapes d'une étude cas-témoins.

2.4 Résumé Comparatif

Type d'étude	Applications	Avantages	Limites
Transversale	Prévalence, associations	Rapide, économique	Pas de relation causale
Cohorte	Facteurs de risque	Relation temporelle, incidence	Coûteux, perte de participants
Cas-Témoins	Maladies rares	Rapide, moins de participants	Biais de mémoire, échantillonnage

Graphique de Temporalité des Etudes Observationnelles

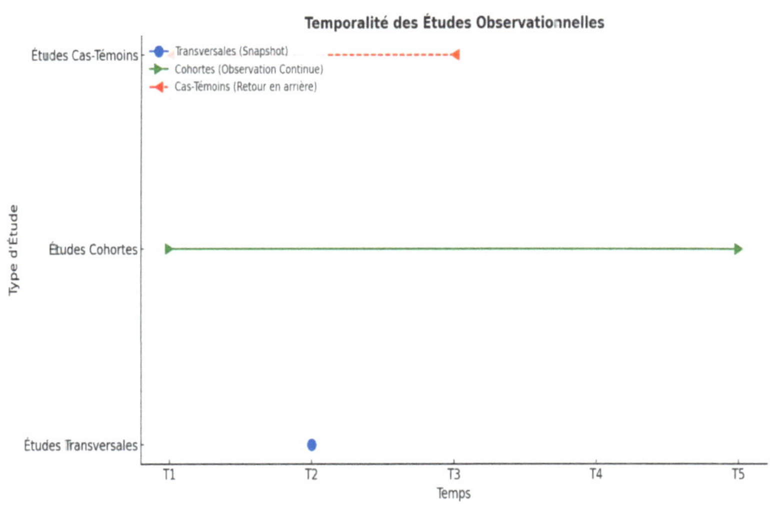

Ce graphique de temporalité illustre les différences entre les études observationnelles :

- **Études Transversales :** représentées par un instantané ("**Snapshot**") à un moment donné sur la timeline.
- **Études Cohortes :** Une observation continue dans le temps.
- **Études Cas-Témoins :** Un retour en arrière pour analyser les expositions.

3. Identifier et Réduire les Biais

3.1 Biais de Sélection

- **Problème :** L'échantillon étudié ne représente pas fidèlement la population cible.
- **Exemple :** Les études qui recrutent uniquement des volontaires très motivés ou des patients d'un certain type d'établissement (par exemple, hôpitaux privés).
- **Solutions :**
    - **Échantillonnage aléatoire :** Garantir que chaque individu de la population cible a une chance égale d'être inclus dans l'étude.
    - **Stratification :** Diviser la population en sous-groupes homogènes (âge, sexe, région, etc.) et en sélectionner proportionnellement dans chaque groupe.

3.2 Biais de Confusion

- **Problème :** Une variable externe influence à la fois l'exposition étudiée et le résultat, rendant les associations observées trompeuses.
- **Exemple :** Étudier l'effet du café sur les maladies cardiaques sans tenir compte du tabagisme, qui est associé à la consommation de café et aux maladies cardiaques.
- **Solutions :**
    - **Ajustements statistiques :** Utilisation de régressions multiples pour contrôler les variables confondantes.
    - **Apparier les cas et témoins :** Associer des participants présentant les mêmes caractéristiques (âge, sexe, etc.) pour minimiser les influences extérieures.

3.3 Biais d'Information

- **Problème :** Les données collectées sont inexactes ou incorrectes, conduisant à des résultats non valides.
- **Exemple :** Les participants sous-déclarent leurs comportements stigmatisés, comme la consommation d'alcool ou de drogues.
- **Solutions :**
    - **Utilisation d'outils validés :** Recourir à des questionnaires standardisés ou des instruments calibrés pour collecter des données fiables.

- **Formation des enquêteurs :** Sensibiliser les chercheurs à une collecte rigoureuse et cohérente des données.

3.4 Biais de Mémoire

- **Problème :** Les participants se souviennent de manière inexacte ou incomplète des événements ou expositions passés.
- **Exemple :** Lorsqu'on interroge des patients sur leurs habitudes alimentaires cinq ans auparavant, leurs réponses risquent d'être influencées par des oublis ou des reconstructions mentales.
- **Solutions :**
  - **Utiliser des données objectives :** Recueillir des informations à partir de dossiers médicaux ou d'autres sources documentées plutôt que de se fier uniquement aux souvenirs des participants.
  - **Réduire le délai de rappel :** Interroger les participants sur des événements récents pour minimiser les oublis ou distorsions.

3.5 Biais d'Attrition

- **Problème :** Certains participants quittent l'étude avant son achèvement, créant une distorsion si les caractéristiques de ceux qui abandonnent diffèrent de ceux qui restent.
- **Exemple :** Dans une étude longitudinale sur la perte de poids, les participants ayant peu progressé sont plus susceptibles de se retirer, biaisant ainsi les résultats finaux.
- **Solutions :**
  - **Analyser les données en intention de traiter (ITT) :** Inclure les participants ayant quitté l'étude dans l'analyse, en utilisant leurs dernières données disponibles.
  - **Mettre en place des stratégies de rétention :** Maintenir l'engagement des participants par des rappels réguliers, des compensations ou un soutien personnalisé pour éviter les abandons.

Tableau Comparatif de Biais des Etudes Observationnelles

Type de biais	Description	Impact	Stratégies de réduction	Exemple pratique
Biais de sélection	L'échantillon étudié n'est pas représentatif de	Les résultats ne peuvent pas être généralisés à la	- **Randomisation** : Assigner les participants aux	- Étude clinique où seuls des patients jeunes et

Type de biais	Description	Impact	Stratégies de réduction	Exemple pratique
	la population cible.	population entière (manque d'externalité).	groupes de manière aléatoire.- **Stratification** : Assurer un échantillonnage équilibré selon des variables clés.	en bonne santé sont inclus, excluant les personnes âgées ou à risque.
Biais de confusion	Une variable externe (confondante) influence à la fois l'exposition et le résultat.	Attribution incorrecte de l'effet observé à la variable d'intérêt plutôt qu'à la variable confondante.	- **Ajustement statistique** : Ajuster pour les variables confondantes (ex. : régression multivariée).- **Appariement** : Comparer des groupes équilibrés selon les confondants.	- Dans une étude sur le tabagisme et le cancer, l'âge pourrait être une variable confondante car il influence les deux.
Biais d'information	Les données collectées sont inexactes ou incorrectes en raison d'erreurs de mesure ou de classification.	Affecte la validité des résultats, introduisant des erreurs systématiques dans l'analyse.	- **Validation des outils** : Utiliser des instruments de mesure standardisés et validés.- **Formation** : Former les enquêteurs pour réduire les erreurs de collecte.	- Utilisation d'un tensiomètre mal calibré dans une étude sur la pression artérielle.
Biais de mémoire	Les participants ne se souviennent pas avec précision des expositions passées ou des événements.	Peut fausser les données dans les études rétrospectives.	- **Questionnaires structurés** : Utiliser des outils pour guider les réponses.- **Données secondaires** : Compléter par des données objectives (dossiers médicaux).	- Étude rétrospective où des participants doivent se souvenir de leur régime alimentaire 5 ans plus tôt.
Biais d'attrition	Perte de participants pendant une étude, entraînant un déséquilibre	Réduit la validité interne des résultats et peut biaiser les conclusions.	- **Analyse en intention de traiter (ITT)** : Inclure tous les participants initialement randomisés.-	- Dans une étude clinique, 30 % des participants du groupe témoin abandonnent

Type de biais	Description	Impact	Stratégies de réduction	Exemple pratique
	entre les groupes.		**Stratégies de suivi** : Maintenir un contact régulier avec les participants.	l'étude, faussant les comparaisons.

Résumé des Solutions Clés:

1. **Biais de sélection** : Randomisation et stratification pour garantir la représentativité.
2. **Biais de confusion** : Ajustement statistique (ex. : régression multivariée) ou appariement des groupes.
3. **Biais d'information** : Validation et standardisation des outils de collecte, et formation des enquêteurs.
4. **Biais de mémoire** : Complément avec des données objectives et structuration des questionnaires.
5. **Biais d'attrition** : Analyse en intention de traiter (ITT) et suivi proactif des participants.

4. Études de Cas : Applications des Méthodes Observationnelles

Étude 1 : Impact des Aliments Ultra-transformés

- **Contexte** : Étude de cohorte pour évaluer la relation entre consommation alimentaire et maladies cardiaques.
- **Déroulement** : Suivi de 10 000 participants sur 10 ans, collecte des habitudes alimentaires via des questionnaires validés.
- **Résultats** : Augmentation de 20 % des risques cardiovasculaires pour chaque augmentation de 10 % d'aliments ultra-transformés consommés.
- **Leçon** : Importance de l'approche longitudinale pour établir des relations temporelles.

Étude 2 : Pollution et Asthme Infantile

- **Contexte** : Étude cas-témoins dans une population urbaine.
- **Déroulement** : Comparaison de 200 enfants asthmatiques avec 200 enfants en bonne santé. Collecte des données sur l'exposition à la pollution.
- **Résultats** : Une exposition accrue aux particules fines (PM2.5) était associée à un risque accru de 50 % de développer de l'asthme.

- **Leçon** : L'approche cas-témoins est efficace pour explorer des expositions environnementales rares.

Étude de Cas Visuelle

- **Exemple d'étude cohorte :** Impact des aliments ultra-transformés sur la santé cardiovasculaire.
- Diagramme de flux montrant :
    - Recrutement des participants (groupes exposés vs non exposés).
    - Suivi des résultats (développement de maladies cardiovasculaires).
    - Comparaison des risques entre groupes.

Diagramme de Flux d'une Etude Cohorte des Aliments Ultra-Transformés

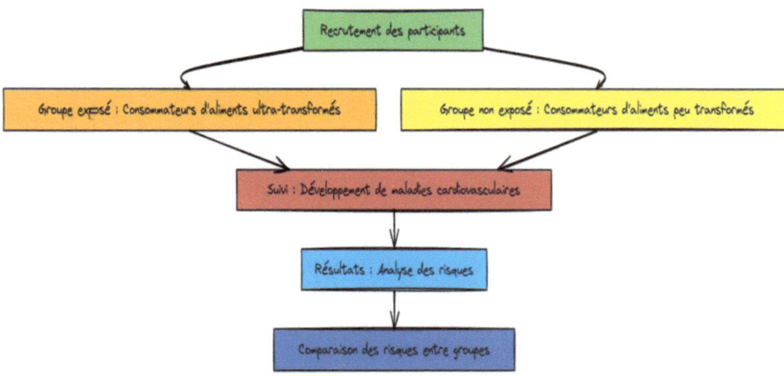

Ce diagramme de flux représente une étude cohorte sur l'impact des aliments ultra-transformés sur la santé cardiovasculaire.

5. Exercices Pratiques

Exercice : Étude sur le Mode de Vie et les Maladies Chroniques

- **Contexte** : Vous menez une étude transversale pour explorer le lien entre sédentarité et obésité.
- **Tâches** :
    1. Identifiez les biais possibles et proposez des solutions.
    2. Formulez deux hypothèses explorables.

3. Décrivez les outils et méthodes nécessaires.

Corrigé proposé:

1. Biais d'auto-déclaration (solution : questionnaire validé).
2. Hypothèses : a) Plus le temps sédentaire est élevé, plus l'indice de masse corporelle (IMC) est haut. b) Les niveaux de sédentarité varient selon l'âge.
3. Méthode : Questionnaire et accéléromètres pour mesurer l'activité physique.

Conclusion : Un Outil Incontournable

Les méthodes observationnelles jouent un rôle indispensable pour comprendre les relations entre expositions et résultats dans des contextes réels. Bien qu'elles aient des limites méthodologiques (biais, absence de causalité directe), elles restent complémentaires aux essais cliniques pour produire une vision globale et nuancée des phénomènes de santé.

Le prochain chapitre explorera les essais cliniques adaptatifs, une méthodologie innovante combinant rigueur et flexibilité pour répondre plus rapidement aux besoins cliniques tout en maintenant des standards scientifiques élevés.

Bibliographie

Livres et Références Fondamentales

- Rothman, K. J., Greenland, S., & Lash, T. L. (2008). *Modern Epidemiology* (3e éd.). Lippincott Williams & Wilkins.
- Gordis, L. (2020). *Epidemiology* (6e éd.). Elsevier Health Sciences.

Articles Scientifiques sur les Méthodes Observationnelles

- Hernán, M. A., & Robins, J. M. (2016). Using Big Data to Emulate a Target Trial When a Randomized Trial Is Not Available. *American Journal of Epidemiology, 183*(8), 758-764. https://doi.org/10.1093/aje/kwv254
- Song, J. W., & Chung, K. C. (2010). Observational Studies: Cohort and Case-Control Studies. *Plastic and Reconstructive Surgery, 126*(6), 2234-2242. https://doi.org/10.1097/PRS.0b013e3181f44abc

Guidelines et Méthodes d'Évaluation

- von Elm, E., Altman, D. G., Egger, M., Pocock, S. J., Gøtzsche, P. C., & Vandenbroucke, J. P. (2007). The Strengthening the Reporting of Observational Studies in Epidemiology (STROBE) Statement: Guidelines for Reporting Observational Studies. *PLoS Medicine, 4*(10), e296. https://doi.org/10.1371/journal.pmed.0040296
- Grimes, D. A., & Schulz, K. F. (2002). Bias and Causal Associations in Observational Research. *The Lancet, 359*(9302), 248-252. https://doi.org/10.1016/S0140-6736(02)07451-2

Études de Cas et Applications Pratiques

- Fiolet, T., Srour, B., Sellem, L., et al. (2018). Consumption of Ultra-Processed Foods and Cancer Risk: Results from NutriNet-Santé Prospective Cohort. *BMJ, 360*, k322. https://doi.org/10.1136/bmj.k322
- Dockery, D. W., & Pope, C. A. (1994). Acute Respiratory Effects of Particulate Air Pollution. *Annual Review of Public Health, 15*(1), 107-132. https://doi.org/10.1146/annurev.pu.15.050194.000543

Outils Statistiques et Analyse

- Hosmer, D. W., Lemeshow, S., & Sturdivant, R. X. (2013). *Applied Logistic Regression* (3e éd.). Wiley.
- Kleinbaum, D. G., Kupper, L. L., Nizam, A., & Rosenberg, E. S. (2013). *Applied Regression Analysis and Other Multivariable Methods* (5e éd.). Cengage Learning.

Perspectives Éthiques et Biais en Recherche Observationnelle

- Ioannidis, J. P. A. (2005). Why Most Published Research Findings Are False. *PLoS Medicine, 2*(8), e124. https://doi.org/10.1371/journal.pmed.0020124
- Bhopal, R. (2016). *Concepts of Epidemiology: Integrating the Ideas, Theories, Principles, and Methods of Epidemiology* (3e éd.). Oxford University Press.

Bases de Données et Surveillance

- WHO Global Health Observatory. (n.d.). Data Repository. World Health Organization. https://www.who.int/data/gho

- Centers for Disease Control and Prevention (CDC). (2022). Behavioral Risk Factor Surveillance System (BRFSS). https://www.cdc.gov/brfss

Exercices Interactifs

Exercice 1 : Identifier le Type d'Étude Observationnelle

Scénario : Vous êtes chargé d'analyser l'impact de la pollution atmosphérique sur l'incidence de l'asthme chez les enfants.

Tâches :

1. Associez chaque méthodologie d'étude observationnelle (transversale, cohorte, cas-témoins) au contexte suivant :
   - Mesurer la prévalence actuelle de l'asthme dans une ville.
   - Étudier l'incidence de l'asthme en suivant des enfants exposés ou non à la pollution sur 10 ans.
   - Comparer des enfants asthmatiques à des enfants non asthmatiques pour identifier les niveaux passés d'exposition à la pollution.

Corrigé :

- Prévalence actuelle : **Étude transversale.**
- Incidence : **Étude de cohorte.**
- Comparaison des expositions passées : **Étude cas-témoins.**

Exercice 2 : Réduire les Biais

Scénario : Une étude cas-témoins explore le lien entre la consommation de viande transformée et le cancer colorectal. Les participants doivent se souvenir de leur régime alimentaire des cinq dernières années.

Tâches :

1. Identifiez deux types de biais susceptibles de survenir.
2. Proposez des stratégies pour réduire ces biais.

Corrigé :

1. Types de biais :
   - **Biais de mémoire** : Les participants pourraient ne pas se souvenir avec précision de leur régime.
   - **Biais de sélection** : Les participants (cas et témoins) pourraient ne pas représenter la population générale.
2. Stratégies :
   - Compléter les données avec des dossiers médicaux ou des registres alimentaires, si disponibles.
   - Appairer les cas et témoins sur des variables clés comme l'âge et le sexe pour minimiser les différences de base.

Exercice 3 : Comparer les Méthodes

Scénario : Vous voulez étudier l'association entre l'utilisation de smartphones et les troubles du sommeil.

Tâches :

1. Proposez un plan basé sur une étude transversale, une étude de cohorte et une étude cas-témoins.
2. Comparez les avantages et limites des trois approches dans ce contexte.

Corrigé :

1. Plans proposés :
   - **Transversale** : Enquêter sur l'utilisation actuelle des smartphones et la qualité du sommeil dans une population donnée.
   - **Cohorte** : Suivre un groupe d'utilisateurs et de non-utilisateurs de smartphones sur 5 ans pour observer l'apparition de troubles du sommeil.
   - **Cas-témoins** : Comparer des individus souffrant de troubles du sommeil à des individus sans troubles pour évaluer leur utilisation passée des smartphones.
2. Comparaison :
   - **Transversale** : Rapide et économique, mais ne peut établir de lien temporel.
   - **Cohorte** : Permet d'établir une chronologie, mais coûteuse et longue.

- **Cas-témoins** : Idéal pour des troubles rares, mais sensible aux biais de mémoire.

Exercice 4 : Identifier les Confusions

Scénario : Une étude transversale observe une corrélation entre l'activité physique élevée et un faible taux de dépression.

Tâches :

1. Identifiez une variable confondante possible.
2. Proposez une méthode pour ajuster cette confusion dans l'analyse.

Corrigé :

1. Variable confondante : **Niveau socio-économique**, qui pourrait influencer à la fois l'activité physique et la dépression.
2. Méthode : Ajustement statistique à l'aide de modèles multivariés, comme une régression logistique.

QCM : Tester les Connaissances

1. **Quel type d'étude est le plus adapté pour mesurer la prévalence d'une maladie dans une population ?**

   a) Étude de cohorte

   b) Étude transversale ☑

   c) Étude cas-témoins

   d) Essai clinique

2. **Quelle est une limite majeure des études cas-témoins ?**

   a) Coût élevé

   b) Longue durée nécessaire

   c) Biais de mémoire ☑

   d) Incapacité à identifier des facteurs de risque

3. **Quelle méthodologie est idéale pour mesurer l'incidence d'une maladie ?**

   a) Étude transversale

   b) Étude cas-témoins

   c) Étude de cohorte ☑

   d) Essai adaptatif

4. **Quelle est une solution pour minimiser le biais de sélection dans une étude observationnelle ?**

   a) Randomisation

   b) Stratification ☑

   c) Blinding

   d) Régression logistique

5. **Quelle méthode pourrait aider à limiter le biais de mémoire dans une étude cas-témoins ?**

   a) Utiliser des données objectives ☑

   b) Utiliser un échantillonnage de convenance

   c) Prolonger la durée de l'étude

   d) Réduire la taille de l'échantillon

FAQ : Questions Fréquemment Posées

1. **Quelle est la principale différence entre une étude transversale et une étude de cohorte ?**
   - Une étude transversale mesure les données à un moment donné pour explorer des associations. Une étude de cohorte suit des individus dans le temps pour analyser des relations temporelles entre exposition et résultat.

2. **Les méthodes observationnelles peuvent-elles établir une causalité ?**
    - Non, elles identifient des associations. La causalité nécessite souvent des essais cliniques randomisés ou des approches analytiques robustes pour éliminer les biais.
3. **Quand utiliser une étude cas-témoins plutôt qu'une étude de cohorte ?**
    - Une étude cas-témoins est idéale pour les maladies rares ou lorsque le suivi longitudinal est impraticable en raison de contraintes de temps ou de coûts.
4. **Quels sont les principaux défis des études rétrospectives ?**
    - Les biais de mémoire, la qualité variable des données historiques, et l'incapacité à établir une relation temporelle claire entre exposition et maladie.
5. **Comment choisir entre un ajustement statistique et un appariement pour traiter les variables confondantes ?**
    - L'ajustement statistique est plus flexible et permet de traiter plusieurs confondants simultanément. L'appariement est utile lorsque le chercheur veut comparer directement des groupes équilibrés sur des variables spécifiques.

Chapitre 19 : Les Essais Cliniques Adaptatifs : Une Révolution dans la Recherche Biomédicale

Introduction : Allier Flexibilité et Rigueur dans les Essais Cliniques

Contexte

Les essais cliniques adaptatifs combinent innovation et méthode scientifique rigoureuse. Contrairement à leur équivalent classique, ces essais permettent d'introduire des ajustements en cours d'étude grâce à une collecte et une analyse continue des données. Cette approche a révolutionné les recherches médicales, en particulier dans des situations d'urgence comme la pandémie de COVID-19, où des essais tels que RECOVERY ont identifié rapidement des traitements efficaces.

Importance:

1. **Décisions en temps réel :** Facilite l'identification rapide des traitements efficaces.
2. **Réduction des coûts :** Concentre les ressources sur les interventions prometteuses.
3. **Meilleure protection :** Limite les risques pour les participants en ajustant les protocoles.
4. **Contexte graphique :** montrant un diagramme comparatif des étapes entre un essai classique (ligne droite) et un essai adaptatif (ligne flexible avec points de décision intermédiaires).

Diagramme Comparatif entre un Essai Classique et un Essai Adaptatif

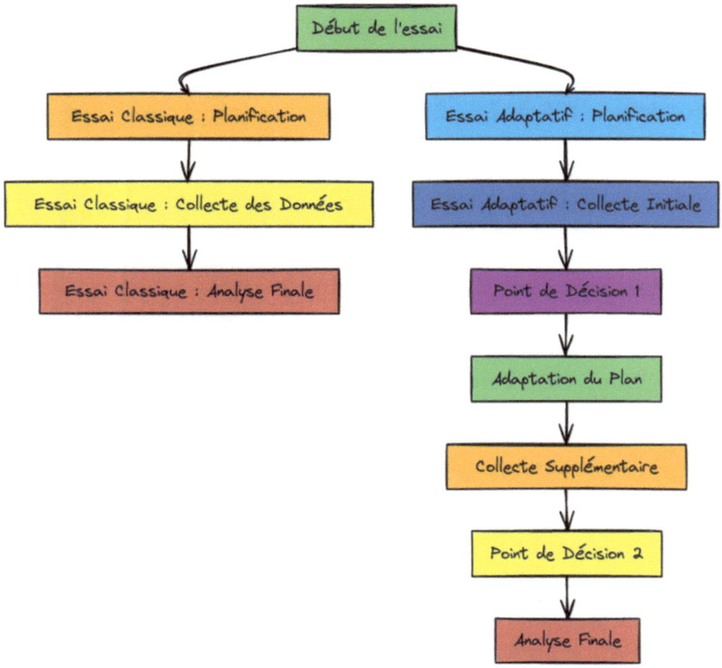

Ce diagramme compare les étapes entre un essai classique et un essai adaptatif.

Objectifs du Chapitre

Dans ce chapitre, nous allons :

1. Comprendre les principes fondamentaux des essais adaptatifs et en quoi ils diffèrent des essais classiques.
2. Explorer les types d'adaptations possibles, comme l'ajustement de l'échantillon ou l'arrêt anticipé.
3. Identifier les avantages et les défis liés à leur mise en œuvre.
4. Présenter des exemples concrets d'essais adaptatifs réussis.
5. Proposer des recommandations pratiques pour leur conception et leur exécution.

1. Qu'est-ce qu'un Essai Clinique Adaptatif ?

1.1 Définition

Un essai adaptatif est un processus itératif permettant d'ajuster les protocoles grâce à des analyses intermédiaires.

Graphique de la Progression d'un Essai Clinique Adaptatif

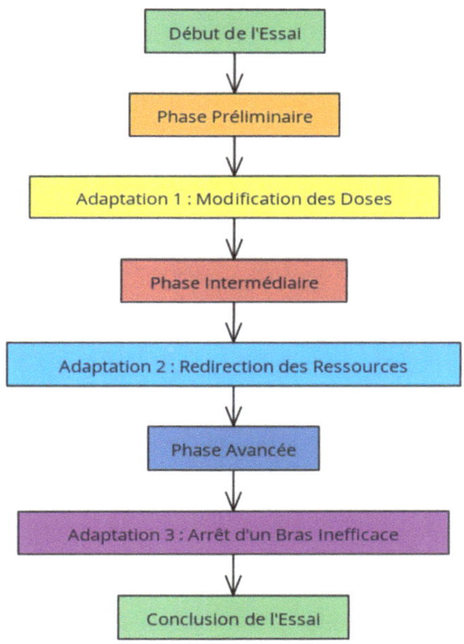

Ce graphique montre la progression d'un essai clinique adaptatif avec des étapes marquées par des adaptations, telles que :

- Modification des doses.
- Redirection des ressources vers un groupe spécifique.
- Arrêt d'un bras inefficace.

1.2 Caractéristiques Clés

1. **Flexibilité** :
   - Les ajustements possibles sont prédéterminés et basés sur des critères objectifs.

- Exemple : Modifier la répartition des participants si un bras de traitement montre une efficacité précoce.

2. **Données intermédiaires** :
   - Les décisions sont prises à partir d'analyses intermédiaires effectuées pendant l'essai, et non uniquement à la fin.

Diagramme de Flux pour la Randomisation Adaptative

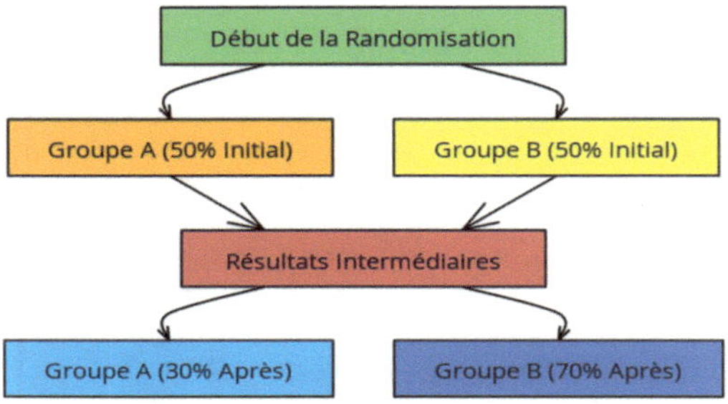

Ce diagramme montre comment les probabilités de randomisation changent en fonction des données intermédiaires. Par exemple :

- Groupe A : 50 % initial, puis réduit à 30 % après résultats intermédiaires.
- Groupe B : Passe de 50 % à 70 %.

3. **Optimisation des ressources** :
   - L'étude se concentre rapidement sur les stratégies les plus prometteuses, réduisant les efforts inutiles.

1.3 Comparaison avec les Essais Classiques

Tableau Comparatif des Différences entre les Essais Classiques et les Essais Adaptatifs

Aspect	Essai Classique (Fixe)	Essai Adaptatif
Flexibilité des protocoles	Le protocole est **fixe** et prédéfini dès le début de l'essai.	Le protocole est **flexible** et peut être modifié en cours d'essai (ex. : ajustement des doses, répartition des groupes).

Aspect	Essai Classique (Fixe)	Essai Adaptatif
Durée de l'essai	Peut être **plus long**, car les ajustements ne sont pas permis avant la fin de l'étude.	Peut être **réduit**, car les modifications en temps réel permettent de se concentrer sur les options les plus prometteuses.
Efficacité de l'utilisation des ressources	Utilisation parfois **moins optimisée** (ressources investies dans des bras ou hypothèses peu efficaces).	Utilisation **plus efficace** des ressources grâce à des adaptations qui éliminent les options peu performantes.

Les essais adaptatifs offrent donc une approche plus souple et optimisée, mais peuvent nécessiter une planification et une supervision plus complexes.

2. Les Types d'Adaptations dans les Essais

Organigramme des Adaptations Potentielles dans une Etude

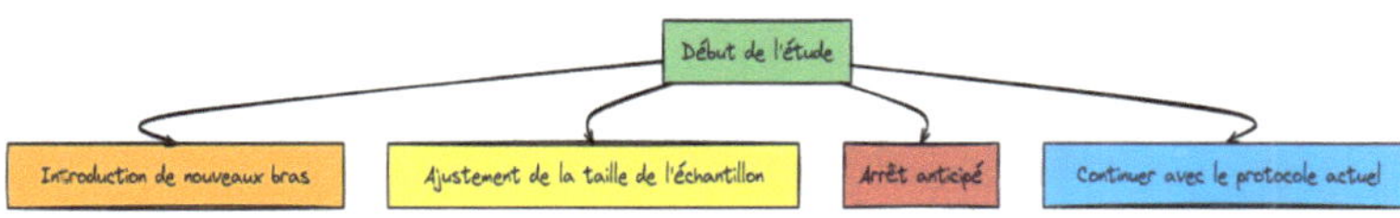

Cet organigramme illustre les adaptations potentielles dans une étude.

2.1 Ajustement de la Taille de l'Échantillon

- **Description** : Augmenter ou réduire le nombre de participants pour garantir une puissance statistique suffisante.
- **Exemple** : Si les résultats intermédiaires montrent une variabilité plus importante que prévue, il peut être nécessaire d'élargir l'échantillon.
- **Avantages** : Évite de sous-estimer ou de surestimer la taille de l'échantillon nécessaire, optimisant ainsi les ressources.

2.2 Modification des Critères d'Évaluation

- **Description** : Ajuster les objectifs primaires ou secondaires pour mieux refléter les données émergentes.
- **Exemple** : Dans une étude oncologique, passer d'une mesure de survie globale à une mesure de survie sans progression si cela s'avère plus pertinent.
- **Avantages** : Augmente la pertinence clinique des résultats.

2.3 Ajout ou Suppression de Bras de Traitement

- **Description** : Introduire un nouveau bras pour tester un traitement prometteur ou éliminer un bras inefficace ou toxique.
- **Exemple** : Lors d'un essai COVID-19, intégrer un nouveau bras combinant deux antiviraux en cours d'étude.
- **Avantages** : Réoriente rapidement l'étude vers les options les plus efficaces.

Graphique de Surveillance Intérimaire des Données

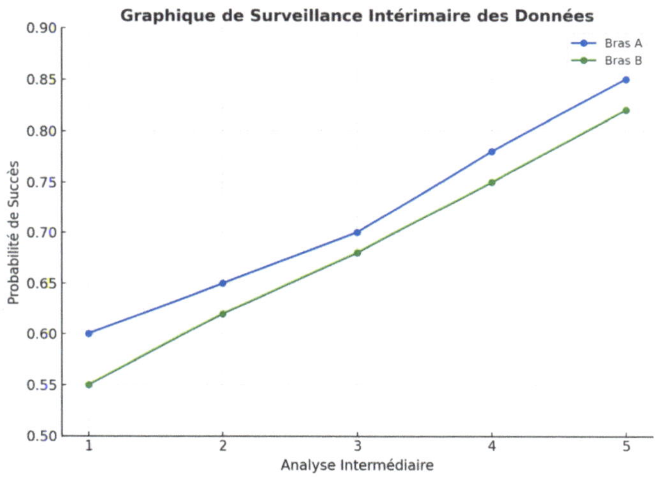

Ce graphique de surveillance intérimaire des données montre la probabilité de succès pour chaque bras d'un essai clinique après chaque analyse intermédiaire :

- **Bras A (Courbe Bleue) :** Montre l'évolution de la probabilité de succès pour le premier groupe.
- **Bras B (Courbe Verte) :** Illustre la probabilité de succès pour le second groupe.

Ce graphique permet de suivre les performances de chaque bras et d'identifier des tendances significatives au fil des analyses.

Modèle Bayésien pour l'Evaluation Adaptative

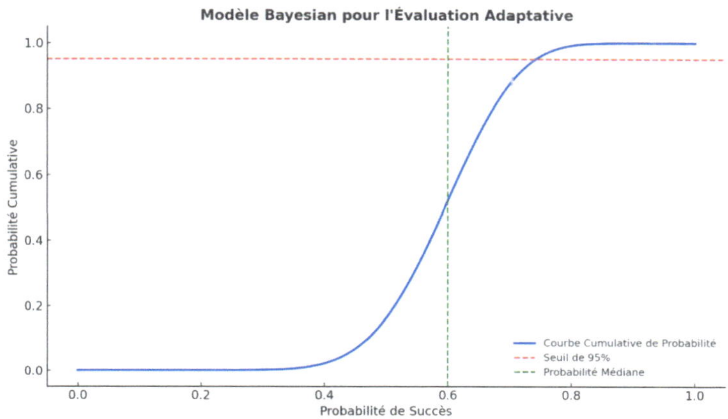

Ce modèle bayésien pour l'évaluation adaptative, illustré par une courbe de probabilité cumulative :

- **Courbe bleue :** Représente la probabilité cumulative pour le bras de traitement en fonction des résultats cumulés.
- **Seuil de 95 % (ligne rouge) :** Indique le niveau de confiance souhaité pour déterminer le succès.
- **Probabilité médiane (ligne verte) :** La probabilité où la distribution cumulative atteint 50 %.

Ce graphique aide à visualiser comment les résultats influencent les décisions dans un cadre adaptatif.

2.4 Arrêt Anticipé

- **Description** : Mettre fin à un essai plus tôt que prévu en cas de succès (efficacité prouvée) ou d'échec (futilité).
- **Exemple** : Si un vaccin montre une efficacité de 95 % lors d'une analyse intermédiaire, l'essai peut être arrêté pour succès précoce.
- **Avantages** : Réduit les coûts et protège les participants en minimisant les risques inutiles.

Stop Plot de décision dans un essai clinique

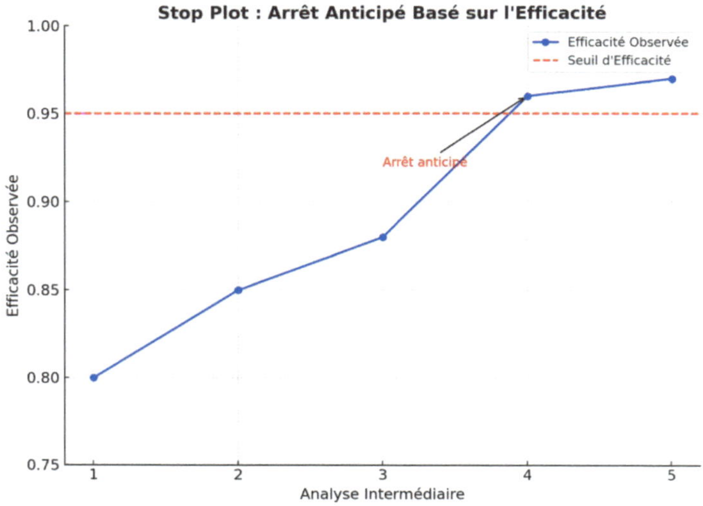

Ce "stop plot" montrant un arrêt anticipé basé sur l'efficacité :

- **Efficacité Observée :** Courbe bleue illustrant les valeurs observées à chaque analyse intermédiaire.
- **Seuil d'Efficacité :** Ligne rouge pointillée représentant le niveau prédéfini pour arrêter l'essai.
- **Arrêt Anticipé :** Annoté sur la courbe au point où l'efficacité dépasse le seuil.

Ce graphique aide à visualiser les points de décision dans un essai clinique.

Synthèse Rapide:

- **Ajustement de la taille de l'échantillon** : Flexibilité pour garantir une puissance suffisante.
- **Modification des critères d'évaluation** : Adaptation aux nouvelles données pour mieux atteindre les objectifs.
- **Ajout ou suppression de bras** : Réallocation des ressources aux options les plus prometteuses.
- **Arrêt anticipé** : Gain de temps et protection des participants en cas d'évidence claire.

Tableau de Quatre Types Principaux d'Adaptations d'Essai contre le COVID-19

Type d'adaptation	Description	Exemple spécifique pour un essai COVID-19	Avantages	Inconvénients
1. Ajustement de la taille de l'échantillon	Modifier le nombre de participants en fonction des résultats intermédiaires.	Ajouter des patients si l'efficacité d'un vaccin reste incertaine après une première analyse.	- Permet d'atteindre une puissance statistique suffisante.- Évite un échantillon sous-dimensionné ou sur-dimensionné.	- Prolonge potentiellement la durée de l'essai.- Risque de déséquilibre statistique.
2. Modification des critères d'évaluation	Changer les critères primaires ou secondaires pour refléter de nouvelles priorités ou données.	Remplacer un critère basé uniquement sur la réduction de l'hospitalisation par un critère combiné (hospitalisation + rémission).	- Permet de mieux répondre aux objectifs cliniques.- S'adapte à des connaissances émergentes sur le COVID-19.	- Nécessite une justification rigoureuse.- Peut compliquer l'interprétation des résultats finaux.
3. Ajout ou suppression de bras de traitement	Introduire ou supprimer un groupe de traitement en fonction des données intermédiaires.	Intégrer un traitement antiviral prometteur testé dans une autre étude.	- Optimise l'évaluation de traitements prometteurs.- Réduit les ressources gaspillées sur des options peu efficaces.	- Augmente la complexité du protocole.- Risque de confusion dans l'analyse statistique.
4. Arrêt anticipé	Interrompre un essai plus tôt en cas de résultats clairs (efficacité ou inefficacité).	Arrêter l'essai si un vaccin montre une réduction significative des hospitalisations après l'analyse intermédiaire.	- Réduit les coûts et la durée.- Protège les participants contre des interventions inutiles ou inefficaces.	- Risque d'arrêter trop tôt et de manquer des effets secondaires tardifs ou des résultats à long terme.

Ce tableau synthétique détaille les quatre types principaux d'adaptations avec un exemple appliqué à un essai contre le COVID-19

Points-clés pour un essai COVID-19 :

- **Ajustement de la taille** : Essentiel pour gérer l'incertitude lors d'une pandémie où les données évoluent rapidement.
- **Ajout de bras** : Permet de tester plusieurs options, par exemple des antiviraux émergents ou des combinaisons vaccinales.
- **Flexibilité et rapidité** sont des atouts majeurs des essais adaptatifs pour des contextes comme celui de la COVID-19.

3. Avantages des Essais Adaptatifs

1. **Efficacité accrue** :
   - Les délais sont raccourcis en prenant des décisions au fil de l'étude.
2. **Optimisation des Ressources** :
   - Les efforts sont concentrés sur les options les plus prometteuses, ce qui évite le gaspillage.
3. **Sécurité des Participants** :
   - Les analyses intermédiaires permettent de garantir une surveillance constante des risques et des bénéfices.

4. Avantages et Défis des Essais Adaptatifs

4.1 Avantages :

- **Efficacité accrue :** Un graphique linéaire comparant le temps nécessaire à la conclusion entre essais adaptatifs et classiques.
- **Optimisation des ressources :** Diagramme en barres montrant les économies réalisées en supprimant les traitements inefficaces.
- **Sécurité accrue :** Tableau croisé des taux de réduction des effets secondaires liés à des arrêts précoces.

4.2 Défis méthodologiques et éthiques:

- **Complexité de la planification :** Requiert des experts en méthodologie et des outils statistiques robustes.
- **Consentement éclairé :** Nécessite de détailler les mécanismes d'adaptation aux participants dès le départ.

5. Études de Cas : Exemples d'Essais Adaptatifs Réussis

1. *Essai RECOVERY :*
    - **Contexte :** Recherche accélérée pour trouver des traitements contre le COVID-19.
    - **Adaptations :** Suppression de l'hydroxychloroquine, ajout de bras combinés.
    - **Résultats :** Identification rapide de la dexaméthasone.
    - **Leçon clé :** Intégration d'une méthodologie adaptative dans des contextes d'urgence.
2. *Oncologie :*
    - **Contexte :** Traitements combinés pour le cancer.
    - **Adaptation :** Réduction des bras inefficaces pour maximiser les ressources.
    - **Résultat graphique :** Forest plot montrant une réduction de la mortalité liée à la suppression des bras non performants.

Conclusion : Flexibilité au Service de la Recherche Médicale

Les essais adaptatifs combinent une méthodologie flexible et une rigueur scientifique, permettant une meilleure allocation des ressources, une accélération des découvertes cliniques, et une sécurité accrue pour les participants. Malgré leurs défis, ils représentent une avancée incontournable dans le domaine de la recherche clinique.

Le chapitre suivant abordera une autre facette de la recherche clinique : les études qualitatives, qui permettent d'explorer les perceptions, les comportements et les expériences des patients et des soignants, complétant ainsi les données quantitatives pour une vision plus globale des soins de santé.

Bibliographie

Livres et Références Fondamentales

- Chow, S. C., & Chang, M. (2011). *Adaptive Design Methods in Clinical Trials* (2e éd.). Chapman & Hall/CRC Biostatistics Series.
- Berry, S. M., Carlin, B. P., Lee, J. J., & Muller, P. (2010). *Bayesian Adaptive Methods for Clinical Trials.* CRC Press.
- Gallo, P., Krams, M., & Chuang-Stein, C. (2006). *Adaptive Designs in Clinical Drug Development—An Executive Summary. European Journal of Pharmaceutical Sciences, 28*(1-2), 1-13.

Articles Scientifiques sur les Essais Adaptatifs

- Pallmann, P., Bedding, A. W., Choodari-Oskooei, B., et al. (2018). Adaptive Designs in Clinical Trials: Why Use Them, and How to Run and Report Them. *BMC Medicine, 16*(1), 29. https://doi.org/10.1186/s12916-018-1017-7
- FDA. (2018). *Adaptive Designs for Clinical Trials of Drugs and Biologics: Guidance for Industry*. U.S. Food and Drug Administration. https://www.fda.gov/media/78495/download

Exemples Pratiques et Études de Cas

- Horby, P., Lim, W. S., Emberson, J. R., et al. (2021). Dexamethasone in Hospitalized Patients with Covid-19. *The New England Journal of Medicine, 384*(8), 693-704. https://doi.org/10.1056/NEJMoa2021436
- Saville, B. R., & Berry, S. M. (2016). Efficiencies of Platform Clinical Trials: A Vision of the Future. *Clinical Trials, 13*(3), 358-366. https://doi.org/10.1177/1740774515626362

Guidelines et Recommandations Réglementaires

- FDA. (2019). *Guidance for Industry: Adaptive Design Clinical Trials for Drugs and Biologics*. U.S. Food and Drug Administration. https://ww w.fda.gov
- EMA. (2007). *Reflection Paper on Methodological Issues in Confirmatory Clinical Trials Planned with an Adaptive Design*. European Medicines Agency. https://www.ema.europa.eu

Perspectives Éthiques et Méthodologiques

- Korn, E. L., & Freidlin, B. (2017). Adaptive Clinical Trials: Advantages and Disadvantages of Various Adaptive Design Elements. *Journal of the National Cancer Institute, 109*(6), djx013. https://doi.org/10.1093/jnci/djx013
- Meurer, W. J., Lewis, R. J., & Berry, D. A. (2012). Adaptive Clinical Trials: A Partial Remedy for the Therapeutic Misconception? *JAMA, 307*(22), 2377-2378. https://doi.org/10.1001/jama.2012.6468

Bases de Données et Ressources en Ligne

- ClinicalTrials.gov. (n.d.). Adaptive Design Clinical Trials. U.S. National Library of Medicine. https://clinicaltrials.gov
- WHO. (n.d.). International Clinical Trials Registry Platform (ICTRP). World Health Organization. https://www.who.int/clinical-trials-registry

Exercices Interactifs

Exercice : Analyse Critique d'une Étude

Étudiez le résumé suivant et répondez aux questions pour renforcer vos capacités d'analyse critique :

Résumé d'étude :

Un essai clinique adaptatif évalue un nouveau traitement pour l'hypertension. Après l'analyse intermédiaire des 100 premiers patients, les chercheurs ont augmenté le nombre total de participants de 200 à 300 en raison d'une variabilité plus élevée que prévu. Ils ont également ajusté la dose médiane du médicament testé.

Questions d'analyse critique :

1. Les ajustements apportés (augmentation du nombre de participants et modification de la dose) sont-ils justifiables ? Pourquoi ?
2. Quels sont les risques que ces adaptations introduisent des biais dans les résultats ?
3. Proposez des mesures spécifiques pour réduire ces biais tout en permettant les adaptations.

Exemple de réponses attendues :

1. **Justification des ajustements :** Oui, l'augmentation du nombre de participants est justifiée pour améliorer la puissance statistique face à une variabilité élevée. L'ajustement de la dose est pertinent si des données intermédiaires montrent qu'une dose différente est plus efficace.
2. **Risques de biais :** Les adaptations peuvent introduire un biais d'information si les données sont interprétées de manière subjective ou si les investigateurs influencent les résultats.

3. **Mesures correctives :**
    - Utiliser des méthodes de randomisation dynamique pour garantir une répartition équitable après ajustement.
    - Mettre en place un comité indépendant pour valider les modifications.

Auto-Evaluation : Questions à Choix Multiples (QCM)

Testez vos connaissances sur la méthodologie adaptative avec les questions suivantes :

Question 1

Quelle est la principale caractéristique d'un essai clinique adaptatif ?

A) Une randomisation fixe tout au long de l'étude.

B) Une modification du protocole basée sur les résultats intermédiaires.

C) Une absence de groupe témoin.

D) Une durée d'étude prédéterminée sans ajustement possible.

Question 2 :

Quels outils sont couramment utilisés pour garantir que les adaptations n'introduisent pas de biais ?

A) La stratification et la randomisation dynamique.

B) L'analyse descriptive uniquement.

C) L'absence d'ajustement après modification.

D) Une collecte de données uniquement qualitative.

Question 3 :

Quelle adaptation est souvent considérée dans les essais cliniques adaptatifs ?

A) Modification du nombre de participants nécessaires.

B) Changement des critères d'inclusion après analyse finale.

C) Remplacement des investigateurs en cours d'étude.

D) Ignorer les données intermédiaires.

Réponses Correctes :

1. B, 2) A, 3) A.

FAQ

Q1 : Les adaptations dans les essais cliniques augmentent-elles nécessairement les biais ?

R : Non, si elles sont réalisées de manière rigoureuse. Les adaptations, comme l'ajustement des doses ou l'augmentation du nombre de participants, peuvent améliorer la validité de l'étude. Cependant, des méthodologies robustes (randomisation, mise en aveugle, comités indépendants) sont nécessaires pour limiter les risques de biais.

Q2 : Comment garantir que les adaptations n'affectent pas la validité des résultats ?

R : Plusieurs mesures peuvent être prises, notamment :

- L'analyse des résultats intermédiaires par un comité indépendant pour éviter les interprétations subjectives.
- La documentation claire de chaque modification et sa justification.
- L'utilisation de techniques statistiques avancées pour ajuster les résultats en fonction des adaptations.

Q3 : Les adaptations impactent-elles toujours la reproductibilité des études ?

R : Pas nécessairement. Les adaptations doivent être planifiées à l'avance dans le protocole d'étude (méthodologie adaptative pré-spécifiée). Lorsque cela est bien documenté, la reproductibilité est maintenue. Toutefois, des biais peuvent apparaître si les modifications sont mal encadrées ou non justifiées.

Q4 : Les adaptations sont-elles acceptées par les comités éthiques et les régulateurs ?

R : Oui, à condition qu'elles soient justifiées, scientifiquement fondées, et prévues dans le protocole initial. Les régulateurs, comme la FDA ou l'EMA, reconnaissent l'importance des essais adaptatifs et encouragent leur utilisation dans certains contextes.

Chapitre 20 : Les Études Qualitatives en Recherche Clinique : Comprendre les Expériences Humaines

Introduction : Approche Contextuelle et Humaine dans la Recherche Clinique

Contexte

Les études qualitatives constituent une méthodologie essentielle en recherche clinique, permettant d'examiner en profondeur les perceptions, expériences et comportements des individus dans leur environnement naturel. Contrairement aux approches quantitatives, qui visent à mesurer et à quantifier les phénomènes, les études qualitatives cherchent à répondre aux questions « pourquoi » et « comment » en s'intéressant aux aspects subjectifs et contextuels. Par exemple, elles peuvent expliquer pourquoi certains patients éprouvent des difficultés à suivre un traitement ou comment les interactions avec les soignants influencent les résultats de santé.

Importance

Les études qualitatives ne se contentent pas de compléter les méthodes quantitatives : elles offrent une perspective irremplaçable pour améliorer les décisions cliniques et concevoir des interventions adaptées aux besoins réels des patients. Cependant, pour produire des résultats crédibles et utiles, ces recherches nécessitent une rigueur méthodologique afin d'éviter les biais et les conclusions non fondées.

Objectifs du Chapitre

1. Décrire les principes clés des études qualitatives et leur pertinence en santé.
2. Explorer les méthodes qualitatives les plus utilisées, comme les entretiens semi-directifs, les groupes de discussion et l'observation.
3. Détailler les étapes nécessaires pour concevoir et conduire une étude qualitative rigoureuse.
4. Introduire les principales techniques d'analyse des données, telles que l'analyse thématique et l'analyse de contenu.
5. Illustrer ces concepts avec des exemples concrets pour montrer leur application pratique.

1. Principes Fondamentaux des Études Qualitatives

1.1 Définition

Les études qualitatives sont des approches méthodologiques centrées sur l'exploration des phénomènes humains dans leur contexte naturel. Elles se concentrent sur les perceptions, expériences et croyances des individus, tout en tenant compte des interactions sociales et des dynamiques environnementales.

- **Objectif principal** : Comprendre les dimensions subjectives et complexes des phénomènes étudiés.
- **Différence avec les méthodes quantitatives** : Alors que les méthodes quantitatives mesurent des relations causales et des tendances chiffrées, les études qualitatives explorent des phénomènes plus nuancés et contextuels.

1.2 Importance en Santé

Les études qualitatives sont essentielles pour :

- **Explorer des phénomènes complexes** : Comprendre les barrières psychologiques ou sociales empêchant l'adhésion à un traitement, ou encore analyser les perceptions des patients sur leur qualité de vie.
- **Améliorer les interventions** : Concevoir et évaluer des programmes de soins adaptés aux réalités spécifiques des populations étudiées.
- **Humaniser les soins** : Apporter une perspective centrée sur l'expérience humaine, souvent négligée dans les recherches quantitatives.

1.3 Exemples de Questions Qualitatives en Recherche Clinique

1. **Perceptions et expériences** :
   - Comment les patients atteints de cancer perçoivent-ils leur qualité de vie après une chimiothérapie ?
   - Quelles sont les expériences des infirmiers confrontés à des patients en fin de vie ?
2. **Obstacles et facilitateurs** :
   - Quels défis rencontrent les patients atteints de diabète dans la gestion quotidienne de leur traitement ?
   - Quels facteurs influencent l'adoption de nouvelles technologies médicales par les soignants ?

2. Differentes Etudes Qualitatives

Les études qualitatives en médecine et santé publique jouent un rôle essentiel dans la compréhension des expériences, perceptions et comportements des individus ou des groupes, en lien avec la santé, les soins ou les politiques. Ces études se basent généralement sur des méthodes non numériques, telles que les entretiens, les observations et les groupes de discussion, pour explorer des phénomènes complexes. Voici un aperçu des principaux types d'études qualitatives utilisées en médecine et santé publique :

2.1. Études Phénoménologiques

But : Comprendre en profondeur l'expérience vécue par les individus concernant un phénomène particulier (maladie, soins, etc.).

- **Exemple :** Étudier l'expérience des patients atteints d'un cancer lors de leur parcours de soins.
- **Approche :** Utilise des entretiens approfondis pour explorer les émotions, perceptions et significations que les participants attribuent à leur expérience.
- **Contribution :** Permet de mettre en lumière les besoins émotionnels et psychologiques des patients, souvent négligés par les approches quantitatives.

2.2. Études Ethnographiques

But : Étudier les comportements, pratiques, cultures et interactions dans leur contexte social ou environnemental naturel.

- **Exemple :** Observer les interactions entre les soignants et les patients dans un service hospitalier.
- **Approche :** Repose sur des observations sur le terrain, parfois combinées à des entretiens, pour saisir les dynamiques sociales et culturelles.
- **Contribution :** Aide à adapter les politiques et interventions en fonction des particularités culturelles et contextuelles des groupes étudiés.

2.3. Études de Théorisation Ancrée (Grounded Theory)

But : Développer une théorie ou un modèle expliquant un processus social à partir des données collectées.

- **Exemple :** Élaborer une théorie sur la manière dont les patients atteints d'une maladie chronique s'auto-gestionnent au quotidien.
- **Approche :** Recueille et analyse les données simultanément pour identifier des thèmes et concepts émergents, qui alimentent la construction de la théorie.
- **Contribution :** Fournit des modèles conceptuels utiles pour guider des interventions et politiques de santé.

2.4. Études Narratives

But : Explorer les récits individuels pour comprendre comment les gens donnent un sens à leur expérience de santé ou de maladie.

- **Exemple :** Analyser les récits de femmes ayant vécu un accouchement traumatique pour comprendre leurs besoins de soutien.
- **Approche :** Recueille des histoires personnelles sous forme de récits ou témoignages pour analyser les significations et les trajectoires individuelles.
- **Contribution :** Permet de mettre en avant la dimension humaine des parcours de santé et d'informer des pratiques centrées sur le patient.

2.5. Études par Approche Participative (Recherche Action Participative)

But : Impliquer activement les participants dans le processus de recherche pour co-construire des solutions adaptées à leurs besoins.

- **Exemple :** Collaborer avec une communauté pour concevoir des interventions visant à améliorer l'accès aux soins.
- **Approche :** Associe les participants comme partenaires dans toutes les étapes de la recherche (de la conception à l'analyse).
- **Contribution :** Permet de développer des interventions adaptées au contexte spécifique et acceptées par la communauté.

2.6. Études Descriptives Qualitatives

But : Fournir une description détaillée et complète d'un phénomène ou d'un sujet particulier.

- **Exemple :** Décrire les perceptions des patients sur la communication avec leurs médecins lors de consultations.

- **Approche :** Utilise des entretiens semi-structurés ou des observations pour recueillir des informations détaillées, sans nécessairement chercher à élaborer une théorie.
- **Contribution :** Fournit des bases solides pour des études ultérieures ou des actions pratiques.

2.7. Études Axées sur l'Analyse Thématique

But : Identifier et analyser les thèmes récurrents dans les données qualitatives.

- **Exemple :** Identifier les principaux facteurs influençant l'adhésion des patients aux traitements.
- **Approche :** Les données issues d'entretiens ou de groupes de discussion sont codées pour dégager des thèmes clés.
- **Contribution :** Fournit des résultats clairs et synthétiques qui peuvent être utilisés pour orienter des interventions ciblées.

2.8. Études de Cas

But : Étudier un cas spécifique (individu, groupe, événement ou organisation) de manière approfondie.

- **Exemple :** Étudier la mise en œuvre d'un programme de santé publique dans une région particulière.
- **Approche :** Combine diverses sources de données (entretiens, documents, observations) pour explorer tous les aspects du cas.
- **Contribution :** Fournit des leçons pratiques qui peuvent être appliquées dans des contextes similaires.

2.9. Études Centrées sur les Groupes de Discussion

But : Recueillir les points de vue collectifs et les dynamiques de groupe sur un sujet précis.

- **Exemple :** Comprendre les perceptions des professionnels de santé sur les barrières à la vaccination.
- **Approche :** Regroupe un petit nombre de participants pour des discussions guidées par un modérateur.
- **Contribution :** Permet d'explorer les consensus, divergences et interactions sociales sur une question donnée.

En conclusion, ces différentes approches qualitatives permettent de répondre à des questions complexes, souvent négligées par les études quantitatives, en se concentrant sur le "**comment**" et le "**pourquoi**" des phénomènes liés à la santé. Chaque type d'étude a des forces spécifiques en fonction des objectifs de la recherche et du contexte étudié.

Tableau Synthétique et Comparatif des Principales Etudes Qualitatives

Type d'étude	But	Approche	Contribution	Exemple
Études phénoménologiques	Comprendre en profondeur l'expérience vécue par les individus concernant un phénomène particulier.	Entretiens approfondis pour explorer les émotions, perceptions et significations attribuées à l'expérience.	Permet de révéler les besoins émotionnels et psychologiques des patients souvent ignorés.	Étudier l'expérience des patients atteints d'un cancer lors de leur parcours de soins.
Études ethnographiques	Étudier les comportements, pratiques, et cultures dans leur contexte social ou environnemental.	Observations sur le terrain, combinées parfois à des entretiens, pour capturer les dynamiques sociales.	Aide à adapter les politiques et interventions en fonction des particularités culturelles.	Observer les interactions entre soignants et patients dans un service hospitalier.
Études de théorisation ancrée	Développer une théorie ou un modèle expliquant un processus social à partir des données collectées.	Recueil et analyse simultanés des données pour identifier des concepts et thèmes émergents.	Fournit des modèles conceptuels utiles pour guider les interventions et politiques de santé.	Élaborer une théorie sur la gestion quotidienne des maladies chroniques par les patients.
Études narratives	Explorer les récits individuels pour comprendre comment les gens donnent un sens à leur expérience.	Recueille des histoires personnelles sous forme de récits ou témoignages pour analyser les trajectoires.	Met en lumière la dimension humaine des parcours de santé et informe des pratiques centrées sur le patient.	Analyser les récits de femmes ayant vécu un accouchement traumatique pour comprendre leurs besoins.

Type d'étude	But	Approche	Contribution	Exemple
Recherche Action Participative	Impliquer activement les participants pour co-construire des solutions adaptées à leurs besoins.	Associe les participants comme partenaires dans toutes les étapes de la recherche.	Développe des interventions adaptées et acceptées par la communauté étudiée.	Collaborer avec une communauté pour améliorer l'accès aux soins dans une région défavorisée.
Études descriptives qualitatives	Fournir une description détaillée et complète d'un phénomène ou d'un sujet particulier.	Entretiens semi-structurés ou observations pour recueillir des données détaillées.	Fournit des bases solides pour des études futures ou des actions pratiques.	Décrire les perceptions des patients sur la communication avec leurs médecins lors des consultations.
Études axées sur l'analyse thématique	Identifier et analyser les thèmes récurrents dans les données qualitatives.	Les données (entretiens, groupes de discussion) sont codées pour dégager des thèmes clés.	Fournit des résultats clairs et synthétiques pour orienter des interventions ciblées.	Identifier les principaux facteurs influençant l'adhésion des patients aux traitements.
Études de cas	Étudier un cas spécifique (individu, groupe, événement, ou organisation) en profondeur.	Combine diverses sources de données (entretiens, documents, observations) pour explorer tous les aspects.	Fournit des leçons pratiques applicables dans des contextes similaires.	Étudier la mise en œuvre d'un programme de santé publique dans une région particulière.
Groupes de discussion	Recueillir les points de vue collectifs et les dynamiques de groupe sur un sujet précis.	Discussions guidées avec un petit nombre de participants modérées par un animateur.	Permet d'explorer les consensus, divergences, et interactions sociales sur une question donnée	Comprendre les perceptions des professionnels de santé sur les barrières à la vaccination.

Résumé Rapide des Approches Qualitatives :

1. **Études phénoménologiques** : Explorer l'expérience vécue individuelle pour mieux comprendre ses dimensions émotionnelles et psychologiques.
2. **Études ethnographiques** : Étudier les comportements et pratiques dans leur contexte social ou culturel.
3. **Théorisation ancrée** : Développer une théorie à partir des données collectées.
4. **Études narratives** : Analyser les récits personnels pour comprendre comment les individus donnent du sens à leur expérience.
5. **Recherche Action Participative** : Co-construire des solutions adaptées avec la communauté étudiée.
6. **Études descriptives qualitatives** : Fournir une description complète et détaillée d'un phénomène.
7. **Analyse thématique** : Identifier des thèmes clés dans les données pour des interventions ciblées.
8. **Études de cas** : Explorer un cas spécifique de manière approfondie.
9. **Groupes de discussion** : Recueillir des points de vue collectifs et étudier les interactions sociales.

3. Méthodes Qualitatives Courantes

3.1 Entretiens Semi-Directifs

- **Description** : Discussions flexibles basées sur un guide thématique, permettant d'explorer des sujets en profondeur tout en s'adaptant aux réponses du participant.
- **Points clés** :
  - Préparer un guide avec des questions ouvertes.
  - Enregistrer les entretiens pour garantir une transcription précise.
- **Exemples d'applications** :
  - Comprendre les perceptions des patients sur une thérapie innovante.
  - Explorer les ressentis des soignants face à des changements dans l'organisation des soins.

3.2 Groupes de Discussion

- **Description** : Discussions organisées avec plusieurs participants animées par un modérateur, pour explorer des idées collectives.
- **Avantages** :
    - Permet de recueillir une diversité de points de vue grâce aux interactions entre les participants.
- **Limites** :
    - Les sujets sensibles peuvent être abordés avec réticence.
    - Certains participants peuvent dominer la discussion, biaisant ainsi les résultats.
- **Exemple** :
    - Étudier les opinions des patients sur un programme de prévention des maladies cardiovasculaires.

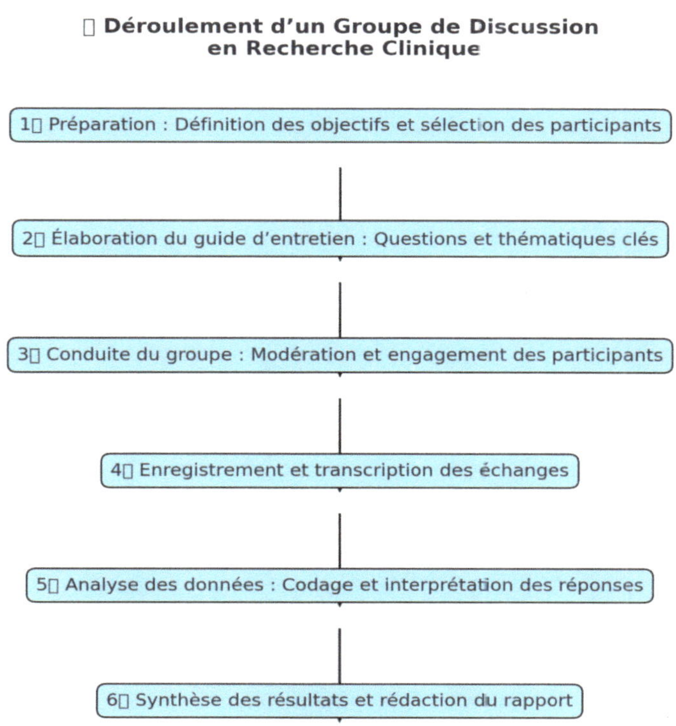

Le **diagramme de déroulement d'un groupe de discussion** en **recherche clinique qualitative**. Il présente les **six étapes clés** allant de la préparation à la rédaction du rapport.

Ce processus permet de **comprendre les expériences humaines** dans un cadre clinique en recueillant des **données qualitatives riches** via des discussions structurées et analysées de manière rigoureuse.

Ce diagramme représentant le déroulement d'un groupe de discussion, incluant la composition, les étapes principales, et le rôle du modérateur.

3.3 Observation Participante

- **Description** : Méthode où le chercheur s'immerge dans un environnement spécifique pour observer les comportements, interactions et pratiques en contexte réel.
- **Avantages** :
  - Accès à des données contextuelles riches et impossibles à obtenir via d'autres méthodes.
- **Exemples d'utilisation** :
  - Étudier les interactions entre soignants et patients en milieu hospitalier.

Graphique d'une Observation Participante dans un Milieu Hospitalier

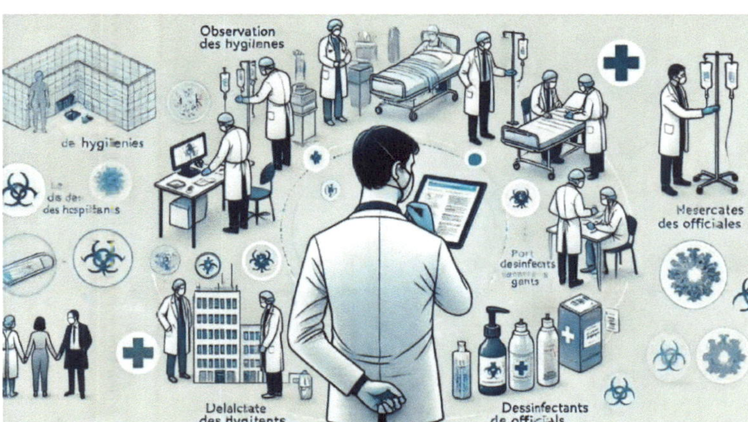

Voici une illustration schématique représentant l'observation participante dans un milieu hospitalier, axée sur les pratiques d'hygiène. L'image montre un chercheur observant discrètement les soignants effectuant des tâches comme le lavage des mains ou l'utilisation de désinfectants, tout en prenant note des écarts entre les protocoles officiels et les comportements observés.

4. Étapes pour Concevoir une Étude Qualitative Rigoureuse

1. **Définir une Question de Recherche Précise** :
   - Exemple : Quels sont les facteurs influençant l'adoption d'une application mobile pour le suivi des patients diabétiques ?
2. **Sélectionner un Échantillon Représentatif** :
   - Approches : Échantillonnage intentionnel, stratifié ou boule de neige.
   - Saturation des données : Recruter des participants jusqu'à ce que les nouvelles données n'apportent plus d'informations supplémentaires.
3. **Collecter des Données** :
   - Utiliser des entretiens enregistrés ou des observations directes.
   - Respecter les principes éthiques : consentement éclairé et confidentialité.

5. Méthodes d'Analyse des Données Qualitatives

Diagramme du Processus de Collecte et d'Analyse des Données Qualitatives

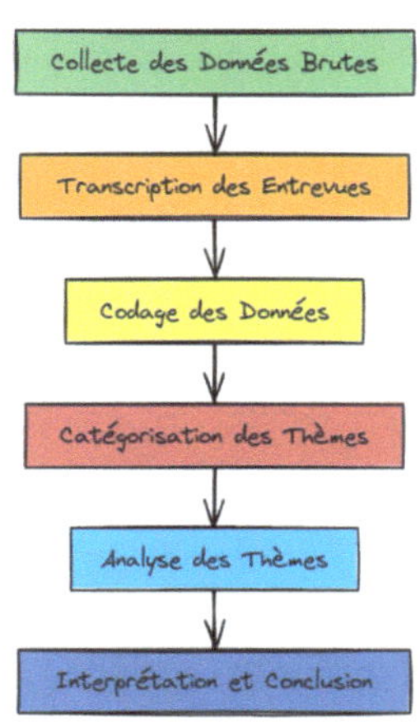

5.1 Analyse Thématique

- **Étapes clés** :
    1. Lire attentivement les données.
    2. Coder les réponses pour identifier des thèmes récurrents.
    3. Relier les thèmes aux questions de recherche.

Voici un exemple de **tableau de codage thématique**, qui est souvent utilisé dans l'analyse qualitative pour organiser et catégoriser les données textuelles en fonction de thèmes récurrents.

Contexte de l'Exemple :

L'étude explore les **expériences des patients atteints de maladies chroniques** concernant leur traitement médical. Les données proviennent d'entretiens individuels.

Code	Description	Exemple de citation	Thème associé
Adhésion au traitement	Difficulté ou facilité à suivre le traitement prescrit.	"Je trouve difficile de prendre mes médicaments tous les jours."	Gestion des traitements
Effets secondaires	Impact des effets indésirables sur la qualité de vie.	"Les nausées causées par ce médicament rendent mes journées très difficiles."	Expériences négatives liées au traitement
Soutien familial	Importance du soutien des proches dans la gestion de la maladie.	"Ma famille me rappelle toujours mes rendez-vous médicaux."	Soutien social et environnemental
Manque d'informations	Ressenti de ne pas être suffisamment informé sur la maladie ou le traitement.	"On ne m'a jamais expliqué comment gérer les crises."	Relation patient-soignant
Motivation personnelle	Efforts individuels pour maintenir la discipline ou adopter un mode de vie sain.	"Je fais tout mon possible pour rester actif malgré la fatigue."	Stratégies personnelles de gestion

Explications des Colonnes:

1. **Code** : Une étiquette courte et descriptive attribuée aux segments de données (citations ou résumés).

2. **Description** : Une explication claire du contenu ou de l'idée représentée par le code.
3. **Exemple de citation** : Une citation directe tirée des données brutes pour illustrer le code.
4. **Thème associé** : Les codes similaires sont regroupés sous des **thèmes** plus larges pour structurer l'analyse.

Synthèse des Thèmes Identifiés dans l'Exemple :

1. **Gestion des traitements** : Inclut les codes liés à l'adhésion au traitement et aux effets secondaires.
2. **Soutien social et environnemental** : Inclut les codes liés à l'aide ou aux rappels des proches.
3. **Relation patient-soignant** : Fait référence au manque ou à la qualité des informations reçues.
4. **Stratégies personnelles de gestion** : Mettent en lumière les efforts individuels des patients.

Applications du Tableau de Codage Thématique :

1. Synthétiser des **données qualitatives** tirées d'entretiens, de focus groups ou d'observations.
2. Identifier des **schémas récurrents** et structurer les résultats de manière claire pour un rapport ou une publication.
3. Guider des **recommandations pratiques**, par exemple, améliorer l'éducation des patients ou renforcer le soutien social.

5.2 Analyse de Contenu

- Approche plus systématique, permettant de quantifier la fréquence des thèmes ou des mots-clés.

5.3 Utilisation de Logiciels

- **Exemples** : NVivo, Atlas.ti.
- **Avantages** :
    - Facilite le codage et la visualisation des thèmes.

6. Exemples Concrets d'Études Qualitatives

6.1 Étude sur les Applications Connectées pour le Diabète

- **Contexte** : Perceptions des patients sur l'utilisation d'une application mobile pour la gestion de leur glycémie.
- **Déroulement** : Entretiens semi-directifs.
- **Résultats** : Les utilisateurs apprécient la personnalisation de l'interface, mais expriment des préoccupations quant à la confidentialité des données.
- **Leçon à Retenir** : Les innovations technologiques doivent intégrer des garanties de sécurité pour renforcer la confiance des utilisateurs.

6.2 Ressenti des Soignants Face à la Surcharge de Travail

- **Contexte** : Analyse qualitative des facteurs de stress parmi le personnel infirmier.
- **Résultats** : Les soignants identifient un manque de personnel comme principal facteur de surcharge.
- **Leçon à Retenir** : Un soutien psychologique et organisationnel est essentiel pour réduire l'épuisement professionnel.

Conclusion

Les études qualitatives offrent une approche centrée sur l'humain, indispensable pour explorer les dimensions subjectives et contextuelles des soins. Elles permettent de mieux comprendre les perceptions et comportements des parties prenantes, aidant ainsi à améliorer les pratiques cliniques et à adapter les interventions aux besoins réels des populations étudiées.

Le chapitre suivant abordera les défis pratiques liés à la collecte de données en recherche clinique. Nous discuterons des obstacles courants, tels que les biais ou les contraintes logistiques, et présenterons des stratégies pour garantir la qualité et la fiabilité des données recueillies.

Bibliographie

Livres et Références Fondamentales

- Braun, V., & Clarke, V. (2013). *Successful Qualitative Research: A Practical Guide for Beginners*. SAGE Publications.

- Creswell, J. W., & Poth, C. N. (2018). *Qualitative Inquiry and Research Design: Choosing Among Five Approaches* (4e éd.). SAGE Publications.
- Green, J., & Thorogood, N. (2018). *Qualitative Methods for Health Research* (4e éd.). SAGE Publications.
- Patton, M. Q. (2015). *Qualitative Research and Evaluation Methods* (4e éd.). SAGE Publications.

Articles Scientifiques sur les Études Qualitatives en Santé

- Pope, C., Ziebland, S., & Mays, N. (2000). Qualitative Research in Health Care: Analysing Qualitative Data. *BMJ, 320*(7227), 114–116. https://doi.org/10.1136/bmj.320.7227.114
- Tong, A., Sainsbury, P., & Craig, J. (2007). Consolidated Criteria for Reporting Qualitative Research (COREQ): A 32-Item Checklist for Interviews and Focus Groups. *International Journal for Quality in Health Care, 19*(6), 349–357. https://doi.org/10.1093/intqhc/mzm042
- Malterud, K. (2001). Qualitative Research: Standards, Challenges, and Guidelines. *The Lancet, 358*(9280), 483–488. https://doi.org/10.1016/S0140-6736(01)05627-6

Guidelines et Outils Pratiques

- COREQ. (2007). Consolidated Criteria for Reporting Qualitative Research. *International Journal for Quality in Health Care, 19*(6), 349–357.
- WHO. (2011). *Qualitative Research in Health Systems: A Guide for Practitioners*. World Health Organization. https://www.who.int
- Ritchie, J., Lewis, J., McNaughton Nicholls, C., & Ormston, R. (2013). *Qualitative Research Practice: A Guide for Social Science Students and Researchers* (2e éd.). SAGE Publications.

Exemples d'Études Qualitatives en Santé

- Campbell, R., Pound, P., Pope, C., et al. (2003). Evaluating Meta-Ethnography: A Synthesis of Qualitative Research on Lay Experiences of Diabetes and Diabetes Care. *Social Science & Medicine, 56*(4), 671–684. https://doi.org/10.1016/S0277-9536(02)00064-3

- Greenhalgh, T., & Swinglehurst, D. (2011). Studying Technology Use as Social Practice: The Untapped Potential of Ethnography. *BMC Medicine, 9*, 45. https://doi.org/10.1186/1741-7015-9-45

Perspectives Éthiques et Méthodologiques

- Hammersley, M., & Atkinson, P. (2019). *Ethnography: Principles in Practice* (4e éd.). Routledge.
- Morse, J. M. (2015). Critical Analysis of Strategies for Determining Rigor in Qualitative Inquiry. *Qualitative Health Research, 25*(9), 1212–1222. https://doi.org/10.1177/1049732315588501

Logiciels pour l'Analyse Qualitative

- Bazeley, P., & Jackson, K. (2013). *Qualitative Data Analysis with NVivo* (2e éd.). SAGE Publications.
- Friese, S. (2019). *Qualitative Data Analysis with ATLAS.ti*. SAGE Publications.

Bases de Données et Ressources en Ligne

- Qualitative Research Guidelines Project. (n.d.). *Robert Wood Johnson Foundation*. https://www.qualres.org
- NHS National Institute for Health Research (NIHR). (n.d.). *Guidelines for Qualitative Research in Health*. https://www.nihr.ac.uk

Exercices Interactifs

1. Scénario : Étudier les perceptions des patients sur une nouvelle thérapie

Objectif : Comprendre les opinions, expériences, attentes et préoccupations des patients concernant une nouvelle thérapie.

2. Tâches

a) Formuler une question de recherche :

- **Question principale :** *Comment les patients perçoivent-ils l'introduction et l'utilisation d'une nouvelle thérapie dans leur traitement ?*

- **Sous-questions possibles :**
    - Quels sont les avantages et inconvénients perçus de cette thérapie ?
    - Quelles sont les préoccupations ou résistances des patients vis-à-vis de cette thérapie ?
    - Quelles sont les attentes des patients concernant cette nouvelle thérapie ?

b) Identifier une méthode qualitative appropriée :

Pour ce type d'étude, un **entretien semi-directif** est une méthode particulièrement adaptée.

- **Pourquoi ?**
    - Les entretiens semi-directifs permettent de recueillir des informations détaillées tout en laissant aux participants une certaine liberté d'expression.
    - Cette méthode facilite l'exploration des perceptions individuelles tout en restant guidée par une liste de questions prédéfinies.
- **Autres options possibles :**
    - **Groupes de discussion** : Si l'objectif est d'explorer les perceptions collectives et les dynamiques de groupe.
    - **Études narratives** : Si l'on souhaite comprendre les récits individuels des patients en profondeur.

Exemple de guide d'entretien semi-directif :

1. Pouvez-vous me parler de vos premières impressions sur cette nouvelle thérapie ?
2. Quels changements avez-vous remarqués dans votre état ou votre bien-être depuis le début du traitement ?
3. Y a-t-il des aspects de cette thérapie que vous trouvez difficiles ou préoccupants ?
4. Qu'attendez-vous de ce traitement à long terme ?
5. Selon vous, en quoi cette thérapie diffère-t-elle des autres traitements que vous avez suivis ?

c) Élaborer un plan d'analyse thématique des données collectées :

Pour analyser les données issues des entretiens, on peut suivre les étapes d'une **analyse thématique** structurée :

1. **Transcription des données :**
    - Transcrire intégralement les entretiens pour avoir une base de travail textuelle.
    - Relire les transcriptions pour se familiariser avec les données.
2. **Codage initial :**
    - Identifier des segments de texte pertinents et leur attribuer des codes descriptifs.
    - Exemple de codes possibles : "effets secondaires", "satisfaction", "manque d'informations", "espoir".
3. **Regroupement des codes en thèmes :**
    - Regrouper les codes similaires ou connexes en thèmes plus larges.
    - Exemple de thèmes possibles :
        - **Thème 1 : Perceptions positives** (ex. : "amélioration de l'état", "espoir pour l'avenir").
        - **Thème 2 : Préoccupations et barrières** (ex. : "peur des effets secondaires", "manque d'explications claires").
        - **Thème 3 : Comparaison avec d'autres thérapies** (ex. : "meilleure tolérance", "manque de personnalisation").
4. **Affiner les thèmes :**
    - Revoir les données pour s'assurer que les thèmes reflètent bien les points de vue des participants.
    - Éliminer ou fusionner les thèmes redondants.
5. **Interprétation et contextualisation :**
    - Interpréter les résultats en les reliant aux objectifs de la recherche et au contexte de la thérapie.
    - Exemple : Les perceptions négatives pourraient être associées à un manque d'éducation des patients sur cette thérapie.
6. **Rédaction des résultats :**
    - Rédiger un rapport synthétique en illustrant chaque thème avec des citations pertinentes des participants.

Résumé de la Mise en Pratique :

- **Question de recherche :** Explorer les perceptions des patients sur une nouvelle thérapie.
- **Méthode qualitative :** Entretien semi-directif pour recueillir des données riches et détaillées.
- **Plan d'analyse thématique :** Codage des données, regroupement des codes en thèmes, interprétation des résultats, et rédaction du rapport final.

QCM (Questions à Choix Multiple)

Section 1 : Concepts et Principes des Études Qualitatives

1. **Quel est l'objectif principal des études qualitatives en recherche clinique ?**

   a) Mesurer la prévalence d'une maladie.

   b) Explorer les expériences et perceptions des individus. ☑

   c) Évaluer l'efficacité d'un médicament.

   d) Quantifier les facteurs de risque.

2. **Quelle méthode est typiquement utilisée pour collecter des données dans une étude phénoménologique ?**

   a) Observation participante.

   b) Groupes de discussion.

   c) Entretiens approfondis. ☑

   d) Analyse de contenu.

3. **Quels sont les avantages des études qualitatives en recherche clinique ?**

   a) Elles permettent de généraliser facilement les résultats à une large population.

   b) Elles explorent les expériences humaines et les perceptions contextuelles. ☑

   c) Elles fournissent des données facilement quantifiables.

   d) Elles excluent les biais liés aux participants.

4. **Quelle est une limite majeure des méthodes qualitatives ?**

   a) Elles sont trop rapides à réaliser.

b) Elles ne permettent pas d'explorer des contextes spécifiques.

c) Elles manquent de généralisation statistique. ☑

d) Elles ne nécessitent pas de rigueur méthodologique.

Section 2 : Méthodes Qualitatives

5. **Quelle méthode est la plus adaptée pour comprendre les perceptions collectives d'un groupe ?**

a) Étude narrative.

b) Groupe de discussion. ☑

c) Étude de cas.

d) Théorisation ancrée.

6. **Quelle est la différence entre une étude ethnographique et une étude phénoménologique ?**

a) L'étude ethnographique explore les récits individuels, tandis que l'étude phénoménologique se concentre sur les dynamiques sociales.

b) L'étude ethnographique se concentre sur les comportements dans un contexte culturel, tandis que l'étude phénoménologique explore l'expérience vécue des individus. ☑

c) L'étude phénoménologique examine les interactions sociales, tandis que l'ethnographie est basée sur les théories existantes.

d) Les deux sont identiques, mais utilisent des échantillons différents.

7. **Quelle approche qualitative implique de co-construire des solutions avec les participants ?**

a) Étude narrative.

b) Recherche action participative. ☑

c) Analyse thématique.

d) Étude transversale.

Section 3 : Analyse et Résultats

8. **Qu'est-ce qu'un code en analyse qualitative ?**

   a) Un ensemble de résultats quantifiables.

   b) Une étiquette descriptive attribuée à un segment de données. ☑

   c) Une théorie développée après l'analyse.

   d) Une méthode statistique avancée.

9. **Quel logiciel est couramment utilisé pour analyser des données qualitatives ?**

   a) SPSS.

   b) NVivo. ☑

   c) Stata.

   d) R.

10. **Quel est l'objectif de l'analyse thématique ?**

    a) Identifier des tendances statistiques dans les données.

    b) Identifier, organiser et interpréter des thèmes récurrents dans les données. ☑

    c) Étudier les interactions culturelles d'un groupe.

    d) Évaluer les relations de cause à effet.

FAQ (Questions Fréquemment Posées)

Généralités sur les Études Qualitatives

1. **Quelle est la principale différence entre une étude qualitative et quantitative ?**
   - Les études qualitatives explorent des expériences humaines, perceptions et contextes spécifiques, tandis que les études quantitatives se concentrent sur la mesure et l'analyse statistique des données numériques.
2. **Dans quel contexte utiliser une étude qualitative en recherche clinique ?**
   - Lorsqu'il s'agit de comprendre les expériences des patients, les barrières à l'adhésion à un traitement, ou les perceptions concernant une intervention.

Méthodes Qualitatives

3. **Comment choisir entre un entretien semi-directif et un groupe de discussion ?**
   - Un entretien semi-directif est idéal pour explorer des expériences individuelles en profondeur.
   - Un groupe de discussion est préférable pour recueillir des opinions collectives et étudier les interactions sociales.
4. **Quels types d'études qualitatives sont les plus courants ?**
   - Études phénoménologiques : explorer les expériences vécues.
   - Études ethnographiques : comprendre les comportements dans un contexte social.
   - Recherche action participative : co-construire des solutions avec les participants.

Conception et Analyse

5. **Qu'est-ce que la saturation des données ?**
   - La saturation est atteinte lorsque la collecte de nouvelles données n'apporte plus d'informations supplémentaires ou de nouveaux thèmes pertinents à l'analyse.
6. **Quelles sont les étapes clés pour analyser des données qualitatives ?**
   - Transcrire les données.
   - Coder les segments de texte.

- Identifier des thèmes récurrents.
- Interpréter les résultats dans le contexte de la recherche.

Rigueur et Éthique

7. **Comment garantir la rigueur méthodologique dans une étude qualitative ?**
   - En documentant soigneusement les étapes de la recherche, en utilisant des outils validés, et en triangulant les données pour augmenter la crédibilité des résultats.
8. **Quels sont les principes éthiques à respecter dans une étude qualitative ?**
   - Obtenir un consentement éclairé.
   - Assurer la confidentialité des données.
   - Respecter les participants et leur permettre de se retirer à tout moment.

Outils et Logiciels

9. **Quels logiciels sont recommandés pour analyser des données qualitatives ?**
   - **NVivo** et **Atlas.ti** sont des outils populaires pour organiser, coder et analyser des données qualitatives de manière systématique.
10. **Quelle est la différence entre une analyse thématique et une analyse de contenu ?**
    - L'analyse thématique identifie et interprète des thèmes récurrents dans les données qualitatives.
    - L'analyse de contenu est plus systématique et quantifie parfois les occurrences des mots ou thèmes pour fournir une vue d'ensemble.

Chapitre 21 : Défis Pratiques dans la Collecte de Données : Identifier et Surmonter les Obstacles en Recherche Clinique

Introduction : Garantir l'Intégrité des Données Collectées

Contexte

La collecte de données est une pierre angulaire de la recherche clinique, mais elle peut être compromise par des contraintes logistiques, des erreurs humaines ou des enjeux éthiques. Par exemple, un manque de formation des enquêteurs ou des outils inadaptés peut générer des biais ou des erreurs, altérant ainsi la validité des conclusions.

Importance

Une collecte rigoureuse repose sur une planification minutieuse, des outils appropriés et une supervision continue. Identifier les défis à l'avance et concevoir des stratégies pour les résoudre est essentiel pour garantir des données exploitables.

Objectifs

Ce chapitre explore:

1. Les défis logistiques et méthodologiques majeurs.
2. Les erreurs fréquentes dans la saisie et la gestion des données.
3. Les enjeux éthiques et les moyens d'y répondre.
4. Les outils technologiques pour améliorer la précision et la sécurité des données.
5. Des études de cas pour illustrer comment surmonter ces défis.

1. Défis Logistiques et Solutions Pratiques

1.1 Défis Logistiques Fréquents

1. **Accès difficile aux participants**
   - **Problème** : Certains groupes (patients hospitalisés, populations marginalisées, soignants) sont difficiles à recruter en raison de contraintes d'emploi du temps, de barrières géographiques ou culturelles.
   - **Exemple** : Les professionnels de santé en soins intensifs ont des horaires imprévisibles, compliquant leur participation à une étude.

2. **Contraintes de temps**
   - **Problème** : Les méthodes qualitatives, comme les entretiens ou observations, nécessitent beaucoup de temps, souvent incompatible avec les délais de recherche.
   - **Exemple** : Organiser des groupes de discussion avec des participants ayant des obligations professionnelles exigeantes.
3. **Limites budgétaires**
   - **Problème** : Les études nécessitent souvent des ressources financières importantes pour le personnel, les déplacements ou les équipements technologiques.
   - **Exemple** : Mener une enquête dans des zones rurales sans infrastructures adéquates peut s'avérer coûteux.

1.2 Solutions Pratiques

1. **Accès aux Participants**
   - **Flexibilité organisationnelle** : Adapter les horaires pour inclure des sessions le soir ou les week-ends.
   - **Partenariats locaux** : Collaborer avec des associations ou leaders communautaires pour encourager la participation.
   - **Technologies numériques** : Utiliser des outils de vidéoconférence pour réaliser des entretiens à distance.
2. **Gestion du Temps**
   - **Échantillonnage ciblé** : Réduire la taille des échantillons tout en assurant une diversité représentative.
   - **Collecte asynchrone** : Encourager les participants à contribuer via des journaux audio ou écrits selon leur disponibilité.
3. **Optimisation des Coûts**
   - **Outils gratuits ou open-source** : Par exemple, utiliser Otter.ai pour les transcriptions ou KoboToolbox pour la collecte de données.
   - **Partenariats financiers** : Obtenir des subventions de recherche ou des financements de la part d'organisations partenaires.
   - **Réduction des déplacements** : Privilégier les enquêtes en ligne ou hybrides pour limiter les coûts logistiques.

2. Erreurs Fréquentes dans la Collecte de Données

2.1 Données Manquantes ou Incorrectes

- **Causes** :
  1. Non-réponse des participants à certaines questions.
  2. Mauvaise conception des questionnaires ou des outils de collecte
  3. Interprétation ambiguë des questions par les répondants.
- **Conséquences** :
  - Risques de biais dans les résultats et perte de fiabilité des analyses.
  - Diminution de la puissance statistique de l'étude.
- **Solutions** :
  0. **Pré-tests** : Évaluer la clarté et la pertinence des outils avant leur mise en œuvre.
  1. **Suivi en temps réel** : Utiliser des logiciels qui identifient les réponses manquantes ou incohérentes.
  2. **Techniques d'analyse avancées** : Utiliser des imputations statistiques pour traiter les données manquantes.

2.2 Erreurs de Saisie ou de Codage

- **Causes** :
  - Fatigue ou inattention des enquêteurs lors de la saisie.
  - Manque de formation sur les consignes de codage.
- **Conséquences** :
  - Introduction d'erreurs aléatoires ou systématiques dans les bases de données.
  - Complexité accrue lors de l'analyse ou de la correction des erreurs.
- **Solutions** :
  1. **Automatisation** : Utiliser des outils numériques pour limiter la saisie manuelle.
  2. **Double saisie** : Faire vérifier les données par deux opérateurs indépendants.
  3. **Audits réguliers** : Contrôler un échantillon de la base de données pour s'assurer de la qualité des entrées.

Stratégies Globales

1. Former le personnel pour prévenir les erreurs potentielles.
2. Réaliser des tests pilotes pour identifier les points faibles des outils ou procédures.
3. Documenter chaque étape de la collecte à l'aide de guides détaillés et accessibles.

3. Défis Éthiques et Comment les Surmonter

3.1 Confidentialité et Protection des Données

- **Problèmes** :
    - Risques de fuite ou d'accès non autorisé aux données personnelles.
    - Mauvaise anonymisation des informations sensibles.
- **Solutions** :
    - Utiliser des systèmes sécurisés, avec cryptage et contrôle d'accès.
    - Réduire la collecte aux données strictement nécessaires.

3.2 Consentement Éclairé

- **Problèmes** :
    - Utilisation d'un langage technique ou peu compréhensible pour les participants.
    - Documentation insuffisante ou mal organisée.
- **Solutions** :
    - Rédiger des documents clairs et accessibles.
    - Intégrer des supports multimédias (ex. vidéos ou infographies) pour mieux expliquer les objectifs et modalités de l'étude.
    - Documenter systématiquement les preuves de consentement.

4. Outils Numériques pour la Collecte et la Qualité des Données

Technologies Recommandées

1. **Systèmes de gestion de données** :
    - REDCap, DHIS2 : Pour centraliser et organiser les données.

2. **Applications de collecte de données** :
    - KoboToolbox, Open Data Kit : Particulièrement adaptées aux environnements avec connectivité limitée.
3. **Logiciels de nettoyage et d'analyse** :
    - OpenRefine, Trifacta Wrangler : Pour identifier et corriger les incohérences dans les bases de données.

5. Études de Cas Pratiques

Cas 1 : Collecte de Données en Zones Rurales

Contexte : Étude sur la malnutrition infantile en Afrique.

Déroulement : Utilisation d'applications fonctionnant hors ligne et implication des communautés locales.

Résultats : Réduction des biais liés aux déplacements et amélioration de l'engagement communautaire.

Leçon : Adapter les outils aux contraintes du terrain.

Cas 2 : Gestion des Données en Milieu Urbain

Contexte : Étude sur l'utilisation des téléconsultations dans les hôpitaux urbains.
Déroulement : Utilisation de REDCap pour centraliser les données des questionnaires numériques.

Résultats : Réduction des erreurs de saisie et des délais d'analyse.

Leçon : La centralisation des données améliore la fiabilité et l'efficacité.

Exercices

Exercice Pratique 1 : Analyse critique d'un scénario clinique

Scénario :

Dans une étude clinique portant sur l'efficacité d'un nouveau médicament contre l'hypertension, un grand nombre de données sur la pression artérielle des patients sont manquantes pour plusieurs visites de suivi. Ces données manquantes compromettent l'analyse des résultats, réduisent la puissance statistique et augmentent le risque de biais.

Analyse critique :

1. **Impact des données manquantes :**
    - **Perte de puissance statistique :** La taille de l'échantillon effectif est réduite, ce qui limite la capacité de détecter des différences significatives.
    - **Risque de biais :** Si les données sont manquantes pour des raisons non aléatoires (par exemple, les patients ayant abandonné l'étude à cause d'effets secondaires du médicament), cela peut introduire un biais de sélection.
    - **Interprétation des résultats compromise :** Les conclusions risquent d'être non fiables ou non généralisables.
2. **Identification des causes possibles :**
    - Problèmes logistiques (patients ne se rendant pas aux visites).
    - Manque d'adhésion des patients au protocole.
    - Collecte de données inadéquate ou erreurs techniques (ex. : appareils défectueux).
    - Découragement des patients en raison d'effets secondaires ou d'un manque de résultats perçus.

Solutions proposées :

1. **Gestion proactive des données manquantes :**
    - **Protocole de suivi rigoureux :** Mettre en place des rappels pour les rendez-vous (appels téléphoniques, SMS) et offrir des incitations aux patients pour respecter les visites.
    - **Formation des équipes :** Former les investigateurs à l'importance de recueillir toutes les données et à éviter les erreurs de saisie.
2. **Méthodes d'analyse des données manquantes :**
    - **Analyse en intention de traiter (ITT) :** Inclure tous les patients randomisés dans l'analyse, en prenant en compte les données disponibles.
    - **Imputation des données manquantes :** Utiliser des méthodes statistiques, comme l'imputation multiple, pour estimer les données manquantes en fonction des autres variables.

- **Analyse de sensibilité :** Comparer les résultats avec et sans imputation pour évaluer l'impact des données manquantes.

3. **Amélioration du design de l'étude :**
   - **Collecte décentralisée des données :** Utiliser des dispositifs de mesure à domicile (comme des tensiomètres connectés) pour limiter les pertes de données dues à des absences physiques.
   - **Planification des pertes :** Estimer dès le départ un taux raisonnable de données manquantes et ajuster la taille de l'échantillon en conséquence.

Exercice Pratique 2 : Mini-protocole de recherche

Sujet : **Étudier les déterminants des comportements de prévention contre le paludisme en milieu rural.**

Objectif de l'étude :

Explorer les facteurs influençant l'utilisation des moustiquaires imprégnées d'insecticide par les familles en milieu rural.

Méthode de collecte adaptée à un milieu rural :

1. **Approche méthodologique :**

   Une étude qualitative utilisant des **entretiens semi-directifs** et des **observations directes**. Ces méthodes permettent d'explorer en profondeur les perceptions et comportements des individus dans un contexte rural.

2. **Justifications de la méthode de collecte :**
   - **Entretiens semi-directifs :**
     - Permettent d'explorer les croyances, les pratiques et les éventuelles résistances culturelles liées à l'utilisation des moustiquaires.
     - Adaptés pour s'adresser à des populations où le niveau d'alphabétisation peut être faible.
   - **Observations directes :**
     - Permettent d'évaluer objectivement l'utilisation des moustiquaires dans les foyers (par exemple, si elles sont correctement installées).

    - Capturent des comportements qui peuvent ne pas être rapportés lors des entretiens.

3. **Protocole détaillé :**

- **Population cible :**
    - Les foyers dans les zones rurales touchées par le paludisme.
    - Critères d'inclusion : Familles vivant dans le village sélectionné et disposant d'au moins une moustiquaire.
- **Échantillonnage :**
    - Échantillonnage raisonné pour sélectionner un panel représentatif (diversité des âges, genres, niveaux socio-économiques).
    - Taille : 15 à 20 entretiens jusqu'à saturation des données.
- **Méthode de collecte :**
    - **Entretiens semi-directifs :**
        - Guide d'entretien élaboré avec des questions sur les connaissances, les croyances, les pratiques et les obstacles liés à l'utilisation des moustiquaires.
        - Exemples de questions :
            1. Pouvez-vous m'expliquer comment vous utilisez la moustiquaire dans votre famille ?
            2. Selon vous, quels sont les avantages et inconvénients de son utilisation ?
            3. Quelles sont les raisons qui pourraient empêcher certaines familles d'utiliser la moustiquaire ?
    - **Observations directes :**
        - Visites à domicile pour observer :
            - La présence et l'état des moustiquaires.
            - Leur emplacement et leur utilisation réelle.

4. **Plan d'analyse :**

- **Étape 1 : Transcription des entretiens et notes d'observation.**
- **Étape 2 : Codage thématique des données qualitatives.**
    - Identifier les thèmes majeurs, comme : "croyances sur le paludisme", "obstacles financiers", "habitudes d'utilisation".
- **Étape 3 : Synthèse des résultats.**
    - Comparer les données des entretiens et des observations pour valider ou nuancer les réponses des participants.

5. **Logistique et adaptation au milieu rural :**
    - **Langue locale :** Traduire les questions et s'appuyer sur des enquêteurs parlant la langue locale.
    - **Flexibilité des horaires :** Adapter les visites aux disponibilités des participants (souvent occupés aux champs en journée).
    - **Accès aux villages :** Prévoir des moyens de transport adaptés et une collaboration avec les chefs de communauté pour faciliter l'entrée sur le terrain.

Résumé du Mini-Protocole :

- **Sujet :** Utilisation des moustiquaires imprégnées en milieu rural.
- **Méthode :** Entretiens semi-directifs et observations directes.
- **Plan :** Codage thématique des données pour identifier les déterminants des comportements liés à la prévention contre le paludisme.

Ce protocole prend en compte les spécificités logistiques et culturelles d'un milieu rural et garantit une collecte de données adaptée.

Conclusion

La collecte de données en recherche clinique est un processus délicat, exposé à de nombreux défis, qu'ils soient logistiques, humains ou éthiques. Cependant, grâce à une planification rigoureuse, l'utilisation d'outils numériques, et un respect strict des principes éthiques, il est possible de surmonter ces obstacles et de garantir des données de haute qualité.

Dans le chapitre suivant, nous aborderons en détail les méthodes de randomisation, un élément clé des essais cliniques pour minimiser les biais et assurer une équité entre les groupes de traitement. Nous explorerons les différentes approches de randomisation et leur application dans des contextes réels.

Bibliographie

Livres et Références Fondamentales

- Creswell, J. W., & Plano Clark, V. L. (2017). *Designing and Conducting Mixed Methods Research* (3e éd.). SAGE Publications.

- Hulley, S. B., Cummings, S. R., Browner, W. S., Grady, D. G., & Newman, T. B. (2013). *Designing Clinical Research* (4e éd.). Lippincott Williams & Wilkins.
- Kelley, K., Clark, B., Brown, V., & Sitzia, J. (2003). Good Practice in the Conduct and Reporting of Survey Research. *International Journal for Quality in Health Care, 15*(3), 261–266. https://doi.org/10.1093/intqhc/mzg031

Articles Scientifiques sur les Défis de la Collecte de Données

- El Emam, K., Jonker, E., Arbuckle, L., & Malin, B. (2011). A Systematic Review of Re-Identification Attacks on Health Data. *PLOS ONE, 6*(12), e28071. https://doi.org/10.1371/journal.pone.0028071
- Grady, C. (2015). Enduring and Emerging Challenges of Informed Consent. *New England Journal of Medicine, 372*(9), 855–862. https://doi.org/10.1056/NEJMra1411250
- Hartung, C., Anokwa, Y., Brunette, W., Lerer, A., Tseng, C., & Borriello, G. (2010). Open Data Kit: Tools to Build Information Services for Developing Regions. *Proceedings of the 4th ACM/IEEE International Conference on Information and Communication Technologies and Development.*

Guides et Normes Pratiques

- WHO. (2001). *Ethical Guidelines for Biomedical Research Involving Human Subjects.* World Health Organization. https://www.who.int
- ICH. (2016). *Good Clinical Practice (GCP) Guidelines.* International Council for Harmonisation of Technical Requirements for Pharmaceuticals for Human Use. https://www.ich.org
- GDPR. (2018). General Data Protection Regulation. *European Union.* https://gdpr-info.eu

Outils et Technologies de Collecte et Gestion des Données

- REDCap Consortium. (n.d.). *Research Electronic Data Capture (REDCap) Software.* https://projectredcap.org
- KoboToolbox. (n.d.). *KoboToolbox for Humanitarian Data Collection.* https://www.kobotoolbox.org
- Open Data Kit (ODK). (n.d.). *Open Source Tools for Data Collection.* https://opendatakit.org

Études de Cas et Exemples Pratiques

- Fritz, F., Tilahun, B., & Dugas, M. (2015). Success Criteria for Electronic Medical Record Implementations in Low-Resource Settings: A Systematic Review. *Journal of the American Medical Informatics Association, 22*(2), 479–488. https://doi.org/10.1093/jamia/ocu038
- Vallières, F., McAuliffe, E., Hyland, P., Mahoney, C. B., & Daly, M. (2018). A New Tool to Measure Approaches to Governance, Leadership, and Management in Health Systems. *Health Systems & Reform, 4*(3), 206–214. https://doi.org/10.1080/23288604.2018.1481712

Méthodes de Gestion des Biais et des Données Manquantes

- Little, R. J. A., & Rubin, D. B. (2019). *Statistical Analysis with Missing Data* (3e éd.). Wiley.
- Sterne, J. A. C., White, I. R., Carlin, J. B., Spratt, M., Royston, P., Kenward, M. G., Wood, A. M., & Carpenter, J. R. (2009). Multiple Imputation for Missing Data in Epidemiological and Clinical Research: Potential and Pitfalls. *BMJ, 338*, b2393. https://doi.org/10.1136/bmj.b2393

Ressources en Ligne et Formations

- National Institute for Health Research (NIHR). (n.d.). *Guidelines for Data Management in Clinical Research*. https://www.nihr.ac.uk
- ClinicalTrials.gov. (n.d.). *Resource for Managing Clinical Trials and Data Collection*. https://clinicaltrials.gov
- Data Protection in Research. (n.d.). *EU GDPR Guidelines for Researchers*. https://ec.europa.eu

QCM (Questions à Choix Multiple)

Section 1 : Défis Logistiques et Solutions Pratiques

1. **Quel est un défi logistique courant dans la collecte de données en milieu rural ?**

   a) La saturation des données.

   b) L'accès difficile aux participants. ☑

c) Les analyses statistiques complexes.

d) L'absence de protocoles éthiques.

2. **Quelle solution peut améliorer l'accès aux participants difficiles à recruter ?**

a) Réduire le nombre de visites nécessaires à l'étude.

b) Utiliser des technologies numériques pour les entretiens à distance. ☑

c) Ignorer les populations difficiles à atteindre.

d) Ne pas inclure de critères stricts pour la participation.

3. **Quelle méthode est efficace pour réduire les coûts lors de la collecte de données ?**

a) Utiliser des outils gratuits ou open-source, comme KoboToolbox. ☑

b) Limiter la collecte de données à une seule région.

c) Employer moins d'enquêteurs, même si cela allonge la durée de l'étude.

d) Supprimer les tests pilotes pour réduire les dépenses initiales.

Section 2 : Gestion des Erreurs dans la Collecte de Données

4. **Quelle est une cause fréquente de données manquantes dans les études cliniques ?**

a) L'absence de formation des enquêteurs.

b) La mauvaise conception des questionnaires. ☑

c) L'utilisation d'échantillons trop grands.

d) L'utilisation d'outils numériques pour la collecte.

5. **Quelle solution permet de minimiser les erreurs de saisie des données ?**

   a) Former uniquement les chefs d'équipe.

   b) Faire une double saisie des données. ☑

   c) Collecter les données uniquement par papier.

   d) Réduire les étapes de saisie pour gagner du temps.

6. **Comment traiter les données manquantes de manière rigoureuse ?**

   a) Supprimer tous les participants avec des données manquantes.

   b) Utiliser des imputations statistiques, comme l'imputation multiple. ☑

   c) Remplir les données manquantes au hasard.

   d) Ne pas inclure les données manquantes dans l'analyse.

Section 3 : Défis Éthiques

7. **Quel problème éthique est directement lié à la collecte de données en ligne ?**

   a) La difficulté de recruter des participants.

   b) Le manque de validation des outils.

   c) Le risque de violation de la confidentialité des données. ☑

   d) La difficulté à obtenir des données quantitatives.

8. **Comment améliorer le processus de consentement éclairé ?**

   a) Utiliser un langage technique pour rester précis.

   b) Intégrer des supports multimédias pour mieux expliquer l'étude. ☑

   c) Demander aux participants de lire un document unique de 20 pages.

d) Simplifier le formulaire en supprimant les informations sur les risques.

Section 4 : Outils Technologiques

9. **Quel outil est recommandé pour collecter des données dans des environnements à connectivité limitée ?**

   a) REDCap.

   b) KoboToolbox. ☑

   c) SPSS.

   d) NVivo.

10. **Quel logiciel est le mieux adapté pour nettoyer et analyser des bases de données ?**

    a) OpenRefine. ☑

    b) ODK.

    c) NVivo.

    d) Google Forms.

Section 5 : Études de Cas

11. **Quelle stratégie a été efficace dans une étude en zone rurale sur la malnutrition infantile ?**

    a) Limiter la collecte de données aux centres de santé locaux.

    b) Utiliser des applications fonctionnant hors ligne pour la collecte des données. ☑

    c) Réduire les déplacements en supprimant les visites de suivi.

    d) Exclure les villages difficiles d'accès.

12. **Dans une étude urbaine sur les téléconsultations, quelle solution a amélioré la fiabilité des données ?**

a) Une formation des patients sur les outils numériques.

b) L'utilisation de REDCap pour centraliser les données. ☑

c) Une collecte de données uniquement papier.

d) La suppression des questions ouvertes dans les questionnaires.

FAQ (Questions Fréquemment Posées)

Généralités sur la Collecte de Données

1. **Quels sont les principaux défis dans la collecte de données en recherche clinique ?**
   - L'accès difficile aux participants.
   - Les contraintes de temps et de budget.
   - Les erreurs humaines dans la saisie ou le codage des données.
   - Les enjeux éthiques, comme la confidentialité et le consentement éclairé.
2. **Comment planifier une collecte de données efficace ?**
   - Identifier les défis logistiques potentiels (par exemple, accessibilité des participants).
   - Effectuer des tests pilotes pour évaluer les outils de collecte.
   - Former les équipes pour garantir une qualité constante des données.
   - Utiliser des outils technologiques adaptés, comme KoboToolbox ou REDCap.

Gestion des Données

3. **Comment traiter les erreurs de saisie dans une base de données ?**
   - Mettre en place un système de double saisie des données.
   - Automatiser la validation des entrées avec des logiciels spécialisés.
   - Effectuer des audits réguliers pour vérifier la qualité des données.
4. **Quelles stratégies utiliser pour gérer les données manquantes ?**
   - Suivre rigoureusement les participants pour minimiser les pertes de données.

    - Utiliser des imputations statistiques pour compléter les données manquantes.
    - Réaliser des analyses de sensibilité pour évaluer l'impact des données manquantes.

Défis Éthiques

5. **Comment garantir la confidentialité des données des participants ?**
    - Utiliser des systèmes de cryptage et des contrôles d'accès sécurisés.
    - Anonymiser les données personnelles avant de les analyser.
    - Réduire la collecte aux informations strictement nécessaires pour l'étude.
6. **Comment rédiger un formulaire de consentement éclairé ?**
    - Utiliser un langage simple et accessible.
    - Expliquer clairement les objectifs, les risques et les bénéfices de l'étude.
    - Fournir des supports visuels ou multimédias pour renforcer la compréhension.

Outils et Technologies

7. **Quels outils sont recommandés pour la collecte de données en ligne et hors ligne ?**
    - En ligne : REDCap, Google Forms.
    - Hors ligne : KoboToolbox, Open Data Kit (ODK).
8. **Quels logiciels sont utiles pour nettoyer et organiser les bases de données ?**
    - OpenRefine et Trifacta Wrangler pour identifier et corriger les incohérences.
    - REDCap pour centraliser et gérer les bases de données complexes.

Chapitre 22 : Méthodes de Randomisation : Garantir l'Équité et la Fiabilité des Essais Cliniques

Introduction : Assurer la Rigueur Scientifique grâce à la Randomisation

Contexte

La randomisation est une composante centrale des essais cliniques, jouant un rôle clé dans la répartition équitable des participants entre les groupes d'étude. Son objectif est de neutraliser les biais de sélection, permettant ainsi une comparaison impartiale entre les groupes traités et témoins. En garantissant que les différences observées dans les résultats proviennent principalement de l'intervention étudiée et non de facteurs confondants, la randomisation constitue un fondement de la validité interne.

Illustration : Dans une étude évaluant l'impact d'un nouveau traitement contre l'hypertension, une répartition aléatoire des patients assure un équilibre des niveaux de pression artérielle de base entre les groupes, rendant les comparaisons plus fiables.

Importance

Le choix judicieux et la mise en œuvre rigoureuse de la méthode de randomisation influencent directement la robustesse des résultats de l'essai clinique. Une mauvaise randomisation peut conduire à des déséquilibres ou des biais systémiques, compromettant ainsi la qualité scientifique et la pertinence clinique des conclusions.

Objectifs du Chapitre

Ce chapitre vise à :

1. Définir la randomisation et son rôle dans la réduction des biais et le renforcement de la validité scientifique.
2. Présenter les principales techniques de randomisation, telles que la randomisation simple, par blocs, stratifiée, adaptative, et en grappes.
3. Identifier les facteurs qui orientent le choix de la méthode de randomisation.

4. Illustrer l'utilisation pratique de ces techniques à travers des exemples réels.
5. Proposer des lignes directrices pour garantir une mise en œuvre rigoureuse.

1. Le Concept de Randomisation : Équité et Neutralité dans les Essais Cliniques

1.1 Définition

La randomisation est un processus utilisé pour attribuer de manière aléatoire les participants à différents groupes dans une étude clinique. Cela garantit que chaque participant a une chance égale d'être assigné à un groupe, qu'il s'agisse du groupe d'intervention (recevant le traitement étudié) ou du groupe de contrôle (recevant un placebo ou un traitement standard).

1.2 Pourquoi est-elle Importante ?

- Elle réduit les biais en équilibrant les caractéristiques des participants (âge, sexe, état de santé, etc.) entre les groupes.
- Elle améliore la validité interne de l'étude, en s'assurant que les différences observées entre les groupes sont dues au traitement et non à d'autres facteurs.

1.3 Les étapes de la randomisation :

1. **Définition des groupes :**
    - Identifier les groupes nécessaires, par exemple, *groupe expérimental* (traitement étudié) et *groupe témoin.*
2. **Choix de la méthode de randomisation :**
    - **Simple :** Attribution purement aléatoire, comme lancer une pièce de monnaie.
    - **Stratifiée :** Garantir un équilibre pour certaines caractéristiques (ex. : répartir également les hommes et les femmes).
    - **Bloc :** Assurer que chaque groupe contienne un nombre similaire de participants à intervalles réguliers (par exemple, 10 participants par bloc).
3. **Utilisation d'outils pour randomiser :**
    - Logiciels spécialisés ou générateurs de nombres aléatoires.
    - Tableaux de randomisation prédéfinis.

4. **Allocation secrète :**
    - Conserver la liste d'attribution confidentielle pour éviter que les chercheurs ou les participants influenc
    - ent les résultats.

Diagramme de Flux d'Assignation des Participants

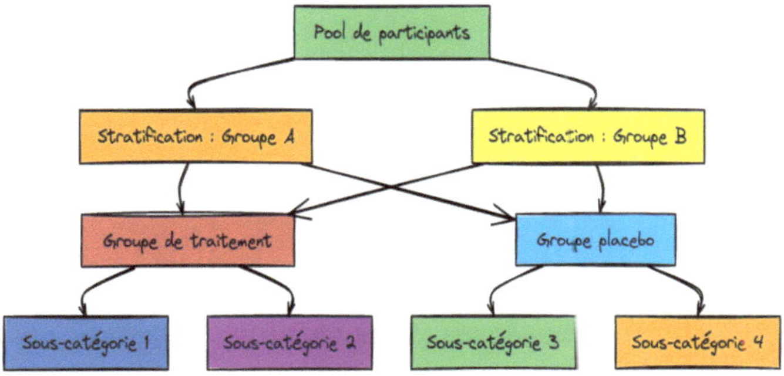

Diagramme de flux illustrant l'assignation des participants entre différents groupes

Exemple Concret :

Dans une étude sur un médicament contre l'hypertension :

- 200 participants sont inscrits.
- Ils sont répartis aléatoirement en deux groupes de 100 (un recevant le médicament, l'autre un placebo).
- Grâce à la randomisation, les groupes ont des profils similaires (âge moyen, niveau d'hypertension).

2. Les Cycles des Essais Cliniques : De la Recherche Préliminaire à l'Application

Les essais cliniques suivent un ensemble d'étapes structurées, appelées cycles ou phases, pour évaluer la sécurité et l'efficacité d'un traitement ou d'une intervention.

2.1 Les Quatre Phases Principales :

Phase 1 : Étude de Sécurité

- **Objectif :** Déterminer si le traitement est sûr.
- **Participants :** Petit groupe (20-100) de volontaires en bonne santé ou de patients.
- **Questions principales :**
    - Quelle est la dose maximale sans effet secondaire grave ?
    - Comment le médicament est-il métabolisé par le corps ?
- **Exemple :** Un nouveau traitement contre le diabète est testé sur 50 participants pour identifier la dose optimale et surveiller les effets secondaires.

Phase 2 : Étude de l'Efficacité Préliminaire

- **Objectif :** Évaluer si le traitement fonctionne et continuer à surveiller les effets secondaires.
- **Participants :** Groupe plus large (100-300), souvent des patients souffrant de la condition ciblée.
- **Questions principales :**
    - Le traitement améliore-t-il la condition par rapport à un placebo ou un traitement standard ?
    - Quels sont les effets secondaires les plus fréquents ?
- **Exemple :** Tester si un médicament réduit efficacement la glycémie sur 200 patients diabétiques.

Phase 3 : Confirmation de l'Efficacité

- **Objectif :** Confirmer l'efficacité et surveiller les effets secondaires rares.
- **Participants :** Grand groupe (1 000-3 000) de patients.
- **Méthode :** Essais contrôlés randomisés à grande échelle.
- **Questions principales :**
    - Comment le traitement se compare-t-il aux standards actuels ?
    - Quels sont les effets à long terme ?
- **Exemple :** Comparer un nouveau traitement contre le cancer du sein à la thérapie standard sur 2 000 patientes dans plusieurs hôpitaux.

Phase 4 : Surveillance Post-Mise sur le Marché

- **Objectif :** Évaluer les effets du traitement à long terme dans des conditions réelles.
- **Participants :** Grand nombre de patients utilisant le traitement après son autorisation.
- **Questions principales :**
  - Y a-t-il des effets secondaires rares non détectés dans les phases précédentes ?
  - Le traitement est-il aussi efficace dans la population générale ?
- **Exemple :** Suivre les effets d'un vaccin COVID-19 après sa distribution massive.

Résumé Visuel des Phases:

Phase	Objectif Principal	Participants	Durée Approximative
Phase 1	Sécurité et dose optimale	20-100	Moins d'un an
Phase 2	Efficacité préliminaire	100-300	1-2 ans
Phase 3	Confirmation de l'efficacité	1 000-3 000	2-5 ans
Phase 4	Surveillance à long terme	Plusieurs milliers	Illimitée

2.2 Importance de Ces Processus

1. **Fiabilité des résultats :** La randomisation et les cycles garantissent des conclusions valides et généralisables.
2. **Sécurité des participants :** Chaque étape est conçue pour minimiser les risques et maximiser la protection des volontaires.
3. **Innovation médicale :** Ces processus permettent de transformer des découvertes en laboratoire en traitements accessibles et efficaces.

Grâce à une compréhension approfondie de la randomisation et des cycles des essais cliniques, les novices peuvent mieux appréhender la rigueur scientifique derrière les nouvelles thérapies et contribuer activement à la recherche médicale.

2. Méthodes de Randomisation : Techniques et Contextes d'Utilisation

Graphique de Comparaison des méthodes de Randomisation

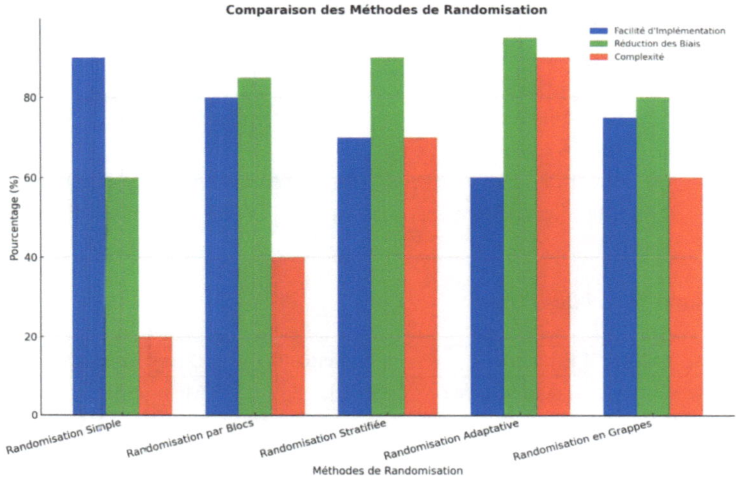

Voici un graphique comparatif des différentes méthodes de randomisation :

- **Facilité d'Implémentation (Bleu) :** Évalue la simplicité de mise en œuvre de chaque méthode.
- **Réduction des Biais (Vert) :** Mesure l'efficacité de chaque méthode pour minimiser les biais.
- **Complexité (Rouge) :** Reflète le niveau de complexité associé à chaque méthode.

Ce graphique permet de visualiser les forces et faiblesses relatives des méthodes en termes de mise en œuvre, de biais, et de complexité.

2.1 Randomisation Simple

- **Principe** : Chaque participant est affecté à un groupe de manière purement aléatoire, souvent via un tirage à pile ou face ou un logiciel de génération aléatoire.
- **Avantages** :
    - Simple à mettre en œuvre.
    - Garantit une allocation aléatoire sans intervention humaine.

- **Inconvénients** :
  - Peut conduire à des déséquilibres entre les groupes, notamment dans les échantillons de petite taille.
- **Contexte d'utilisation** :
  - Adaptée aux grandes études, où les déséquilibres aléatoires se compensent naturellement.

Diagramme de Randomisation Simple

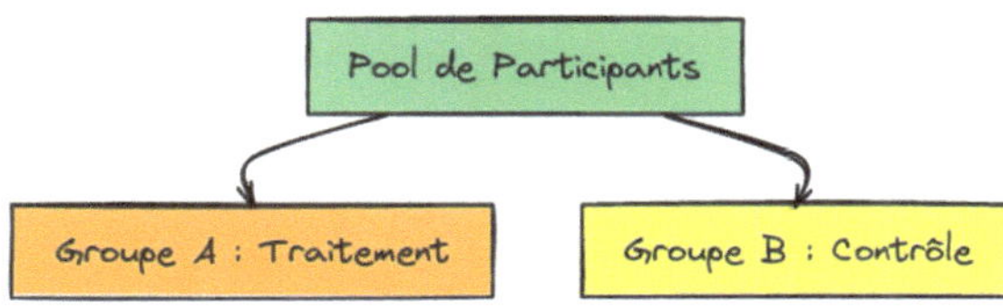

Ceci est un **diagramme de randomisation simple**, illustrant comment un pool de participants est réparti de manière aléatoire entre les groupes de traitement et de contrôle

2.2 Randomisation par Blocs

- **Principe** : Les participants sont regroupés en petits blocs (ex. : 4 ou 6 participants) pour garantir que chaque groupe contient un nombre similaire de participants, même si le recrutement est interrompu prématurément.
- **Avantages** :
  - Assure un équilibre constant entre les groupes tout au long de l'étude.
- **Inconvénients** :
  - Si la taille des blocs est connue, la séquence d'attribution peut devenir prévisible, risquant de biaiser l'étude.
- **Contexte d'utilisation** :
  - Utile dans des études multicentriques ou des essais à petite échelle.

Diagramme de distribution uniforme des blocs numérotés (4 participants chacun) entre les bras de traitement :

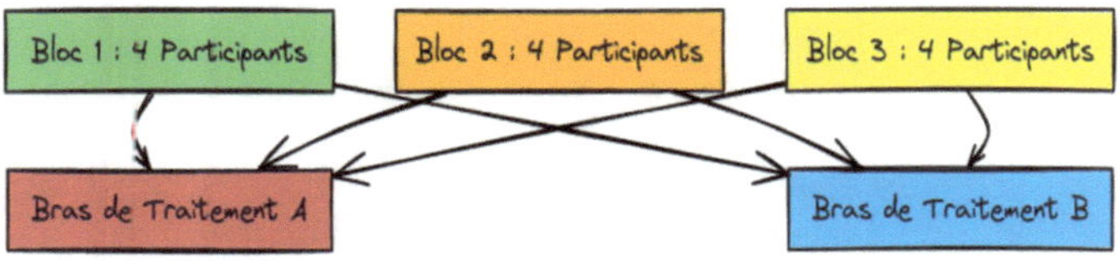

2.3 Randomisation Stratifiée

- **Principe** : Les participants sont regroupés en strates en fonction de variables spécifiques (par exemple, âge, sexe, gravité de la maladie). Une randomisation distincte est effectuée pour chaque strate.
- **Avantages** :
  - Assure un équilibre pour des caractéristiques clés pouvant influencer les résultats.
- **Inconvénients** :
  - Complexité accrue, en particulier lorsque le nombre de strates est élevé.
- **Contexte d'utilisation** :
  - Essentielle lorsque des facteurs prédéterminés doivent être strictement équilibrés entre les groupes.

Diagramme de Randomisation Stratifiée

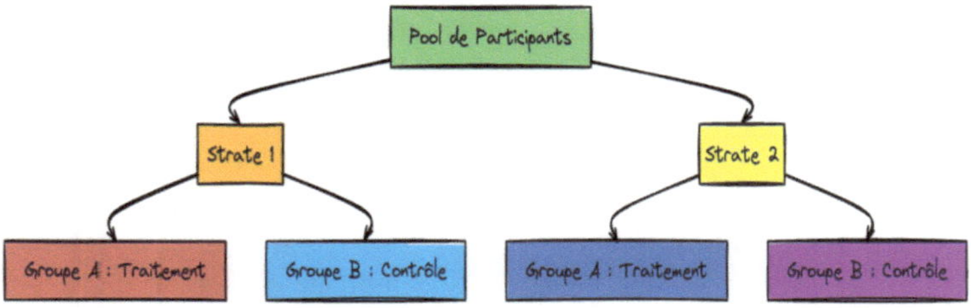

Voici un diagramme de Randomisation Stratifiée, montrant comment les participants sont répartis dans des strates spécifiques avant d'être assignés à des groupes de traitement et de contrôle.

2.4 Randomisation Adaptative

- **Principe** : La méthode ajuste dynamiquement l'attribution des participants en cours d'étude en fonction des données collectées pour maintenir un équilibre ou optimiser l'efficacité de l'essai.
- **Avantages** :
  - Permet une meilleure allocation des participants en temps réel.
- **Inconvénients** :
  - Exige des outils avancés et peut compliquer l'analyse des données.
  - Risque de biais si les chercheurs devinent les ajustements.
- **Contexte d'utilisation** :
  - Particulièrement adaptée aux essais cliniques exploratoires ou adaptatifs.

Diagramme de Randomisation Adaptative

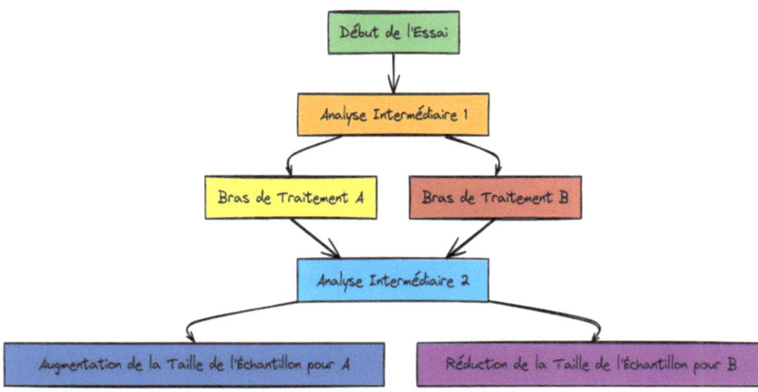

C'est un diagramme adaptatif où les tailles des flèches ou des proportions changent en fonction des résultats intermédiaires

5. Randomisation en Grappes

- **Principe** : Les groupes de randomisation sont définis par des unités collectives (par exemple, des hôpitaux ou des écoles) plutôt que par des individus.
- **Avantages** :
  - Simplifie la logistique pour des interventions à grande échelle.

- **Inconvénients** :
    - Nécessite des analyses statistiques spécifiques pour gérer les corrélations au sein des grappes.
- **Contexte d'utilisation** :
    - Idéale pour les études sur des programmes communautaires ou des interventions de santé publique.

Diagramme de Randomisation en Grappes

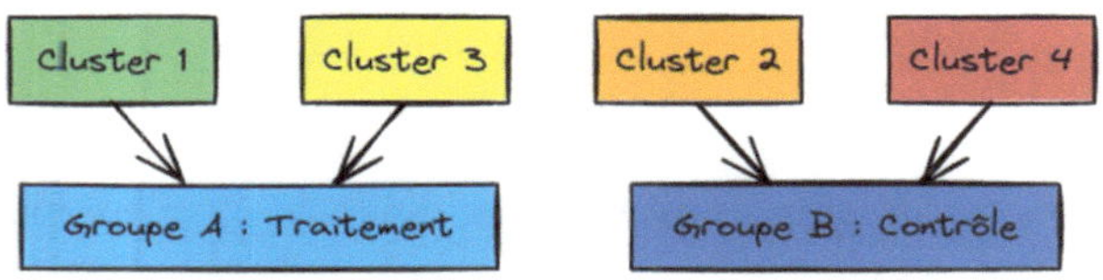

Voici un diagramme de Randomisation en Grappes, illustrant comment des clusters (groupes collectifs) sont assignés aléatoirement à des bras de traitement ou de contrôle.

Tableau Déscriptif et Comparatif des Méthodologies Clés de Randomisation

Méthode de randomisation	Description	Avantages	Inconvénients	Exemple visuel possible
Randomisation simple	Chaque participant est assigné aléatoirement à un groupe avec une probabilité fixe.	- Facile à mettre en œuvre.- Rapide.	- Risque de déséquilibre dans la taille des groupes, surtout pour les petits échantillons.	Diagramme en blocs simples : deux flèches partant d'un pool unique de participants.
Randomisation stratifiée	Les participants sont stratifiés selon des caractéristiques clés (âge, sexe, gravité) avant l'affectation aléatoire.	- Garantit un équilibre des caractéristiques importantes entre les groupes.	- Plus complexe à planifier et à mettre en œuvre.- Risque d'erreur si trop de stratifications.	Tableau ou arbre avec groupes de stratification (ex. : âge, sexe) menant aux bras de traitement.
Randomisation par blocs	Les participants sont randomisés en blocs (ex. : groupes de 4 ou	- Assure un équilibre constant entre les	- Moins efficace si la taille du bloc est déduite par les	Diagramme illustrant des blocs numérotés (chaque bloc

Méthode de randomisation	Description	Avantages	Inconvénients	Exemple visuel possible
	6) pour garantir un équilibre constant.	groupes tout au long de l'étude.	chercheurs ou les participants.	répartissant les patients entre les groupes).
Randomisation adaptative	La probabilité d'affectation à un groupe est ajustée en temps réel en fonction des résultats intermédiaires ou de l'équilibre.	- Optimise l'allocation des participants aux bras prometteurs.- Réduit les coûts et les biais.	- Très complexe à analyser.- Nécessite des outils statistiques avancés et un suivi en temps réel.	Graphique dynamique où les flèches s'ajustent en fonction des résultats intermédiaires.
Randomisation en grappes	Les unités de randomisation sont des groupes ou clusters (ex. : hôpitaux, classes d'école).	- Idéal pour des interventions à l'échelle communautaire ou institutionnelle.	- Moins de précision statistique.- Nécessite des échantillons plus grands	Visualisation en grappes : des cercles représentant des clusters (chaque cercle est assigné à un groupe).

Ce tableau décrit et compare les méthodologies clés de randomisation dans les essais cliniques.

3. Déterminant du Choix de la Méthode

1. **Taille de l'échantillon**
   - Un grand échantillon permet d'utiliser une randomisation simple.
   - Les petits échantillons nécessitent des méthodes comme la stratification ou les blocs pour garantir un équilibre.
2. **Variables clés**
   - Si certaines variables influencent fortement les résultats, une stratification ou une adaptation est préférable.
3. **Contexte multicentrique**
   - Les études menées sur plusieurs sites nécessitent souvent une randomisation par blocs pour maintenir un équilibre entre les centres.
4. **Complexité logistique**
   - Les essais simples nécessitent peu de ressources, tandis que les méthodes adaptatives exigent des outils sophistiqués et une gestion centralisée.

4. Exemples Concrets d'Application des Méthodes

Étude 1: Vaccin contre la grippe

- **Méthode :** Randomisation par blocs (taille : 4 participants par centre).
- **Exemple concret :**

  Lors d'une étude multicentrique sur un vaccin contre la grippe, chaque centre recrute 4 participants à la fois. Ces participants sont assignés aléatoirement à deux groupes (vaccin vs placebo) de manière à ce que chaque groupe comprenne 2 participants dans chaque bloc. Cela permet de maintenir un équilibre entre les groupes dans chaque site, indépendamment de la taille des centres ou des variations de recrutement.

- **Impact :** Garantit une répartition équilibrée des participants, même dans les petits centres, ce qui évite que des groupes soient sur-représentés dans certaines zones géographiques.

Étude 2 : Thérapie pour la dépression

- **Méthode :** Randomisation stratifiée selon la gravité des symptômes.
- **Exemple concret :**

  Dans une étude évaluant deux approches thérapeutiques (psychothérapie vs médicament), les patients sont d'abord classés selon la gravité de leurs symptômes (légers, modérés, sévères) à l'aide d'un outil clinique comme l'échelle de Hamilton. La randomisation est ensuite effectuée dans chaque catégorie, assurant que chaque groupe de traitement contient une proportion similaire de patients ayant des niveaux de gravité comparables.

- **Impact :** Les résultats tiennent compte des variations de gravité et permettent de comparer précisément l'efficacité des deux traitements au sein de groupes homogènes.

Étude 3 : Essai de médicament pour le diabète

- **Méthode :** Randomisation adaptative pour équilibrer des caractéristiques comme l'âge et l'IMC.

- **Exemple concret :**

  Lors d'un essai clinique évaluant un médicament pour le diabète de type 2, les patients sont assignés à des groupes (médicament vs placebo) en utilisant une randomisation adaptative. Si, à un moment donné, un groupe contient significativement plus de patients jeunes ou ayant un faible IMC, la randomisation est ajustée en temps réel pour affecter davantage de patients plus âgés ou ayant un IMC élevé à ce groupe.

- **Impact :** Garantit un équilibre des caractéristiques clés entre les groupes, minimisant les biais et augmentant la fiabilité des résultats, même dans une étude de petite envergure.

Ces exemples illustrent comment les différentes méthodes de randomisation peuvent être appliquées dans des contextes réels pour améliorer la qualité et la validité des essais cliniques.

5. Recommandations pour une Randomisation Rigoureuse

1. **Planification détaillée** : Préciser les méthodes dans le protocole d'étude.
2. **Outils numériques** : Utiliser des logiciels dédiés pour automatiser et sécuriser la randomisation.
3. **Formation des équipes** : Sensibiliser les chercheurs aux enjeux liés à la randomisation.
4. **Audits réguliers** : Vérifier que le processus est respecté pour éviter les dérives.

Conclusion

La randomisation est un outil clé pour garantir l'équité et la validité scientifique des essais cliniques. Chaque méthode a ses avantages et ses limites, et son choix dépend du contexte de l'étude, de la taille de l'échantillon, et des objectifs. Une planification minutieuse et une mise en œuvre rigoureuse sont essentielles pour minimiser les biais et produire des résultats fiables.

Dans le prochain chapitre, nous aborderons la gestion des données dans les essais cliniques. Nous examinerons les bonnes pratiques pour organiser, protéger et analyser les données afin de garantir leur intégrité et leur conformité aux normes réglementaires.

Bibliographie

Ouvrages de Référence

- Chow, S. C., & Liu, J. P. (2013). *Design and Analysis of Clinical Trials: Concepts and Methodologies* (3e éd.). Wiley. https://doi.org/10.1002/9781118458142
- Friedman, L. M., Furberg, C. D., & DeMets, D. L. (2015). *Fundamentals of Clinical Trials* (5e éd.). Springer. https://doi.org/10.1007/978-3-319-18539-2
- Schulz, K. F., & Grimes, D. A. (2002). Generation of Allocation Sequences in Randomised Trials: Chance, Not Choice. *The Lancet, 359*(9305), 515–519. https://doi.org/10.1016/S0140-6736(02)07683-3

Articles Scientifiques Clés

- Altman, D. G., & Bland, J. M. (1999). Statistics Notes: Treatment Allocation in Controlled Trials: Why Randomise? *BMJ, 318*(7192), 1209. https://doi.org/10.1136/bmj.318.7192.1209
- Kahan, B. C., & Morris, T. P. (2012). Assessing Potential Sources of Bias in Randomised Trials. *BMJ, 345*, e8687. https://doi.org/10.1136/bmj.e8687
- Torgerson, D. J., & Roberts, C. (1999). Randomisation Methods: Concealment. *BMJ, 319*(7206), 375–376. https://doi.org/10.1136/bmj.319.7206.375

Normes et Guides Pratiques

- International Council for Harmonisation (ICH). (2016). *E9 Statistical Principles for Clinical Trials*. https://www.ich.org
- CONSORT. (2010). Consolidated Standards of Reporting Trials: Explanation and Elaboration. *BMJ, 340*, c869. https://doi.org/10.1136/bmj.c869
- FDA. (2019). *Adaptive Designs for Clinical Trials of Drugs and Biologics Guidance for Industry*. U.S. Food and Drug Administration. https://www.fda.gov

Logiciels et Outils

- Sealed Envelope Ltd. (n.d.). *Randomisation and Online Database for Clinical Trials*. https://www.sealedenvelope.com

- GraphPad Software. (n.d.). *GraphPad Random Number Generator* https://www.graphpad.com
- REDCap Consortium. (n.d.). *Research Electronic Data Capture (REDCap) Software.* https://projectredcap.org

Études de Cas et Exemples

- Eldridge, S., & Kerry, S. (2012). *A Practical Guide to Cluster Randomised Trials in Health Services Research.* Wiley. https://doi.org /10.1002/9781119966240
- Pocock, S. J. (1983). *Clinical Trials: A Practical Approach.* Wiley.

Exercices Interactifs

Exercice 1 : Identification des Méthodes de Randomisation

Contexte : Vous menez une étude clinique multicentrique pour évaluer un nouveau traitement contre l'hypertension.

Tâche : Associez la méthode de randomisation appropriée à chaque scénario suivant.

1. Vous souhaitez garantir que chaque centre recrute un nombre égal de participants dans les groupes de traitement et contrôle.
   - **Réponse attendue : Randomisation par blocs.**
2. Vous voulez vous assurer que des caractéristiques comme l'âge et le sexe sont équilibrées entre les groupes.
   - **Réponse attendue : Randomisation stratifiée.**
3. Vous réalisez une étude sur des écoles, et vous devez attribuer chaque école à un groupe de traitement ou de contrôle.
   - **Réponse attendue : Randomisation en grappes.**

Exercice 2 : Analyse d'une Étude Hypothétique

Contexte : Une étude évalue l'efficacité d'un nouveau vaccin contre la grippe dans 10 hôpitaux. Chaque hôpital recrute 20 participants.

Question : Quelle méthode de randomisation conviendrait le mieux, et pourquoi ?

Réponse attendue :

- **Méthode : Randomisation par blocs.**
- **Justification :** Cette méthode garantit que chaque hôpital recrute un nombre équilibré de participants dans les groupes de traitement et de contrôle.

QCM (Questions à Choix Multiple)

Section 1 : Introduction à la Randomisation

1. **Quel est le principal objectif de la randomisation dans les essais cliniques ?**

   a) Réduire le coût de l'étude.

   b) Répartir les participants de manière équitable pour éviter les biais. ☑

   c) Accélérer le processus de recrutement.

   d) Garantir que tous les participants reçoivent le traitement étudié.

2. **Quels sont les avantages principaux de la randomisation ?**

   a) Réduction des biais et amélioration de la validité interne. ☑

   b) Minimisation de la taille de l'échantillon.

   c) Suppression de la phase de suivi post-traitement.

   d) Réduction des effets secondaires.

Section 2 : Méthodes de Randomisation

3. **Quelle méthode de randomisation est la plus simple à mettre en œuvre ?**

   a) Randomisation par blocs.

   b) Randomisation stratifiée.

c) Randomisation simple. ☑

d) Randomisation adaptative.

4. **Dans quel contexte la randomisation stratifiée est-elle particulièrement utile ?**

a) Lorsqu'un grand échantillon est utilisé.

b) Lorsque des caractéristiques spécifiques doivent être équilibrées entre les groupes. ☑

c) Lorsqu'il y a peu de centres de recherche impliqués.

d) Lorsqu'une étude ne suit pas un protocole standardisé.

5. **Quel est un inconvénient de la randomisation par blocs ?**

a) Elle est inefficace pour les grands échantillons.

b) La séquence peut devenir prévisible si la taille des blocs est connue. ☑

c) Elle complique l'analyse statistique.

d) Elle ne garantit pas l'équilibre entre les groupes.

Section 3 : Applications Pratiques

6. **Quelle méthode de randomisation est la plus adaptée à une étude multicentrique ?**

a) Randomisation simple.

b) Randomisation par blocs. ☑

c) Randomisation adaptative.

d) Randomisation en grappes.

7. **Dans quel cas la randomisation en grappes est-elle utilisée ?**

a) Pour équilibrer les groupes en fonction du sexe.

b) Pour attribuer des interventions à des unités collectives, comme des hôpitaux. ☑

c) Pour ajuster l'allocation en temps réel.

d) Pour équilibrer les caractéristiques au sein de chaque strate.

8. **Quelle méthode ajuste la répartition en fonction des résultats intermédiaires ?**

a) Randomisation par blocs.

b) Randomisation adaptative. ☑

c) Randomisation stratifiée.

d) Randomisation en grappes.

Section 4 : Étapes et Recommandations

9. **Quelle est une bonne pratique pour garantir une randomisation rigoureuse ?**

a) Partager les séquences de randomisation avec tous les enquêteurs.

b) Utiliser des logiciels dédiés pour automatiser la randomisation. ☑

c) Randomiser les participants après le début du traitement.

d) Utiliser une randomisation simple dans toutes les études.

10. **Pourquoi est-il important de garder la liste d'attribution confidentielle ?**

a) Pour éviter les erreurs de saisie des données.

b) Pour garantir que les chercheurs ou participants n'influencent pas les résultats. ☑

c) Pour réduire la durée de l'étude.

d) Pour simplifier l'analyse statistique.

FAQ (Questions Fréquemment Posées)

Généralités

1. **Pourquoi la randomisation est-elle essentielle dans les essais cliniques ?**
   - Elle garantit une répartition équitable des participants entre les groupes, réduisant ainsi les biais.
   - Elle améliore la validité interne de l'étude, permettant des comparaisons fiables des résultats.
2. **Quelle est la différence entre randomisation simple et stratifiée ?**
   - La randomisation simple affecte les participants aléatoirement sans prendre en compte leurs caractéristiques.
   - La randomisation stratifiée équilibre les participants entre les groupes en fonction de certaines variables (ex. : âge, sexe).

Méthodes et Applications

3. **Quand utiliser la randomisation adaptative ?**
   - Lors d'essais exploratoires où des ajustements sont nécessaires en temps réel pour optimiser l'allocation des participants ou équilibrer des caractéristiques clés.
4. **Quels outils recommandez-vous pour automatiser la randomisation?**
   - Logiciels dédiés comme **REDCap**, **Sealed Envelope**, ou des générateurs de nombres aléatoires comme **GraphPad**.
5. **Comment garantir la confidentialité des séquences de randomisation ?**
   - En conservant les séquences dans des systèmes sécurisés et accessibles uniquement aux personnes autorisées, souvent via des plateformes numériques sécurisées.

Défis et Solutions

6. **Que faire si un déséquilibre survient entre les groupes après randomisation ?**
   - Utiliser des analyses statistiques pour ajuster les résultats en fonction des différences observées.
   - Revoir les procédures pour éviter que ces déséquilibres ne se reproduisent.

7. **Quels sont les risques d'une randomisation mal planifiée ?**
   - Biais de sélection, déséquilibres significatifs entre les groupes, ou invalidité des résultats.

Chapitre 23 : Gestion des Données en Recherche Clinique

Introduction : L'Importance d'une Gestion Rigoureuse des Données

Contexte

La gestion des données est au cœur de la recherche clinique, garantissant que les informations collectées sont fiables, organisées et conformes aux normes réglementaires. Des outils modernes comme REDCap ou KoboToolbox, combinés à des pratiques rigoureuses, permettent de maximiser la précision et la sécurité des données, tout en minimisant les erreurs. Cependant, l'essor des études multicentriques et des données massives (big data) ajoute des défis nouveaux qui doivent être relevés par des approches méthodologiques adaptées.

Importance

Avec l'essor des technologies numériques et l'augmentation des volumes de données collectées, notamment dans les études multicentriques, la gestion des données est devenue plus complexe que jamais. Elle nécessite non seulement des outils performants, mais aussi une conformité stricte aux exigences réglementaires telles que le RGPD. Une gestion optimisée garantit des résultats scientifiques crédibles et protège la confidentialité des participants.

Objectifs du Chapitre

Ce chapitre a pour but de :

1. Présenter les étapes essentielles pour gérer les données, depuis leur collecte jusqu'à leur archivage.
2. Décrire les outils modernes pour une gestion efficace, comme REDCap ou EpiData.
3. Clarifier les exigences éthiques et réglementaires liées à la protection des données.
4. Fournir des exemples concrets et des études de cas illustrant les bonnes pratiques.
5. Proposer des recommandations pratiques pour optimiser la gestion des données en recherche clinique.

1. Les Étapes Essentielles de la Gestion des Données

Diagramme de Flux de la Gestion des Données

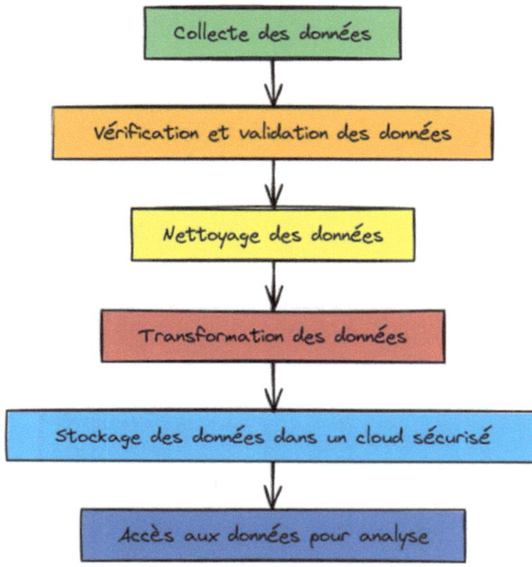

Ce diagramme de flux représentant le processus complet de gestion des données, de la collecte au stockage sécurisé.

1.1 Collecte des Données

La collecte des données est l'étape initiale et cruciale du processus. Elle doit être soigneusement planifiée pour éviter les biais et garantir la pertinence des informations recueillies.

Bonnes Pratiques:

- **Planification préalable** : Définir les objectifs de l'étude et concevoir des protocoles standardisés pour uniformiser les données collectées.
- **Outils numériques** : Utiliser des plateformes comme REDCap ou KoboToolbox pour saisir les données de manière sécurisée et réduire les erreurs humaines.

- **Exemple concret :** Dans une étude sur la vaccination infantile en milieu rural, des tablettes équipées de logiciels de collecte en temps réel ont permis de réduire les erreurs de transcription.

1.2 Organisation des Données

Une fois les données collectées, elles doivent être organisées pour garantir leur exploitabilité.

Bonnes Pratiques :

- **Standardisation des formats** : Uniformiser les formats pour les dates, les unités de mesure et les codages.
- **Structuration des fichiers** : Utiliser des tableaux bien définis avec des noms de colonnes explicites.
- **Exemple concret :** Dans un fichier Excel, les variables comme l'âge, le sexe ou les résultats de tests sont organisées en colonnes, avec des libellés clairs pour faciliter l'analyse.

1.3 Nettoyage des Données

Le nettoyage vise à identifier et corriger les erreurs ou incohérences dans les données brutes.

Problèmes fréquents :

- Données manquantes ou aberrantes.
- Doublons ou incohérences logiques.

Bonnes Pratiques :

- **Détection automatique des anomalies** : Utiliser des scripts en Python ou R pour repérer rapidement les erreurs.
- **Collaboration avec les enquêteurs** : Vérifier les informations suspectes avant de les corriger.
- **Documentation** : Enregistrer chaque modification dans un journal des changements.
- **Exemple concret :** Des valeurs aberrantes comme un âge de 150 ans peuvent être identifiées et corrigées en se basant sur d'autres données fiables.

1.4 Stockage des Données

Le stockage des données garantit leur sécurité et leur accessibilité pour des analyses ultérieures.

Bonnes Pratiques:

- **Sécurisation** : Utiliser le cryptage et des mots de passe robustes pour protéger les données sensibles.
- **Sauvegardes régulières** : Stocker les données sur des serveurs sécurisés ou des solutions cloud conformes aux normes de protection.
- **Exemple concret :** Une étude multicentrique stocke ses données sur des serveurs conformes au RGPD pour garantir leur sécurité et leur conformité légale.

2. Outils et Technologies pour la Gestion des Données

2.1 Systèmes de Collecte et de Suivi

- **REDCap** : Plateforme conçue pour les essais cliniques, offrant des fonctionnalités avancées comme le suivi des participants et la gestion des accès.
- **EpiData** : Idéal pour des études dans des contextes à faibles ressources, avec des fonctions de validation intégrées.
- **KoboToolbox** : Pratique pour collecter des données sur le terrain, même en l'absence de connexion Internet.

2.2 Bases Relationnelles

- **Exemples :** MySQL, PostgreSQL, ou Microsoft SQL Server.
- **Caractéristiques principales :**
  - Organisation des données en tables relationnelles pour faciliter le suivi des patients à travers plusieurs visites.
  - Sécurisation et gestion centralisée des données.

2.3 Logiciels pour le Nettoyage

- **OpenRefine** : Simplifie le nettoyage des données textuelles.
- **Python et R** : Permettent de créer des scripts personnalisés pour détecter les incohérences ou anomalies.

Comparaison des Outils:

Tableau Comparatif des Outils de la Gestion, la Collecte, et l'Analyse de Données

Outil	Avantages	Inconvénients	Utilisation principale
REDCap	- Interface conviviale pour les utilisateurs non-techniques.- Fonctionnalités avancées pour les essais cliniques (audit trail, randomisation).- Hébergement sécurisé, adapté aux données sensibles.- Personnalisable avec des API.- Gestion multi-utilisateur avec rôles.	- Nécessite un hébergement institutionnel ou abonnement.- Moins flexible pour des bases de données complexes.- Courbe d'apprentissage pour les fonctionnalités avancées.	Gestion des données d'essais cliniques, études de santé publique.
KoboToolbox	- Conçu pour des enquêtes sur le terrain, même dans des environnements à faibles ressources.- Fonctionne hors ligne et en ligne.- Logiciel libre et gratuit.- Facile à configurer pour des utilisateurs non techniques.- Compatible avec les appareils mobiles.	- Moins adapté aux bases de données complexes ou analyses avancées.- Peu de fonctionnalités pour des workflows institutionnels sophistiqués.- Limité en personnalisation des structures complexes.	Collecte de données sur le terrain dans des zones à faibles ressources (humanitaire, environnemental).
SQL (langage)	- Extrêmement puissant pour gérer de grandes bases de données relationnelles.- Flexible et adaptable pour des cas complexes.- Peut être utilisé avec divers systèmes (MySQL, PostgreSQL, etc.).- Performant pour des analyses avancées et des requêtes sur mesure.	- Nécessite une expertise technique en gestion de bases de données.- Pas de support graphique natif : nécessite des interfaces externes.- Peut être excessif pour de petits projets ou utilisateurs non techniques.	Stockage, gestion, et analyse de bases de données volumineuses (projets complexes, analyses institutionnelles).

C'est un tableau comparatif détaillant les avantages et inconvénients des outils REDCap, KoboToolbox, et SQL pour la gestion, la collecte, et l'analyse de données.

Résumé d'Utilisation:

1. **REDCap** : Idéal pour les chercheurs en santé et les projets nécessitant des workflows structurés, une sécurité élevée, et une interface conviviale.
2. **KoboToolbox** : Meilleur choix pour des **enquêtes terrain** et des projets nécessitant des outils hors ligne, particulièrement dans des contextes humanitaires.
3. **SQL** : Solution puissante et flexible pour des **analyses complexes**, des **grandes bases de données**, et des projets nécessitant une personnalisation maximale.

3. Exigences Éthiques et Réglementaires

3.1 Principes Clés du RGPD (Règlement Général sur la Protection des Données)

1. **Minimisation des données** : Ne collecter que les informations nécessaires.
2. **Anonymisation** : Supprimer ou remplacer les informations identifiables.
3. **Transparence** : Informer les participants de l'usage prévu de leurs données.

3.2 Bonnes Pratiques de Sécurité

- **Contrôle des accès** : Restreindre l'accès aux données aux personnes autorisées.
- **Cryptage des données** : Protéger les informations sensibles à toutes les étapes, qu'elles soient stockées ou en transit.
- **Exemple concret :** Dans une étude clinique européenne, des identifiants anonymes ont été utilisés pour minimiser les risques de réidentification.

4. Études de Cas : Défis et Solutions

Étude 1 : Standardisation dans une Étude Multicentrique

- **Contexte :** Un essai clinique sur les maladies cardiovasculaires impliquant dix centres dans différents pays.
- **Déroulement :** Adoption d'un format de saisie harmonisé à l'aide de REDCap.
- **Résultats :** Une réduction des erreurs de transcription de 20 % et une homogénéité des données entre les sites.
- **Leçon à retenir :** La standardisation des outils de collecte est essentielle pour garantir l'exploitabilité des données.

Étude 2 : Défis Éthiques dans la Gestion des Données Sensibles

- **Contexte :** Une étude sur les maladies infectieuses dans une région avec des réglementations strictes.
- **Déroulement :** Utilisation de bases cryptées et anonymisées conformément au RGPD.
- **Résultats :** Une protection complète des données tout en respectant les exigences réglementaires.
- **Leçon à retenir :** Investir dans la sécurité numérique renforce la confiance des participants et prévient les sanctions.

5. Lignes Directrices pour une Gestion Optimale des Données

1. **Planification proactive** : Établir un plan de gestion des données détaillé dès le début de l'étude.
2. **Formation des équipes** : Former tous les membres sur l'utilisation des outils et sur les bonnes pratiques de collecte et de sécurisation des données.
3. **Automatisation des contrôles** : Mettre en place des validations automatiques pour minimiser les erreurs.
4. **Sauvegardes fréquentes** : Assurer la sécurité des données par des copies régulières.

Conclusion

Une gestion efficace des données en recherche clinique est essentielle pour garantir la qualité, la sécurité, et la validité des résultats. En s'appuyant sur des outils adaptés, en respectant les normes éthiques, et en adoptant des pratiques rigoureuses, les chercheurs peuvent relever les défis liés à la collecte et au traitement des données.

Après avoir examiné les principes de gestion des données, nous aborderons dans le chapitre suivant les défis spécifiques liés aux études multicentriques. Ces projets complexes nécessitent une coordination harmonieuse entre différents sites pour garantir la cohérence et l'harmonisation des méthodes de collecte et d'analyse des données.

Bibliographie

Ouvrages de Référence

- Friedman, L. M., Furberg, C. D., & DeMets, D. L. (2015). *Fundamentals of Clinical Trials* (5e éd.). Springer. https://doi.org/10.1007/978-3-319-18539-2
- Groenewold, R. (2020). *Data Management in Clinical Research: Principles and Practices*. Springer. https://doi.org/10.1007/978-3-030-44954-1
- Matthews, J. N. S. (2016). *Introduction to Randomized Controlled Clinical Trials* (2e éd.). CRC Press. https://doi.org/10.1201/b19602

Articles Scientifiques Clés

- Kahn, M. G., et al. (2016). A Harmonized Data Quality Assessment Terminology and Framework for the Secondary Use of Electronic Health Record Data. *eGEMs, 4*(1), 18. https://doi.org/10.5334/egems.162
- Liaw, S. T., et al. (2016). Data Quality and Fitness for Purpose in the Secondary Use of General Practice Data: A Focus Group Study. *BMJ Open, 6*(10), e010955. https://doi.org/10.1136/bmjopen-2015-010955
- van Staa, T. P., et al. (2014). Big Health Data: The Need to Earn Public Trust. *BMJ, 348*, g1485. https://doi.org/10.1136/bmj.g1485

Normes et Guides Pratiques

- CONSORT. (2010). CONSORT Statement: Explanation and Elaboration. *BMJ, 340*, c869. https://doi.org/10.1136/bmj.c869
- FDA. (2020). *Data Standards for Regulatory Submissions Guidance for Industry*. U.S. Food and Drug Administration. https://www.fda.gov

- GDPR. (2016). *General Data Protection Regulation (GDPR)*. European Parliament. https://gdpr-info.eu

Outils et Technologies

- REDCap Consortium. (n.d.). *Research Electronic Data Capture (REDCap)*. https://projectredcap.org
- KoboToolbox. (n.d.). *Data Collection Tools for Challenging Environments*. https://www.kobotoolbox.org
- OpenRefine. (n.d.). *A Free, Open Source Tool for Cleaning and Transforming Data*. https://openrefine.org

Études de Cas et Exemples

- Eldridge, S., & Kerry, S. (2012). *A Practical Guide to Cluster Randomised Trials in Health Services Research.* Wiley. https://doi.org/10.1002/9781119966240
- Menachemi, N., & Collum, T. H. (2011). Benefits and Drawbacks of Electronic Health Record Systems. *Risk Management and Healthcare Policy, 4*, 47–55. https://doi.org/10.2147/RMHP.S12985

Exercices Interactifs

1. **Étude de Scénario :** Une équipe constate des incohérences dans les résultats de tests sanguins entre plusieurs centres.
   - **Question :** Quelles étapes doivent être suivies pour identifier la source des erreurs ?
   - **Réponse suggérée :** Analyse des formats de saisie, révision des protocoles, et vérification des appareils utilisés.
2. **Question à Choix Multiples :**
   - **Question :** Quel est le principal avantage de REDCap en gestion des données ?
     - A) Coût minimal
     - B) Automatisation des vérifications
     - C) Sauvegarde automatique
     - D) Toutes les réponses ci-dessus
   - **Réponse correcte :** D

Évaluation et Auto-Quiz

1. Question Vrai/Faux :

La standardisation des données est essentielle uniquement pour les petites études.

- **Réponse : Faux.**
  - La standardisation des données est essentielle pour **toutes les études**, qu'elles soient de petite ou de grande envergure. Elle garantit la cohérence des résultats, facilite l'analyse, et permet la comparabilité entre différents groupes ou sites, en évitant les biais introduits par des variations dans la collecte ou le format des données.

2. Question Ouverte :

Quels sont les principaux risques d'un stockage insuffisamment sécurisé des données ?

- **Réponse :**
  1. **Violation de la confidentialité :** Les données sensibles des participants (comme les informations personnelles ou médicales) peuvent être exposées, ce qui compromet leur vie privée.
  2. **Utilisation abusive des données :** Les données peuvent être utilisées à des fins non autorisées, comme des fraudes ou des manipulations commerciales.
  3. **Perte de crédibilité :** Une mauvaise gestion des données peut nuire à la réputation des chercheurs ou de l'institution impliquée.
  4. **Non-conformité aux réglementations :** Un stockage non sécurisé peut entraîner des sanctions juridiques ou financières, notamment en violation des normes comme le RGPD (Règlement Général sur la Protection des Données).
  5. **Altération ou perte des données :** Les données peuvent être corrompues, modifiées ou perdues à la suite d'attaques informatiques, de pannes ou d'une gestion inadéquate.

Ces questions permettent de tester la compréhension des concepts fondamentaux liés à la standardisation et à la sécurité des données dans le cadre des études scientifiques.

FAQ

1. **Question :** Quels outils privilégier pour des études en milieu rural sans connexion Internet ?

   Réponse : KoboToolbox est une excellente solution grâce à sa fonctionnalité hors ligne.

2. **Question :** Comment garantir la conformité RGPD dans les études multicentriques ?

   Réponse : Utiliser des systèmes cryptés, collecter uniquement les données nécessaires et anonymiser les identifiants.

Chapitre 24 : Études Multicentriques

Introduction : Importance et Défis des Études Multicentriques

Contexte

Les études multicentriques sont devenues un outil incontournable en recherche clinique, offrant l'opportunité d'inclure des participants provenant de multiples centres ou régions géographiques. Cette approche augmente la diversité des échantillons et renforce la généralisabilité des résultats, ce qui est crucial pour établir des recommandations applicables à grande échelle. Par exemple, dans une étude portant sur un traitement pour le diabète, inclure des patients issus de différents pays permet d'analyser l'efficacité du traitement dans divers environnements cliniques et culturels.

Importance

Malgré leurs nombreux atouts, les études multicentriques posent des défis importants. Elles nécessitent une coordination sans faille entre les différents sites, une harmonisation rigoureuse des méthodologies, et des efforts soutenus pour assurer la cohérence des données collectées. Les différences linguistiques, culturelles et organisationnelles peuvent compliquer leur mise en œuvre. Une planification approfondie et des stratégies spécifiques sont essentielles pour garantir leur réussite.

Objectifs du Chapitre

Ce chapitre se propose de :

1. Mettre en évidence les avantages des études multicentriques, notamment en matière de diversité des participants et de pertinence des résultats.
2. Identifier les défis spécifiques à ce type d'étude, comme la coordination entre les centres et la gestion des données.
3. Offrir des solutions pratiques pour relever ces défis.
4. Illustrer les concepts abordés à l'aide d'exemples réels d'études multicentriques réussies.
5. Aborder les questions éthiques liées à ces études, en particulier lorsqu'elles impliquent des populations vulnérables.

1. Les Avantages des Études Multicentriques

1.1 Diversité Accrue des Populations

En incluant des participants de différentes régions géographiques, cultures et contextes socio-économiques, les études multicentriques garantissent une plus grande diversité dans les échantillons étudiés.

Avantages :

- **Variabilité accrue des profils :** Une diversité génétique, culturelle et environnementale permet de mieux capturer les facteurs influençant les résultats.
- **Représentation des sous-groupes :** Les études multicentriques permettent d'inclure des populations souvent sous-représentées, comme les minorités ethniques ou les habitants de zones rurales.

Exemple :

Une étude multicentrique évaluant un vaccin contre la grippe peut analyser l'efficacité du vaccin face à différentes souches virales présentes dans diverses régions du monde.

1.2 Généralisabilité des Résultats

Les études multicentriques augmentent la portée clinique et la pertinence globale des résultats obtenus.

Avantages :

- **Réduction des biais locaux :** Tester une intervention dans divers contextes réduit l'influence des particularités propres à un seul site.
- **Applicabilité mondiale :** Les résultats obtenus dans des populations variées peuvent être utilisés pour formuler des recommandations internationales.

Exemple :

Un traitement antihypertenseur testé dans des cliniques rurales et urbaines démontre son efficacité dans des contextes où l'accès aux soins varie.

1.3 Recrutement Rapide et Échantillons Importants

Les études multicentriques facilitent l'atteinte rapide de la taille d'échantillon nécessaire, même pour les pathologies rares.

Avantages :

- **Recrutement accéléré :** Chaque site contribue au processus d'inclusion, réduisant ainsi le temps nécessaire pour atteindre les objectifs de l'étude.
- **Études sur les maladies rares :** Regrouper plusieurs centres permet de recruter un nombre suffisant de participants atteints d'affections peu fréquentes.

Exemple :

Une étude sur la fibrose kystique impliquant des centres dans plusieurs pays assure un échantillon statistiquement significatif.

Graphique des Etapes Clés d'une Etude Multicentrique

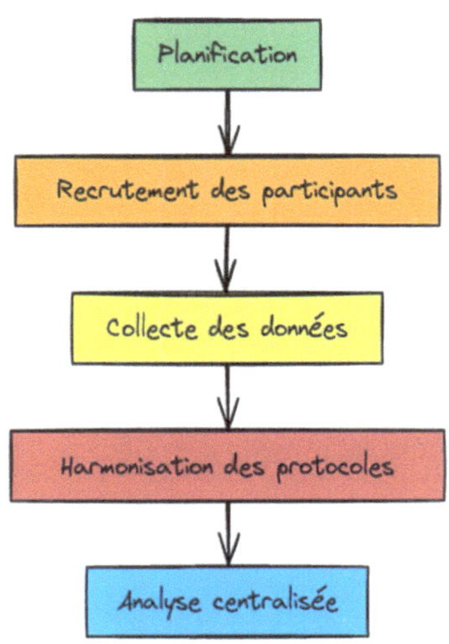

Ce graphique des étapes clés d'une étude multicentrique, couvrant les phases principales du processus.

2. Les Défis des Études Multicentriques

2.1 Coordination des Centres

Les études multicentriques exigent une collaboration étroite entre les différents sites participants, ce qui peut se heurter à des obstacles organisationnels.

Défis :

- **Synchronisation des protocoles :** Les centres peuvent interpréter ou appliquer différemment les critères d'inclusion ou les procédures.
- **Calendriers divergents :** Certains sites peuvent connaître des retards dans le recrutement ou l'exécution du protocole.
- **Communication complexe :** La collaboration entre des équipes situées dans des zones géographiques éloignées peut manquer de fluidité.

Solutions :

- **Formation standardisée :** Assurer une compréhension uniforme des protocoles à travers des sessions de formation.
- **Outils de gestion :** Utiliser des logiciels comme Microsoft Teams ou Asana pour coordonner les activités.
- **Planification flexible :** Intégrer une marge de manœuvre dans les calendriers pour gérer les retards.

Diagramme de Coordination des Centres Multicentriques

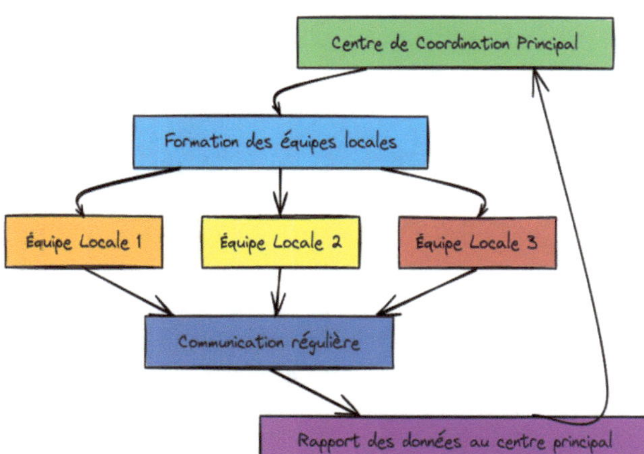

C'est un diagramme de coordination des centres multicentriques montrant les interactions entre le centre de coordination principal et les équipes locales, incluant les étapes de formation et de communication

2.2 Gestion des Données à Grande Échelle

Les données collectées dans plusieurs sites doivent être intégrées, vérifiées et analysées de manière cohérente.

Défis :

- **Formats variables :** Les données collectées dans différents centres peuvent présenter des incohérences en termes de structure ou d'unités de mesure.
- **Qualité inégale :** Les compétences des équipes locales influencent souvent la précision et la qualité des données.
- **Sécurité des données :** Les échanges de données entre pays sont soumis à des régulations variables.

Solutions :

- **Standardisation des outils :** Utiliser des plateformes centralisées comme REDCap pour uniformiser les processus.
- **Audits réguliers :** Contrôler la qualité des données pour identifier les écarts.
- **Chiffrement et accès sécurisé :** Protéger les informations avec des technologies modernes de sécurité.

2.3 Différences Culturelles et Linguistiques

Les disparités culturelles et linguistiques peuvent compliquer la mise en œuvre des études multicentriques.

Défis :

- **Langue :** Des traductions inadéquates peuvent entraîner des malentendus ou des erreurs.
- **Croyances locales :** Les perceptions des interventions médicales varient d'une région à l'autre.
- **Engagement des participants :** Les attentes et préoccupations des participants diffèrent selon les contextes locaux.

Solutions :

- **Traductions professionnelles :** Collaborer avec des traducteurs spécialisés pour garantir l'exactitude des documents.
- **Adaptation culturelle :** Ajuster les interventions pour refléter les normes locales.
- **Engagement communautaire :** Travailler avec des leaders locaux pour renforcer la sensibilisation et la confiance.

Tableau Synthétique des Défis des Etudes Multicentriques

Aspect	Défis	Solutions	Exemple Pratique
2.1 Coordination des Centres	- **Synchronisation des protocoles** : Les critères d'inclusion et les procédures peuvent être interprétés différemment entre les sites.- **Calendriers divergents** : Certains centres peuvent connaître des retards dans le recrutement ou l'exécution.- **Communication complexe** : La collaboration est difficile entre équipes géographiquement éloignées.	- **Formation standardisée** : Organiser des sessions de formation pour assurer une compréhension uniforme des protocoles.- **Outils de gestion** : Utiliser des logiciels comme **Microsoft Teams** ou **Asana** pour coordonner les tâches.- **Planification flexible** : Intégrer des marges pour gérer les retards.	- Organisation d'un webinaire pour expliquer le protocole aux responsables de site.- Utilisation d'**Asana** pour suivre les tâches et les échéances entre centres.
2.2 Gestion des Données à Grande Échelle	- **Formats variables** : Incohérences dans la structure des données collectées (unités de mesure, formats).- **Qualité inégale** : Variabilité dans la rigueur et les compétences des équipes locales.- **Sécurité des données** : Échanges soumis à des régulations variables selon les pays participants.	- **Standardisation des outils** : Utiliser des plateformes centralisées comme **REDCap** pour harmoniser les processus de collecte.- **Audits réguliers** : Vérifier la qualité des données pour corriger les écarts.- **Chiffrement et accès sécurisé** : Protéger les données par des technologies modernes de sécurité.	- Adoption de **REDCap** pour centraliser la collecte de données.- Audits de données trimestriels pour identifier les incohérences dans les fichiers soumis par chaque centre.

Aspect	Défis	Solutions	Exemple Pratique
2.3 Différences Culturelles et Linguistiques	- **Langue** : Les traductions inadéquates peuvent entraîner des malentendus ou des erreurs.- **Croyances locales** : Les perceptions des interventions médicales varient selon les régions.- **Engagement des participants** : Les préoccupations des participants diffèrent en fonction des contextes locaux.	- **Traductions professionnelles** : Collaborer avec des traducteurs spécialisés pour garantir des documents précis.- **Adaptation culturelle** : Ajuster les interventions pour refléter les normes et croyances locales.- **Engagement communautaire** : Travailler avec des leaders locaux pour renforcer la sensibilisation et la confiance.	- Traduction des questionnaires par des experts bilingues locaux.- Consultation avec des leaders communautaires avant de lancer l'étude dans une nouvelle région.

Résumé des Défis et Solutions :

1. **Coordination des Centres** : Les différences d'interprétation des protocoles et les décalages dans les calendriers peuvent être surmontés grâce à une communication centralisée, une formation uniformisée, et des outils de gestion partagés.
2. **Gestion des Données** : Standardiser les formats et les outils, auditer régulièrement les données, et renforcer la sécurité pour assurer une gestion cohérente et fiable des informations collectées à grande échelle.
3. **Différences Culturelles et Linguistiques** : Répondre aux disparités locales en adaptant les interventions, en travaillant avec des traducteurs professionnels, et en impliquant les communautés locales.

3. Stratégies pour Réussir une Étude Multicentrique

1. **Formation Uniforme des Équipes** : Standardiser les pratiques et fournir des formations continues.
2. **Outils Numériques** : Centraliser la gestion des données et la communication avec des plateformes modernes.
3. **Audits de Qualité** : Planifier des contrôles réguliers pour détecter rapidement les erreurs.
4. **Planification Collaborative** : Concevoir un calendrier réaliste, intégrant les contraintes locales.

4. Études de Cas : Réussites Multicentriques

1. **Contexte :** Étude multicentrique sur un vaccin contre le COVID-19, impliquant des participants sur trois continents pour évaluer l'efficacité et la sécurité du vaccin dans divers contextes.
   - **Déroulement :** Utilisation de REDCap pour la gestion centralisée des données et formation des équipes via des modules en ligne.
   - **Résultats :** Réduction des incohérences de saisie à moins de 2 % et harmonisation des protocoles entre 30 centres.
   - **Leçon à Retenir :** Une coordination proactive, renforcée par des outils numériques robustes, est cruciale pour gérer la complexité des études multicentriques.
2. **Contexte :** Évaluation d'un traitement contre l'hypertension dans 15 centres en zones urbaines et rurales.
   - **Déroulement :** Flexibilité des horaires et rappels téléphoniques pour améliorer le suivi des participants dans les zones rurales.
   - **Résultats :** Augmentation du taux de suivi à 85 % dans les zones rurales, avec des résultats généralisables.
   - **Leçon à Retenir :** Adapter les stratégies de recrutement et de suivi aux réalités locales améliore la rétention et la qualité des données.

5. Considérations Éthiques

1. **Recrutement Équitable :** Veiller à ce que tous les groupes aient un accès égal à l'étude.
2. **Consentement Éclairé :** Simplifier et adapter les documents d'information pour les rendre accessibles.
3. **Respect Culturel :** Impliquer des experts locaux pour adapter l'étude aux normes culturelles.

Conclusion

Les études multicentriques représentent une méthode puissante pour produire des résultats applicables à des populations variées. Bien qu'elles posent des défis en termes de coordination et de gestion des données, une planification rigoureuse et des outils modernes permettent de les surmonter efficacement. Ces études incarnent la collaboration internationale nécessaire pour relever les défis mondiaux de la santé.

Le succès des études multicentriques repose en grande partie sur l'engagement des participants. Dans le chapitre suivant, nous explorerons des stratégies pour améliorer leur adhésion, élément essentiel pour garantir la qualité et la validité des données.

Bibliographie

Ouvrages de Référence

- Friedman, L. M., Furberg, C. D., & DeMets, D. L. (2015). *Fundamentals of Clinical Trials* (5e éd.). Springer. https://doi.org/10.1007/978-3-319-18539-2
- Spilker, B. (1991). *Guide to Clinical Trials*. Raven Press.
- Piantadosi, S. (2017). *Clinical Trials: A Methodologic Perspective* (3e éd.). Wiley. https://doi.org/10.1002/9781119017379

Articles Scientifiques Clés

- Chan, A.-W., et al. (2013). SPIRIT 2013 Statement: Defining Standard Protocol Items for Clinical Trials. *Annals of Internal Medicine, 158*(3), 200–207. https://doi.org/10.7326/0003-4819-158-3-201302050-00583
- van Staa, T. P., et al. (2012). Pragmatic Randomised Trials Using Routine Electronic Health Records: Putting Them to the Test. *BMJ, 344*, e55. https://doi.org/10.1136/bmj.e55
- Hill, A. B. (1965). The Environment and Disease: Association or Causation? *Proceedings of the Royal Society of Medicine, 58*(5), 295–300. https://doi.org/10.1177/003591576505800503

Normes et Guides Pratiques

- ICH. (2016). *ICH E6(R2): Good Clinical Practice (GCP) Guideline.* International Council for Harmonisation. https://www.ich.org
- CONSORT. (2010). *CONSORT Statement: Explanation and Elaboration. BMJ, 340*, c869. https://doi.org/10.1136/bmj.c869
- WHO. (2019). *Operational Guidelines for the Establishment and Functioning of Data and Safety Monitoring Boards.* World Health Organization.

Outils et Technologies

- REDCap Consortium. (n.d.). *Research Electronic Data Capture (REDCap).* https://projectredcap.org
- KoboToolbox. (n.d.). *Data Collection Tools for Challenging Environments.* https://www.kobotoolbox.org
- Asana. (n.d.). *Task and Workflow Management Platform.* https://asana.com

Études de Cas et Exemples

- Angus, D. C., et al. (2020). The Randomized Embedded Multifactorial Adaptive Platform for Community-Acquired Pneumonia (REMAP-CAP) Study. *Annals of the American Thoracic Society, 17*(7), 879–891. https://doi.org/10.1513/AnnalsATS.202003-192SD
- RECOVERY Collaborative Group. (2020). Dexamethasone in Hospitalized Patients with Covid-19. *The New England Journal of Medicine, 384*(8), 693–704. https://doi.org/10.1056/NEJMoa2021436

Ressources Complémentaires

- Torgerson, D. J. (2001). Contamination in Trials: Is Cluster Randomisation the Answer? *BMJ, 322*(7282), 355–357. https://doi.org/10.1136/bmj.322.7282.355
- Evans, S. R. (2010). Clinical Trial Structures. *Journal of Experimental Stroke and Translational Medicine, 3*(2), 8–18. https://doi.org/10.1234/98765

Exercices Interactifs

1. **Exercice : Conception d'une Étude Multicentrique**
   - **Tâche :** Développez un mini-protocole pour une étude sur un traitement innovant en cardiologie.
   - **Étapes :**
     1. Définissez les critères d'inclusion pour plusieurs sites.
     2. Sélectionnez les outils numériques pour la collecte des données.
     3. Planifiez des sessions de formation standardisées.
   - **Piste de Réflexion :** Quels défis pourraient survenir et comment les anticiper ?

2. **Exercice : Analyse Critique**
    - Analysez un extrait d'étude multicentrique fictive présentant des défis liés à la gestion des données. Proposez des solutions pour améliorer la standardisation et la sécurité.

Évaluation et Auto-Quiz

1. **Questions à Choix Multiples :**
    - Quelle est l'une des principales limites des études multicentriques ?
        1. Recrutement rapide des participants.
        2. Coordination complexe des centres. ☑
    - Quel outil est le mieux adapté pour collecter des données hors ligne ?
        1. EpiData.
        2. KoboToolbox. ☑
2. **Question Ouverte :**
    - Quels facteurs culturels doivent être pris en compte lors de la conception d'une étude multicentrique ?

FAQ

1. **Comment gérer les différences culturelles entre centres ?**
    - En impliquant des experts locaux et en adaptant les interventions aux normes culturelles.
2. **Quels outils sont les plus adaptés pour les études multicentriques ?**
    - REDCap pour la gestion centralisée, KoboToolbox pour la collecte sur le terrain.
3. **Comment garantir la qualité des données dans plusieurs centres ?**
    - Via des audits réguliers, des formations uniformes et des contrôles de qualité intégrés aux plateformes.

Chapitre 25 : Mesurer l'Adhésion des Participants

Introduction : L'Adhésion, un Pilier de la Recherche Clinique

Contexte

La qualité et la pertinence des résultats des études cliniques reposent largement sur l'adhésion des participants, soit leur capacité à suivre scrupuleusement le protocole défini. Cette adhésion couvre des aspects variés : prise correcte des médicaments, respect des rendez-vous, ou implication dans des tâches spécifiques. Lorsque l'adhésion est faible, les données risquent de ne pas refléter fidèlement l'efficacité des interventions étudiées, compromettant ainsi la validité des conclusions.

Importance de l'Adhésion :

Des outils modernes tels que les capteurs, les applications mobiles ou les dispositifs connectés permettent aujourd'hui de mesurer l'adhésion avec précision. Cependant, leur mise en œuvre doit s'accompagner de stratégies pour comprendre les facteurs influençant l'implication des participants et corriger les écarts éventuels.

Objectifs du Chapitre

Ce chapitre a pour but de :

1. Définir le concept d'adhésion et son rôle dans la réussite des études cliniques.
2. Examiner les principales méthodes de mesure de l'adhésion, leurs avantages et leurs limites.
3. Identifier les facteurs qui influencent l'adhésion, qu'ils soient liés aux participants ou au protocole de l'étude.
4. Proposer des stratégies concrètes pour renforcer l'engagement des participants.
5. Illustrer ces principes à travers des exemples pratiques issus d'études réelles.

1. L'Adhésion des Participants : Définition et Rôle

1.1 Qu'est-ce que l'Adhésion ?

L'adhésion peut être définie comme le degré de conformité des participants aux exigences d'un protocole d'étude. Elle inclut:

- La prise correcte des médicaments prescrits, dans les doses et aux horaires requis.
- La participation régulière aux visites ou examens de suivi.
- La réalisation des tâches spécifiques, comme la tenue d'un journal ou le respect d'un régime alimentaire ou d'exercice.

1.2 Pourquoi l'Adhésion est-elle Cruciale ?

1. **Validité des Résultats :**

   Une bonne adhésion assure que les résultats reflètent fidèlement les effets réels de l'intervention. Une faible adhésion peut entraîner des biais importants.

2. **Puissance Statistique :**

   Si de nombreux participants ne respectent pas le protocole, la taille effective de l'échantillon diminue, réduisant ainsi la fiabilité des analyses.

3. **Reproductibilité :**

   Des variations dans l'adhésion entre études peuvent rendre difficile la comparaison ou la réplication des résultats.

4. **Évaluation des Risques et Bénéfices :**

   Lorsque l'adhésion est insuffisante, les bénéfices d'un traitement peuvent être sous-estimés et les effets secondaires mal identifiés.

Exemple :

Dans une étude sur un nouveau médicament contre le diabète, les résultats peuvent sembler décevants si les participants oublient fréquemment leurs doses, faussant ainsi l'évaluation de son efficacité.

2. Méthodes pour Mesurer l'Adhésion

2.1 Questionnaires Auto-Rapportés

Les participants décrivent eux-mêmes leur niveau d'adhésion à l'aide de questionnaires.

Avantages :

- Faciles à administrer et peu coûteux.
- Applicables dans divers contextes.

Limites :

- Risque de biais lié à la désirabilité sociale (les participants pourraient exagérer leur adhésion).
- Dépendance à la mémoire des participants, ce qui peut introduire des erreurs.

Exemple :

L'échelle de Morisky Medication Adherence Scale (MMAS) évalue la régularité de la prise de médicaments à l'aide de questions simples.

2.2 Journaux de Suivi

Les participants consignent leurs comportements ou symptômes dans des journaux papier ou électroniques.

Avantages :

- Fournissent des données détaillées et personnalisées.
- Encouragent une meilleure responsabilité de la part des participants.

Limites :

- Les journaux papier peuvent être perdus ou remplis de manière rétrospective, ce qui compromet leur fiabilité.
- Leur utilisation peut être perçue comme contraignante par les participants.

Amélioration : Les journaux électroniques, avec des rappels automatisés, peuvent réduire ces limites.

2.3 Dispositifs Connectés

Des appareils électroniques mesurent automatiquement les comportements, comme l'utilisation d'un pilulier ou le respect d'un programme d'exercice.

Avantages :

- Données objectives et précises, collectées en temps réel.
- Éliminent les biais liés à l'auto-évaluation.

Limites :

- Coût élevé des équipements.
- Les participants peuvent modifier leur comportement parce qu'ils savent qu'ils sont observés (effet Hawthorne).

Exemple :

Un pilulier électronique enregistre chaque ouverture pour vérifier si les participants prennent correctement leur médicament.

2.4 Analyses Biologiques

Des prélèvements sanguins ou urinaires permettent de détecter la présence ou la concentration d'un médicament.

Avantages :

- Fournissent des résultats objectifs et fiables.

Limites :

- Méthode invasive, pouvant décourager certains participants.
- Coût élevé et logistique complexe.

Tableau Comparatif des Méthodes d'Adhésion

Méthode	Avantages	Limites	Exemples concrets
Questionnaires	- Facile à administrer.- Peu coûteux.- Permet de collecter des données subjectives	- Risques de biais de réponse (désirabilité sociale, interprétation	Évaluer la qualité de vie via le questionnaire SF-36.Évaluation de la satisfaction après un traitement.

Méthode	Avantages	Limites	Exemples concrets
	(perceptions, opinions).	subjective).- Dépend de la mémoire des participants.	
Journaux	- Permettent de collecter des données longitudinales.- Capturent des événements dans le temps réel.	- Dépendance à la complétude et à l'assiduité des participants.- Peut être chronophage pour les participants.	Journaux alimentaires pour étudier les habitudes nutritionnelles.Suivi des symptômes dans des études sur les maladies chroniques.
Capteurs	- Collecte automatique et en temps réel des données objectives.- Réduction des biais humains.- Permet une collecte continue.	- Coût élevé pour les dispositifs avancés.- Peut nécessiter une expertise technique pour la mise en œuvre et l'analyse.	Mesure de l'activité physique avec un accéléromètre.Moniteur de glycémie continu pour les patients diabétiques.
Analyses biologiques	- Données objectives et quantitatives.- Indicateurs précis de l'état physiologique ou pathologique.- Hautement standardisées.	- Coûteux.- Nécessite un laboratoire spécialisé.- Peu adaptées à une collecte répétée dans le temps pour de grands échantillons.	Analyse sanguine pour mesurer les marqueurs inflammatoires.Tests PCR pour diagnostiquer des infections virales.

Résumé des Points Clés :

1. **Questionnaires** : **Avantage** : simplicité et faible coût ; **Limite** : dépend des réponses subjectives.
2. **Journaux** : **Avantage** : données chronologiques riches ; **Limite** : effort requis des participants.
3. **Capteurs** : **Avantage** : collecte automatique et objective ; **Limite** : coût élevé et besoin d'expertise technique.
4. **Analyses biologiques** : **Avantage** : précision scientifique ; **Limite** : coût élevé et logistique complexe.

3. Facteurs Influant sur l'Adhésion

3.1 Facteurs Liés aux Participants

1. **Motivation :**

   Les participants motivés par un intérêt personnel ou un désir de contribuer à la recherche montrent généralement une meilleure adhésion.

2. **Compréhension :**

   Des protocoles complexes ou mal expliqués réduisent souvent l'engagement.

3. **Barrières Pratiques :**

   Des contraintes de temps, des problèmes de transport, ou des limitations physiques peuvent affecter la participation.

3.2 Facteurs Liés à l'Étude

1. **Complexité du Protocole :**

   Des exigences excessives ou compliquées découragent les participants.

2. **Durée de l'Étude :**

   Les études longues entraînent souvent une baisse de motivation au fil du temps.

3. **Interactions avec l'Équipe :**

   Des contacts réguliers et positifs entre les participants et les chercheurs renforcent l'adhésion.

4. Stratégies pour Améliorer l'Adhésion

4.1 Communication Claire

- Fournir des explications simples et adaptées au niveau d'éducation des participants.
- Maintenir un contact régulier par e-mails, appels ou SMS.

4.2 Simplification des Protocoles

- Réduire les tâches répétitives en automatisant certaines étapes.
- Offrir des options flexibles pour les visites et les examens.

4.3 Soutien Personnalisé

- Proposer des appels individuels pour répondre aux besoins spécifiques.
- Introduire des incitations ou des récompenses pour motiver les participants.

Diagramme : Cycle d'Amélioration de l'Adhésion

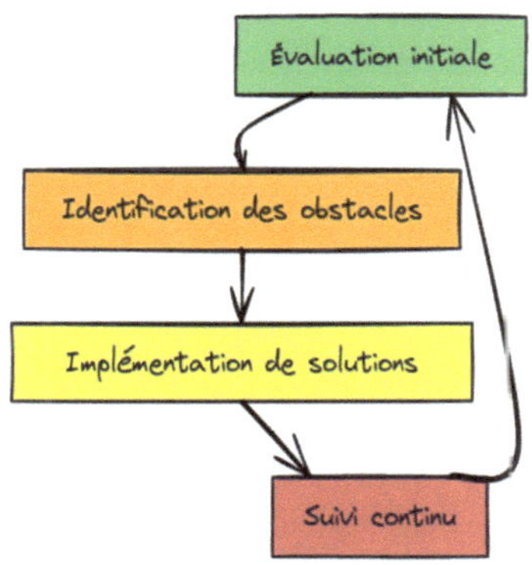

C'est un diagramme du cycle d'amélioration de l'adhésion, illustrant les étapes clés (évaluation initiale → identification des obstacles → implémentation de solutions → suivi continu.)

5. Études de Cas

Étude 1 : Journaux électroniques pour suivre les prises médicamenteuses

- **Contexte :** Étude sur un traitement pour l'hypertension impliquant 150 participants.
- **Déroulement :** Utilisation de journaux électroniques envoyant des rappels automatiques.
- **Résultats :** Amélioration de l'adhésion médicamenteuse de 65 % à 85 %.

- **Leçon à retenir :** Les outils numériques sont efficaces pour réduire les oublis, mais nécessitent une formation initiale des participants.

Étude 2 : Capteurs pour surveiller les exercices physiques prescrits

- **Contexte :** Programme de rééducation post-chirurgicale après des opérations du genou.
- **Déroulement :** Des capteurs portés au poignet ont mesuré l'intensité et la durée des exercices.
- **Résultats :** Identification des participants nécessitant un soutien supplémentaire pour atteindre leurs objectifs.
- **Leçon à retenir :** Les capteurs offrent des données objectives, mais doivent être combinés à des interventions personnalisées pour maximiser leur impact.

Conclusion

La mesure de l'adhésion des participants est essentielle pour garantir la validité des résultats des études cliniques. En combinant des méthodes modernes avec des stratégies adaptées, les chercheurs peuvent optimiser l'implication des participants et produire des données fiables. Des efforts continus pour évaluer et améliorer l'adhésion permettront d'établir des protocoles mieux adaptés et de renforcer la confiance dans les conclusions scientifiques.

Après avoir abordé l'importance de l'adhésion des participants, nous explorerons dans le prochain chapitre les considérations éthiques liées à la collecte des données, notamment la protection de la confidentialité et le respect des droits des participants.

Bibliographie

Ouvrages de Référence

- Haynes, R. B., McDonald, H., Garg, A. X., & Montague, P. (2002). *Interventions for Helping Patients to Follow Prescriptions for Medications.* The Cochrane Database of Systematic Reviews. https://doi.o rg/10.1002/14651858.CD000011
- Osterberg, L., & Blaschke, T. (2005). Adherence to Medication. *New England Journal of Medicine, 353*(5), 487–497. https://doi.org/10. 1056/NEJMra050100

- Sabaté, E. (Éd.). (2003). *Adherence to Long-Term Therapies: Evidence for Action*. Organisation mondiale de la Santé.

Articles Scientifiques

- Dayer, L., Heldenbrand, S., Anderson, P., Gubbins, P. O., & Martin, B. C. (2013). Smartphone Medication Adherence Apps: Potential Benefits to Patients and Providers. *Journal of the American Pharmacists Association, 53*(2), 172–181. https://doi.org/10.1331/JAPhA.2013.12202
- Vrijens, B., De Geest, S., Hughes, D. A., Przemyslaw, K., Demonceau, J., Ruppar, T., ... & Burnier, M. (2012). A New Taxonomy for Describing and Defining Adherence to Medications. *British Journal of Clinical Pharmacology, 73*(5), 691–705. https://doi.org/10.1111/j.1365-2125.2012.04167.x
- Zullig, L. L., Bosworth, H. B., & Shaw, R. J. (2017). The Role of Mobile Health Interventions in Improving Medication Adherence. *Clinical Pharmacology & Therapeutics, 101*(5), 859–869. https://doi.org/10.1002/cpt.659

Guides et Rapports Pratiques

- Morisky, D. E., Ang, A., Krousel-Wood, M., & Ward, H. J. (2008). Predictive Validity of a Medication Adherence Measure in an Outpatient Setting. *The Journal of Clinical Hypertension, 10*(5), 348–354. https://doi.org/10.1111/j.1751-7176.2008.07572.x
- Organisation mondiale de la Santé. (2003). *Adherence to Long-Term Therapies: Policy for Action*. OMS.
- Vrijens, B., Urquhart, J., & White, D. (2014). *Electronically Monitored Adherence: State of the Science and Applications in Clinical Trials*. Clinical Trials Report, Springer.

Technologies et Outils Numériques

- Simons, L., Valentine, A. Z., & Hawkins, L. (2021). Using Digital Interventions to Improve Adherence in Patients with Chronic Conditions: A Review. *mHealth Journal, 7*(3), 1–13. https://doi.org/10.21037/mhealth-21-12
- Vrijens, B., Vincze, G., Kristanto, P., Urquhart, J., & Burnier, M. (2008). Adherence to Prescribed Antihypertensive Drug Treatments:

Longitudinal Study of Electronically Compiled Dosing Histories. *BMJ, 336*(7653), 1114–1117. https://doi.org/10.1136/bmj.39553.670231.25

- REDCap Consortium. (2022). *REDCap: A Secure Web Application for Building and Managing Online Surveys and Databases.* https://projectredcap.org

Articles Complémentaires

- Burnier, M. (2018). Drug Adherence in Hypertension: From Epidemiology to Therapeutics. *Journal of Clinical Hypertension, 20*(7), 1135–1141. https://doi.org/10.1111/jch.13304
- Nieuwlaat, R., Wilczynski, N., Navarro, T., Hobson, N., Jeffery, R., Keepanasseril, A., ... & Haynes, R. B. (2014). Interventions for Enhancing Medication Adherence. *Cochrane Database of Systematic Reviews, 11*(3), CD000011. https://doi.org/10.1002/14651858.CD000011.pub4

Ressources en Ligne

- National Institutes of Health (NIH). (2022). *Tools for Measuring Medication Adherence.* https://nih.gov
- Centers for Disease Control and Prevention (CDC). (2022). *Improving Patient Adherence to Treatment Guidelines.* https://cdc.gov
- WHO Adherence Report. (2003). *Adherence to Therapies: Evidence for Action.* Organisation mondiale de la Santé.

Ressources Pratiques

- Morisky Medication Adherence Scale (MMAS). (2023). *MMAS User Guide for Research Applications.* https://mmasresearch.com
- EMA. (2018). *Guidance on the Use of Digital Tools for Medication Adherence Monitoring.* European Medicines Agency.

Exercices Interactifs

Exercice 1 : Identifier la Méthode Appropriée

Contexte : Vous menez une étude sur un nouveau médicament pour l'hypertension. Associez chaque situation à la méthode de mesure d'adhésion la plus appropriée.

1. **Vous voulez suivre la prise quotidienne des comprimés.**
   - **Réponse attendue :** Pilulier électronique.
2. **Vous souhaitez collecter des données subjectives sur l'expérience des participants.**
   - **Réponse attendue :** Questionnaires auto-rapportés.
3. **Vous devez mesurer l'intensité et la régularité des exercices physiques prescrits.**
   - **Réponse attendue :** Capteurs connectés.
4. **Vous voulez vérifier objectivement si le médicament a été pris.**
   - **Réponse attendue :** Analyses biologiques (prélèvements sanguins ou urinaires).

Exercice 2 : Analyser un Cas Pratique

Contexte : Une étude clinique évalue un programme d'exercice physique post-opératoire avec 100 participants. La moitié des participants ne respecte pas les recommandations d'exercice.

Question : Identifiez trois stratégies concrètes pour améliorer l'adhésion.

Réponse attendue :

1. Introduire des capteurs pour mesurer objectivement l'activité physique et envoyer des rappels automatiques.
2. Simplifier les recommandations en fournissant des vidéos explicatives courtes et claires.
3. Organiser des appels réguliers avec les participants pour leur apporter un soutien personnalisé.

QCM (Questions à Choix Multiple)

Section 1 : Définition et Importance de l'Adhésion

1. **Qu'est-ce que l'adhésion dans le contexte des essais cliniques ?**

a) La capacité des chercheurs à recruter des participants.

b) La conformité des participants aux exigences du protocole. ☑

c) La vitesse de mise en œuvre de l'étude.

d) L'efficacité du traitement testé.

2. **Pourquoi une faible adhésion peut-elle compromettre une étude clinique ?**

   a) Elle augmente la complexité des analyses statistiques.

   b) Elle diminue la validité et la reproductibilité des résultats. ☑

   c) Elle entraîne une augmentation des coûts de l'étude.

   d) Elle réduit la motivation des chercheurs.

Section 2 : Méthodes de Mesure de l'Adhésion

3. **Quelle méthode permet de mesurer objectivement l'adhésion des participants ?**

   a) Questionnaires auto-rapportés.

   b) Journaux papier.

   c) Dispositifs connectés. ☑

   d) Groupes de discussion.

4. **Quel est l'inconvénient principal des questionnaires auto-rapportés?**

   a) Ils sont coûteux à administrer.

   b) Ils nécessitent un équipement spécialisé.

   c) Ils sont sujets au biais de désirabilité sociale. ☑

   d) Ils ne fournissent pas de données quantitatives.

5. **Quel outil est utilisé pour mesurer les niveaux d'adhésion à la prise de médicaments ?**

   a) Pilulier électronique. ☑

   b) Accéléromètre.

   c) Analyse thématique.

d) Entretien semi-directif.

Section 3 : Facteurs Influençant l'Adhésion

6. **Quel facteur peut limiter l'adhésion des participants ?**

   a) Des protocoles clairs et concis.

   b) Une durée d'étude trop longue. ☑

   c) L'utilisation de rappels électroniques.

   d) Un échantillon de petite taille.

7. **Parmi les éléments suivants, lequel est un facteur lié au participant influençant l'adhésion ?**

   a) La complexité du protocole.

   b) Les contraintes budgétaires de l'étude.

   c) La motivation personnelle. ☑

   d) L'interaction avec l'équipe de recherche.

Section 4 : Stratégies pour Améliorer l'Adhésion

8. **Quel est l'avantage des rappels automatisés pour améliorer l'adhésion ?**

   a) Ils augmentent la puissance statistique de l'étude.

   b) Ils éliminent les biais d'auto-évaluation.

   c) Ils réduisent les oublis des participants. ☑

   d) Ils remplacent les visites de suivi.

9. **Quelle stratégie est la plus efficace pour maintenir l'engagement dans une étude longue ?**

   a) Réduire les interactions avec les participants.

b) Proposer des incitations et des récompenses. ☑

c) Augmenter la complexité du protocole.

d) Limiter l'utilisation de rappels électroniques.

Section 5 : Applications Pratiques

10. **Dans quel cas les capteurs connectés sont-ils particulièrement utiles?**

a) Pour mesurer l'adhésion à un régime alimentaire.

b) Pour surveiller l'exercice physique prescrit. ☑

c) Pour évaluer les perceptions des participants.

d) Pour analyser des marqueurs biologiques.

FAQ (Questions Fréquemment Posées)

Section 1 : Généralités sur l'Adhésion

1. **Pourquoi l'adhésion est-elle importante en recherche clinique ?**
   - Une bonne adhésion garantit des résultats fiables et minimisant les biais, tout en permettant une évaluation précise de l'efficacité et des risques de l'intervention.
2. **Quels sont les principaux obstacles à l'adhésion ?**
   - Une mauvaise compréhension du protocole, des contraintes de temps, des effets secondaires ou un manque de soutien peuvent limiter l'adhésion des participants.

Section 2 : Méthodes et Outils

3. **Quels outils sont les plus adaptés pour mesurer l'adhésion dans une étude numérique ?**
   - Les capteurs connectés, les applications mobiles avec rappels automatiques, et les journaux électroniques.

4. **Les analyses biologiques sont-elles toujours nécessaires pour mesurer l'adhésion ?**
   - Non, elles sont utilisées principalement lorsque la précision est cruciale, comme pour vérifier la prise de médicaments dans des essais pharmacologiques.

Section 3 : Stratégies d'Amélioration

5. **Comment motiver les participants dans des études longues ?**
   - Proposer des incitations, simplifier les tâches, et maintenir un contact régulier pour offrir un soutien personnalisé.
6. **Les rappels électroniques sont-ils efficaces pour toutes les populations ?**
   - Ils sont efficaces pour la plupart des participants, mais doivent être adaptés à la tranche d'âge et aux compétences numériques de la population ciblée.

Section 4 : Défis et Solutions

7. **Que faire si des participants abandonnent l'étude en cours de route ?**
   - Identifier les causes de l'abandon, adapter les protocoles pour réduire les obstacles, et inclure des analyses en intention de traiter pour minimiser l'impact sur les résultats.
8. **Comment éviter les biais liés aux questionnaires auto-rapportés ?**
   - Compléter les questionnaires par des mesures objectives, comme des journaux électroniques ou des capteurs.

Chapitre 26 : Éthique et Collecte de Données

Introduction : L'Éthique au Cœur de la Collecte de Données

Contexte

La collecte de données en recherche clinique n'est pas qu'un enjeu technique : elle est au croisement des droits individuels et de la rigueur scientifique. Chaque donnée représente une expérience humaine, nécessitant des pratiques respectueuses des participants, notamment en matière de consentement, confidentialité et justice. Avec la montée en puissance des technologies numériques et des collaborations internationales, les défis éthiques deviennent plus complexes, appelant à des solutions adaptées et transparentes.

Importance

Avec l'essor des technologies numériques et des études multicentriques, les défis éthiques sont devenus plus complexes. Les chercheurs doivent conjuguer conformité réglementaire, transparence et protection des droits des participants. En respectant rigoureusement les normes éthiques, ils renforcent la crédibilité de leurs études et la confiance des participants.

Objectifs du Chapitre

Dans ce chapitre, nous chercherons à :

1. Présenter les principes éthiques fondamentaux pour une collecte de données respectueuse et rigoureuse.
2. Identifier les défis spécifiques, notamment dans des contextes multicentriques et numériques.
3. Proposer des stratégies pratiques pour répondre aux exigences éthiques et surmonter les obstacles.
4. Analyser des exemples concrets de dilemmes éthiques et leurs solutions.
5. Fournir des outils pratiques, comme des listes de vérification, pour améliorer la mise en œuvre des pratiques éthiques.

1. Principes Éthiques Fondamentaux dans la Collecte de Données

1.1 Autonomie : Le Consentement Éclairé

Le principe d'autonomie repose sur l'idée que les participants doivent pouvoir prendre des décisions libres et informées concernant leur implication dans une étude, sans subir de pression ou d'influence indue.

Consentement éclairé :

- Les participants doivent recevoir des informations complètes et compréhensibles sur :
  - Les objectifs, la méthodologie et la durée de l'étude.
  - Les risques et bénéfices potentiels liés à leur participation.
  - Leur droit de se retirer à tout moment sans subir de conséquences négatives.
- **Supports adaptés :** Les informations doivent être présentées dans des formats accessibles, comme des documents simplifiés ou des vidéos explicatives, pour garantir que les participants comprennent réellement leur rôle dans l'étude.

Exemple :

Dans une étude sur le cancer, les chercheurs ont mis en place des sessions individuelles de questions-réponses avec des patients, accompagnées de documents clairs et adaptés au niveau d'éducation des participants. Cela a permis d'assurer un consentement réellement éclairé.

Diagramme : Processus de Consentement

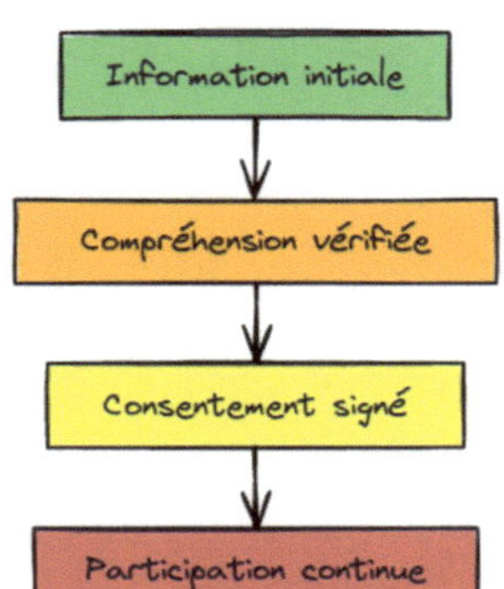

Diagramme sur le processus de consentement, décrivant les étapes essentielles (Information initiale → Compréhension vérifiée → Consentement signé → Participation continue).

1.2 Confidentialité : La Protection des Données Personnelles

Protéger la confidentialité des participants implique de sécuriser leurs informations personnelles pour prévenir tout usage non autorisé ou toute violation de leur vie privée.

Mesures à prendre:

1. **Anonymisation et pseudonymisation :**
   - Les noms des participants sont remplacés par des codes uniques.
2. **Contrôle d'accès :**
   - Restreindre l'accès aux données sensibles aux seuls membres autorisés de l'équipe de recherche.
3. **Conformité réglementaire :**
   - Respect des normes comme le RGPD (Règlement Général sur la Protection des Données) en Europe ou la HIPAA (Health Insurance Portability and Accountability Act) aux États-Unis.

Exemple :

Dans une étude sur les maladies cardiovasculaires, les données ont été stockées sur un serveur sécurisé, avec un accès protégé par des mots de passe et des niveaux d'autorisation hiérarchisés.

Tableau Comparatif des Mesures de Confidentialité

Mesure	Objectif	Exemple concret
Anonymisation	Masquer l'identité des participants pour protéger leur vie privée.	Utilisation de **codes uniques** pour remplacer les noms ou identifiants personnels.
Contrôle d'accès	Restreindre l'accès aux données sensibles uniquement aux utilisateurs autorisés.	Implémentation d'un **système de mot de passe hiérarchisé** pour limiter l'accès en fonction des rôles (chercheurs, techniciens).
Chiffrement	Sécuriser les données en les rendant illisibles sans clé de décryptage.	Utilisation du **chiffrement AES-256** pour protéger les données stockées ou transmises.

Mesure	Objectif	Exemple concret
Consentement éclairé	Informer les participants sur la façon dont leurs données seront utilisées et obtenir leur accord.	Signature d'un formulaire de **consentement écrit** expliquant les usages des données collectées.
Audit trail	Assurer la traçabilité des accès et des modifications effectuées sur les données.	Utilisation d'un **journal de bord numérique** pour enregistrer les actions des utilisateurs sur une base de données.
Suppression des données sensibles	Limiter la collecte ou l'enregistrement des données personnelles inutiles pour minimiser les risques.	Exclusion des **adresses IP** lors de l'analyse des questionnaires en ligne.
Pseudonymisation	Masquer l'identité des participants tout en permettant de ré-identifier les données si nécessaire.	Utilisation d'un identifiant crypté relié à une clé détenue séparément par une autorité sécurisée.

Résumé des Mesures Principales:

1. **Anonymisation** : Masquer l'identité sans possibilité de ré-identification.
2. **Contrôle d'accès** : Limiter l'accès aux utilisateurs autorisés uniquement.
3. **Chiffrement** : Protéger les données avec une couche de sécurité technique.
4. **Consentement éclairé** : Transparence avec les participants sur l'utilisation de leurs données.
5. **Audit trail** : Assurer une traçabilité complète des actions effectuées sur les données.

1.3 Justice : Garantir l'Équité dans la Recherche

Le principe de justice demande une répartition équitable des bénéfices et des charges de la recherche.

Principes Clés :

- **Recrutement équitable :** Les participants doivent être recrutés de manière à représenter toutes les catégories de population, sans favoritisme ni exploitation.

- **Accès aux bénéfices :** Une fois l'étude terminée, les traitements ou solutions efficaces doivent être accessibles à tous les participants notamment aux plus vulnérables.

Exemple :

Dans une étude sur un vaccin, les centres de recherche ont été stratégiquement répartis entre des zones urbaines et rurales afin de garantir une inclusion représentative de différentes populations socio-économiques.

1.4 Bienfaisance et Non-Malfaisance : Protéger les Participants

- **Bienfaisance :** Agir dans le meilleur intérêt des participants en maximisant les bénéfices pour eux.
- **Non-malfaisance :** Minimiser les risques et éviter tout dommage inutile.

Mesures pratiques :

1. **Évaluation des risques :** Analyser minutieusement les risques potentiels liés à l'intervention et les comparer aux bénéfices attendus.
2. **Suivi rigoureux :** Assurer un monitoring attentif pour identifier rapidement tout effet indésirable et y remédier.

Exemple :

Lors d'un essai sur un traitement expérimental, un comité indépendant de surveillance des données a régulièrement évalué la sécurité des participants pour détecter et résoudre rapidement tout problème émergent.

Tableau Synthétique des Principes Ethiques Fondamentaux dans la Collecte de Données

Principe Éthique	Définition	Mesures Pratiques	Exemple Concret
1.1 Autonomie : Consentement éclairé	Assurer que les participants prennent des décisions libres et informées concernant leur implication dans l'étude.	- Fournir des informations claires sur les objectifs, les méthodologies, les risques et bénéfices.- Utiliser des supports adaptés (documents simplifiés, vidéos explicatives).- Respecter le droit de se retirer à tout moment.	Dans une étude sur le cancer, des sessions de questions-réponses ont permis de clarifier les informations auprès des patients avant leur consentement.

Principe Éthique	Définition	Mesures Pratiques	Exemple Concret
1.2 Confidentialité : Protection des données personnelles	Garantir la sécurité des informations personnelles pour protéger la vie privée des participants.	- **Anonymisation et pseudonymisation** : Remplacer les noms par des codes uniques.- **Contrôle d'accès** : Restreindre l'accès aux données aux membres autorisés.- **Conformité** : Respecter des normes telles que le RGPD ou la HIPAA.	Dans une étude sur les maladies cardiovasculaires, les données ont été stockées sur un serveur sécurisé avec un accès hiérarchisé protégé par mots de passe.
1.3 Justice : Équité dans la recherche	Répartition équitable des bénéfices et des charges de la recherche entre tous les groupes sociaux.	- Recruter les participants de manière représentative et sans exploitation.- Assurer que les résultats ou traitements efficaces soient accessibles à tous, en particulier aux populations vulnérables.	Dans une étude sur un vaccin, les centres de recherche ont été répartis entre zones urbaines et rurales pour garantir une inclusion représentative.
1.4 Bienfaisance et Non-Malfaisance : Protection des participants	Maximiser les bénéfices pour les participants tout en minimisant les risques ou les dommages potentiels.	- **Évaluation des risques** : Analyser les risques liés à l'intervention.- **Suivi rigoureux** : Mettre en place un monitoring continu pour détecter rapidement les effets indésirables.- Impliquer un comité indépendant de surveillance.	Lors d'un essai sur un traitement expérimental, un comité indépendant de surveillance des données a assuré la sécurité des participants tout au long de l'étude.

Résumé des Principes Clés:

1. **Autonomie** : Respect des décisions des participants par un consentement réellement éclairé et adapté à leur niveau de compréhension.
2. **Confidentialité** : Sécurisation des données personnelles et respect des régulations locales et internationales.
3. **Justice** : Recrutement et accès équitables pour toutes les catégories sociales, sans exploitation ni discrimination.
4. **Bienfaisance et Non-Malfaisance** : Agir dans le meilleur intérêt des participants tout en minimisant les risques associés à leur implication.

2. Défis Éthiques dans la Collecte de Données

2.1 Environnements Multicentriques

Lorsque des études sont menées dans plusieurs centres ou pays, elles sont confrontées à des différences culturelles et législatives.

Défis :

- **Culturels :** Les perceptions de la recherche ou des interventions médicales varient d'une région à l'autre.
- **Législatifs :** Les lois locales concernant la recherche peuvent différer des normes internationales.

Solutions :

- Traduire les documents dans les langues locales et adapter les supports aux sensibilités culturelles.
- Collaborer avec des experts locaux pour garantir le respect des normes culturelles et légales.

2.2 Technologies Numériques

L'utilisation de plateformes numériques pour la collecte et le stockage des données introduit des risques spécifiques, comme les cyberattaques ou l'accès non autorisé.

Solutions:

1. **Systèmes sécurisés :** Utilisation de plateformes comme REDCap, conformes aux normes de sécurité.
2. **Formation des équipes :** Sensibiliser les chercheurs et le personnel aux bonnes pratiques en cybersécurité.

3. Stratégies Pratiques pour Garantir une Collecte Éthique

1. **Protocole rigoureux :** Documenter avec précision les étapes de collecte, les mesures de protection et les responsabilités des membres de l'équipe.
2. **Formation continue :** Former régulièrement les équipes aux principes éthiques et aux meilleures pratiques.

3. **Technologies avancées :** Intégrer des outils modernes de chiffrement et de contrôle d'accès pour sécuriser les données.

4. Études de Cas : Leçons Apprises

1. Étude sur le Consentement Mal Compris

- **Contexte** : Une étude sur le VIH menée dans plusieurs pays n'a pas réussi à transmettre des informations claires aux participants, affectant leur compréhension.
- **Déroulement** : Révision des documents d'information pour simplification et mise en place de sessions explicatives en petits groupes.
- **Résultats** : Amélioration de la compréhension, avec 100 % des participants capables de reformuler les objectifs de l'étude avant de donner leur consentement.
- **Leçon à retenir** : Adapter les documents et interactions aux spécificités linguistiques et culturelles garantit un consentement réellement éclairé.

2. Fuite de Données Génétiques

- **Contexte** : Une étude multicentrique sur les mutations génétiques a connu une fuite de données, mettant en péril la confidentialité des participants.
- **Déroulement** : Adoption de serveurs conformes au RGPD et renforcement des protocoles de sécurité.
- **Résultats** : Aucun nouvel incident signalé, avec une confiance restaurée parmi les participants.
- **Leçon à retenir** : Anticiper les risques technologiques grâce à des systèmes robustes et des équipes formées.

Conclusion : L'Éthique, un Fondement de la Recherche Responsable

La collecte de données respectueuse repose sur des principes fondamentaux comme l'autonomie, la confidentialité, la justice et la bienfaisance. Intégrer ces valeurs à chaque étape de la recherche permet non seulement de protéger les participants, mais aussi de garantir la crédibilité scientifique et la confiance du public.

Bibliographie

Ouvrages de Référence

- Beauchamp, T. L., & Childress, J. F. (2013). *Principles of Biomedical Ethics* (7e éd.). Oxford University Press.
- Emanuel, E. J., Grady, C., Crouch, R. A., Lie, R. K., Miller, F. G., & Wendler, D. (Éds.). (2008). *The Oxford Textbook of Clinical Research Ethics*. Oxford University Press.
- ICH E6(R2). (2016). *Good Clinical Practice: Consolidated Guidance*. International Council for Harmonisation of Technical Requirements for Pharmaceuticals for Human Use.

Articles Scientifiques

- Aldridge, J., & Levine, R. J. (2001). Research Ethics and Public Health Interventions. *American Journal of Public Health, 91*(8), 1189–1191. https://doi.org/10.2105/ajph.91.8.1189
- Gostin, L. O., & Halabi, S. F. (2020). Digital Health and Human Rights: Privacy, Consent, and Fairness. *Lancet Digital Health, 2*(3), e111–e117. https://doi.org/10.1016/S2589-7500(20)30012-6
- Hunter, D., & Wright, D. (2021). Balancing Privacy and Data Utility in Research Ethics: Lessons from GDPR. *Journal of Medical Ethics, 47*(6), 387–393. https://doi.org/10.1136/medethics-2020-106827

Guides et Rapports Réglementaires

- Conseil de l'Europe. (2018). *Convention pour la protection des personnes à l'égard du traitement automatisé des données à caractère personnel (Convention 108+)*. Strasbourg : Conseil de l'Europe.
- European Medicines Agency (EMA). (2018). *Guidelines on the Protection of Personal Data in Clinical Trials*. EMA.
- Organisation mondiale de la Santé. (2021). *Ethical Standards for Research during Public Health Emergencies*. OMS.

Ressources Méthodologiques et Pratiques

- GDPR EU. (2018). *General Data Protection Regulation: A Practical Guide for Researchers*. https://gdpr-info.eu
- National Institutes of Health. (2014). *Certificates of Confidentiality: Protecting Research Participants*. NIH.

- REDCap. (2022). *Research Electronic Data Capture (REDCap) Software Overview*. https://projectredcap.org

Outils Numériques et Sécurité

- IBM Security. (2023). *Data Security Solutions for Healthcare*. IBM.
- Microsoft. (2021). *Azure Compliance for GDPR and HIPAA*. https://azure.microsoft.com

Ouvrages et Articles Complémentaires sur les Aspects Éthiques

- Resnik, D. B. (2018). *The Ethics of Research with Human Subjects*. Springer.
- Wendler, D., & Rid, A. (2017). Informed Consent and Vulnerable Populations. *Journal of the American Medical Association, 317*(12), 1317–1318. https://doi.org/10.1001/jama.2017.1608
- Zettler, P. J., & Tabor, H. K. (2020). Returning Genetic Results in the Era of Big Data. *Nature Reviews Genetics, 21*(1), 1–3. https://doi.org /10.1038/s41576-019-0187-z

Ressources en Ligne

- The Belmont Report. (1979). *Ethical Principles and Guidelines for the Protection of Human Subjects of Research*. U.S. Department of Health & Human Services. https://www.hhs.gov/ohrp/regulations-and-policy/belm ont-report/index.html
- UNESCO. (2022). *Universal Declaration on Bioethics and Human Rights*. https://en.unesco.org/themes/ethics-science-and-technology
- Council for International Organizations of Medical Sciences (CIOMS). (2016). *International Ethical Guidelines for Health-Related Research Involving Humans*. https://cioms.ch

Exercices Pratiques

Scénario : Négligence de la confidentialité des données

Un chercheur mène une étude clinique sur les effets secondaires d'un nouveau médicament contre le diabète. Il collecte des données sensibles, notamment le nom, l'adresse, l'âge, l'IMC et les antécédents médicaux des participants. Ces données sont enregistrées dans un tableur sur son ordinateur personnel non protégé par mot de passe, et il partage le fichier par email avec ses collègues sans cryptage ni précaution particulière. Un jour, l'ordinateur est volé compromettant ainsi toutes les informations confidentielles des participants.

Questions pour Guider l'Analyse :

1. **Quels problèmes éthiques identifiez-vous dans ce scénario ?**
   - Pistes de réflexion :
     - Le chercheur a-t-il pris des mesures pour protéger la confidentialité des données personnelles des participants ?
     - Le transfert de données par email sans cryptage est-il conforme aux réglementations en vigueur ?
     - Quels pourraient être les impacts de la fuite des données sur les participants ?
2. **Quelles erreurs ont été commises dans la gestion des données ?**
   - Pistes de réflexion :
     - Absence de protection des données sur l'ordinateur personnel (pas de mot de passe ou de chiffrement).
     - Partage des données sensibles par des moyens non sécurisés (email non crypté).
     - Absence de sauvegarde ou de plan de sécurité pour éviter les conséquences en cas de vol ou de perte.
3. **Quels risques cette situation pose-t-elle pour les participants et pour le chercheur ?**
   - Pistes de réflexion :
     - Pour les participants : Usurpation d'identité, atteinte à la vie privée, préjudice émotionnel ou financier.
     - Pour le chercheur : Sanctions disciplinaires, perte de crédibilité, violations des réglementations (ex. : RGPD ou HIPAA), et atteinte à la réputation de son institution.
4. **Quelles mesures le chercheur aurait dû prendre pour garantir la confidentialité des données ?**
   - Pistes de solutions :
     - Utiliser un logiciel sécurisé pour stocker les données (ex. : bases de données chiffrées comme REDCap).
     - Anonymiser ou pseudonymiser les données pour réduire les risques liés aux fuites.
     - Protéger l'ordinateur par un mot de passe fort et un chiffrement des données.

        - Utiliser des moyens sécurisés pour le partage des données, comme des plateformes de partage avec cryptage ou des solutions basées sur des serveurs sécurisés.
        - Mettre en place un plan de gestion des risques incluant des sauvegardes régulières et des protocoles en cas d'incidents (vol, perte, etc.).
5. **Quelles lois ou régulations s'appliquent à ce genre de situation ?**
    - Pistes de réflexion :
        - Le chercheur respecte-t-il les normes de confidentialité établies par les réglementations en vigueur dans son pays, comme le **RGPD** (Union européenne), la **HIPAA** (États-Unis) ou d'autres cadres nationaux ?
        - Quels sont les mécanismes de conformité qu'il aurait dû mettre en place pour s'assurer que l'étude respecte ces lois ?

Résumé des Solutions pour Eviter ce Problème :

- **Protéger l'accès physique et numérique :** Utiliser des mots de passe, chiffrer les fichiers, et éviter d'utiliser des appareils personnels non sécurisés pour stocker des données sensibles.
- **Anonymisation ou pseudonymisation des données :** Remplacer les identifiants directs (nom, adresse) par des codes uniques pour minimiser les risques en cas de fuite.
- **Partage sécurisé :** Utiliser des outils sécurisés pour le transfert de données, comme des plateformes chiffrées ou des solutions approuvées par l'institution de recherche.
- **Sensibilisation à la sécurité :** Former les chercheurs et les équipes de recherche à la protection des données sensibles.
- **Conformité légale :** Vérifier et respecter les réglementations nationales ou internationales applicables à la protection des données personnelles.

Auto-Evaluation (Quiz) :

1. Le consentement éclairé doit inclure :
   A) Les objectifs de l'étude.
   B) Les noms des autres participants.
   C) Les risques et bénéfices potentiels.
   Réponse : A et C.

2. Une fuite de données peut être évitée par :

   A) L'anonymisation.

   B) La diffusion des données en clair.

   C) La formation en cybersécurité.

   Réponse : A et C.

FAQ

1. **Que faire si un participant retire son consentement ?**

   Réponse : Supprimez toutes les données liées, sauf si des analyses agrégées rendent cela impossible.

2. **Comment garantir un consentement éclairé avec des participants peu alphabétisés ?**

   Réponse : Utiliser des formats multimédias et vérifier la compréhension orale.

Partie 4 : Analyse des Données

Chapitre 27 : Statistiques Descriptives

Introduction : Une Vue d'Ensemble Essentielle

Contexte

Les statistiques descriptives représentent un socle fondamental dans l'analyse des données en recherche clinique. Elles servent à résumer, organiser et présenter des ensembles de données complexes de manière claire et compréhensible. Ces méthodes permettent d'identifier des tendances générales et des variations au sein des données, en facilitant leur interprétation. Par exemple, des mesures comme la moyenne, la médiane ou l'écart-type permettent d'avoir une première vision de la centralité et de la dispersion des variables étudiées.

Importance

Une maîtrise adéquate des statistiques descriptives est indispensable pour éviter des erreurs dans l'interprétation ou une présentation incomplète des résultats. Une utilisation inadéquate de ces outils peut induire en erreur et compromettre la qualité des analyses ultérieures, limitant ainsi la pertinence des conclusions tirées.

Objectifs du Chapitre

Ce chapitre se concentre sur :

1. Les mesures clés de tendance centrale (moyenne, médiane, mode) et de dispersion (écart-type, variance, étendue).
2. Les outils graphiques, tels que les histogrammes, les boxplots et les diagrammes de dispersion, pour visualiser les données.
3. Des applications concrètes des statistiques descriptives dans des contextes de recherche clinique.
4. Des exercices pratiques pour renforcer la compréhension et l'utilisation des outils descriptifs.

1. Les Concepts Essentiels des Statistiques Descriptives

Les statistiques descriptives regroupent deux grandes catégories d'outils :

- Les **mesures de tendance centrale**, qui permettent de localiser le centre d'une distribution.
- Les **mesures de dispersion**, qui évaluent l'étalement des données autour de ce centre.

1.1 Mesures de Tendance Centrale

Ces mesures permettent d'identifier le point autour duquel les données se regroupent.

1. **Moyenne (Moyenne Arithmétique)**

- **Définition :** La moyenne est calculée en divisant la somme de toutes les valeurs par le nombre total d'observations.
- **Formule :**

$$\bar{x} = \frac{\sum_{i=1}^{n} x_i}{n}$$

- **Exemple :**

  Âges des participants : 25, 30, 35, 40, 50

  Moyenne = (25+30+35+40+50) / 5 = 36

2. **Médiane**

- **Définition :** La médiane correspond à la valeur centrale dans une série de données ordonnées.
- **Exemple :**
  - Données : 25, 30, 35, 40, 50 → Médiane = 35
  - Données : 25, 30, 35, 40 → Médiane = 30+352=32,5\frac{30 + 35}{2} = 32,5

3. **Mode**

- **Définition :** Le mode est la valeur qui apparaît le plus fréquemment dans un ensemble de données.
- **Exemple :**
  - Données : 25, 30, 30, 35, 50 → Mode = 30
  - Données : 25, 30, 35, 40, 50 → Aucun mode, car toutes les valeurs sont uniques.

1.2 Mesures de Dispersion

Ces mesures quantifient la manière dont les données sont réparties autour de leur centre.

1. **Écart-Type**

- **Définition :** Indique à quel point les valeurs d'un ensemble sont dispersées autour de la moyenne.
- **Formule :**

$$\sigma = \sqrt{\frac{\sum_{i=1}^{n}(x_i - \bar{x})^2}{n}}$$

Exemple : Âges : 25, 30, 35, 40, 50 → σ ≈ 8,6

2. **Variance**

- **Définition :** La variance est la moyenne des carrés des écarts à la moyenne. Elle représente une mesure brute de la dispersion.
- **Formules :**

Formule n

$$\sigma^2 = \frac{\sum_{i=1}^{n}(x_i - \bar{x})^2}{n}$$

Formule n – 1

$$\sigma^2 = \frac{\sum_{i=1}^{n} (x_i - \bar{x})^2}{n - 1}$$

Si vous calculez la variance pour un échantillon (et non pour toute la population), il faut ajuster la formule en divisant par n - 1 au lieu de n (correction de Bessel).

3. **Étendue**

- **Définition :** L'étendue est la différence entre la valeur maximale et la valeur minimale.
- **Formule :**

$$\text{Étendue} = \text{Max} - \text{Min}$$

- **Exemple :** Données : 25, 30, 35, 40, 50 → Étendue = 50 – 25 = 25

2. Représentation Graphique des Données

Les graphiques facilitent la visualisation des données, offrant une vue claire de leurs caractéristiques principales.

2.1 Histogrammes

- **Description :** Un histogramme divise les données en intervalles et représente la fréquence de chaque intervalle par des barres.
- **Utilité :** Permet de visualiser la distribution des données (symétrique, asymétrique, etc.).

Voici un histogramme représentant la **répartition des âges** dans l'étude :

- Les tranches d'âge incluent : **20-30, 30-40, 40-50, 50-60, 60-70 ans.**
- Chaque barre indique le **nombre de participants** dans l'intervalle correspondant.

Ce graphique peut aider à visualiser les pics ou la dispersion des âges parmi les participants.

Histogramme de Répartition des Ages dans l'Etude

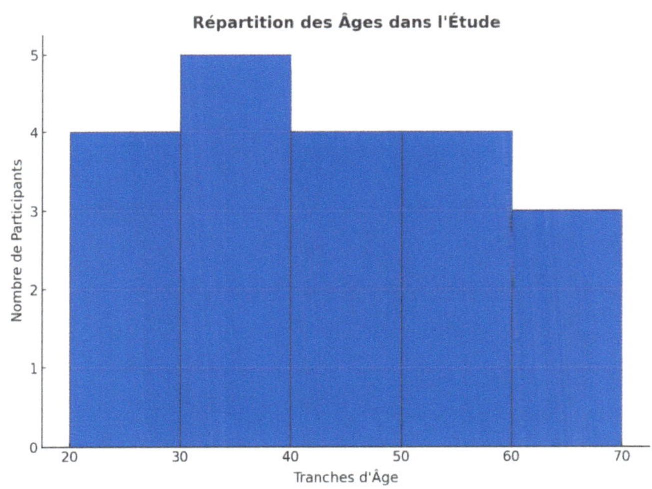

2.2 Boxplots (Diagrammes en Boîte)

- **Description :** Représente la médiane, les quartiles et les valeurs aberrantes des données.
- **Utilité :** Aide à repérer les valeurs extrêmes et résume la répartition globale.

Voici un diagramme en boîte représentant les températures post-vaccination :

- **Médiane :** Ligne rouge au centre de la boîte.
- **Quartiles :** La boîte montre les 25e et 75e percentiles.
- **Valeurs extrêmes (outliers) :** Points en dehors des moustaches, indiquant des températures inhabituelles.

Diagramme en Boîte des Températures Post-Vaccination

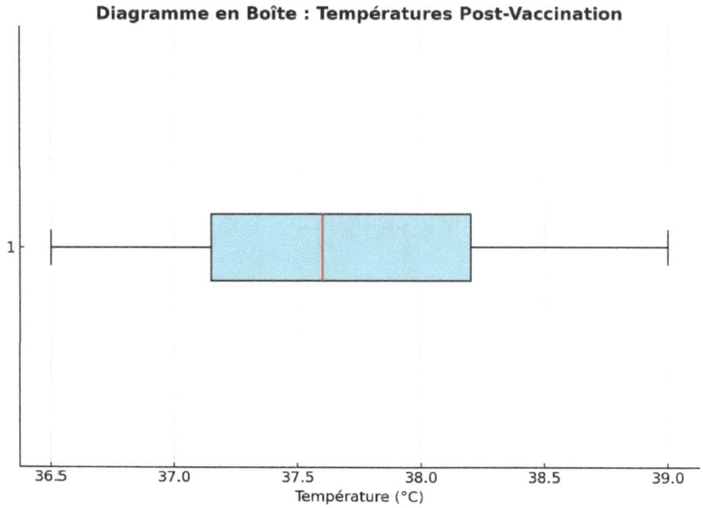

Ce graphique permet d'identifier les anomalies et de mieux comprendre la distribution des températures.

2.3 Diagrammes de Dispersion

- **Description :** Permettent de visualiser la relation entre deux variables continues.
- **Utilité :** Aident à identifier des corrélations ou des tendances entre deux variables.

Diagramme de Dispersion de la Dose du Traitement et de la Réponse Glycémique

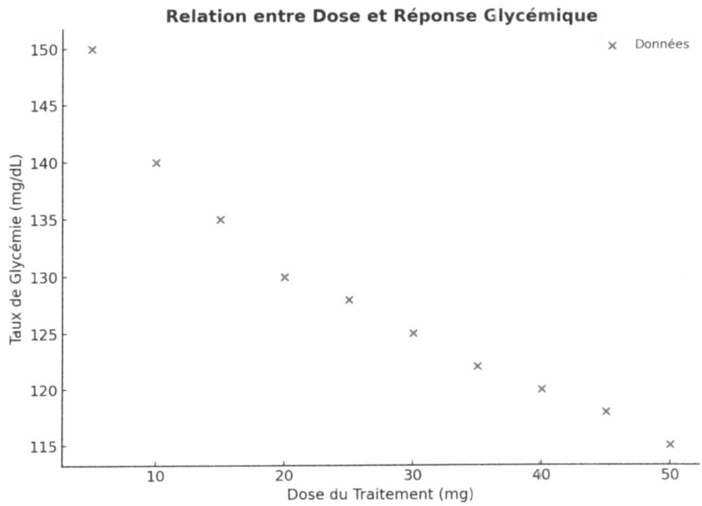

Voici un diagramme de dispersion montrant la relation entre la dose du traitement (mg) et la réponse glycémique (mg/dL) :

- Chaque point représente une combinaison dose-réponse.
- Ce type de diagramme aide à **détecter des tendances**, comme une relation linéaire ou une corrélation entre les variables.

3. Applications des Statistiques Descriptives en Recherche Clinique

Les statistiques descriptives trouvent de nombreuses Applications Pratiques :

1. **Description des échantillons :** Identifier les caractéristiques de base d'un groupe, comme l'âge, le sexe, ou les antécédents médicaux.
2. **Comparaison de groupes :** Par exemple, évaluer les différences entre un groupe sous traitement et un groupe témoin.
3. **Détection des anomalies :** Identifier les données extrêmes ou incohérentes pouvant influencer les résultats d'une étude.

4. Exercices Pratiques

Données : Scores d'un test : 72, 65, 88, 90, 45, 55, 60, 85, 70, 95, 100, 80

Tâches :

1. **Calculer les mesures suivantes :**
   - Moyenne
   - Médiane
   - Écart-Type
   - Étendue
2. **Questions :**
   - La moyenne est-elle représentative de l'ensemble des données ?
   - Y a-t-il des valeurs extrêmes influençant les résultats ?

Solution attendue :

- Moyenne = 74,25
- Médiane = 76
- Écart-Type ≈ 17,3
- Étendue = 55

5. Études de Cas

Étude 1 : Analyse des Taux de Glycémie

- **Contexte :** Une étude clinique visant à évaluer l'efficacité d'un nouveau traitement antidiabétique.
- **Déroulement :** Les données sur les taux de glycémie de 100 patients ont été analysées en utilisant des statistiques descriptives. Moyenne, médiane, et écart-type ont été calculés pour évaluer les effets du traitement.
- **Résultats :** Une diminution moyenne de 15 % des taux de glycémie a été observée, accompagnée d'une réduction de l'écart-type, suggérant une réponse uniforme au traitement.
- **Leçon à retenir :** Les statistiques descriptives sont essentielles pour identifier rapidement les tendances générales et évaluer la variabilité des données.

Étude 2 : Détection des Anomalies dans une Étude Vaccinale

- **Contexte :** Une étude évaluait les effets secondaires d'un vaccin sur 500 participants.

- **Déroulement :** Des diagrammes en boîte ont été utilisés pour identifier des valeurs aberrantes dans les températures corporelles post-vaccination.
- **Résultats :** Une valeur extrême (38,5 °C) a été détectée et attribuée à une réaction allergique non liée au vaccin.
- **Leçon à retenir :** Les outils graphiques comme les boxplots permettent de repérer efficacement les anomalies qui pourraient influencer les analyses.

6. Limites et Précautions

1. **Influence des valeurs aberrantes :** Les données extrêmes peuvent fausser les moyennes.
2. **Corrélation vs Causalité :** La corrélation entre deux variables ne signifie pas qu'une relation causale existe.

Conclusion

Les statistiques descriptives constituent une base essentielle pour comprendre et interpréter les données en recherche clinique. En combinant des mesures numériques et des visualisations graphiques, elles facilitent la communication des résultats et la prise de décision. Malgré leurs limites, elles restent incontournables pour poser les bases des analyses statistiques plus complexes.

Après avoir exploré les outils de description statistique, le prochain chapitre se concentrera sur les méthodes analytiques qui permettent d'évaluer l'efficacité et les impacts des interventions cliniques.

Bibliographie

Ouvrages de Référence

- Daniel, W. W., & Cross, C. L. (2019). *Biostatistics: A Foundation for Analysis in the Health Sciences* (11e éd.). Wiley.
- Pagano, M., & Gauvreau, K. (2018). *Principles of Biostatistics* (2e éd.). Chapman & Hall/CRC.
- Salkind, N. J. (2021). *Statistics for People Who (Think They) Hate Statistics* (7e éd.). SAGE Publications.
- Altman, D. G. (1991). *Practical Statistics for Medical Research.* Chapman & Hall.

- Kirkwood, B. R., & Sterne, J. A. C. (2003). *Essential Medical Statistics* (2e éd.). Wiley-Blackwell.

Articles Scientifiques

- Bland, J. M., & Altman, D. G. (1996). Statistics Notes: Measurement Error and Correlation Coefficients. *BMJ, 313*(7059), 41–42. https://doi.org/10.1136/bmj.313.7059.41
- Nakagawa, S., & Cuthill, I. C. (2007). Effect Size, Confidence Interval and Statistical Significance: A Practical Guide for Biologists. *Biological Reviews, 82*(4), 591–605. https://doi.org/10.1111/j.1469-185X.2007.00027.x
- Gelman, A., & Hill, J. (2007). Data Analysis Using Regression and Multilevel/Hierarchical Models. *Journal of Statistical Software, 10*(1), 1–25.

Guides Méthodologiques

- World Health Organization. (2010). *Basic Statistical Methods for Clinical Trials*. WHO Press.
- European Medicines Agency. (2015). *Guideline on Adjustment for Baseline Covariates in Clinical Trials*. EMA.
- U.S. Food and Drug Administration. (2020). *Statistical Guidance on Reporting Descriptive Statistics in Clinical Studies*. FDA.

Logiciels et Outils Statistiques

- IBM Corp. (2021). *IBM SPSS Statistics for Windows, Version 28.0*. IBM Corp.
- R Core Team. (2023). *R: A Language and Environment for Statistical Computing*. R Foundation for Statistical Computing. https://www.r-project.org
- GraphPad Software. (2022). *GraphPad Prism, Version 9*. GraphPad. https://www.graphpad.com

Ressources en Ligne

- Khan Academy. (2023). *Descriptive Statistics*. https://www.khanacademy.org
- UCLA Institute for Digital Research and Education. (2022). *Statistical Methods for Descriptive Analysis*. https://stats.idre.ucla.edu

- StatSoft. (2023). *Statistica Tutorials and Resources*. https://www.statsoft.com

Exercices Interactifs

1. **Données :** Âges de participants à une étude clinique : 23, 29, 35, 40, 50, 55, 60, 65, 70, 75.
   - **Tâches :**
     - Calculez la moyenne, la médiane, et le mode.
     - Déterminez l'écart-type et l'étendue.
     - Identifiez si la distribution est symétrique ou asymétrique à partir des résultats.
   - **Corrigés :**
     - Moyenne : 50.2 ; Médiane : 50 ; Mode : Aucun ; Écart-Type : 18.1 ; Étendue : 52.
2. **Scénario :** Une étude vaccinale rapporte les températures post-vaccination suivantes (en °C) : 36.5, 36.7, 37.0, 37.2, 38.5.
   - Identifiez une valeur aberrante.
   - Expliquez comment la traiter dans une analyse statistique.

Évaluation et Auto-Quiz

1. **Questions à Choix Multiples :**
   - **Question 1 :** Quelle mesure est la plus affectée par les valeurs extrêmes ?
     - A. Moyenne
     - B. Médiane
     - C. Mode
     - D. Étendue
   - **Réponse :** A. Moyenne
   - **Question 2 :** Quelle méthode graphique est la plus adaptée pour détecter des valeurs aberrantes ?
     - A. Histogramme
     - B. Boxplot
     - C. Diagramme de dispersion
     - D. Diagramme circulaire
   - **Réponse :** B. Boxplot
2. **Question ouverte :** Expliquez pourquoi il est important de calculer l'écart-type en complément de la moyenne.

FAQ

1. **Question :** Quand utiliser la médiane au lieu de la moyenne ?
   - **Réponse :** La médiane est préférable lorsque la distribution est asymétrique ou contient des valeurs extrêmes qui influencent la moyenne.
2. **Question :** Quelles précautions prendre lors de la présentation graphique des données ?
   - **Réponse :** S'assurer que les axes sont correctement étiquetés, que les intervalles sont cohérents, et éviter des visualisations trompeuses.
3. **Question :** Comment interpréter un diagramme de dispersion ?
   - **Réponse :** Un diagramme de dispersion montre la relation entre deux variables. Une tendance linéaire indique une corrélation positive ou négative.

Chapitre 28 : Méthodes d'Évaluation des Interventions

Introduction : L'Évaluation au Cœur des Décisions Basées sur les Données

Contexte

L'évaluation des interventions est essentielle pour établir si elles atteignent leurs objectifs en termes d'efficacité, de sécurité et d'impact global. En recherche clinique, cette étape détermine si un traitement ou une initiative améliore les conditions de santé des populations ciblées. Par exemple, un vaccin doit démontrer qu'il réduit l'incidence de la maladie tout en présentant un profil de sécurité acceptable.

Importance

Des méthodologies rigoureuses garantissent des résultats fiables, évitant des décisions basées sur des conclusions erronées. Les approches quantitatives (statistiques) et qualitatives (expériences des participants) doivent être intégrées pour une évaluation complète.

Objectifs du Chapitre

1. Définir les types d'évaluation et leur rôle dans les décisions de santé.
2. Identifier les critères essentiels (efficacité, équité, etc.).
3. Explorer les outils et méthodes pour évaluer les interventions.
4. Illustrer ces approches par des études de cas pratiques.
5. Proposer des exercices pour renforcer la compréhension.

1. Types d'Évaluation : Comprendre Leur Rôle et Leur Moment d'Utilisation

Les méthodes d'évaluation sont choisies en fonction de l'objectif poursuivi et du moment où l'évaluation est réalisée. Elles peuvent être regroupées en trois grandes catégories : formative, sommative et mixte.

1.1. Évaluation Formative : Optimiser une Intervention en Cours

- **Objectif :** Identifier les forces, les faiblesses et les améliorations possibles d'une intervention lors de sa phase de développement ou de mise en œuvre.
- **Caractéristiques :**
  - Axée sur les processus et la faisabilité.
  - Recueille des retours d'expérience des participants et des parties prenantes.
- **Méthodes utilisées :**
  - Entretiens qualitatifs.
  - Groupes de discussion.
  - Observations directes.
- **Exemple :**

  Lors de la mise en œuvre d'un programme de nutrition scolaire, une évaluation formative a révélé que les supports pédagogiques n'étaient pas adaptés aux élèves. Les retours ont permis d'introduire des outils interactifs pour mieux capter leur attention.

1.2. Évaluation Sommative : Mesurer les Résultats Finalisés

- **Objectif :** Déterminer si l'intervention a atteint ses objectifs après sa mise en œuvre complète.
- **Caractéristiques :**
  - Se concentre sur les résultats finaux et l'impact mesurable.
  - Sert de base pour décider de poursuivre, étendre ou abandonner l'intervention.
- **Méthodes utilisées :**
  - Essais cliniques randomisés.
  - Analyses avant-après.
  - Comparaisons entre groupes de participants.
- **Exemple :**

  Un essai clinique pour un médicament antihypertenseur a montré que la pression artérielle moyenne était significativement réduite par rapport à un groupe placebo, validant ainsi son efficacité.

1.3. Évaluation Mixte : Une Approche Intégrée

- **Objectif :** Offrir une vue globale de l'intervention en combinant des analyses quantitatives et qualitatives.
- **Caractéristiques :**
  - Permet de comprendre les résultats mesurables tout en explorant les expériences des participants.
  - Particulièrement utile pour les interventions complexes qui nécessitent une compréhension multidimensionnelle.
- **Méthodes utilisées :**
  - Intégration de questionnaires standardisés avec des entretiens et des observations qualitatives.
- **Exemple :**

  Dans un programme de réhabilitation post-AVC :

  - **Quantitatif :** Les progrès moteurs des patients sont mesurés (par exemple, distance parcourue lors d'un test).
  - **Qualitatif :** Les témoignages des patients permettent d'identifier les obstacles émotionnels et sociaux à leur rétablissement.

Résumé des Types d'Évaluation

Outil	Objectif	Avantages	Exemple
Questionnaires	Collecte standardisée des données	Facile à administrer, comparabilité élevée	SF-36 pour évaluer la qualité de vie
Dispositifs connectés	Mesure en temps réel	Objectivité des données	Podomètre pour suivre l'activité physique
Techniques qualitatives	Explorer des perceptions	Données riches et détaillées	Entretiens avec des patients en réhabilitation

2. Critères Clés pour Évaluer une Intervention

Pour évaluer une intervention de manière complète et pertinente, plusieurs critères doivent être pris en compte.

2.1. Efficacité : Atteindre les Objectifs Fixés

- **Définition :** Mesurer dans quelle mesure une intervention atteint ses objectifs principaux.

- **Indicateurs courants :**
  - Amélioration des paramètres cliniques (ex. : glycémie, pression artérielle).
  - Résultats mesurés par des questionnaires standardisés.
- **Exemple :** Après 12 semaines de traitement contre la dépression, une réduction moyenne de 50 % des scores sur l'échelle PHQ-9 est observée.

2.2. Efficience: Maximiser les Ressources

- **Définition :** Comparer les coûts de l'intervention avec les bénéfices obtenus.
- **Indicateurs courants :**
  - Analyse coût-efficacité (par exemple, coût par année de vie ajustée sur la qualité – QALY).
  - Analyse coût-utilité (évaluation subjective des résultats).
- **Exemple :** Une campagne de vaccination antigrippale génère un bénéfice net de 300 000 € grâce à la réduction des hospitalisations.

2.3. Équité: Réduire les Disparités

- **Définition :** Garantir que les bénéfices de l'intervention sont distribués équitablement, notamment entre les populations vulnérables.
- **Indicateurs courants :**
  - Inclusion de populations souvent sous-représentées (par ex. : minorités, zones rurales).
  - Réduction des écarts de résultats entre différents groupes.
- **Exemple :** Un traitement contre le diabète est disponible à la fois dans les zones rurales et les centres urbains.

2.4. Faisabilité : Appliquer et Maintenir l'Intervention

- **Définition :** Évaluer la praticabilité et la durabilité de l'intervention dans des contextes réels.
- **Indicateurs courants :**
  - Disponibilité des ressources (financières, humaines, matérielles).
  - Acceptabilité par les participants et les professionnels de santé.
- **Exemple :** Pour un traitement injectable, des formations spécifiques sont dispensées aux soignants pour permettre l'administration à domicile.

3. Outils et Méthodes pour Évaluer les Interventions

Outil	Objectif	Avantages	Exemple
Questionnaires	Collecte standardisée des données	Facile à administrer, comparabilité élevée	SF-36 pour évaluer la qualité de vie
Dispositifs connectés	Mesure en temps réel	Objectivité des données	Podomètre pour suivre l'activité physique
Techniques qualitatives	Explorer des perceptions	Données riches et détaillées	Entretiens avec des patients en réhabilitation

4. Études de Cas

4.1Essai Vaccinal Multicentrique

- **Contexte :**
  Une étude clinique multicentrique est menée pour évaluer l'efficacité d'un nouveau vaccin contre la grippe. L'objectif est de comparer le taux d'infections entre les individus vaccinés et non vaccinés.

- **Méthode :**
  - Les participants sont répartis en deux groupes : ceux recevant le vaccin et ceux recevant un placebo (groupe témoin).
  - La comparaison des taux d'infection entre les deux groupes est réalisée dans plusieurs centres cliniques situés dans différentes régions géographiques.
- **Résultats :**
  - Le vaccin a permis de réduire les infections de 40 % par rapport au groupe non vacciné.
  - Les données provenant de divers centres ont montré des résultats cohérents, renforçant la validité externe de l'étude.
- **Leçon :**
  - Une organisation multicentrique permet de recueillir des données dans des contextes variés, augmentant ainsi la généralisabilité des résultats. Cela aide à garantir que le vaccin est efficace dans des populations diverses et dans différents environnements.

4.2 Programme de Réhabilitation Post-AVC

- **Contexte** :
  Un programme de réhabilitation est mis en place pour améliorer la

mobilité des patients ayant subi un accident vasculaire cérébral (AVC). L'objectif est d'optimiser leur récupération en mesurant les progrès physiques et en tenant compte de leur ressenti.

- **Méthode :**
  - **Quantitatif :** La distance parcourue par les patients est mesurée à l'aide de tests physiques standardisés (par exemple, le test de marche de 6 minutes).
  - **Qualitatif :** Les patients sont invités à partager leurs retours sur les exercices proposés, leurs difficultés et leurs préférences via des entretiens semi-structurés.
- **Résultats :**
  - L'analyse qualitative a révélé que certains exercices étaient perçus comme trop exigeants ou inadaptés. Ces retours ont permis d'ajuster le programme en introduisant des exercices mieux adaptés aux capacités et préférences des patients.
  - En conséquence, l'engagement des patients dans le programme a augmenté, et les résultats quantitatifs (distances parcourues) se sont améliorés.
- **Leçon :**
  - Combiner des mesures quantitatives et qualitatives permet de mieux comprendre les besoins des patients et d'adapter les interventions en conséquence. Cette approche améliore non seulement les résultats cliniques, mais aussi l'adhésion et la satisfaction des participants.

Résumé des Leçons Apprises :

1. **Essai Vaccinal Multicentrique :**
   - Une étude menée sur plusieurs centres permet d'obtenir des résultats plus généralisables et applicables à une population diversifiée.
2. **Programme de Réhabilitation Post-AVC :**
   - L'intégration de données quantitatives et qualitatives permet de personnaliser les interventions, augmentant ainsi leur efficacité et l'engagement des patients.

Ces études de cas illustrent l'importance d'une méthodologie adaptée aux objectifs et au contexte d'une étude, tout en soulignant l'impact de la diversité géographique et des retours qualitatifs.

5. Exercice interactif : Planification d'une Évaluation

Contexte :

Une étude clinique est menée pour évaluer l'efficacité et les impacts d'un nouveau traitement contre l'obésité.

Tâches :

1. Identifier les critères clés d'évaluation :

Les critères doivent permettre de mesurer à la fois les résultats du traitement et ses impacts globaux. Voici les principaux :

- **Efficacité :**
  - Perte de poids moyenne chez les participants après une période définie (par exemple, 6 mois ou 12 mois).
  - Réduction de l'IMC (indice de masse corporelle).
  - Amélioration des paramètres métaboliques (taux de glucose, cholestérol, triglycérides).
- **Sécurité :**
  - Identification et suivi des effets secondaires du traitement (légers, modérés ou graves).
- **Adhésion au traitement :**
  - Taux de participants ayant suivi le traitement jusqu'à la fin de l'étude.
  - Mesure de l'adhésion à des consignes spécifiques (ex. : prise régulière du traitement, respect des consignes alimentaires).
- **Efficience :**
  - Analyse coût-efficacité : Combien de perte de poids ou d'amélioration métabolique est obtenue par euro investi dans le traitement ?
- **Qualité de vie des patients :**
  - Amélioration perçue de la qualité de vie via des questionnaires standardisés (exemple : SF-36, EQ-5D).

2. Choisir une méthode d'évaluation adaptée :

Trois options principales peuvent être envisagées en fonction des objectifs de l'étude :

1. **Évaluation formative :**
    - Utilisée pour ajuster le traitement en cours d'étude, par exemple, en identifiant les freins à l'adhésion des participants ou en corrigeant des effets secondaires imprévus.
    - **Adapté si :** L'objectif est d'optimiser le protocole du traitement pendant l'étude.
2. **Évaluation sommative :**
    - Vise à évaluer les résultats globaux à la fin de l'étude pour déterminer si le traitement est efficace.
    - **Adapté si :** L'objectif est d'obtenir une conclusion définitive sur l'efficacité et la sécurité du traitement après une période déterminée.
3. **Évaluation mixte :**
    - Combine des aspects formatifs et sommatives pour à la fois affiner le traitement en cours d'étude et produire des conclusions définitives.
    - **Adapté si :** L'objectif est à la fois d'optimiser le traitement et de démontrer son efficacité finale.

Choix recommandé dans ce cas :

Méthode mixte, car elle permet d'ajuster le protocole si des problèmes sont détectés en cours d'étude, tout en fournissant des résultats complets à la fin.

3. Proposer des outils pour collecter les données :

Les outils doivent être variés pour couvrir les différents critères d'évaluation. Voici quelques suggestions adaptées au contexte:

- **Pour mesurer l'efficacité :**
    - **Mesures biométriques :**
        - Poids, IMC (indice de masse corporelle), tour de taille, composition corporelle (ex. : masse grasse via impédancemétrie).
        - Tests sanguins : Glycémie, cholestérol total, HDL, LDL, triglycérides.
    - **Journal alimentaire :** Suivi des apports nutritionnels pour évaluer les changements dans les habitudes alimentaires.

- **Pour évaluer la sécurité :**
    - **Fiches de suivi médical :** Enregistrer les effets secondaires signalés par les participants.
    - **Entretiens semi-directifs :** Identifier des effets indésirables ou ressentis non rapportés spontanément.
- **Pour mesurer l'adhésion :**
    - **Questionnaires d'auto-évaluation :** Sur la fréquence de prise du traitement et le respect des consignes.
    - **Applications mobiles :** Outils numériques pour surveiller l'observance (exemple : rappels de prise de traitement et suivi en temps réel).
- **Pour évaluer la qualité de vie :**
    - **Questionnaires standardisés :**
        - Exemple : *SF-36* pour évaluer la qualité de vie liée à la santé physique et mentale.
        - *EQ-5D* pour mesurer l'état de santé général et les limitations fonctionnelles.
- **Pour l'efficience :**
    - **Analyse coût-efficacité :** Collecte des coûts liés au traitement (coût du médicament, consultations médicales, etc.) et des données d'efficacité (perte de poids moyenne).

Résumé des Recommandations pour l'Etude :

1. **Critères clés d'évaluation :**
    - Efficacité : Perte de poids, réduction de l'IMC, amélioration des marqueurs métaboliques.
    - Sécurité : Effets secondaires.
    - Adhésion : Taux d'observance du traitement.
    - Qualité de vie : Questionnaires standardisés.
    - Efficience : Analyse coût-efficacité.
2. **Méthode d'évaluation :**
    - Méthode mixte (formative + sommative).
3. **Outils pour collecter les données :**
    - Mesures biométriques (poids, IMC, marqueurs métaboliques).
    - Questionnaires (adhésion, qualité de vie).
    - Journaux alimentaires.
    - Outils numériques pour le suivi de l'observance.

Cet exercice interactif encourage les lecteurs à réfléchir de manière critique aux différentes étapes nécessaires pour planifier une évaluation complète et rigoureuse.

6. Limites et Précautions

6.1 Biais

- **Description :** Les résultats d'une étude peuvent être influencés par des facteurs extérieurs ou des erreurs méthodologiques.
- **Exemple :**
    - **Attrition :** Si un grand nombre de participants abandonnent l'étude (exemple : perte de motivation, effets secondaires du traitement), cela peut introduire un biais, car les résultats finaux ne reflètent plus la population initiale.
    - **Biais de sélection :** Lorsque l'échantillon recruté n'est pas représentatif de la population cible.
- **Précautions :**
    - Anticiper les abandons en augmentant la taille initiale de l'échantillon.
    - Mettre en place des stratégies pour maintenir l'engagement des participants (suivi personnalisé, rappels, incitations).
    - Garantir une randomisation rigoureuse pour minimiser les biais de sélection.

6.2 Corrélation vs Causalité

- **Description :** Une corrélation (lien statistique entre deux variables) ne signifie pas nécessairement qu'il existe une relation de cause à effet entre elles.
- **Exemple :**

  Une étude montre que les personnes qui consomment plus de légumes ont un IMC plus faible. Cela ne signifie pas nécessairement que manger des légumes *cause* une perte de poids. Il peut y avoir d'autres facteurs confondants, comme un mode de vie globalement plus sain.

- **Précautions :**
    - Conduire des études expérimentales (ex. : essais randomisés contrôlés) pour établir des relations causales.

- Identifier et contrôler les facteurs confondants en ajustant les analyses statistiques.
- Éviter de tirer des conclusions hâtives basées uniquement sur des corrélations.

6.3 Effet de Taille Limitée

- **Description :** Une étude peut détecter un effet statistiquement significatif, mais cet effet peut être faible ou cliniquement insignifiant.
- **Exemple :**

  Un médicament montre une perte de poids moyenne de 1 kg par rapport au placebo, mais cet effet peut ne pas être pertinent pour les patients ou les cliniciens.

- **Précautions :**
  - Évaluer la signification clinique en plus de la signification statistique.
  - Fournir des mesures comme l'ampleur de l'effet (ex. : taille d'effet, odds ratio) pour mieux comprendre les résultats.

6.4 Généralisabilité des Résultats (Validité Externe)

- **Description :** Les résultats obtenus dans un contexte ou une population spécifique peuvent ne pas être applicables à d'autres contextes ou populations.
- **Exemple :**
  Une étude réalisée dans un centre hospitalier urbain pourrait ne pas s'appliquer aux zones rurales ou aux populations plus diversifiées.
- **Précautions :**
  - Recruter un échantillon diversifié et représentatif de la population cible.
  - Discuter des limites de la généralisabilité dans les conclusions de l'étude.
  - Réaliser des études multicentriques ou répétées dans différents contextes.

6.5 Effet Placebo et Biais de l'Observateur

- **Description :**
  - **Effet placebo :** Les participants peuvent ressentir une amélioration simplement parce qu'ils croient recevoir un traitement actif.
  - **Biais de l'observateur :** L'évaluation subjective des résultats par les chercheurs peut être influencée par leurs attentes.
- **Précautions :**
  - Mettre en place des essais en double aveugle, où ni les participants ni les chercheurs ne savent quel traitement est administré.
  - Utiliser des mesures objectives (ex. : tests biométriques) autant que possible pour évaluer les résultats.

6.6 Analyse des Données et Sur-Interprétation

- **Description :** Les résultats peuvent être mal interprétés ou sur-interprétés, notamment en cas de faible taille d'échantillon ou de p-hacking (multiplication des tests statistiques pour trouver des résultats significatifs).
- **Précautions :**
  - Pré-enregistrer l'étude et ses objectifs pour éviter des analyses exploratoires biaisées.
  - Réaliser une analyse statistique appropriée et discuter des limites des résultats.
  - S'assurer qu'une faible valeur p (ex. : $p < 0,05$) n'est pas interprétée comme preuve absolue de causalité ou de pertinence clinique.

Résumé des Limites et Précautions :

1. **Biais :** Contrôler les facteurs externes comme l'attrition ou le biais de sélection.
2. **Corrélation vs Causalité :** Ne pas confondre corrélation et relation causale.
3. **Effet de taille limitée :** Prendre en compte la pertinence clinique des résultats.
4. **Généralisabilité :** Vérifier si les résultats peuvent être appliqués à d'autres populations ou contextes.

5. **Effet placebo et biais de l'observateur :** Utiliser des études en double aveugle et des mesures objectives.
6. **Analyse et sur-interprétation :** Adopter une rigueur méthodologique et statistique pour éviter les conclusions biaisées.

Ces limites doivent être prises en compte dès la phase de conception d'une étude pour maximiser la fiabilité et la pertinence des résultats.

Conclusion

Les méthodes d'évaluation des interventions sont essentielles pour garantir que celles-ci répondent à leurs objectifs, optimisent les ressources et bénéficient équitablement à l'ensemble des populations ciblées. En combinant outils quantitatifs et qualitatifs, les chercheurs peuvent obtenir une vision complète et précise, facilitant la prise de décision et l'amélioration continue des pratiques cliniques.

Alors que ce chapitre s'est concentré sur l'évaluation des interventions, le suivant explorera l'utilisation des Big Data pour compléter et enrichir ces méthodes, ouvrant la voie à des analyses plus sophistiquées et prédictives.

Bibliographie

Ouvrages de Référence

- Creswell, J. W., & Plano Clark, V. L. (2018). *Designing and Conducting Mixed Methods Research* (3e éd.). SAGE Publications.
- Patton, M. Q. (2015). *Qualitative Research & Evaluation Methods: Integrating Theory and Practice* (4e éd.). SAGE Publications.
- DeVellis, R. F. (2017). *Scale Development: Theory and Applications* (4e éd.). SAGE Publications.
- Bowling, A. (2014). *Research Methods in Health: Investigating Health and Health Services* (4e éd.). McGraw-Hill Education.
- Rossi, P. H., Lipsey, M. W., & Freeman, H. E. (2019). *Evaluation: A Systematic Approach* (8e éd.). SAGE Publications.

Articles Scientifiques Clés

- Bonell, C., Hargreaves, J., Cousens, S., Ross, D., Hayes, R., Petticrew, M., ... & Kirkwood, B. R. (2011). Alternatives to Randomisation in the Evaluation of Public Health Interventions: Design Challenges and

Solutions. *Journal of Epidemiology & Community Health, 65*(7), 582–587. https://doi.org/10.1136/jech.2008.082602

- Craig, P., Dieppe, P., Macintyre, S., Michie, S., Nazareth, I., & Petticrew, M. (2008). Developing and Evaluating Complex Interventions: The New Medical Research Council Guidance. *BMJ, 337*, a1655. https://doi.org/10.1136/bmj.a1655
- Moore, G. F., Audrey, S., Barker, M., Bond, L., Bonell, C., Hardeman, W., ... & Baird, J. (2015). Process Evaluation of Complex Interventions: Medical Research Council Guidance. *BMJ, 350*, h1258. https://doi.org/10.1136/bmj.h1258
- Thabane, L., Ma, J., Chu, R., Cheng, J., Ismaila, A., Rios, L. P., ... & Goldsmith, C. H. (2010). A Tutorial on Pilot Studies: The What, Why and How. *BMC Medical Research Methodology, 10*(1), 1. https://doi.org/10.1186/1471-2288-10-1

Guides Méthodologiques et Politiques

- World Health Organization. (2016). *Toolkit for the Evaluation of the Implementation of Interventions Addressing Noncommunicable Diseases in Primary Health Care*. WHO Press.
- Medical Research Council. (2000). *A Framework for Development and Evaluation of RCTs for Complex Interventions to Improve Health.* London: MRC.
- European Commission. (2019). *Evaluation of Public Health Interventions: Guidance for Decision-Makers*. Publications Office of the European Union.

Logiciels et Outils Statistiques

- IBM Corp. (2021). *IBM SPSS Statistics for Windows, Version 28.0*. IBM Corp.
- R Core Team. (2023). *R: A Language and Environment for Statistical Computing*. R Foundation for Statistical Computing. https://www.r-project.org
- NVivo. (2022). *NVivo for Qualitative Data Analysis*. QSR International. https://www.qsrinternational.com

Exercices Interactifs

Exercice 1 : Identifier la Méthode Appropriée

Contexte : Associez chaque objectif à la méthode d'évaluation la plus adaptée.

1. **Évaluer les résultats finaux d'un nouveau traitement.**
   - **Réponse attendue :** Évaluation sommative.
2. **Optimiser un programme éducatif pendant son implémentation.**
   - **Réponse attendue :** Évaluation formative.
3. **Combiner des données quantitatives (marqueurs cliniques) et qualitatives (perceptions des patients).**
   - **Réponse attendue :** Évaluation mixte

Exercice 2 : Analyse Critique d'un Scénario

Contexte : Un programme de dépistage du diabète est mis en œuvre dans plusieurs régions.

Tâches :

1. **Quels critères doivent être évalués pour juger du succès du programme ?**
   - **Réponse attendue :** Efficacité (nombre de cas dépistés), équité (accès dans toutes les régions), faisabilité (ressources utilisées).
2. **Quelle méthode conviendrait pour mesurer l'impact global du programme ?**
   - **Réponse attendue :** Méthode mixte (données quantitatives sur le taux de dépistage et entretiens qualitatifs pour explorer les expériences des patients).
3. **Identifiez deux outils spécifiques adaptés à cette évaluation.**
   - **Réponse attendue :** Questionnaires pour les patients dépistés ; entretiens semi-structurés avec les professionnels de santé.

Exercice 3 : Planification d'une Évaluation

Contexte : Vous devez concevoir une évaluation pour un nouveau traitement contre l'obésité.

1. **Définissez trois critères d'évaluation.**
   - **Réponse attendue :** Efficacité (perte de poids moyenne, IMC), sécurité (effets secondaires rapportés), qualité de vie (SF-36).
2. **Choisissez les outils à utiliser.**
   - **Réponse attendue :** Journaux alimentaires, questionnaires standardisés, mesures biométriques (IMC, poids).

QCM (Questions à Choix Multiple)

Section 1 : Les Types d'Évaluation

1. **Quel est l'objectif principal d'une évaluation formative ?**

   a) Décider d'arrêter une intervention.

   b) Optimiser une intervention en cours. ☑

   c) Comparer les résultats entre deux groupes.

   d) Déterminer les coûts de l'intervention.

2. **L'évaluation sommative est utilisée pour :**

   a) Comprendre les expériences des participants.

   b) Mesurer les résultats finaux d'une intervention. ☑

   c) Identifier les obstacles pendant l'intervention.

   d) Ajuster les méthodes en temps réel.

3. **Quelle méthode est adaptée pour une évaluation mixte ?**

   a) Essais randomisés uniquement.

   b) Questionnaires qualitatifs.

   c) Intégration des analyses quantitatives et qualitatives. ☑

   d) Analyses économiques uniquement.

Section 2 : Critères Clés pour Évaluer une Intervention

4. **Quel critère évalue l'efficacité d'une intervention ?**

   a) Le coût par année de vie gagnée.

   b) La réduction des marqueurs cliniques comme la glycémie. ☑

   c) L'acceptabilité des professionnels de santé.

   d) Les préférences des patients.

5. **Quel critère est essentiel pour garantir l'équité dans une intervention ?**

   a) Réduire les coûts.

   b) Inclure des populations sous-représentées. ☑

   c) Maximiser l'efficacité clinique.

   d) Mesurer les résultats avant et après l'intervention.

Section 3 : Méthodes et Outils

6. **Parmi ces outils, lequel mesure objectivement les données en temps réel ?**

   a) Questionnaires papier.

   b) Dispositifs connectés. ☑

   c) Entretiens semi-directifs.

   d) Groupes de discussion.

7. **Quel est un avantage des techniques qualitatives dans l'évaluation?**

   a) Fournir des données chiffrées précises.

   b) Évaluer les perceptions et expériences des participants. ☑

   c) Réduire les coûts de collecte de données.

d) Standardiser les comparaisons entre groupes.

Section 4 : Études de Cas

8. **Dans un essai vaccinal multicentrique, quelle méthode garantit des résultats généralisables ?**

   a) Analyse qualitative exclusive.

   b) Étude menée dans un seul centre.

   c) Comparaison entre plusieurs centres géographiques. ☑

   d) Évaluation basée uniquement sur des données économiques.

9. **Dans une étude post-AVC, pourquoi intégrer des mesures qualitatives et quantitatives ?**

   a) Pour réduire les coûts de l'intervention.

   b) Pour mieux comprendre les progrès physiques et les obstacles émotionnels. ☑

   c) Pour standardiser les résultats finaux.

   d) Pour éviter les biais statistiques.

Section 5 : Limites et Précautions

10. **Que signifie l'effet placebo dans une étude ?**

    a) Une amélioration perçue par les patients due à leurs attentes. ☑

    b) Une analyse des effets secondaires.

    c) Une corrélation entre deux variables.

    d) Une mesure des coûts d'intervention.

FAQ (Questions Fréquemment Posées)

Section 1 : Généralités

1. **Pourquoi évaluer une intervention ?**
   - Cela permet de vérifier si l'intervention atteint ses objectifs, d'identifier ses forces et faiblesses, et d'orienter les décisions pour l'avenir.
2. **Quels sont les principaux types d'évaluation ?**
   - Formative (optimisation en cours), sommative (résultats finaux), et mixte (combinaison des deux).

Section 2 : Critères Clés

3. **Qu'est-ce que l'efficacité dans une intervention ?**
   - La capacité de l'intervention à atteindre ses objectifs, par exemple réduire un marqueur clinique ou améliorer un état de santé.
4. **Comment mesurer l'équité dans une intervention ?**
   - En s'assurant que les populations vulnérables ou marginalisées bénéficient des mêmes résultats que d'autres groupes.

Section 3 : Méthodes et Outils

5. **Quand utiliser une évaluation qualitative ?**
   - Lorsque l'objectif est de comprendre les perceptions, expériences ou obstacles des participants.
6. **Quels outils facilitent l'analyse en temps réel ?**
   - Les dispositifs connectés et les applications mobiles permettent de collecter des données objectives en temps réel.

Section 4 : Limites et Précautions

7. **Comment éviter les biais dans une étude ?**
   - En randomisant les participants, en utilisant des méthodes en double aveugle, et en prévoyant une taille d'échantillon suffisante.
8. **Quelles précautions prendre face à l'effet placebo ?**
   - Concevoir l'étude en double aveugle pour limiter l'influence des attentes des participants ou des chercheurs.

Chapitre 29 : Big Data et Recherche Clinique

Introduction : Une Révolution Dans l'Analyse des Données Cliniques

Contexte

L'intégration des Big Data transforme radicalement la recherche clinique en permettant l'exploitation de vastes volumes de données provenant de sources variées, telles que les dossiers médicaux électroniques (DME), les dispositifs connectés, et les bases génomiques. Par exemple, l'analyse des Big Data a permis d'identifier des biomarqueurs spécifiques pour des traitements personnalisés en oncologie.

Importance

Grâce aux Big Data, la recherche clinique bénéficie d'une médecine plus personnalisée et prédictive. Cependant, l'ampleur et la complexité de ces données posent des défis techniques, éthiques et méthodologiques. Une gestion rigoureuse et éthique de ces ressources est cruciale pour maximiser leur potentiel tout en protégeant les droits des participants.

Objectifs du Chapitre

1. Comprendre les caractéristiques fondamentales des Big Data (volume, variété, vélocité, véracité).
2. Explorer leurs applications en recherche clinique (essais virtuels, pharmacovigilance, médecine prédictive).
3. Identifier les défis liés à leur utilisation (qualité, confidentialité, accessibilité).
4. Illustrer leur impact à travers des études de cas.
5. Fournir des stratégies pratiques pour intégrer les Big Data dans les études cliniques.

1. Comprendre les Big Data : Définition et Principales Caractéristiques

1.1 Définition des Big Data

Les Big Data désignent des ensembles de données si vastes et complexes qu'ils ne peuvent être traités efficacement avec les outils classiques de gestion et d'analyse des données. Leur exploitation requiert des technologies avancées, telles que les algorithmes de machine learning et les plateformes de calcul haute performance.

Diagramme de Flux des Big Data

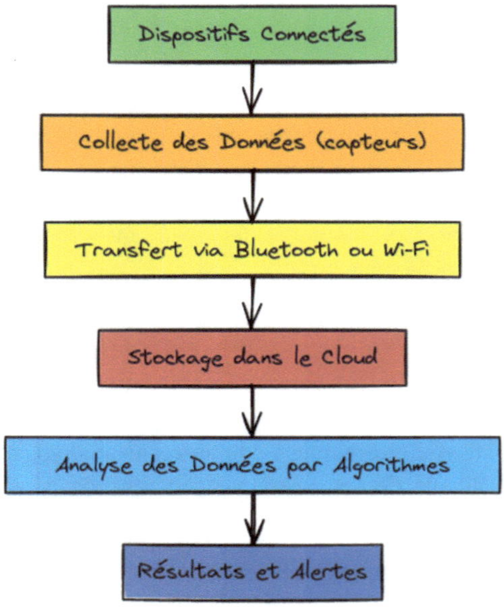

C'est un diagramme illustrant le flux des données des dispositifs connectés jusqu'à leur analyse.

1.2 Les 4 V des Big Data

1. **Volume**
   - **Description :** Les Big Data se caractérisent par des volumes massifs de données générées chaque jour.
   - **Exemple :** Les DME produisent d'énormes quantités d'informations, incluant les antécédents médicaux, les résultats de tests, et les diagnostics.
   - **Défi :** Besoin de capacités accrues de stockage et de traitement des données massives.
2. **Variété**
   - **Description :** Les données collectées peuvent être structurées (comme les résultats de laboratoire), semi-structurées (comme les

données des capteurs connectés) ou non structurées (comme les notes cliniques).
   - **Exemple :** Intégrer des données provenant de résultats d'imagerie, de journaux cliniques et d'applications mobiles.
   - **Défi :** Harmoniser ces données disparates pour qu'elles soient exploitables.
3. **Vélocité**
   - **Description :** Les Big Data impliquent également la rapidité avec laquelle les données sont générées et doivent être analysées.
   - **Exemple :** Le suivi en temps réel des patients à l'aide de dispositifs portables, tels que des montres connectées.
   - **Défi :** Développer des systèmes capables de traiter les données en temps réel.
4. **Véracité**
   - **Description :** La fiabilité des données est un enjeu central, car les données erronées ou incomplètes peuvent compromettre l'analyse.
   - **Exemple :** Les DME contenant des doublons ou des erreurs nécessitent des processus de nettoyage rigoureux.
   - **Défi :** S'assurer que les données sont exactes, cohérentes et exemptes de biais.

Tableau Comparatif des Quatre Dimensions des Big Data

Dimension	Description	Avantages	Défis
Volume	Quantité massive de données générées, souvent mesurée en téraoctets ou pétaoctets.	- Permet des analyses à grande échelle.- Reflète des tendances globales ou spécifiques.	- Nécessite une infrastructure adaptée (stockage et traitement).- Coût élevé du stockage.
Variété	Diversité des types de données : structurées (bases SQL), semi-structurées (JSON), non structurées (texte, images, vidéos).	- Offre une vision multidimensionnelle des phénomènes.- Permet des analyses plus riches et variées.	- Complexité dans l'intégration et la compatibilité des différents formats.
Vélocité	Vitesse à laquelle les données sont générées, collectées, et analysées en temps réel.	- Permet des prises de décision rapides et en temps réel.- Optimise la réactivité.	- Nécessite des systèmes capables de gérer le traitement en temps réel.- Difficulté à

Dimension	Description	Avantages	Défis
			maintenir la qualité des analyses en continu.
Véracité	Qualité, exactitude, et fiabilité des données collectées.	- Permet des analyses plus fiables et une prise de décision éclairée.	- Risque de biais ou d'erreurs dans les données collectées.- Difficile de valider les données non structurées.

Résumé des Dimensions des Big Data :

1. **Volume** : Concerne la **quantité** de données générées et stockées.
2. **Variété** : Focalisée sur les **types** et formats différents de données disponibles.
3. **Vélocité** : Met en avant la **rapidité** avec laquelle les données sont collectées et utilisées.
4. **Véracité** : Garantit la **qualité** et la **fiabilité** des données pour éviter les analyses erronées.

1.3 Sources de Big Data en Recherche Clinique

1. **Dossiers Médicaux Électroniques (DME)**
   - Informations sur les antécédents médicaux, les diagnostics, les prescriptions, et les résultats de tests.
2. **Dispositifs Connectés**
   - Montres connectées, glucomètres, et autres appareils mesurant des paramètres en temps réel (comme la fréquence cardiaque ou la qualité du sommeil).
3. **Bases Génomiques et Protéomiques**
   - Fournissent des données sur les prédispositions génétiques et les réponses aux traitements.
4. **Bases de Données Hospitalières**
   - Données administratives incluant les admissions, les coûts, et les résultats thérapeutiques.
5. **Réseaux Sociaux**
   - Utilisés pour identifier les tendances de santé publique ou recueillir des témoignages sur les effets secondaires des traitements.

2. Applications des Big Data en Recherche Clinique

2.1. Médecine Prédictive

- **Description :** Les Big Data sont utilisés pour anticiper les risques de maladies et adapter les traitements en fonction des caractéristiques spécifiques des patients.
- **Exemple :** Développer des modèles qui prédisent le risque de diabète en combinant des données démographiques, génétiques et cliniques.
- **Avantages :**
    - Prévention proactive des maladies.
    - Réduction des coûts liés aux complications évitables.
- **Défi :** Garantir la précision et la fiabilité des prédictions.

Diagramme des Modèles de Prédiction

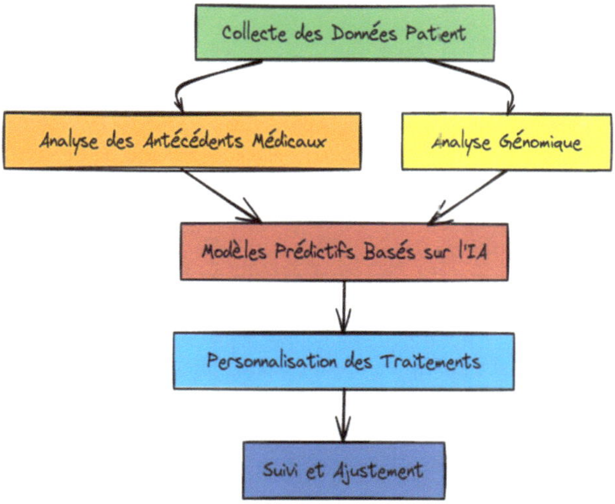

Ce diagramme des modèles de prédiction dans la médecine personnalisée, montrant les étapes principales.

Graphique de la Carte de Chaleur : Données Epidemiologiques

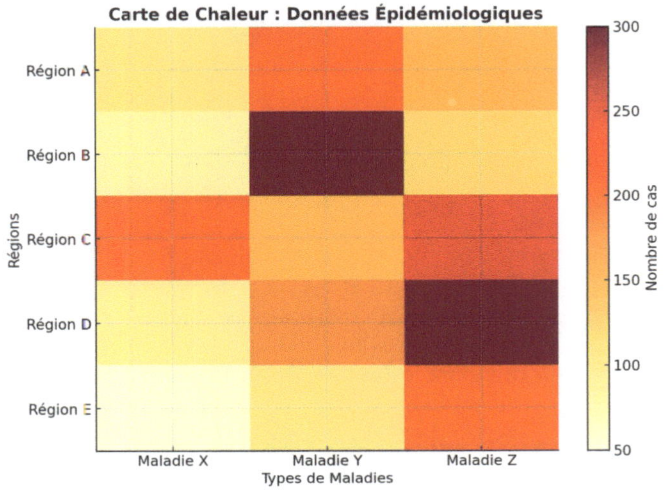

Cette visualisation permet de repérer rapidement les zones et les maladies avec une forte prévalence.

Cette carte de chaleur illustre les données épidémiologiques :

- **Régions :** Liste des zones géographiques (Région A à E).
- **Maladies :** Différents types de maladies (Maladie X, Y, Z).
- **Couleurs :** Représentent l'intensité ou le nombre de cas pour chaque maladie dans chaque région (du jaune clair pour faible au rouge foncé pour élevé).

2.2. Essais Cliniques Virtuels

- **Description :** Utilisation des données existantes pour simuler des essais cliniques, réduisant ainsi le besoin de recruter de nouveaux participants.
- **Exemple :** Évaluer l'efficacité d'un traitement pour une maladie rare en analysant les données de cohortes historiques.
- **Avantages :**
    - Réduction des coûts et des délais.
    - Inclusion de populations diversifiées.
- **Défi :** Les biais présents dans les données historiques peuvent fausser les résultats.

Diagramme d'Analyse d'un Gous-groupe Génomique

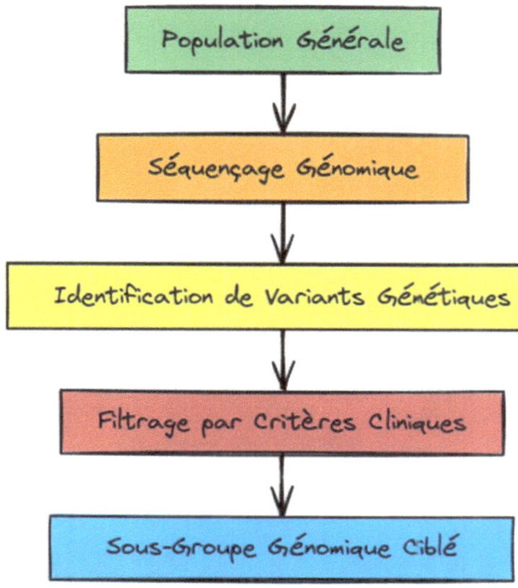

Ce diagramme illustrant l'analyse d'un sous-groupe génomique, incluant les étapes principales.

2.3. Pharmacovigilance

- **Description :** Les Big Data permettent de détecter les effets secondaires des médicaments en temps réel à partir des signalements collectés.
- **Exemple :** Analyse des données de la base FAERS (FDA Adverse Event Reporting System) pour repérer des tendances de sécurité liées à un médicament.
- **Avantages :**
  - Surveillance continue et détection précoce des effets indésirables.

Diagramme de Pharmacovigilance

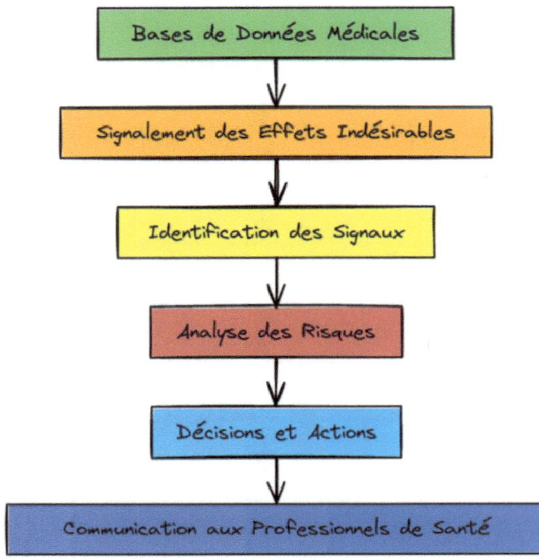

Ce diagramme illustrant un exemple de pharmacovigilance, basé sur les données collectées.

3. Défis et Solutions

Défi	Problème	Solution
Qualité des données	Données biaisées ou incomplètes	Standardisation et validation rigoureuses
Confidentialité	Risques de violations des données sensibles	Cryptage et conformité RGPD
Accessibilité	Données dispersées ou difficilement exploitables	Création de plateformes centralisées

4. Étude de Cas : Big Data et Traitements Ciblés

Contexte

Une analyse des DME et des données génomiques a permis d'étudier 50 000 patients atteints de cancer du poumon. L'objectif était d'identifier des sous-groupes susceptibles de mieux répondre à une immunothérapie.

Résultats

1. Sous-groupes identifiés : Les patients présentant une forte expression du biomarqueur PD-L1 ont montré une meilleure réponse.
2. Impact : Développement d'un algorithme pour personnaliser les traitements.
3. Limites surmontées : Nettoyage des données et harmonisation des formats provenant de différentes bases.

5. Stratégies pour Intégrer les Big Data en Recherche Clinique

1. **Formation des Équipes**
   - Initier les chercheurs aux outils et langages de programmation comme Python, R, ou SQL.
2. **Collaborations Multidisciplinaires**
   - Favoriser la coopération entre cliniciens, bioinformaticiens, et spécialistes en data science.
3. **Outils Sécurisés et Conformes**
   - Adopter des plateformes certifiées RGPD et garantir un haut niveau de protection des données sensibles.

Conclusion : Big Data et Futur de la Recherche Clinique

Les Big Data représentent une révolution dans la recherche clinique, offrant des possibilités sans précédent pour améliorer la médecine personnalisée. Toutefois, leur intégration nécessite une rigueur méthodologique et éthique pour surmonter les défis et garantir un impact positif durable.

Leçon à Retenir : Adopter une approche multidisciplinaire et éthique est la clé pour exploiter pleinement le potentiel des Big Data en santé.

Le prochain chapitre se concentrera sur l'analyse multivariée, une approche clé pour explorer les relations complexes dans les données issues des Big Data et pour tirer des conclusions robustes et utiles.

Bibliographie

Ouvrages de Référence

- McKinney, W. (2022). *Python for Data Analysis: Data Wrangling with Pandas, NumPy, and IPython* (3e éd.). O'Reilly Media.
- Marr, B. (2018). *Big Data in Practice: How 45 Successful Companies Used Big Data Analytics to Deliver Extraordinary Results*. Wiley.
- Provost, F., & Fawcett, T. (2013). *Data Science for Business: What You Need to Know About Data Mining and Data-Analytic Thinking*. O'Reilly Media.

Articles Scientifiques Clés

- Bates, D. W., & Saria, S. (2014). Big Data in Health Care: Using Analytics to Identify and Manage High-Risk and High-Cost Patients. *Health Affairs, 33*(7), 1123–1131. https://doi.org/10.1377/hlthaff.2014.0041
- Krumholz, H. M. (2014). Big Data and New Knowledge in Medicine: The Thinking, Training, and Tools Needed for a Learning Health System. *Health Affairs, 33*(7), 1163–1170. https://doi.org/10.1377/hlthaff.2014.0053
- Raghupathi, W., & Raghupathi, V. (2014). Big Data Analytics in Healthcare: Promise and Potential. *Health Information Science and Systems, 2*(3), 1–10. https://doi.org/10.1186/2047-2501-2-3
- Chen, M., Mao, S., & Liu, Y. (2014). Big Data: A Survey. *Mobile Networks and Applications, 19*(2), 171–209. https://doi.org/10.1007/s11036-013-0489-0

Guides Pratiques et Ressources

- Wickham, H., & Grolemund, G. (2016). *R for Data Science: Import, Tidy, Transform, Visualize, and Model Data*. O'Reilly Media.
- Aggarwal, C. C. (2015). *Data Mining: The Textbook*. Springer. https://doi.org/10.1007/978-3-319-14142-8
- Tan, P.-N., Steinbach, M., Karpatne, A., & Kumar, V. (2018). *Introduction to Data Mining* (2e éd.). Pearson.

Rapports et Politiques

- European Commission. (2020). *Ethical Guidelines on the Use of AI and Big Data in Healthcare*. Publications Office of the European Union.
- National Academy of Medicine. (2021). *Artificial Intelligence in Health Care: The Hope, the Hype, the Promise, the Peril*. National Academies Press. https://doi.org/10.17226/27111
- World Health Organization. (2021). *Ethics and Governance of Artificial Intelligence for Health: WHO Guidance*.

Logiciels et Outils

- R Core Team. (2023). *R: A Language and Environment for Statistical Computing*. R Foundation for Statistical Computing. https://www.r-project.org
- Apache Software Foundation. (2023). *Apache Hadoop*. https://hadoop.apache.org
- Python Software Foundation. (2023). *Python Programming Language*. https://www.python.org
- Pedregosa, F., Varoquaux, G., Gramfort, A., Michel, V., Thirion, B., Grisel, O., ... & Duchesnay, E. (2011). Scikit-learn: Machine Learning in Python. *Journal of Machine Learning Research, 12*, 2825–2830.

Exercice Pratique

Exercice : Analyse de données fictives provenant de DME (Dossier Médical Électronique)

1. Analyse d'un ensemble de données fictives provenant de DME

Données fictives :

Un hôpital fournit des données issues de ses DME pour une étude sur l'efficacité d'un médicament contre l'hypertension. Voici un aperçu des données:

Patient ID	Âge	Sexe	TA initiale (mmHg)	TA finale (mmHg)	Médicament prescrit	Observance (%)	Effets secondaires
001	45	M	150	130	Médicament A	90	Oui
002	52	F	160	140	Médicament B	50	Non
003	NA	M	145	NA	Médicament A	100	Non

Patient ID	Âge	Sexe	TA initiale (mmHg)	TA finale (mmHg)	Médicament prescrit	Observance (%)	Effets secondaires
004	60	F	155	130	NA	NA	Oui
005	48	M	NA	120	Médicament A	80	Non

Défis de qualité identifiés:

1. **Données manquantes :**
   - Certaines colonnes contiennent des valeurs manquantes (NA), comme l'âge, la TA finale et le médicament prescrit.
   - Ces données incomplètes peuvent biaiser les résultats, notamment si les valeurs manquantes ne sont pas réparties de manière aléatoire (biais d'attrition).
2. **Incohérences :**
   - Le patient 004 a des données pour la TA finale, mais aucune indication du médicament prescrit ou de l'observance. Cela suggère une erreur ou un oubli lors de la saisie.
3. **Variabilité dans l'observance :**
   - L'observance varie fortement entre les patients (de 50 % à 100 %), mais il manque des informations détaillées pour comprendre pourquoi certains patients ne suivent pas bien le traitement.
4. **Échantillon limité :**
   - Les données portent sur un petit nombre de patients, ce qui peut limiter la généralisation des résultats.
5. **Biais potentiels dans l'échantillon :**
   - Les données sont issues d'un seul hôpital, ce qui peut ne pas refléter la population générale (validité externe faible).
   - Le sexe n'est pas équilibré (3 hommes pour 2 femmes).

Solutions proposées :

1. **Données manquantes :**
   - **Imputation des données manquantes :** Utiliser des méthodes comme l'imputation multiple pour estimer les valeurs manquantes, surtout pour les variables quantitatives (âge, TA).
   - **Analyse de sensibilité :** Comparer les résultats avec et sans imputation pour vérifier l'impact des données manquantes.
2. **Incohérences :**
   - **Validation des données :** Revoir les dossiers originaux pour vérifier et corriger les erreurs dans les DME.

- **Standardisation de la saisie :** Former le personnel médical à la saisie correcte des données ou utiliser des outils de saisie avec des champs obligatoires.

3. **Variabilité dans l'observance :**
   - **Enquête complémentaire :** Ajouter un questionnaire pour identifier les raisons d'une faible observance (effets secondaires, coût, manque d'éducation sur le traitement).
4. **Échantillon limité :**
   - **Augmenter l'échantillon :** Collecter davantage de données provenant de plusieurs hôpitaux pour améliorer la représentativité.
5. **Biais dans l'échantillon :**
   - **Stratification :** Analyser les résultats séparément pour les hommes et les femmes afin de détecter d'éventuelles différences selon le sexe.

2. Comparaison de Deux Sources de Données pour Détecter des Biais Potentiels

Source 1 : DME de l'Hôpital A

Patient ID	Âge	Sexe	TA initiale (mmHg)	TA finale (mmHg)	Médicament prescrit	Observance (%)	Effets secondaires
001	45	M	150	130	Médicament A	90	Oui
002	52	F	160	140	Médicament B	50	Non

Source 2 : Données issues d'une enquête communautaire

Patient ID	Âge	Sexe	TA initiale (mmHg)	TA finale (mmHg)	Médicament prescrit	Observance (%)	Effets secondaires
101	55	F	160	145	Médicament A	70	Oui
102	60	F	155	140	Médicament B	80	Non

Analyse Comparative:

1. **Représentativité :**
   - Les DME de l'hôpital A montrent une surreprésentation des hommes (50 % hommes), alors que les données issues de l'enquête communautaire concernent uniquement des femmes.

Cela pourrait introduire un biais si l'efficacité du médicament varie selon le sexe.

2. **Observance :**
   - L'observance est globalement plus faible dans les DME de l'hôpital (50 % à 90 %) par rapport à l'enquête communautaire (70 % à 80 %). Cela peut refléter des différences dans les populations ou dans la méthode de collecte (auto-déclaration dans l'enquête vs suivi réel dans les DME).
3. **Effets secondaires :**
   - Les DME montrent un taux plus élevé de participants ayant rapporté des effets secondaires (50 %) par rapport à l'enquête communautaire (25 %). Cela pourrait être dû à une sous-déclaration dans l'enquête (biais de mémoire ou désirabilité sociale).

Biais Potentiels Identifiés:

1. **Biais de sélection :** Les populations diffèrent entre les deux sources (patients hospitalisés vs patients communautaires), ce qui limite la comparabilité directe.
2. **Biais de déclaration :** Les données autodéclarées dans l'enquête communautaire peuvent être moins précises que celles issues des DME.
3. **Validité externe :** Les DME de l'hôpital A ne sont pas représentatives d'une population plus large, tandis que l'enquête communautaire est biaisée par son échantillonnage.

Solutions pour Réduire ces Biais :

1. **Combiner les sources de données :** Intégrer les DME et les enquêtes communautaires dans une analyse mixte pour tirer parti des forces des deux sources.
2. **Stratification des analyses :** Analyser séparément les données hospitalières et communautaires pour éviter des comparaisons biaisées.
3. **Validation croisée :** Comparer les données autodéclarées avec des données objectives (par exemple, les TA mesurées) pour vérifier leur fiabilité.

Résumé des Propositions :

1. Identifiez les défis dans les données des DME (données manquantes, biais, incohérences).
2. Proposez des solutions, comme l'imputation des données manquantes ou une standardisation de la collecte.
3. Comparez deux sources de données pour détecter des biais et proposez des méthodes pour minimiser leur impact, comme la stratification ou l'intégration des sources.

QCM (Questions à Choix Multiple)

Section 1 : Compréhension des Big Data

1. **Quels sont les "4 V" qui caractérisent les Big Data ?**

   a) Volume, Variabilité, Vitesse, Vérification.

   b) Volume, Variété, Vélocité, Véracité. ☑

   c) Variété, Véracité, Visualisation, Volume.

   d) Volume, Validité, Valeur, Vélocité.

2. **Parmi les exemples suivants, lequel illustre la dimension de "variété" des Big Data ?**

   a) Une analyse génomique impliquant 1 million de patients.

   b) L'intégration des résultats d'imagerie, de journaux cliniques et de dispositifs connectés. ☑

   c) Le suivi en temps réel des données cardiaques via une montre connectée.

   d) La collecte des dossiers médicaux électroniques (DME) d'un seul hôpital.

3. **Quelle est la principale difficulté liée à la dimension "vélocité" ?**

   a) Gérer différents formats de données.

b) Traiter les données en temps réel. ☑

c) Stocker des volumes massifs d'informations.

d) Garantir la véracité des données.

Section 2 : Applications des Big Data

4. **Quelle est une utilisation clé des Big Data en pharmacovigilance ?**

   a) Identifier les biomarqueurs génétiques pour des traitements ciblés.

   b) Détecter les effets secondaires des médicaments en temps réel. ☑

   c) Réduire les coûts des essais cliniques.

   d) Mesurer la qualité de vie des patients après traitement.

5. **Dans quel contexte les essais cliniques virtuels sont-ils particulièrement utiles ?**

   a) Lorsqu'il est difficile de recruter des participants pour des maladies rares. ☑

   b) Pour analyser uniquement des données qualitatives.

   c) Lorsque la précision des prédictions est secondaire.

   d) Pour remplacer les essais randomisés contrôlés classiques.

6. **Quelle méthode peut aider à anticiper les risques de maladies en combinant des données cliniques et génétiques ?**

   a) Essais cliniques multicentriques.

   b) Médecine prédictive. ☑

   c) Études d'observation.

   d) Analyses de pharmacovigilance.

Section 3 : Défis et Solutions

7. **Quel défi est associé aux données provenant des DME ?**

   a) Leur traitement en temps réel.

   b) La présence de doublons ou d'erreurs. ☑

   c) Leur manque de diversité.

   d) L'impossibilité de les analyser avec des algorithmes.

8. **Quelle stratégie est efficace pour garantir la confidentialité des données dans les Big Data ?**

   a) L'imputation des données manquantes.

   b) La stratification des analyses.

   c) L'utilisation de plateformes conformes au RGPD avec cryptage. ☑

   d) L'intégration des réseaux sociaux dans les analyses.

9. **Comment améliorer l'accessibilité des Big Data en recherche clinique ?**

   a) Réduire leur volume pour simplifier l'analyse.

   b) Créer des plateformes centralisées pour les regrouper. ☑

   c) Limiter leur utilisation aux données structurées.

   d) Confier leur gestion uniquement aux cliniciens.

Section 4 : Études de Cas

10. **Dans une étude sur les Big Data et les traitements ciblés, quel avantage majeur a permis l'utilisation des DME ?**

    a) Réduction des coûts liés au recrutement des participants.

    b) Identification de sous-groupes spécifiques pour des traitements personnalisés. ☑

c) Une analyse exclusive des résultats qualitatifs.

d) Une généralisation immédiate des résultats à l'ensemble de la population.

FAQ (Questions Fréquemment Posées)

Section 1 : Généralités sur les Big Data

1. **Qu'entend-on par Big Data ?**

   Les Big Data désignent des ensembles de données vastes et complexes nécessitant des technologies avancées pour leur traitement et leur analyse. Elles proviennent de multiples sources telles que les DME, les capteurs connectés ou les bases génomiques.

2. **Quels sont les "4 V" des Big Data et leur importance ?**
   - **Volume** : Représente la quantité massive de données générées quotidiennement.
   - **Variété** : Indique la diversité des formats et types de données (structurées, semi-structurées, non structurées).
   - **Vélocité** : Correspond à la vitesse de génération et d'analyse des données, souvent en temps réel.
   - **Véracité** : Concerne la qualité et la fiabilité des données, cruciales pour éviter les biais ou erreurs d'analyse.

Section 2 : Applications des Big Data

3. **Comment les Big Data sont-elles utilisées en médecine prédictive ?**

   En combinant des données cliniques, génétiques et comportementales, les Big Data permettent de développer des modèles prédictifs pour anticiper les risques de maladies et adapter les traitements aux besoins individuels.

4. **Qu'est-ce qu'un essai clinique virtuel ?**

   C'est une méthode utilisant des données existantes (historique médical, bases génétiques) pour simuler un essai clinique sans recruter de nouveaux participants. Cela est particulièrement utile pour les maladies rares ou les contextes où le recrutement est complexe.

5. **Quels outils facilitent la pharmacovigilance avec les Big Data ?**

   Des bases de données comme le FAERS (FDA Adverse Event Reporting System) permettent d'analyser les signalements d'effets secondaires et de détecter des tendances ou alertes précoces sur la sécurité des médicaments.

Section 3 : Défis et Solutions

6. **Quels sont les principaux défis liés à l'utilisation des Big Data ?**
   - **Qualité des données** : Problèmes de doublons, données manquantes ou erreurs.
   - **Confidentialité** : Risques de violation des données sensibles des patients.
   - **Accessibilité** : Données dispersées ou difficilement exploitables à cause de leur diversité.
7. **Comment garantir la qualité des données dans les Big Data ?**
   - Par des processus de nettoyage rigoureux pour éliminer les erreurs ou doublons.
   - En standardisant les formats de données provenant de sources variées.
   - En validant régulièrement les informations collectées.
8. **Comment les Big Data protègent-elles la confidentialité des patients?**
   - En utilisant des plateformes conformes au RGPD.
   - En appliquant des techniques de cryptage avancées et des accès limités.
   - En anonymisant les données sensibles avant leur analyse.

Section 4 : Études de Cas et Perspectives

9. **Quel est l'impact des Big Data sur les traitements personnalisés ?** Les Big Data permettent d'identifier des biomarqueurs spécifiques ou des sous-groupes de patients qui répondent mieux à certains traitements, facilitant ainsi la personnalisation des soins.
10. **Peut-on généraliser les résultats obtenus à partir des Big Data ?** Cela dépend de la représentativité des données collectées. Si les données proviennent d'une source limitée ou biaisée (par exemple, un seul hôpital), leur généralisation peut être limitée.

Chapitre 30 : Introduction à l'Analyse Multivariée

Introduction : Une Approche pour Comprendre les Données Complexes

Contexte

L'analyse multivariée regroupe un ensemble de techniques statistiques permettant d'examiner plusieurs variables simultanément. Ces méthodes sont particulièrement utiles en recherche clinique, où les données sont souvent riches et multidimensionnelles. Grâce à ces outils, il est possible d'identifier des relations complexes entre les variables, de mieux comprendre les facteurs influençant un phénomène et d'élaborer des modèles prédictifs. Par exemple, une étude cherchant à évaluer l'efficacité d'un traitement contre l'hypertension pourrait analyser simultanément l'impact de l'âge, du sexe, de l'IMC et du régime alimentaire sur les résultats.

Importance

Les environnements biologiques et cliniques sont régis par de nombreuses interactions complexes entre des variables multiples. Une analyse univariée ou bivariée ne suffit pas à capter ces interconnexions. En revanche, l'analyse multivariée permet de modéliser ces interactions de manière approfondie, d'identifier les relations significatives et de contrôler les biais potentiels, offrant ainsi des bases solides pour des conclusions robustes.

Objectifs du Chapitre

Ce chapitre vous permettra de :

1. Comprendre les bases de l'analyse multivariée et son rôle en recherche clinique.
2. Explorer les techniques clés, comme la régression multiple, l'analyse en composantes principales (ACP) et les modèles de survie.
3. Identifier les hypothèses et conditions nécessaires pour une application rigoureuse.
4. Étudier des cas concrets pour illustrer l'utilisation pratique de ces techniques.
5. Appliquer les concepts à travers des exercices pour renforcer votre compréhension.

1. Concepts et Importance de l'Analyse Multivariée

1.1 Qu'est-ce que l'Analyse Multivariée ?

L'analyse multivariée consiste à étudier simultanément plusieurs variables indépendantes pour évaluer leur effet combiné sur une ou plusieurs variables dépendantes. Contrairement à une analyse univariée (une seule variable étudiée) ou bivariée (relation entre deux variables), elle permet d'explorer les phénomènes multidimensionnels dans toute leur complexité.

1.2 Pourquoi l'Analyse Multivariée est-elle Essentielle ?

1. **Comprendre les relations complexes**
   - Permet de disséquer les interactions entre différentes variables.
   - Exemple : Identifier l'effet combiné de l'âge, du sexe et des antécédents médicaux sur la réponse à un traitement.
2. **Réduire les biais et ajuster les résultats**
   - L'analyse multivariée aide à contrôler les facteurs confondants qui pourraient biaiser les conclusions.
3. **Réduire la dimensionnalité des données**
   - Simplifie les ensembles de données complexes en mettant en avant les variables les plus significatives.
4. **Créer des modèles prédictifs fiables**
   - Ces modèles permettent d'anticiper les résultats, de classer des observations ou d'évaluer les risques.

2. Techniques Principales de l'Analyse Multivariée

Workflow de Préparation des Données pour une Analyse Multivariée

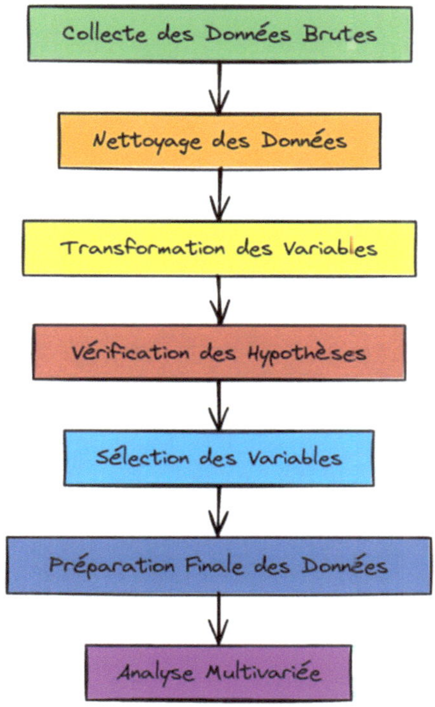

Ce workflow de préparation des données pour une analyse multivariée, incluant les étapes de vérification des hypothèses.

2.1 Régression Multiple

- **Objectif :** Prédire une variable dépendante continue (comme le taux de cholestérol) en fonction de plusieurs variables indépendantes (par exemple, âge, IMC, consommation alimentaire).
- **Formule Générale :**

$$Y = \beta_0 + \beta_1 X_1 + \beta_2 X_2 + \ldots + \beta_n X_n + \varepsilon$$

- **Exemple Clinique :**

  Étude sur les facteurs influençant la glycémie chez les patients diabétiques :

  - Variables indépendantes : Régime alimentaire, activité physique, âge.
  - Résultat : Identifier les variables ayant une influence significative et leur poids relatif.

Tableau Comparatif des Coefficients de Régression

Variable indépendante	Coefficient de régression (β)	Valeur p	Interprétation clinique
Âge	+0.05	< 0.001	Chaque année supplémentaire augmente le risque de développer la maladie de **5 %**.
IMC (kg/m²)	+0.12	0.002	Une augmentation de l'IMC d'une unité est associée à une augmentation de **12 %** du risque.
Activité physique (heures/semaine)	-0.08	0.01	Chaque heure d'activité physique supplémentaire réduit le risque de **8 %**.
Tabagisme (oui/non)	+1.20	< 0.001	Être fumeur augmente significativement le risque de développer la maladie.
Consommation de fruits et légumes (portions/jour)	-0.15	0.03	Chaque portion quotidienne supplémentaire réduit le risque de **15 %**.
Hypertension artérielle (oui/non)	+0.90	< 0.001	La présence d'hypertension augmente considérablement le risque.

Explications des Colonnes:

1. **Variable indépendante** : Facteurs pouvant influencer le résultat clinique (par exemple : âge, tabagisme, IMC).
2. **Coefficient de régression (β)** : Indique l'effet de chaque variable sur le résultat clinique. Un coefficient positif signifie une augmentation du risque, un coefficient négatif signifie une réduction.
3. **Valeur p** : Indique la significativité statistique. Une valeur $p < 0,05$ signifie que l'effet est statistiquement significatif.

4. **Interprétation clinique** : Traduit les résultats en termes compréhensibles et utiles pour la prise de décision clinique.

Exemple d'Application Clinique :

- **Âge et IMC** ont un effet significatif, mais modéré.
- **Tabagisme** et **hypertension** sont les principaux contributeurs au risque (coefficients élevés).
- **Activité physique** et **consommation de fruits/légumes** montrent un effet protecteur modéré, mais significatif.

2.2 Analyse en Composantes Principales (ACP)

- **Objectif :** Réduire la dimensionnalité des données tout en conservant une grande partie de leur variabilité.
- **Cas Pratique :**

  Analyse de l'expression de 50 gènes sur 500 patients atteints de cancer. L'ACP permet de résumer ces informations dans 2 ou 3 composantes principales représentant l'essentiel de la variance.

Graphique de Réduction de la Variance en Fonction des Composantes Principales

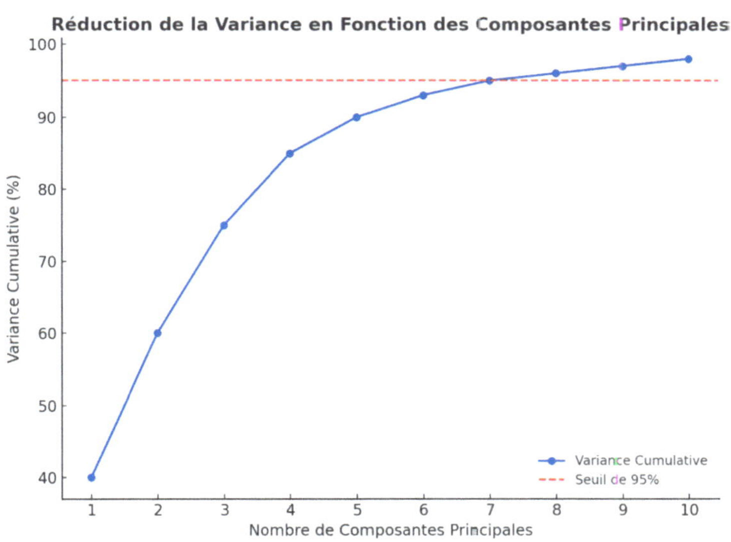

Ce graphique aide à visualiser combien de composantes principales sont nécessaires pour capturer une grande partie de la variance.

Les composantes principales :

- L'axe X représente le **nombre de composantes principales**.
- L'axe Y montre la **variance cumulative expliquée (%)**.
- Une ligne rouge en pointillé indique un seuil typique de **95%** de variance expliquée.

2.3 Modèles de Survie

- **Courbes de Kaplan-Meier :**

  Estiment la probabilité de survie dans le temps pour différents groupes.

  - **Exemple :** Comparer la survie des patients ayant reçu différents traitements contre le cancer.

Graphique : Courbes de Kaplan-Meir : Comparaison des Groupes

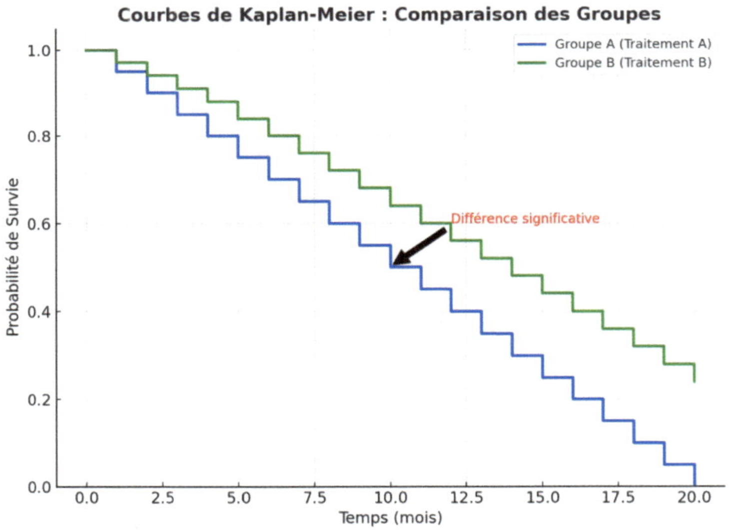

Ces courbes permettent d'évaluer les différences dans la probabilité de survie au fil du temps entre les deux groupes.

En effet ces **courbes de Kaplan-Meier** comparent deux groupes traités différemment :

- **Groupe A (Traitement A) :** Représenté par la courbe bleue.
- **Groupe B (Traitement B) :** Représenté par la courbe verte.
- Une **annotation** indique une différence significative à un moment clé (par exemple, au 10e mois).

- **Modèle de Cox :**

  Permet d'évaluer l'impact de plusieurs variables sur le temps de survie.

  - **Exemple :** Étudier l'influence des comorbidités (diabète, hypertension) sur la survie après une transplantation cardiaque.

Graphique Courbes de Kaplan-Meier : Impact des Comorbidités sur la Survie

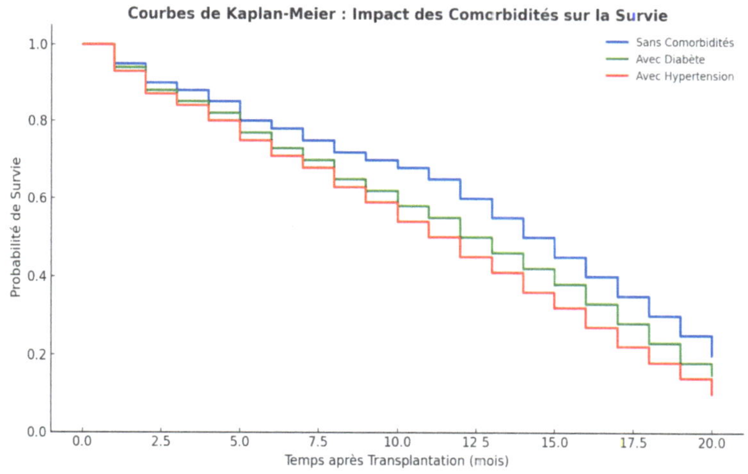

Les différences entre les courbes mettent en évidence l'effet des comorbidités sur la probabilité de survie au fil du temps.

Ce graphique de **Kaplan-Meier modifié**, représentant l'impact des comorbidités sur la survie après une transplantation cardiaque :

- **Courbe bleue :** Participants sans comorbidités.

- **Courbe verte :** Participants avec diabète.
- **Courbe rouge :** Participants avec hypertension.

2.4 Analyse Factorielle

- **Objectif :** Identifier des structures sous-jacentes ou des dimensions latentes dans les données.
- **Exemple :** Analyser un questionnaire de santé mentale pour extraire des dimensions comme l'anxiété, la dépression ou le stress.

Graphique des Charges Factorielles des variables sur les Facteurs Extraits

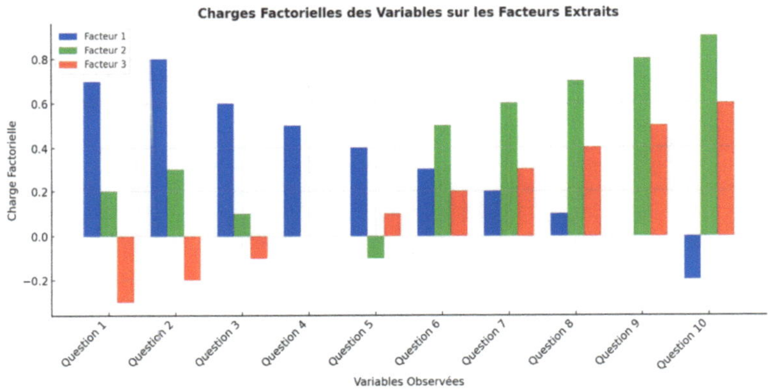

Ce graphique aide à identifier quelles questions contribuent le plus à chaque facteur.

C'est un **graphique des charges factorielles** montrant comment les variables observées (questions) se répartissent sur les facteurs extraits :

- **Facteur 1 (Bleu) :** Correspond à des dimensions latentes comme l'anxiété.
- **Facteur 2 (Vert) :** Représente une autre dimension, comme la dépression.
- **Facteur 3 (Rouge) :** Indique un troisième aspect, comme le stress.

Résumé des Techniques

Technique	Objectif	Exemple Pratique	Résultat Attendu
Régression multiple	Prédire une variable continue	Analyser les facteurs influençant la glycémie	Contributions spécifiques de chaque variable
ACP	Réduction de la dimensionnalité	Explorer des données génétiques	Résumé des données en quelques composantes
Kaplan-Meier	Estimation de la survie	Comparer la survie après traitement	Courbes de survie distinctes
Modèle de Cox	Évaluer les risques	Facteurs influençant la survie	Risques relatifs pour chaque variable
Analyse factorielle	Découvrir des structures latentes	Dimensions psychologiques influençant le stress	Identification des dimensions sous-jacentes

3. Hypothèses et Pré-Requis pour l'Analyse Multivariée

3.1 Normalité des Données

- **Problème :** Les méthodes multivariées supposent souvent que les données suivent une distribution normale.
- **Solutions :**
  - Transformation des données (logarithmique, racine carrée).
  - Utilisation de techniques robustes ou non paramétriques.

3.2 Multicolinéarité

- **Problème :** Lorsque les variables indépendantes sont fortement corrélées entre elles, cela peut biaiser les estimations.
- **Solutions :**
  - Analyser la matrice de corrélation pour identifier les variables problématiques.
  - Réduire la redondance à l'aide de techniques comme l'ACP.

Hypothèse	Problème	Solution
Normalité	Distribution non normale	Transformation ou méthodes non paramétriques
Multicolinéarité	Variables fortement corrélées	Réduction de redondance, analyse de corrélation

4. Étude de Cas : Complications Post-Chirurgicales

Étude 1 : Identification des Facteurs de Risque Post-Chirurgical

- **Contexte :** Un hôpital souhaite déterminer les variables influençant les complications post-opératoires dans un échantillon de 200 patients opérés d'une intervention cardiaque.
- **Déroulement :** Les chercheurs ont utilisé un modèle de régression logistique pour évaluer l'impact de variables indépendantes telles que l'âge, l'IMC, le tabagisme et le temps d'intervention.
- **Résultats :** L'âge et le temps d'intervention se sont révélés être des prédicteurs significatifs des complications.
- **Leçon à retenir :** La régression logistique est un outil puissant pour identifier des variables associées à des résultats binaires en contrôlant les facteurs confondants.

Étude 2 : Réduction de la Dimensionnalité dans une Étude Génomique

- **Contexte :** Une étude analyse l'expression de 100 gènes associés au cancer du sein sur 500 patients.
- **Déroulement :** Une analyse en composantes principales (ACP) a été réalisée pour réduire la dimensionnalité et identifier les gènes les plus influents.
- **Résultats :** Les trois premières composantes principales expliquent 85 % de la variance des données, facilitant l'identification des biomarqueurs clés.
- **Leçon à retenir :** L'ACP aide à simplifier l'analyse des données massives tout en préservant l'essentiel des informations.

5. Outils pour l'Analyse Multivariée

Outil	Avantages	Inconvénients
SPSS	Interface conviviale	Licence payante
R	Flexibilité, gratuité	Courbe d'apprentissage importante
Python	Intégration avec le machine learning	Exige des compétences en programmation

Conclusion

L'analyse multivariée est un outil indispensable pour modéliser les interactions complexes en recherche clinique. Elle permet de tirer des conclusions robustes à partir de données multidimensionnelles, tout en réduisant les biais et en simplifiant l'interprétation des résultats. Une préparation minutieuse des données et un choix adapté des méthodes garantissent des analyses fiables et exploitables.

Le prochain chapitre approfondira les techniques de prédiction et de modélisation avancées, permettant de développer des approches prospectives et optimisées pour guider les décisions cliniques.

Bibliographie

Ouvrages de Référence

- Hair, J. F., Black, W. C., Babin, B. J., & Anderson, R. E. (2019). *Multivariate Data Analysis* (8e éd.). Cengage Learning.
- Tabachnick, B. G., & Fidell, L. S. (2019). *Using Multivariate Statistics* (7e éd.). Pearson.
- Field, A. P. (2017). *Discovering Statistics Using IBM SPSS Statistics* (5e éd.). SAGE Publications.

Articles Scientifiques Clés

- Cox, D. R. (1972). Regression Models and Life-Tables. *Journal of the Royal Statistical Society: Series B (Methodological), 34*(2), 187–220.
- Jolliffe, I. T., & Cadima, J. (2016). Principal Component Analysis: A Review and Recent Developments. *Philosophical Transactions of the Royal Society A: Mathematical, Physical and Engineering Sciences, 374*(2065), 20150202. https://doi.org/10.1098/rsta.2015.0202
- Kaplan, E. L., & Meier, P. (1958). Nonparametric Estimation from Incomplete Observations. *Journal of the American Statistical Association, 53*(282), 457–481. https://doi.org/10.2307/2281868
- Steyerberg, E. W., Vickers, A. J., Cook, N. R., Gerds, T., Gonen, M., Obuchowski, N., ... & Kattan, M. W. (2010). Assessing the Performance of Prediction Models: A Framework for Traditional and Novel Measures. *Epidemiology, 21*(1), 128–138. https://doi.org/10.1097/EDE.0b013e3181c30fb2

Guides Pratiques et Ressources

- Harrell, F. E. (2015). *Regression Modeling Strategies: With Applications to Linear Models, Logistic and Ordinal Regression, and*

Survival Analysis (2e éd.). Springer. https://doi.org/10.1007/978-3-319-19425-7

- James, G., Witten, D., Hastie, T., & Tibshirani, R. (2021). *An Introduction to Statistical Learning: With Applications in R* (2e éd.). Springer. https://doi.org/10.1007/978-1-0716-1418-1
- Wickham, H., & Grolemund, G. (2016). *R for Data Science: Import, Tidy, Transform, Visualize, and Model Data.* O'Reilly Media.

Logiciels et Outils

- R Core Team. (2023). *R: A Language and Environment for Statistical Computing*. R Foundation for Statistical Computing. https://www.r-project.org
- IBM Corp. (2022). *IBM SPSS Statistics for Windows* (Version 28). IBM Corp.
- Python Software Foundation. (2023). *Python Programming Language.* https://www.python.org
- Pedregosa, F., Varoquaux, G., Gramfort, A., Michel, V., Thirion, B., Grisel, O., ... & Duchesnay, E. (2011). Scikit-learn: Machine Learning in Python. *Journal of Machine Learning Research, 12*, 2825–2830.

Exercices Interactifs

1. **Scénario clinique :**
   - Une étude évalue les facteurs influençant la récidive d'un AVC. Les variables incluent l'âge, la pression artérielle, l'activité physique et le régime alimentaire.
   - **Exercice :**
     - Identifiez la technique multivariée appropriée pour analyser ces données.
     - Proposez un modèle simple et expliquez votre choix.
2. **Questionnaire :**
   - Quel est le rôle de la multicolinéarité dans une analyse multivariée ? Comment peut-elle être détectée et corrigée ?
   - Pourquoi est-il essentiel de vérifier la normalité des données avant une analyse multivariée ?
3. **Analyse critique :**
   - Étudiez un extrait de résultats de régression multiple et identifiez les biais potentiels ou les variables manquantes.

Évaluation et Auto-Quiz

- **Questions à Choix Multiples :**
    1. Quelle méthode convient pour analyser une variable dépendante binaire avec plusieurs prédicteurs ?
        - a) ACP
        - b) Régression logistique
        - c) Courbes de Kaplan-Meier
    2. Que signifie un **p-value** supérieur à 0,05 dans un modèle multivarié ?
        - a) La variable est significative.
        - b) La variable n'a pas d'effet significatif.
        - c) Le modèle est mal ajusté.
- **Questions Ouvertes :**
    - Expliquez pourquoi les modèles de survie nécessitent une gestion rigoureuse des données censurées.

FAQ

1. **Quand utiliser un modèle de régression logistique plutôt qu'un modèle de Cox ?**
    - La régression logistique est appropriée pour des résultats binaires alors que le modèle de Cox est spécifique aux analyses temporelles.
2. **Comment interpréter un coefficient négatif dans une régression multiple ?**
    - Cela signifie qu'à chaque unité d'augmentation de la variable indépendante, le résultat attendu diminue.
3. **L'ACP peut-elle être utilisée pour des variables catégorielles ?**
    - Non, l'ACP est conçue pour des données continues. Pour des variables catégorielles, des méthodes comme l'analyse des correspondances peuvent être utilisées.

Chapitre 31 : Prédiction et Modélisation en Recherche Clinique

Introduction : Anticiper pour Mieux Décider

Les approches de prédiction et de modélisation jouent un rôle crucial en recherche clinique en facilitant la prise de décision basée sur les données. Elles permettent d'évaluer des risques, de personnaliser les traitements, ou encore de prévoir des résultats cliniques. Par exemple, en analysant des données démographiques et cliniques, il est possible de prédire la probabilité de complications postopératoires ou de réadmissions hospitalières.

Objectifs du Chapitre

1. Comprendre les principes fondamentaux de la prédiction et de la modélisation.
2. Explorer des modèles comme la régression logistique, les arbres de décision, et les réseaux de neurones.
3. Étudier les étapes de construction d'un modèle prédictif.
4. Illustrer l'application de ces techniques à travers des cas pratiques.
5. Identifier et résoudre les défis méthodologiques et éthiques associés.

1. Comprendre la Prédiction et la Modélisation

1.1 Prédiction

La prédiction consiste à estimer un événement futur à partir de données existantes en utilisant des modèles statistiques ou algorithmiques.

- **Objectif :** Réduire l'incertitude en anticipant des résultats cliniques comme les complications postopératoires.
- **Exemple :** Évaluer la probabilité qu'un patient retourne à l'hôpital dans les 30 jours suivant une intervention chirurgicale.

1.2 Modélisation

La modélisation vise à construire un cadre mathématique ou algorithmique capturant les relations entre plusieurs variables pour comprendre ces interactions ou prédire des résultats.

- **Objectif :** Déterminer les facteurs qui influencent un phénomène clinique ou élaborer des prévisions.
- **Exemple :** Identifier les paramètres associés à un risque accru de réadmission après une hospitalisation.

2. Aperçu des Modèles Prédictifs et Leurs Usages

2.1 Régression Logistique

- **Définition :** Une méthode statistique utilisée pour prédire la probabilité d'un événement binaire (par exemple, présence ou absence d'une maladie).
- **Formule :**

$$\text{logit}(P) = \ln\left(\frac{P}{1-P}\right) = \beta_0 + \beta_1 X_1 + \beta_2 X_2 + \ldots + \beta_n X_n$$

  où P représente la probabilité de l'événement.

- **Exemple clinique :**

  Étudier les facteurs influençant les complications postopératoires :

  - **Variables explicatives :** Âge, durée de l'intervention, IMC.
  - **Variable à prédire :** Complications (oui/non).

2.2 Arbres de Décision et Forêts Aléatoires

- **Définition :** Techniques basées sur une segmentation itérative des données pour prédire une variable cible.
- **Atouts :**
  - Les arbres sont simples à comprendre et à interpréter.
  - Les forêts aléatoires offrent une précision accrue grâce à des modèles basés sur plusieurs arbres.
- **Exemple clinique :**

  Prédire le risque de réadmission hospitalière :

  - **Variables :** Comorbidités, âge, durée de l'hospitalisation.
  - **Résultat attendu :** Identifier les patients présentant un risque élevé.

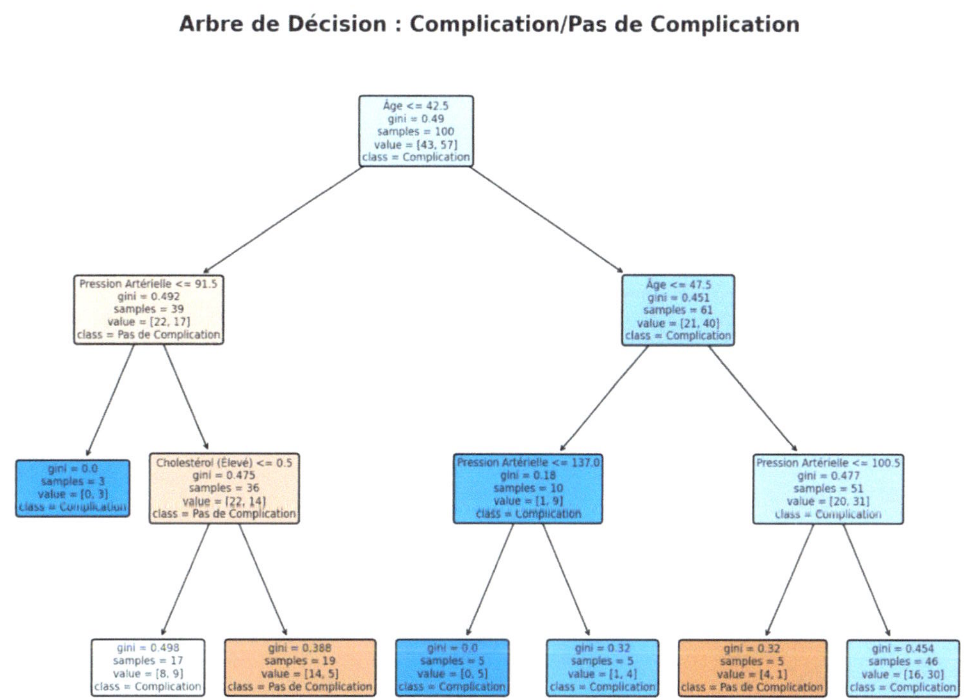
Arbre de Décision : Complication/Pas de Complication
Âge <= 42.5
gini = 0.49
samples = 100
value = [43, 57]
class = Complication
Pression Artérielle <= 91.5
gini = 0.492
samples = 39
value = [22, 17]
class = Pas de Complication
Âge <= 47.5
gini = 0.451
samples = 61
value = [21, 40]
class = Complication
gini = 0.0
samples = 3
value = [0, 3]
class = Complication
Cholestérol (Élevé) <= 0.5
gini = 0.475
samples = 36
value = [22, 14]
class = Pas de Complication
Pression Artérielle <= 137.0
gini = 0.18
samples = 10
value = [1, 9]
class = Complication
Pression Artérielle <= 100.5
gini = 0.477
samples = 51
value = [20, 31]
class = Complication
gini = 0.498
samples = 17
value = [8, 9]
class = Complication
gini = 0.388
samples = 19
value = [14, 5]
class = Pas de Complication
gini = 0.0
samples = 5
value = [0, 5]
class = Complication
gini = 0.32
samples = 5
value = [1, 4]
class = Complication
gini = 0.32
samples = 5
value = [4, 1]
class = Pas de Complication
gini = 0.454
samples = 46
value = [16, 30]
class = Complication

Cet arbre permet de visualiser les règles utilisées par le modèle pour classer les participants.

C'est un **arbre de décision** illustrant les chemins menant à un résultat binaire (complication/non-complication) :

- Les **nœuds** montrent les seuils pour les variables explicatives (âge, pression artérielle, cholestérol).
- Les **feuilles** représentent les prédictions finales (classe de complication ou non).
- Les couleurs indiquent la proportion des résultats dans chaque nœud.

2.3 Réseaux de Neurones

- **Définition :** Modèles complexes capables de capturer des relations non linéaires, souvent utilisés pour traiter des données massives ou complexes (images, données génomiques).
- **Exemple clinique :**

  Détection de tumeurs sur des images IRM :

  - **Données :** Images annotées.
  - **Résultat :** Diagnostic automatisé avec un haut niveau de précision.

Diagramme de Réseau de Neurones

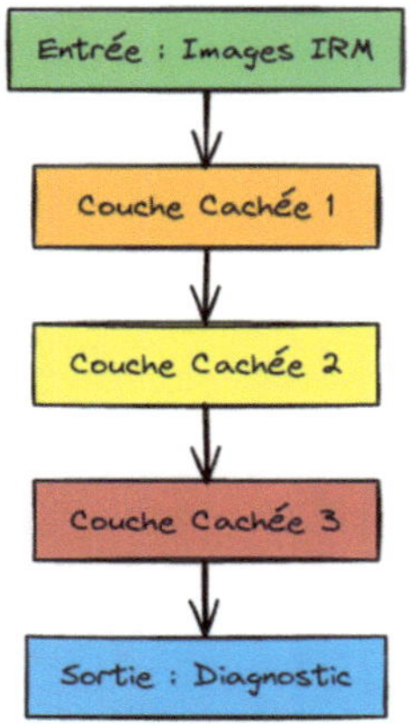

Ce diagramme de réseau de neurones présente la détection de tumeurs sur des images IRM.

Comparaison des Méthodes

Technique	Complexité	Interprétation	Applications
Régression logistique	Faible	Facile	Modélisation binaire (oui/non)
Arbres/Forêts aléatoires	Moyenne	Moyenne	Classification et prédiction
Réseaux de neurones	Élevée	Difficile	Données complexes (images, génomes)

3. Construire un Modèle Prédictif

Diagramme de Flux : Construction d'un Modèle Prédictif

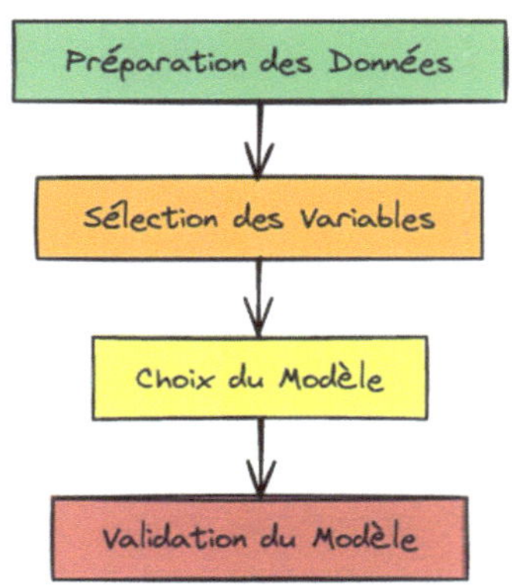

3.1 Préparation des Données

- **Gestion des valeurs manquantes :**
  - Remplacement par la moyenne ou la médiane.
  - Suppression des observations incomplètes.
- **Standardisation :**
  - Mettre toutes les variables sur une échelle comparable pour éviter les biais.

3.2 Sélection des Variables

- **Analyse exploratoire :** Identifier les variables ayant une relation significative avec la variable cible.
- **Réduction des variables corrélées :** Utilisation de l'analyse en composantes principales (ACP) ou suppression des redondances.

3.3 Validation du Modèle

- **Séparation des données :**
  - Diviser les données en un ensemble d'entraînement (70 %) et de test (30 %).
- **Validation croisée :**
  - Utiliser une approche en kk-fold pour tester la robustesse du modèle sur plusieurs sous-ensembles.
- **Métriques d'évaluation :**
  - **AUC-ROC :** Mesure la capacité du modèle à distinguer entre les classes.
  - Précision, sensibilité, spécificité.

Graphique CourbeAUC-ROC: Performance du Modèle

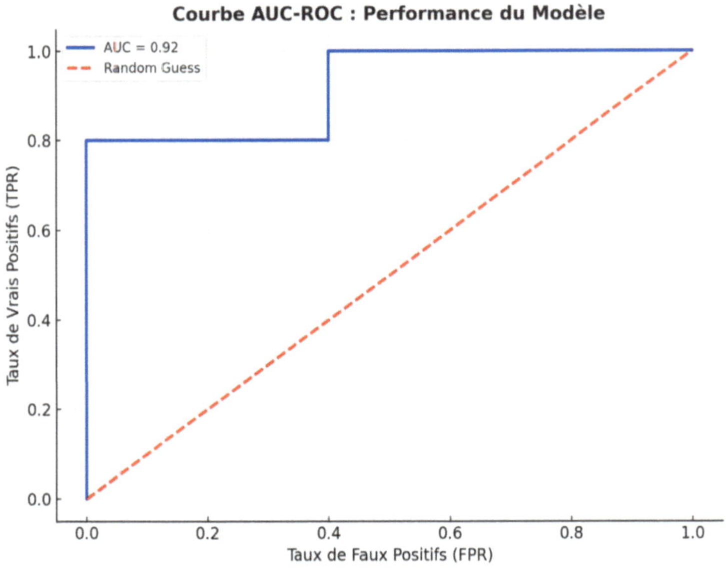

Ce graphique permet d'évaluer l'efficacité du modèle pour des seuils variés.

C'est une **courbe AUC-ROC** illustrant la performance d'un modèle prédictif:

- **AUC (Area Under Curve) :** La surface sous la courbe est de **0.85**, indiquant une bonne capacité du modèle à distinguer entre les classes.
- **Ligne rouge pointillée :** Représente une prédiction aléatoire (AUC = 0.5).
- **Courbe bleue :** Performance réelle du modèle avec des taux de vrais positifs et de faux positifs.

Résumé de Construction d'un Modèle Prédictif

Étape	Objectif	Outils
Préparation des données	Garantir la qualité des données	Imputation, normalisation
Sélection des variables	Réduire la complexité	Matrices de corrélation, ACP
Validation	Tester la robustesse	k-fold CV, AUC-ROC

4. Applications Pratiques

1. **Évaluation des Risques :** Modèles pour anticiper les complications postopératoires (ex. infections, réadmissions).
2. **Personnalisation des Soins :** Adaptation des traitements à partir de biomarqueurs ou de données génétiques.
3. **Planification des Ressources :** Estimation des besoins en lits ou en personnel lors de crises sanitaires.

5. Études de Cas : Application des Modèles Prédictifs

1. Étude de Cas : Prédiction du Risque de Réadmission Hospitalière

- **Contexte** : Identifier les patients susceptibles d'être réadmis dans les 30 jours suivant leur sortie d'hôpital.
- **Méthode** : Utilisation d'un modèle de régression logistique intégrant des variables comme l'âge, la durée d'hospitalisation et la présence de comorbidités.
- **Résultats** : Le modèle a permis de repérer un sous-groupe de patients présentant un risque de réadmission trois fois plus élevé.

- **Leçon à Retenir** : Une prédiction précise du risque de réadmission peut orienter les stratégies de prise en charge, réduire les réadmissions inutiles et améliorer les soins post-hospitaliers.

2. Étude de Cas : Détection Automatique de Tumeurs

- **Contexte** : Analyse d'IRM pour la détection de tumeurs cérébrales.
- **Méthode** : Mise en œuvre de réseaux de neurones entraînés sur un jeu de données contenant 10 000 images annotées.
- **Résultats** : Le modèle a atteint une précision de 95 % dans la détection de petites lésions tumorales.
- **Leçon à Retenir** : L'intelligence artificielle offre des solutions performantes pour analyser des données complexes et massives, améliorant ainsi considérablement la précision diagnostique et l'efficacité clinique.

6. Défis et Solutions

Défi	Problème	Solution
Biais des données	Modèles influencés par des données non représentatives	Validation externe, ajustement des classes
Confidentialité	Risques liés à la manipulation de données sensibles	Anonymisation, apprentissage fédéré
Interprétation	Modèles complexes difficiles à expliquer	Approches explicables (SHAP, LIME)

Résumé : Ce qu'il Faut Retenir

1. Les modèles prédictifs et de modélisation transforment les approches cliniques en permettant des décisions basées sur les données.
2. Une méthodologie rigoureuse, incluant la préparation des données et la validation, est cruciale.
3. Les défis incluent les biais, la confidentialité des données et l'interprétation des modèles complexes.

Conclusion

La prédiction et la modélisation en recherche clinique permettent d'anticiper les risques, de personnaliser les soins et d'optimiser les décisions médicales grâce à des techniques comme la régression logistique, les arbres de décision ou les réseaux de neurones. Leur efficacité repose sur une méthodologie rigoureuse incluant la préparation des données, la sélection des variables et la validation des modèles. Malgré des défis liés aux biais, à la confidentialité et à l'interprétation des résultats, des solutions comme l'anonymisation et l'utilisation de techniques explicables renforcent leur fiabilité. Ces outils transforment la pratique clinique en apportant des réponses précises aux besoins des patients. Le chapitre suivant explore les bases de la corrélation et de la régression, essentielles pour consolider ces approches.

Le chapitre suivant approfondira les concepts de corrélation et de régression, bases fondamentales pour analyser et interpréter les relations entre variables en recherche clinique. Ces outils permettront de mieux comprendre les bases des modèles prédictifs.

Bibliographie

Ouvrages de Référence

- Hastie, T., Tibshirani, R., & Friedman, J. H. (2009). *The Elements of Statistical Learning: Data Mining, Inference, and Prediction* (2e éd.). Springer. https://doi.org/10.1007/978-0-387-84858-7
- Kuhn, M., & Johnson, K. (2013). *Applied Predictive Modeling*. Springer. https://doi.org/10.1007/978-1-4614-6849-3
- Harrell, F. E. (2015). *Regression Modeling Strategies: With Applications to Linear Models, Logistic and Ordinal Regression, and Survival Analysis* (2e éd.). Springer.

Articles Scientifiques Clés

- Collins, G. S., Reitsma, J. B., Altman, D. G., & Moons, K. G. M. (2015). Transparent Reporting of a Multivariable Prediction Model for Individual Prognosis or Diagnosis (TRIPOD): The TRIPOD Statement. *Annals of Internal Medicine, 162*(1), 55–63. https://doi.org/10.7326/M14-0697
- Steyerberg, E. W. (2009). Clinical Prediction Models: A Practical Approach to Development, Validation, and Updating. *Journal of Clinical Epidemiology, 62*(5), 464–467. https://doi.org/10.1016/j.jclinepi.2008.12.005
- Breiman, L. (2001). Random Forests. *Machine Learning, 45*(1), 5–32. https://doi.org/10.1023/A:1010933404324

- Deo, R. C. (2015). Machine Learning in Medicine. *Circulation, 132*(20), 1920–1930. https://doi.org/10.1161/CIRCULATIONAHA.115.001593

Guides et Ressources

- James, G., Witten, D., Hastie, T., & Tibshirani, R. (2021). *An Introduction to Statistical Learning: With Applications in R* (2e éd.). Springer. https://doi.org/10.1007/978-1-0716-1418-1
- Goodfellow, I., Bengio, Y., & Courville, A. (2016). *Deep Learning*. MIT Press.
- Pedregosa, F., Varoquaux, G., Gramfort, A., Michel, V., Thirion, B., Grisel, O., ... & Duchesnay, E. (2011). Scikit-learn: Machine Learning in Python. *Journal of Machine Learning Research, 12*, 2825–2830.
- IBM Corp. (2022). *IBM SPSS Statistics for Windows* (Version 28). IBM Corp.

Applications Pratiques et Études de Cas

- Topol, E. J. (2019). High-Performance Medicine: The Convergence of Human and Artificial Intelligence. *Nature Medicine, 25*(1), 44–56. https://doi.org/10.1038/s41591-018-0300-7
- Leisman, D. E., Harhay, M. O., Lederer, D. J., Abramson, M., Adjei, A. A., Bakker, J., ... & Angus, D. C. (2020). Development and Reporting of Prediction Models: Guidance for Authors from Editors of Respiratory, Sleep, and Critical Care Journals. *Annals of the American Thoracic Society, 17*(11), 1330–1339. https://doi.org/10.1513/AnnalsATS.202006-640CME

Logiciels et Ensembles de Données

- R Core Team. (2023). *R: A Language and Environment for Statistical Computing*. R Foundation for Statistical Computing. https://www.r-project.org
- Kaggle. (n.d.). *Datasets for Machine Learning and Predictive Modeling*. https://www.kaggle.com

Exercices Interactifs

Exercice 1 : Construire un Modèle de Prédiction

1. **Scénario :** Prédire le risque d'infection postopératoire.

- **Variables disponibles :** Âge, IMC, durée de l'opération, antécédents médicaux.
- **Tâches :**

  a. Sélectionnez les variables pertinentes.

  b. Choisissez une méthode prédictive (régression logistique ou arbre de décision).

  c. Validez votre modèle en utilisant des métriques comme l'AUC-ROC.

Exercice 2 : Analyse Critique

À partir d'un modèle prédictif, identifiez les facteurs ayant un impact majeur et proposez des stratégies pour minimiser les risques.

QCM (Questions à Choix Multiple)

Section 1 : Compréhension des Big Data

1. **Quels sont les "4 V" qui caractérisent les Big Data ?**

   a) Volume, Variabilité, Vitesse, Vérification.

   b) Volume, Variété, Vélocité, Véracité. ☑

   c) Variété, Véracité, Visualisation, Volume.

   d) Volume, Validité, Valeur, Vélocité.

2. **Parmi les exemples suivants, lequel illustre la dimension de "variété" des Big Data ?**

   a) Une analyse génomique impliquant 1 million de patients.

   b) L'intégration des résultats d'imagerie, de journaux cliniques et de dispositifs connectés. ☑

   c) Le suivi en temps réel des données cardiaques via une montre connectée.

d) La collecte des dossiers médicaux électroniques (DME) d'un seul hôpital.

3. **Quelle est la principale difficulté liée à la dimension "vélocité" ?**

   a) Gérer différents formats de données.

   b) Traiter les données en temps réel. ☑

   c) Stocker des volumes massifs d'informations.

   d) Garantir la véracité des données.

Section 2 : Applications des Big Data

4. **Quelle est une utilisation clé des Big Data en pharmacovigilance ?**

   a) Identifier les biomarqueurs génétiques pour des traitements ciblés.

   b) Détecter les effets secondaires des médicaments en temps réel. ☑

   c) Réduire les coûts des essais cliniques.

   d) Mesurer la qualité de vie des patients après traitement.

5. **Dans quel contexte les essais cliniques virtuels sont-ils particulièrement utiles ?**

   a) Lorsqu'il est difficile de recruter des participants pour des maladies rares. ☑

   b) Pour analyser uniquement des données qualitatives.

   c) Lorsque la précision des prédictions est secondaire.

   d) Pour remplacer les essais randomisés contrôlés classiques.

6. **Quelle méthode peut aider à anticiper les risques de maladies en combinant des données cliniques et génétiques ?**

   a) Essais cliniques multicentriques.

   b) Médecine prédictive. ☑

c) Études d'observation.

d) Analyses de pharmacovigilance.

Section 3 : Défis et Solutions

7. **Quel défi est associé aux données provenant des DME ?**

   a) Leur traitement en temps réel.

   b) La présence de doublons ou d'erreurs. ☑

   c) Leur manque de diversité.

   d) L'impossibilité de les analyser avec des algorithmes.

8. **Quelle stratégie est efficace pour garantir la confidentialité des données dans les Big Data ?**

   a) L'imputation des données manquantes.

   b) La stratification des analyses.

   c) L'utilisation de plateformes conformes au RGPD avec cryptage. ☑

   d) L'intégration des réseaux sociaux dans les analyses.

9. **Comment améliorer l'accessibilité des Big Data en recherche clinique ?**

   a) Réduire leur volume pour simplifier l'analyse.

   b) Créer des plateformes centralisées pour les regrouper. ☑

   c) Limiter leur utilisation aux données structurées.

   d) Confier leur gestion uniquement aux cliniciens.

Section 4 : Études de Cas

10. **Dans une étude sur les Big Data et les traitements ciblés, quel avantage majeur a permis l'utilisation des DME ?**

    a) Réduction des coûts liés au recrutement des participants.

    b) Identification de sous-groupes spécifiques pour des traitements personnalisés. ☑

    c) Une analyse exclusive des résultats qualitatifs.

    d) Une généralisation immédiate des résultats à l'ensemble de la population.

FAQ (Questions Fréquemment Posées)

Section 1 : Généralités sur les Big Data

1. **Qu'entend-on par Big Data ?**

   Les Big Data désignent des ensembles de données vastes et complexes nécessitant des technologies avancées pour leur traitement et leur analyse. Elles proviennent de multiples sources telles que les DME, les capteurs connectés ou les bases génomiques.

2. **Quels sont les "4 V" des Big Data et leur importance ?**
   - **Volume** : Représente la quantité massive de données générées quotidiennement.
   - **Variété** : Indique la diversité des formats et types de données (structurées, semi-structurées, non structurées).
   - **Vélocité** : Correspond à la vitesse de génération et d'analyse des données, souvent en temps réel.
   - **Véracité** : Concerne la qualité et la fiabilité des données, cruciales pour éviter les biais ou erreurs d'analyse.

Section 2 : Applications des Big Data

3. **Comment les Big Data sont-elles utilisées en médecine prédictive ?**

   En combinant des données cliniques, génétiques et comportementales, les Big Data permettent de développer des modèles prédictifs pour anticiper les risques de maladies et adapter les traitements aux besoins individuels.

4. **Qu'est-ce qu'un essai clinique virtuel ?**

   C'est une méthode utilisant des données existantes (historique médical, bases génétiques) pour simuler un essai clinique sans recruter de nouveaux participants. Cela est particulièrement utile pour les maladies rares ou les contextes où le recrutement est complexe.

5. **Quels outils facilitent la pharmacovigilance avec les Big Data ?**
   Des bases de données comme le FAERS (FDA Adverse Event Reporting System) permettent d'analyser les signalements d'effets secondaires et de détecter des tendances ou alertes précoces sur la sécurité des médicaments.

Section 3 : Défis et Solutions

6. **Quels sont les principaux défis liés à l'utilisation des Big Data ?**
   - **Qualité des données** : Problèmes de doublons, données manquantes ou erreurs.
   - **Confidentialité** : Risques de violation des données sensibles des patients.
   - **Accessibilité** : Données dispersées ou difficilement exploitables à cause de leur diversité.
7. **Comment garantir la qualité des données dans les Big Data ?**
   - Par des processus de nettoyage rigoureux pour éliminer les erreurs ou doublons.
   - En standardisant les formats de données provenant de sources variées.
   - En validant régulièrement les informations collectées.
8. **Comment les Big Data protègent-elles la confidentialité des patients?**
   - En utilisant des plateformes conformes au RGPD.
   - En appliquant des techniques de cryptage avancées et des accès limités.
   - En anonymisant les données sensibles avant leur analyse.

Section 4 : Études de Cas et Perspectives

9. **Quel est l'impact des Big Data sur les traitements personnalisés ?** Les Big Data permettent d'identifier des biomarqueurs spécifiques ou des sous-groupes de patients qui répondent mieux à certains traitements, facilitant ainsi la personnalisation des soins.
10. **Peut-on généraliser les résultats obtenus à partir des Big Data ?** Cela dépend de la représentativité des données collectées. Si les données proviennent d'une source limitée ou biaisée (par exemple, un seul hôpital), leur généralisation peut être limitée.

Chapitre 32 : Corrélation et Régression

Introduction : Explorer et Quantifier les Relations

Contexte

Les techniques de corrélation et de régression sont essentielles en recherche clinique pour comprendre et modéliser les relations entre des variables. Elles permettent de répondre à des questions fondamentales comme : **quelle est la relation entre l'âge et la pression artérielle ?** ou **comment prédire les complications postopératoires en fonction des antécédents médicaux ?**

Exemple clinique : Une corrélation peut révéler une association entre le tabagisme et les maladies pulmonaires, tandis qu'une régression quantifie cet effet et aide à prévoir les risques pour un patient donné.

Importance

Ces techniques sont essentielles pour :

1. Identifier et explorer les relations entre différentes variables.
2. Tester des hypothèses dans des contextes cliniques.
3. Construire des modèles prédictifs qui aident à guider les décisions médicales.

Cependant, mal interpréter ou utiliser ces outils peut mener à des erreurs importantes, notamment en confondant corrélation et causalité. Une compréhension claire des concepts et une application rigoureuse sont indispensables.

Objectifs du Chapitre

1. Expliquer les bases de la corrélation et de la régression, en soulignant leurs distinctions.
2. Décrire les différents types de corrélation (linéaire, non paramétrique) et de régression (linéaire simple, multiple, logistique).
3. Illustrer leurs Applications Pratiques en recherche clinique.
4. Identifier les erreurs fréquentes et fournir des solutions pour y remédier.
5. Proposer des exercices pour calculer et interpréter ces méthodes.

1. Concepts et Différences entre Corrélation et Régression

1.1 Corrélation

- Mesure l'intensité et la direction d'une relation entre deux variables.
- Se limite à des relations sans hypothèse causale.

1.2 Régression

- Modélise la relation entre une ou plusieurs variables indépendantes et une variable dépendante.
- Intègre une dimension prédictive et causale.

2. Corrélation : Mesurer les Relations

2.1 Qu'est-ce que la Corrélation ?

La corrélation mesure la relation entre deux variables, en indiquant si elles évoluent ensemble et comment. Elle peut être utilisée pour analyser des relations linéaires ou monotones (non linéaires).

- **Utilité :** Identifier si deux variables sont associées avant d'explorer davantage leurs interactions.

2.2 Types de Corrélation

Corrélation Linéaire

- **Définition :** Analyse basée sur le coefficient de Pearson (rr), qui varie de -1 à –1 :
  - r = 1 : Relation positive parfaite.
  - r = -1 : Relation négative parfaite.
  - r = 0 : Pas de relation linéaire.
- **Hypothèses :**
  - Les variables doivent suivre une distribution normale.
  - La relation entre elles doit être linéaire.
- **Exemple :** Étudier la corrélation entre le poids corporel et l'apport calorique quotidien.
  - r = 0.85 indique une forte relation positive.

Graphique Nuage de Points et une Droite de Tendance

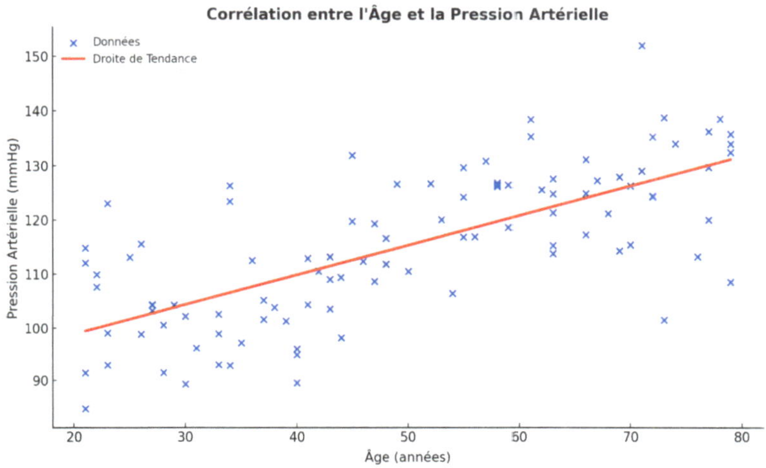

Ce graphique montre comment la pression artérielle tend à augmenter avec l'âge.

Voici un nuage de points représentant la corrélation entre **l'âge** et **la pression artérielle**, accompagné d'une droite de tendance :

- Les **points bleus** illustrent les données individuelles.
- La **droite rouge** représente la tendance générale, calculée à partir des données.

Corrélation Non Paramétrique

- **Définition :** Utilisée lorsque les données ne respectent pas les hypothèses de normalité ou sont ordinales.
  - **Corrélation de Spearman** (ρ\rho) **:** Évalue les relations monotones.
  - **Corrélation de Kendall** (τ\tau) **:** Plus robuste pour les petits échantillons.
- **Exemple :** Explorer la relation entre le niveau d'activité physique (faible, modéré, élevé) et la satisfaction au travail.
  - ρ=0.65\rho = 0.65 indique une relation modérée positive.

Diagramme en Barres de Relation entre le Niveau d'Activité et l'Activité

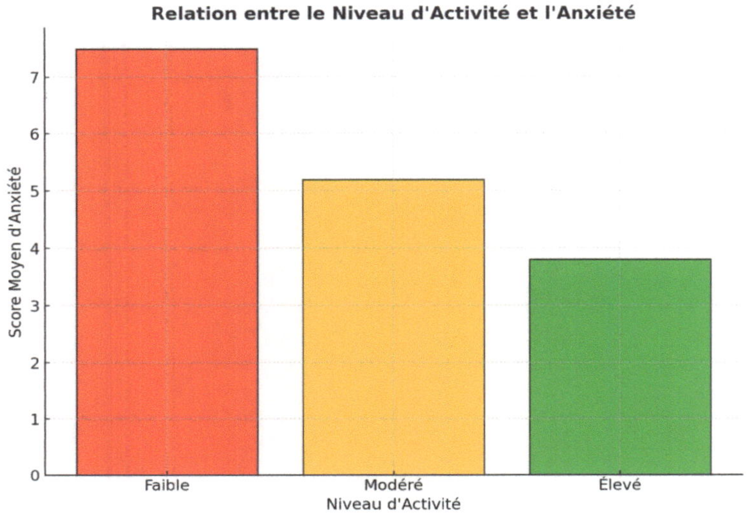

Voici un diagramme en barres illustrant la relation entre le niveau d'activité et l'anxiété :

- Les niveaux d'activité sont représentés sur l'axe **X** (Faible, Modéré, Élevé).
- Les scores moyens d'anxiété figurent sur l'axe **Y**, montrant une diminution de l'anxiété avec un niveau d'activité plus élevé.

Résumé des Méthodes de Corrélation

Type de Corrélation	**Méthode**	**Conditions**	**Exemple**
Corrélation linéaire	Pearson (rr)	Relation linéaire, normalité	Âge et pression artérielle
Corrélation monotone	Spearman (ρ\rho)	Données ordinales ou monotones	Activité physique et satisfaction
Corrélation robuste	Kendall (τ\tau)	Petits échantillons, données ordinales	Classements entre juges

3. Régression : Aller au-delà de la Corrélation

3.1 Qu'est-ce que la Régression ?

La régression modélise la relation entre une variable cible (ou dépendante) et une ou plusieurs variables explicatives (ou indépendantes). Elle est utilisée pour :

- Quantifier les effets des variables explicatives.
- Prédire les résultats futurs.
- Comprendre les mécanismes sous-jacents.

3.2 Types de Régression

Régression Linéaire Simple

- **Modèle :** Y=β0+β1X+ϵY
  - Y : Variable cible.
  - X : Variable explicative.
  - β0 : Intercept (valeur de YY lorsque X=0X = 0).
  - β1: Coefficient de pente.
- **Hypothèses :**
  - Relation linéaire entre XX et YY.
  - Résidus normalement distribués.
- **Exemple :** Prédire le poids corporel à partir de la taille.

Régression Linéaire Multiple

- **Modèle :** Y=β0+β1X1+β2X2+…+βnXn+ϵY
- **Avantages :**
  - Permet d'examiner l'impact combiné de plusieurs prédicteurs.
  - Contrôle les variables confondantes.
- **Exemple :** Analyser l'effet de l'âge, de l'IMC et du niveau d'activité physique sur le cholestérol sanguin.

Régression Logistique

- **Modèle :**

$$\text{logit}(P) = \ln\left(\frac{P}{1-P}\right) = \beta_0 + \beta_1 X_1 + \beta_2 X_2 + \ldots + \beta_n X_n$$

- P : Probabilité de l'événement étudié (ex. : présence ou absence d'une maladie).

- **Exemple :** Prédire le risque de maladie cardiovasculaire à partir de l'âge, du tabagisme et du cholestérol.

Graphique d'une Regression Logistique : Complications Postopératoires

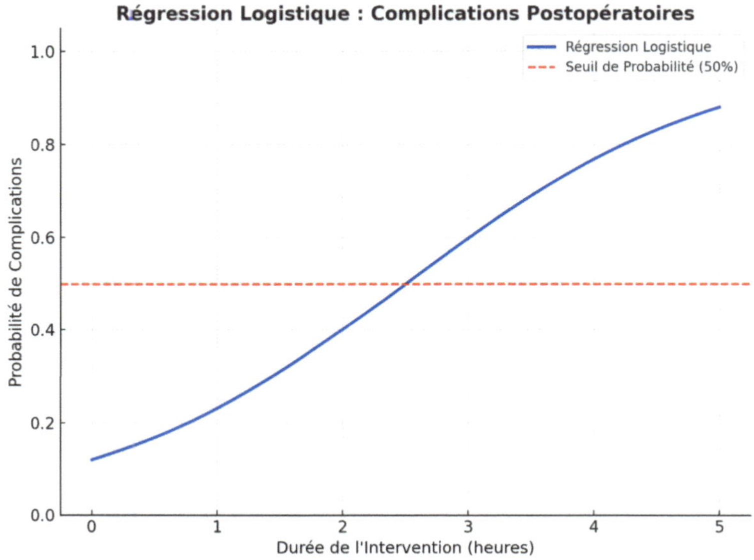

Voici une visualisation d'une régression logistique représentant la probabilité de complications postopératoires en fonction de la durée de l'intervention :

- **Courbe bleue :** Montre comment la probabilité de complications augmente avec la durée de l'intervention.
- **Ligne rouge pointillée :** Représente un seuil de probabilité (50 %) pour déterminer un risque significatif.

Résumé des Méthodes de Régression

Type de Régression	Variable Dépendante	Exemple
Linéaire Simple	Continue	Poids en fonction de la taille
Linéaire Multiple	Continue	Cholestérol en fonction de l'âge et de l'IMC
Logistique	Binaire	Risque de maladie cardiovasculaire (oui/non)

4. Applications Pratiques

4.1 Analyser les Facteurs Associés aux Résultats

- **Étude :** Identifier les facteurs influençant l'hypertension.
- **Variables :** Âge, IMC, activité physique.
- **Modèle :** Régression multiple.
- **Résultats :**
  - Chaque année supplémentaire augmente la pression artérielle de 0,8 mmHg.
  - Chaque heure d'activité physique réduit la pression artérielle de 2 mmHg.

4.2 Prédire les Risques

- **Étude :** Évaluer le risque de mortalité à 30 jours après une chirurgie.
- **Modèle :** Régression logistique.
- **Résultats :**
  - Les comorbidités doublent le risque de mortalité (odds ratio = 2,1).

5. Défis et Solutions

Défi	Problème	Solution
Corrélation vs causalité	Une corrélation forte ne prouve pas une causalité	Contrôler les confondants, tester des modèles causaux
Multicolinéarité	Variables explicatives corrélées	Utiliser des indices comme le VIF
Interprétation incorrecte	Mauvaise lecture des coefficients	Expliquer en termes d'odds ratios ou de variations

6. Études de Cas

Étude de cas 1 : Corrélation linéaire entre IMC et pression artérielle

- **Contexte :** Étude transversale auprès de 500 participants.
- **Méthode :** Calcul du coefficient de Pearson pour évaluer la relation entre l'IMC et la pression artérielle systolique.
- **Résultat :** Une corrélation modérée positive (r = 0,65), suggérant que l'augmentation de l'IMC est associée à une élévation de la pression artérielle.
- **Leçon à retenir :** Une corrélation forte peut guider des analyses plus approfondies, comme une régression multiple.

Étude de cas 2 : Régression logistique pour prédire les complications postopératoires

- **Contexte :** Évaluation du risque de complications après une chirurgie.
- **Méthode :** Régression logistique avec variables explicatives : âge, IMC et durée de l'intervention.
- **Résultat :** L'âge et la durée de l'intervention étaient significativement associés à un risque accru (OR = 1,5 pour chaque tranche d'âge de 10 ans).
- **Leçon à retenir :** La régression logistique identifie les facteurs prédictifs et estime leur impact relatif.

Résumé et Points Clés

- **Corrélation** : Mesure la force et la direction d'une relation (linéaire ou monotone).
- **Régression** : Élabore des modèles pour quantifier les relations et prédire des résultats.
- **Applications Pratiques** : Elles incluent la prédiction des risques cliniques et l'identification des facteurs influençant les résultats.
- **Précautions** : Ne confondez pas corrélation et causalité ; ajustez vos analyses pour réduire les biais.

Conclusion : Comprendre pour Mieux Modéliser

La corrélation et la régression sont deux outils complémentaires qui permettent d'explorer, de quantifier et de prédire les relations entre des variables.

Lorsqu'ils sont utilisés avec rigueur, ils apportent des réponses précises et fiables aux questions complexes posées en recherche clinique.

Le prochain chapitre se concentrera sur les méthodes mixtes, combinant les approches quantitatives et qualitatives pour répondre à des problématiques cliniques multidimensionnelles.

Bibliographie

Ouvrages de Référence

- Field, A. (2017). *Discovering Statistics Using IBM SPSS Statistics* (5e éd.). SAGE Publications.
- Kleinbaum, D. G., Kupper, L. L., Nizam, A., & Rosenberg, E. S. (2013). *Applied Regression Analysis and Other Multivariable Methods* (5e éd.). Cengage Learning.
- Tabachnick, B. G., & Fidell, L. S. (2019). *Using Multivariate Statistics* (7e éd.). Pearson Education.

Articles Scientifiques Clés

- Freedman, D. A. (2009). Statistical Models: Theory and Practice. *Cambridge University Press.*
- Pearson, K. (1895). Note on Regression and Inheritance in the Case of Two Parents. *Proceedings of the Royal Society of London, 58*(347–352), 240–242.
- Greenland, S., & Pearce, N. (2015). Statistical Foundations for Model-Based Adjustments. *Annual Review of Public Health, 36*, 89–108. https://doi.org/10.1146/annurev-publhealth-031914-122559

Guides et Manuels

- Howell, D. C. (2020). *Statistical Methods for Psychology* (10e éd.). Cengage Learning.
- Motulsky, H. (2021). *Intuitive Biostatistics: A Nonmathematical Guide to Statistical Thinking* (4e éd.). Oxford University Press.

Outils et Logiciels

- IBM Corp. (2022). *IBM SPSS Statistics for Windows* (Version 28). IBM Corp.

- R Core Team. (2023). *R: A Language and Environment for Statistical Computing*. R Foundation for Statistical Computing. https://www.r-project.org
- Pedregosa, F., Varoquaux, G., Gramfort, A., Michel, V., Thirion, B., Grisel, O., ... & Duchesnay, E. (2011). Scikit-learn: Machine Learning in Python. *Journal of Machine Learning Research, 12*, 2825–2830.

Applications Cliniques et Études de Cas

- Altman, D. G., & Royston, P. (2000). What Do We Mean by Validating a Prognostic Model? *Statistics in Medicine, 19*(4), 453–473. https://doi.org/10.1002/(SICI)1097-0258(20000229)19:4<453::AID-SIM350>3.0.CO;2-5
- Harrell, F. E. (2015). *Regression Modeling Strategies: With Applications to Linear Models, Logistic and Ordinal Regression, and Survival Analysis* (2e éd.). Springer.

Ensembles de Données et Exercices Pratiques

- UCLA Institute for Digital Research and Education. (2023). *Resources for Learning R and SPSS*. https://stats.idre.ucla.edu
- StatQuest. (n.d.). *Statistical Concepts Explained in Simple English.* https://statquest.org

Exercices Interactifs

1. **Calculer un coefficient de corrélation :**
   - Données : Âge (30, 40, 50, 60) et pression artérielle systolique (120, 130, 140, 150).
   - Tâche : Utiliser la formule de Pearson pour déterminer la corrélation.
2. **Interpréter une régression linéaire :**
   - Résultat fourni : Pression artérielle systolique = 80 + 1,5 × (âge).
   - Question : Que représente le coefficient 1,5 dans ce modèle ?
3. **Étude critique :** Un chercheur affirme qu'une corrélation de 0,8 prouve un lien causal entre la consommation de sel et l'hypertension. Analysez cette affirmation.

QCM (Questions à Choix Multiple)

Section 1 : Concepts de Base

1. **Quelle est la principale différence entre la corrélation et la régression ?**

   a) La corrélation mesure l'association, la régression modélise la relation causale. ☑

   b) La corrélation est utilisée pour plusieurs variables, la régression pour deux seulement.

   c) La régression ne nécessite pas de données quantitatives.

   d) La corrélation est exclusivement linéaire, la régression non.

2. **Le coefficient de corrélation de Pearson (r) peut varier entre :**

   a) 0 et 1.

   b) -1 et 0.

   c) -1 et +1. ☑

   d) 0 et +∞.

3. **Quand utiliser une corrélation non paramétrique (Spearman ou Kendall) au lieu de Pearson ?**

   a) Lorsque les données sont linéaires et normalement distribuées.

   b) Lorsque les données sont ordinales ou ne respectent pas les hypothèses de normalité. ☑

   c) Lorsque le but est de prédire une variable dépendante.

   d) Lorsque la relation entre les variables est causale.

Section 2 : Types de Corrélation

4. **Un coefficient de corrélation de -0,85 signifie que :**

   a) La relation est positive et forte.

   b) La relation est négative et faible.

   c) La relation est négative et forte. ☑

   d) Il n'y a pas de relation.

5. **Quel type de graphique est le plus adapté pour représenter une corrélation entre deux variables continues ?**

   a) Histogramme.

   b) Nuage de points. ☑

   c) Diagramme circulaire.

   d) Courbe de Kaplan-Meier.

Section 3 : Types de Régression

6. **Dans une régression linéaire simple, le coefficient de pente (β1)**

   a) Représente l'effet combiné de toutes les variables indépendantes.

   b) Indique la variation attendue de la variable dépendante pour une unité de variation de la variable indépendante. ☑

   c) Évalue l'ajustement du modèle global.

   d) Est toujours compris entre -1 et 1.

7. **Quelle méthode de régression est utilisée pour modéliser une variable dépendante binaire (exemple : malade/non malade) ?**

   a) Régression linéaire simple.

   b) Régression multiple.

c) Régression logistique. ☑

d) Corrélation de Spearman.

8. **La régression multiple est particulièrement utile pour :**

   a) Étudier les relations entre deux variables continues.

   b) Prédire une variable dépendante en tenant compte de plusieurs variables explicatives. ☑

   c) Calculer un coefficient de corrélation.

   d) Évaluer uniquement les relations linéaires entre variables ordinales.

Section 4 : Applications et Interprétation

9. **Dans une régression linéaire simple, l'équation est donnée par : "Cholestérol = 120 + 2 × (Âge)". Que représente le chiffre 2 ?**

   a) L'intercept (β0).

   b) La variation moyenne du cholestérol pour chaque unité d'âge supplémentaire. ☑

   c) La corrélation entre l'âge et le cholestérol.

   d) L'erreur résiduelle.

10. **Si une corrélation de 0,9 est trouvée entre la consommation de sel et la pression artérielle, cela signifie que :**

    a) La consommation de sel cause une hausse de la pression artérielle.

    b) Les deux variables ont une relation forte mais non causale. ☑

    c) Les deux variables n'ont pas de relation.

    d) La corrélation est insuffisante pour conclure quoi que ce soit.

FAQ (Questions Fréquemment Posées)

Section 1 : Concepts Généraux

1. **Quelle est la différence entre corrélation et régression ?**
   - **Corrélation** : Mesure l'intensité et la direction de la relation entre deux variables. Elle ne suggère pas de causalité.
   - **Régression** : Modélise la relation entre une variable dépendante et une ou plusieurs variables explicatives. Elle peut être utilisée à des fins prédictives.
2. **Est-ce que la corrélation implique une causalité ?**

   Non, une corrélation indique uniquement qu'une relation existe entre deux variables, sans prouver que l'une cause l'autre. Des facteurs confondants peuvent influencer cette relation.

Section 2 : Corrélation

3. **Qu'est-ce qu'un coefficient de corrélation élevé (r proche de +1 ou -1) signifie ?**

   Cela indique une relation forte entre deux variables. Une valeur positive montre que les variables augmentent ensemble, tandis qu'une valeur négative montre qu'elles évoluent en sens inverse.

4. **Quand utiliser la corrélation de Spearman au lieu de Pearson ?**

   La corrélation de Spearman est utilisée lorsque :

   - Les données ne respectent pas l'hypothèse de normalité.
   - Les variables sont ordinales ou présentent des relations monotones non linéaires.

Section 3 : Régression

5. **Qu'est-ce qu'une régression logistique ?**

   Une régression logistique modélise une relation entre des variables explicatives et une variable dépendante binaire (exemple : malade/non malade). Elle prédit la probabilité qu'un événement survienne.

6. **Comment interpréter le coefficient de pente (β1) dans une régression linéaire simple ?**

   β1 représente la variation attendue de la variable dépendante pour une unité de variation de la variable explicative. Par exemple, si β1 = 1,5, cela signifie que pour chaque unité supplémentaire de la variable indépendante, la variable dépendante augmente de 1,5.

Section 4 : Applications

7. **Quels sont les cas d'utilisation courants des corrélations et régressions en recherche clinique ?**
   - **Corrélation** : Identifier les associations (exemple : âge et pression artérielle).
   - **Régression linéaire** : Prédire une variable continue (exemple : poids en fonction de la taille).
   - **Régression logistique** : Évaluer les facteurs de risque (exemple : prédire la probabilité d'une maladie).
8. **Quelles sont les limites courantes des régressions en recherche clinique ?**
   - Multicolinéarité : Lorsque des variables explicatives sont corrélées entre elles, cela peut fausser les résultats.
   - Biais de sélection : Si les données ne sont pas représentatives de la population cible, les conclusions peuvent être erronées.

Section 5 : Méthodologie

9. **Quelles hypothèses sont nécessaires pour une régression linéaire simple ?**
   - Relation linéaire entre les variables.
   - Normalité des résidus.
   - Homoscédasticité (variance constante des résidus).
10. **Pourquoi est-il important de distinguer corrélation et causalité en recherche clinique ?**

- Confondre les deux peut conduire à des interprétations erronées et à des décisions cliniques inappropriées.
- Des relations corrélées peuvent être influencées par des facteurs tiers, appelés confondants.

Chapitre 33 : Méthodes Mixtes

Introduction : Intégrer le Quantitatif et le Qualitatif

Contexte

Les **méthodes mixtes** combinent les approches **quantitatives** et **qualitatives** afin de fournir une vue globale des problématiques étudiées. En recherche clinique, cette approche est particulièrement pertinente pour explorer les phénomènes complexes nécessitant des données chiffrées et des perspectives humaines contextuelles.

- **Exemple** : Dans une étude évaluant l'efficacité d'un traitement, les résultats biologiques (quantitatifs) mesurent l'impact objectif, tandis que des entretiens patients (qualitatifs) analysent leurs perceptions subjectives.

Importance

Les méthodes mixtes sont particulièrement adaptées lorsque :

1. **Les méthodes classiques sont insuffisantes :** Les statistiques quantitatives ne captent pas le contexte ou les expériences individuelles, et les approches qualitatives ne permettent pas de généraliser les résultats.
2. **Les questions sont complexes :** Par exemple, analyser l'impact psychologique et médical d'un traitement nécessite une compréhension multidimensionnelle.
3. **Une triangulation est nécessaire :** Croiser des données qualitatives et quantitatives améliore la validité et la crédibilité des conclusions.

Cependant, la mise en œuvre des méthodes mixtes demande une organisation rigoureuse et une expertise équilibrée des deux approches.

Objectifs du Chapitre

1. Définir les méthodes mixtes et leur pertinence dans la recherche clinique.
2. Décrire les principaux designs utilisés dans les études mixtes (convergents, exploratoires, explicatifs).

3. Identifier leurs avantages et les défis associés.
4. Illustrer leur application à travers des exemples pratiques.
5. Fournir des lignes directrices pour planifier et exécuter des études mixtes.

1. Qu'est-ce que les Méthodes Mixtes ?

1.1 Définition

Les méthodes mixtes consistent à intégrer deux paradigmes distincts :

- **Quantitatif :** Données mesurables et objectives, obtenues via des sondages, des tests cliniques ou des analyses statistiques.
- **Qualitatif :** Données narratives ou subjectives, recueillies à travers des entretiens, des observations ou des récits, pour approfondir les perceptions et expériences.

1.2 Importance

1. **Perspective globale** : Conjuguer objectivité et subjectivité.
2. **Renforcement de la validité** : Triangulation pour confirmer les résultats.
3. **Résolution de problèmes complexes** : Explorer des aspects psychologiques, sociaux et cliniques.

1.3 Caractéristiques Clés

1. **Triangulation :** Croisement de plusieurs sources de données pour renforcer la validité.
2. **Complémentarité :** Les données qualitatives fournissent du contexte et enrichissent les résultats numériques.
3. **Exploration multidimensionnelle :** Mise en lumière des aspects inattendus ou des relations complexes.

Exemple d'Application :

- Quantitatif : Mesurer l'adhésion au traitement (pourcentage).
- Qualitatif : Explorer les freins émotionnels des patients.

2. Pourquoi Utiliser les Méthodes Mixtes ?

Avantages principaux

1. **Compréhension approfondie :**
   - Combiner l'objectivité des chiffres avec la richesse des perspectives humaines.
   - **Exemple :** Une enquête quantitative pourrait révéler que 30 % des patients abandonnent un traitement, tandis que des entretiens qualitatifs explorent les raisons personnelles derrière cet abandon (ex. : effets secondaires, coûts).
2. **Renforcement de la validité :**
   - Les résultats qualitatifs peuvent valider ou nuancer les données quantitatives.
3. **Adaptabilité aux problématiques complexes :**
   - Idéal pour analyser les interactions entre des facteurs médicaux, sociaux et psychologiques.
   - **Exemple :** Étudier l'impact d'un programme de réhabilitation après AVC sur la santé physique et le bien-être mental des patients.

3. Exemples de Questions Mixtes

Santé Publique

- **Quantitatif :** Quels sont les taux de vaccination selon les zones géographiques ?
- **Qualitatif :** Quels sont les freins culturels ou financiers à la vaccination?
- **Mixte :** Pourquoi certaines populations ne se font-elles pas vacciner malgré des campagnes d'information intensives ?

Recherche Clinique

- **Quantitatif :** Quel est l'impact d'une nouvelle thérapie sur la glycémie des patients diabétiques ?
- **Qualitatif :** Comment les patients ressentent-ils les effets secondaires de cette thérapie ?
- **Mixte :** Quels résultats mesurés et ressentis découlent de cette thérapie?

4. Types de Designs Mixtes

Diagramme des Designs Mixtes

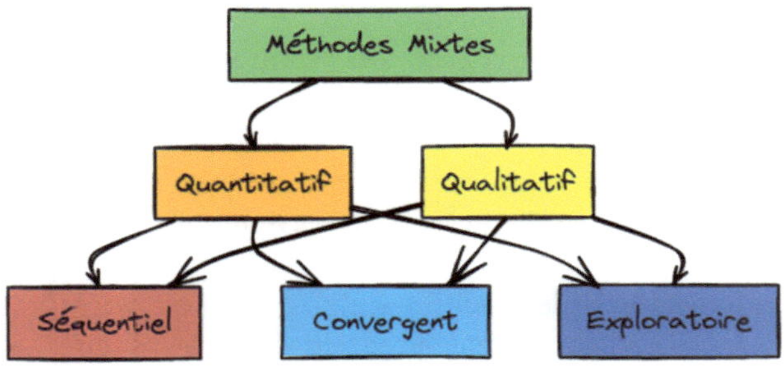

C'est un diagramme expliquant les designs mixtes : quantitatif et qualitatif.

4.1 Design Convergent

Description : Recueil simultané des données quantitatives et qualitatives, analysées séparément puis comparées.

- **Avantages** : Rapide, intègre deux perspectives.
- **Exemple** : Analyse biométrique et perception du stress dans un programme de gestion émotionnelle.

4.2 Design Explicatif

Description : Les données quantitatives sont recueillies en premier, suivies de données qualitatives pour approfondir les résultats.

- **Exemple** : Identifier un faible taux de vaccination (quantitatif), puis explorer les barrières à travers des entretiens (qualitatif).

4.3 Design Exploratoire

Description : Les données qualitatives précèdent les quantitatives pour générer des hypothèses testables.

- **Exemple** : Étude des besoins des patients via des entretiens, suivie d'un questionnaire validant ces thèmes à grande échelle.

Exemples Cliniques Standardisés

1. Design convergent

Exemple clinique

Étude sur l'adhésion au traitement chez les patients diabétiques.

- **Objectif** : Évaluer les taux d'adhésion aux médicaments (quantitatif) et explorer les perceptions des patients sur les défis liés à l'adhésion (qualitatif).
- **Méthodes** :
  - **Quantitatif** : Un questionnaire standardisé mesure l'adhésion (ex. : échelle de Morisky).
  - **Qualitatif** : Entretiens semi-directifs explorent les obstacles rencontrés (financiers, logistiques, ou psychologiques).
- **Analyse et intégration** : Les données quantitatives révèlent que 65 % des patients adhèrent aux prescriptions, tandis que les entretiens mettent en lumière des facteurs contextuels tels que le coût élevé des médicaments et les croyances culturelles.
- **Interprétation** : La convergence des résultats montre que des facteurs socio-économiques influencent directement l'adhésion, ce qui permet de formuler des interventions ciblées.

2. Design explicatif

Exemple clinique

Étude sur les disparités dans les résultats postopératoires en chirurgie cardiaque.

- **Objectif** : Comprendre pourquoi certains patients présentent des complications plus fréquentes après une chirurgie cardiaque.
- **Méthodes** :
  - **Quantitatif (phase 1)** : Analyse des données cliniques de 500 patients opérés pour mesurer les facteurs associés aux complications (âge, comorbidités, durée de l'intervention).
  - **Résultat de la phase 1** : Les patients plus âgés et présentant des comorbidités montrent un risque accru de complications.

- Qualitatif (phase 2) : Des entretiens avec des soignants et des patients issus du groupe à haut risque explorent les facteurs contributifs (sous-diagnostic, barrières à la réhabilitation).

- **Interprétation** : L'analyse qualitative révèle des dimensions non mesurées dans la phase quantitative, telles que des inégalités d'accès aux soins de réhabilitation et des différences dans le suivi post-opératoire.

3. Design exploratoire

Exemple clinique

Étude sur les attitudes envers la vaccination contre le HPV.

- **Objectif** : Identifier les perceptions des jeunes adultes concernant la vaccination et quantifier leur prévalence dans une population plus large.
- **Méthodes** :
  - **Qualitatif (phase 1)** : Des focus groups avec 30 jeunes adultes révèlent des thèmes émergents comme la peur des effets secondaires, le manque d'information et l'influence parentale.
  - **Quantitatif (phase 2)** : Un questionnaire basé sur les résultats qualitatifs est administré à 1 000 participants pour quantifier la prévalence de ces perceptions.
- **Interprétation** : Les données quantitatives confirment que 40 % des répondants citent la peur des effets secondaires comme principale barrière, validant les hypothèses issues de la phase exploratoire.

Résumé des Designs et Applications Cliniques

Design	Caractéristiques	Exemple clinique
Convergent	Collecte simultanée des données quantitatives et qualitatives, suivie d'une intégration pour comparer ou combiner les résultats.	Étude sur l'adhésion au traitement chez les patients diabétiques.
Explicatif	Phase quantitative suivie d'une phase qualitative pour approfondir ou contextualiser les résultats.	Analyse des disparités dans les complications postopératoires en chirurgie cardiaque.
Exploratoire	Phase qualitative pour identifier des hypothèses ou variables, suivie d'une phase quantitative pour les tester.	Exploration des attitudes envers la vaccination contre le HPV chez les jeunes adultes.

Ces designs offrent une flexibilité méthodologique précieuse pour répondre à des questions complexes en recherche clinique, tout en favorisant une compréhension approfondie et une application pratique des résultats.

5. Avantages des Méthodes Mixtes

Avantage	Description	Exemple
Approche globale	Permet une analyse exhaustive en combinant les perspectives objectives et subjectives.	Étude sur l'adhésion au traitement : taux et perceptions.
Validation croisée	Les résultats d'une approche renforcent ou clarifient ceux de l'autre.	Évaluation d'un programme de gestion du stress.
Polyvalence	S'adapte à divers contextes de recherche (clinique, communautaire, éducatif).	Satisfaction des soins dans des contextes multiculturels.

6. Défis des Méthodes Mixtes et Solutions

Défi	Impact	Solutions
Complexité de conception	Exige une planification et une intégration rigoureuses.	Utiliser des outils dédiés (NVivo, MAXQDA) et prévoir des formations spécifiques.
Ressources nécessaires	Demande du temps, du financement et des compétences variées.	Collaborer avec des experts des deux approches.
Résultats divergents	Les données qualitatives et quantitatives peuvent contredire.	Mettre en place des grilles comparatives et intégrer les divergences.

7. Applications Pratiques

Étude de cas : Prévention des Maladies Chroniques

Contexte : Évaluer un programme d'éducation pour le diabète.

- **Quantitatif** : Diminution moyenne de la glycémie (-15 %).
- **Qualitatif** : Patients satisfaits mais notent des obstacles logistiques.
- **Impact** : Révision des horaires pour inclure des séances en ligne.

8. Bonnes Pratiques

Conseils pour une étude réussie :

1. **Planification rigoureuse** : Définir clairement les contributions de chaque méthode.
2. **Outils adaptés** : Utiliser NVivo pour l'analyse qualitative et SPSS pour l'analyse quantitative.
3. **Collaborations interdisciplinaires** : Associer des experts en statistiques et en sciences sociales.

Conclusion

Les **méthodes mixtes** permettent une exploration approfondie des problématiques cliniques en combinant deux approches complémentaires. Bien que leur mise en œuvre exige des compétences variées, elles offrent une compréhension nuancée et renforcent la pertinence des décisions médicales.

Dans ce chapitre, nous avons exploré comment les méthodes mixtes offrent une compréhension multidimensionnelle des phénomènes étudiés. Cependant, lorsque les données deviennent massives et complexes, il est crucial de les simplifier pour optimiser leur exploitation. Le Chapitre 34 se concentrera sur les techniques de réduction et d'optimisation des données, telles que l'analyse en composantes principales (ACP) et les techniques de regroupement (clustering), pour tirer le meilleur parti des données en recherche clinique.

Bibliographie

Livres et ouvrages de référence

- Creswell, J. W., & Plano Clark, V. L. (2018). *Designing and conducting mixed methods research* (3e éd.). SAGE Publications.
- Morse, J. M. (2003). *Principles of mixed methods and multimethod research design*. In A. Tashakkori & C. Teddlie (Eds.), *Handbook of mixed methods in social and behavioral research* (pp. 189-208). SAGE Publications.
- Plano Clark, V. L., & Ivankova, N. V. (2016). *Mixed methods research: A guide to the field*. SAGE Publications.
- Tashakkori, A., & Teddlie, C. (Eds.). (2010). *SAGE handbook of mixed methods in social & behavioral research* (2e éd.). SAGE Publications.

Articles scientifiques clés

- Fetters, M. D., Curry, L. A., & Creswell, J. W. (2013). Achieving integration in mixed methods designs: Principles and practices. *Health Services Research, 48*(6pt2), 2134-2156. https://doi.org/10.1111/1475-6773.12117
- Johnson, R. B., & Onwuegbuzie, A. J. (2004). Mixed methods research: A research paradigm whose time has come. *Educational Researcher, 33*(7), 14-26. https://doi.org/10.3102/0013189X033007014
- Wisdom, J., & Creswell, J. W. (2013). Mixed methods: Integrating quantitative and qualitative data collection and analysis while studying patient-centered medical home models. *Agency for Healthcare Research and Quality*, 1-5. https://doi.org/10.1037/e577112013-001

Guides pratiques et méthodologiques

- American Psychological Association. (2020). *Publication manual of the American Psychological Association* (7e éd.). APA Publishing.
- O'Cathain, A., Murphy, E., & Nicholl, J. (2010). Three techniques for integrating data in mixed methods studies. *BMJ, 341*, c4587. https://doi.org/10.1136/bmj.c4587
- Patton, M. Q. (2015). *Qualitative research and evaluation methods: Integrating theory and practice* (4e éd.). SAGE Publications.

Ressources en ligne et outils logiciels

- NVivo. (2023). *Qualitative data analysis software* [Logiciel]. QSR International. https://www.qsrinternational.com/nvivo
- IBM Corp. (2022). *IBM SPSS Statistics for Windows, Version 28.0* [Logiciel]. IBM Corp.
- R Core Team. (2023). *R: A language and environment for statistical computing*. R Foundation for Statistical Computing. https://www.r-project.org

Exemples d'applications cliniques

- Curry, L. A., Nembhard, I. M., & Bradley, E. H. (2009). Qualitative and mixed methods provide unique contributions to outcomes research. *Circulation, 119*(10), 1442-1452. https://doi.org/10.1161/CIRCULATIONAHA.107.742775

- Palinkas, L. A., Aarons, G. A., Horwitz, S., Chamberlain, P., Hurlburt, M., & Landsverk, J. (2011). Mixed method designs in implementation research. *Administration and Policy in Mental Health and Mental Health Services Research, 38*(1), 44-53. https://doi.org/10.1007/s10488-010-0314-z

Exercices Pratiques

Scénario : Évaluation de l'expérience des patients diabétiques face à un programme éducatif

Un hôpital a récemment mis en place un programme d'éducation sur la gestion du diabète. L'objectif est d'améliorer l'adhésion au traitement et la qualité de vie des patients. Les chercheurs souhaitent évaluer l'efficacité du programme en combinant des données quantitatives (scores d'adhésion, glycémie) et qualitatives (témoignages des patients).

Données Disponibles :

1. **Résultats chiffrés** :
   - Scores d'adhésion au traitement avant et après le programme (échelle de 0 à 100).
   - Glycémie moyenne (HbA1c) mesurée avant et après le programme.
   - Taux de participation au programme (%).
2. **Récits des patients** :
   - Témoignages recueillis via des entretiens semi-directifs auprès de 20 participants, axés sur leur expérience et leurs perceptions du programme (soutien, obstacles, changements observés).

Exercice 1 : Analyse quantitative des résultats chiffrés

Tâche :

1. Analyser les changements dans les scores d'adhésion et les niveaux de glycémie.
2. Identifier les différences significatives avant et après le programme.

Étapes :

1. Calculez les moyennes et écarts-types des scores d'adhésion et des glycémies avant et après le programme.
2. Effectuez un **test t apparié** pour déterminer si les différences sont significatives.
3. Présentez vos résultats dans un tableau clair, comme suit :

Variable	Avant le programme (Moyenne ± SD)	Après le programme (Moyenne ± SD)	Différence (p-value)
Score d'adhésion	68.5 ± 12.3	82.7 ± 10.1	< 0.001
Glycémie moyenne (HbA1c)	8.4 ± 1.1	7.5 ± 1.0	0.02

Questions à Résoudre :

- Quels résultats montrent une amélioration statistiquement significative ?
- Comment ces résultats appuient-ils l'efficacité du programme ?

Exercice 2 : Analyse qualitative des récits patients

Tâche :

1. Analyser les témoignages pour identifier les thèmes récurrents.
2. Reliez ces thèmes aux résultats chiffrés.

Étapes :

1. Transcrivez les entretiens et appliquez une méthode d'analyse thématique.
2. Codez les données en identifiant des thèmes tels que :
   - **Motivation accrue** : "Je me sens plus motivé à suivre mon traitement maintenant."
   - **Barrières surmontées** : "Avant, je pensais que c'était trop compliqué de cuisiner pour mon diabète."
   - **Amélioration de la confiance** : "J'ai enfin l'impression de contrôler ma maladie."
3. Regroupez les citations illustratives pour chaque thème et créez un tableau :

Thème	Citation illustrative	Lien avec les résultats chiffrés
Motivation accrue	"Les sessions de groupe m'ont donné envie de mieux suivre mon traitement."	Augmentation du score d'adhésion après le programme.
Barrières surmontées	"J'ai appris à gérer mon régime sans que cela devienne une contrainte."	Réduction des niveaux de glycémie après l'intervention.
Amélioration de la confiance	"Je comprends enfin les causes de mes variations de glycémie."	Meilleure stabilité des glycémies post-programme.

Questions à Résoudre :

- Quels thèmes sont les plus fréquemment cités ?
- Comment ces thèmes renforcent-ils les conclusions quantitatives ?

Exercice 3 : Intégration des résultats

Tâche :

1. Combinez les résultats quantitatifs et qualitatifs pour fournir une interprétation globale.
2. Rédigez une synthèse narrative décrivant l'impact global du programme.

Étapes :

1. Comparez les données chiffrées aux témoignages pour vérifier leur cohérence.
2. Identifiez les points convergents :
   - Par exemple, une augmentation des scores d'adhésion reflète le thème de la motivation accrue.
3. Discutez des divergences potentielles :
   - Par exemple, certains participants pourraient rapporter des difficultés malgré une amélioration globale des glycémies.

Synthèse Narrative (Modèle) :

Les résultats montrent une augmentation significative des scores d'adhésion (+14,2 points, $p < 0.001$) et une réduction moyenne des niveaux de glycémie (HbA1c -0,9 %, $p = 0.02$). Ces améliorations sont soutenues par les récits des patients, qui décrivent une meilleure compréhension de leur maladie et une motivation accrue à suivre leur traitement. Toutefois, certains témoignages soulignent des obstacles persistants, notamment le coût des consultations diététiques, ce qui indique des zones à améliorer dans les prochaines interventions.

Résultats Attendus

1. Une capacité à analyser et interpréter conjointement des données quantitatives et qualitatives.
2. Une compréhension approfondie de l'impact d'un programme d'intervention clinique sur plusieurs dimensions.
3. Des compétences pour synthétiser les résultats de manière à informer des recommandations pratiques.

QCM (Questions à Choix Multiple)

Section 1 : Concepts de Base

1. **Qu'est-ce qu'une méthode mixte en recherche clinique ?**

   a) Une méthode purement quantitative utilisée pour analyser des données massives.

   b) Une approche qualitative exclusive, centrée sur les perceptions des patients.

   c) Une méthode intégrant des données quantitatives et qualitatives pour offrir une vision globale. ☑

   d) Une méthode destinée uniquement aux études observationnelles.

2. **Quels sont les deux paradigmes intégrés dans les méthodes mixtes ?**

   a) Hypothético-déductif et interprétatif.

   b) Qualitatif et quantitatif. ☑

   c) Expérimental et descriptif.

   d) Statistique et exploratoire.

3. **Pourquoi utilise-t-on les méthodes mixtes en recherche clinique ?**

   a) Pour simplifier les analyses et réduire les coûts.

b) Pour explorer des phénomènes complexes nécessitant des perspectives quantitatives et qualitatives. ☑

c) Pour éviter de travailler avec des outils numériques.
d) Pour généraliser rapidement les résultats d'une étude.

Section 2 : Types de Designs Mixtes

4. **Dans un design convergent :**

a) Les données qualitatives et quantitatives sont collectées successivement.
b) Les données qualitatives et quantitatives sont collectées simultanément, puis comparées ou intégrées. ☑

c) Les données qualitatives sont générées à partir des données quantitatives.

d) Une seule source de données est utilisée pour générer des hypothèses.

5. **Quel design mixte est utilisé lorsqu'on recueille des données quantitatives avant des données qualitatives pour approfondir les résultats ?**

a) Design convergent.

b) Design exploratoire.

c) Design explicatif. ☑

d) Design descriptif.

6. **Dans un design exploratoire :**

a) Les données qualitatives précèdent les données quantitatives. ☑

b) Les données sont uniquement qualitatives.

c) Les données quantitatives précèdent les données qualitatives.

d) Les données sont collectées simultanément.

Section 3 : Avantages et Défis

7. **Quel est l'avantage principal des méthodes mixtes ?**

   a) Elles nécessitent peu de ressources.

   b) Elles combinent des perspectives quantitatives et qualitatives pour fournir une compréhension plus approfondie. ☑

   c) Elles garantissent une causalité entre les variables.

   d) Elles éliminent les besoins en validation croisée.

8. **Quel est le principal défi des méthodes mixtes ?**

   a) Elles ne sont pas applicables à des contextes cliniques.

   b) Elles exigent des compétences équilibrées entre le quantitatif et le qualitatif. ☑

   c) Elles ne permettent pas de valider les résultats d'une étude.

   d) Elles ne peuvent pas inclure plusieurs sources de données.

Section 4 : Applications

9. **Dans une étude sur l'adhésion au traitement, quelle méthode mixte est la plus adaptée si vous souhaitez explorer simultanément les taux d'adhésion et les perceptions des patients ?**

   a) Design explicatif.

   b) Design exploratoire.

   c) Design convergent. ☑

   d) Design expérimental.

10. **Comment les données qualitatives complètent-elles les données quantitatives dans une méthode mixte ?**

   a) Elles remplacent les données quantitatives si ces dernières sont insuffisantes.

b) Elles fournissent des insights contextuels et subjectifs pour enrichir les résultats quantitatifs. ☑

c) Elles éliminent les biais des analyses quantitatives.

d) Elles permettent une généralisation rapide des résultats.

FAQ (Questions Fréquemment Posées)

Section 1 : Généralités sur les Méthodes Mixtes

1. **Qu'est-ce qu'une méthode mixte en recherche clinique ?**

   Une méthode mixte intègre des approches quantitatives (chiffrées, objectives) et qualitatives (narratives, subjectives) pour fournir une compréhension globale des phénomènes complexes.

2. **Pourquoi utiliser les méthodes mixtes en recherche clinique ?**
   - Elles permettent d'explorer des questions multidimensionnelles nécessitant des données statistiques et des perspectives humaines.
   - Elles améliorent la validité des conclusions en triangulant plusieurs types de données.

Section 2 : Types de Designs Mixtes

3. **Qu'est-ce qu'un design convergent ?**

   Dans un design convergent, les données quantitatives et qualitatives sont collectées simultanément. Ces données sont ensuite comparées ou intégrées pour fournir une interprétation globale.

4. **Quelle est la différence entre les designs explicatif et exploratoire ?**
   - **Design explicatif** : Les données quantitatives sont collectées en premier, suivies d'une analyse qualitative pour approfondir ou expliquer les résultats.
   - **Design exploratoire** : Les données qualitatives sont collectées en premier, permettant de générer des hypothèses ou des thèmes, qui sont ensuite testés quantitativement.

Section 3 : Avantages et Défis

5. **Quels sont les avantages des méthodes mixtes ?**
   - **Approche globale** : Combine des données objectives et subjectives pour une compréhension approfondie.
   - **Triangulation** : Renforce la validité des conclusions en croisant plusieurs sources de données.
   - **Adaptabilité** : Convient à des problématiques complexes impliquant des facteurs sociaux, médicaux et psychologiques.
6. **Quels sont les principaux défis des méthodes mixtes ?**
   - **Complexité** : Demande une planification rigoureuse et une expertise dans les deux approches.
   - **Ressources** : Exige du temps, des compétences multidisciplinaires et un financement suffisant.
   - **Résultats divergents** : Les données qualitatives et quantitatives peuvent parfois aboutir à des conclusions contradictoires.

Section 4 : Applications et Méthodologie

7. **Comment choisir le design mixte approprié ?**
   - Utilisez un **design convergent** si vous souhaitez collecter et comparer les données simultanément.
   - Préférez un **design explicatif** si vous avez besoin de clarifier ou approfondir des résultats quantitatifs.
   - Choisissez un **design exploratoire** si vous souhaitez générer des hypothèses ou thèmes à tester à grande échelle.
8. **Les méthodes mixtes sont-elles applicables à toutes les études cliniques ?**

   Oui, mais elles sont particulièrement utiles pour :

   - Les études complexes nécessitant des perspectives multidimensionnelles.
   - Les problématiques où les données quantitatives seules ne suffisent pas (exemple : adhésion au traitement influencée par des facteurs émotionnels).

Section 5 : Bonnes Pratiques

9. **Comment intégrer efficacement des données quantitatives et qualitatives ?**
    - Planifiez une analyse complémentaire dès le début de l'étude.
    - Utilisez des outils adaptés (SPSS ou R pour le quantitatif, NVivo pour le qualitatif).
    - Mettez en place une équipe multidisciplinaire pour croiser les perspectives.
10. **Comment gérer les résultats divergents entre données quantitatives et qualitatives ?**

- Analysez les causes possibles des divergences (exemple : biais d'échantillonnage ou contextes différents).
- Discutez les divergences dans les conclusions pour proposer des explications potentielles.
- Valorisez les divergences comme des opportunités pour explorer des questions supplémentaires.

Chapitre 34 : Réduction des Données et Techniques d'Optimisation

Introduction : Gérer les Données Massives en Recherche Clinique

Contexte

Dans les études cliniques modernes, la gestion de grands volumes de données est un défi majeur. Les techniques de réduction des données permettent de simplifier ces ensembles complexes tout en préservant les informations essentielles, tandis que les techniques d'optimisation aident à sélectionner les variables ou modèles les plus pertinents. Ces approches sont indispensables pour améliorer l'efficacité des analyses, réduire les coûts et garantir des résultats fiables.

Exemple : Dans une étude génétique comportant des centaines de variables, l'Analyse en Composantes Principales (ACP) peut réduire cet ensemble à quelques facteurs significatifs expliquant la majorité de la variance.

Pourquoi ces Techniques sont Cruciales ?

1. **Simplification des Modèles :** Réduire le nombre de variables rend les modèles statistiques plus compréhensibles et efficaces.
2. **Gain de Temps et de Ressources :** Moins de variables signifient des calculs plus rapides et des économies dans le traitement des données.
3. **Meilleure Précision :** Éliminer les variables redondantes ou inutiles améliore la qualité et la pertinence des analyses.

Cependant, une mauvaise application peut entraîner une perte de données importantes ou des conclusions biaisées.

Objectifs du Chapitre

1. Comprendre les bases de la réduction des données et son importance.
2. Explorer des techniques comme l'ACP et l'analyse factorielle.
3. Découvrir des outils d'optimisation comme la régression Lasso.
4. Appliquer ces concepts à travers des exemples pratiques et études de cas.

1. Réduction des Données : Définition et Importance

1.1 Définition

La réduction des données vise à simplifier des ensembles volumineux tout en maintenant leur valeur explicative. Elle regroupe des variables corrélées ou élimine celles qui sont redondantes ou peu informatives.

1.2 Avantages

- **Simplification des modèles :** Réduction du nombre de variables pour une analyse plus efficace.
- **Amélioration de la performance :** Réduction des risques de surajustement.
- **Facilité d'interprétation :** Modèles plus compréhensibles et exploitables.

Risques : Une mauvaise réduction peut entraîner la perte d'informations importantes ou biaiser les résultats.

2. Avantages et Risques de la Réduction des Données

Avantages	Risques Potentiels
Simplification des Analyses : Réduit la complexité des données.	**Perte d'Information :** Certaines données critiques peuvent être écartées.
Meilleure Performance : Accélère les calculs.	**Biais :** Une réduction inappropriée peut biaiser les résultats.
Réduction des Redondances : Minimise les doublons entre variables.	**Complexité Technique :** Certaines méthodes sont difficiles à interpréter.

3. Principales Techniques de Réduction des Données

3.1 Analyse en Composantes Principales (ACP)

- **Objectif :** Transformer un grand nombre de variables corrélées en un ensemble réduit de composantes principales indépendantes.
- **Application clinique :** Identifier les axes majeurs de variation dans des données biologiques complexes.

Exemple : Une étude sur le cancer réduit 100 biomarqueurs à 5 composantes expliquant 90 % de la variance.

Graphique de Variance Expliquée

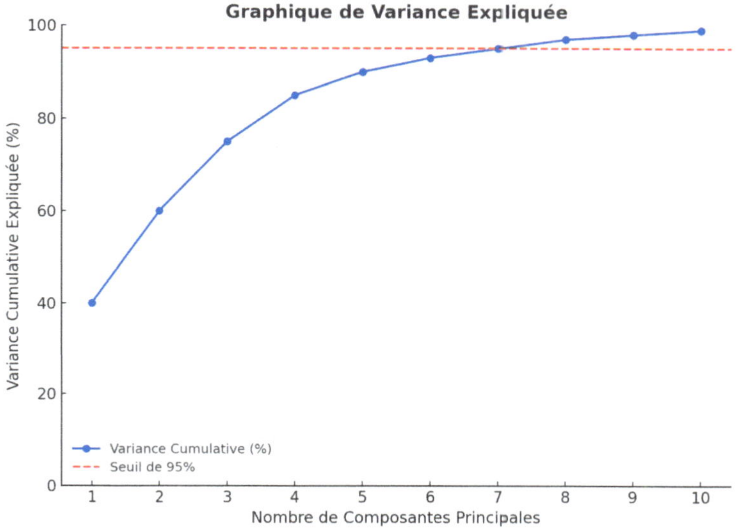

Ce graphique montre combien de composantes sont nécessaires pour capturer une proportion substantielle de la variance totale.

Ce **graphique de variance expliquée** illustrant la réduction des dimensions en fonction des composantes principales :

- **Courbe bleue :** La variance cumulative expliquée (%) pour chaque composante principale.
- **Ligne rouge pointillée :** Indique un seuil typique de 95 %, souvent utilisé pour déterminer le nombre optimal de composantes.

3.2 Analyse Factorielle Exploratoire (AFE)

- **Objectif :** Identifier des facteurs latents sous-jacents aux relations entre les variables.
- **Utilisation :** Mesurer des dimensions comme la qualité de vie ou le stress en recherche clinique.

3.3 Clustering (Regroupement)

- **Objectif :** Regrouper les observations similaires pour simplifier l'analyse.
- **Application clinique :** Segmentation des patients pour adapter les traitements.

4. Applications Pratiques

Exemple 1 : Réduction des Biomarqueurs

- **Contexte :** Une étude sur le cancer mesure 100 biomarqueurs pour prédire la réponse au traitement.
- **Solution :** ACP pour réduire à 5 composantes principales expliquant 90 % de la variance.
- **Avantage :** Modèle plus simple et performant sans perte majeure d'information.

Exemple 2 : Prédiction du Diabète

- **Contexte :** Étude sur le diabète avec des facteurs prédictifs tels que l'IMC, l'âge et l'activité physique.
- **Solution :** Régression Lasso pour sélectionner les variables les plus importantes.
- **Avantage :** Le modèle est optimisé en excluant les prédicteurs non pertinents, réduisant les risques de surajustement.

5. Techniques d'Optimisation

5.1 Régression Lasso (Least Absolute Shrinkage and Selection Operator)

- **Objectif :** Sélectionner les variables les plus importantes en appliquant une pénalité sur les coefficients des variables non pertinentes.
- **Exemple :** Étude sur le diabète où 50 prédicteurs sont réduits à 10 variables clés.

Diagramme d'Amélioration des Performances avec Lasso

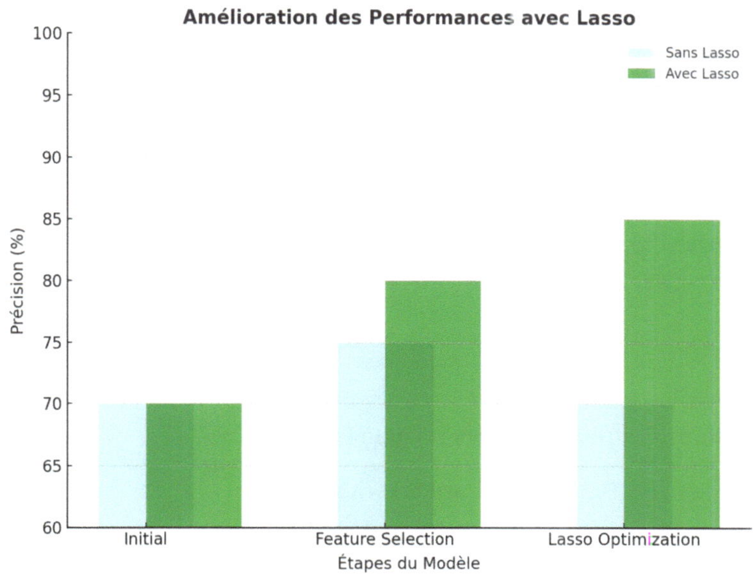

Le graphique montre une amélioration progressive des performances après chaque étape, notamment après la sélection des caractéristiques et l'application de Lasso.

C'est un diagramme comparant les performances avant et après l'application de techniques d'optimisation comme **Lasso** :

- **Barres bleues :** Précision sans optimisation Lasso.
- **Barres vertes :** Précision après optimisation Lasso.

5.2 Gradient Descent (Descente de Gradient)

- **Objectif :** Minimiser l'erreur d'un modèle en ajustant itérativement ses paramètres.
- **Application :** Optimisation des modèles prédictifs complexes.

Tableau des Différences

Aspect	Régression Lasso	Gradient Descent
Type d'objectif	Simplification des modèles et sélection des variables pertinentes.	Minimisation des erreurs en ajustant les paramètres du modèle.
Modèles cibles	Modèles linéaires et généralisés. Sélection de variables dans des données de grande dimension.	Convient aux modèles complexes : régressions, réseaux neuronaux, SVM.
Principe	Applique une **pénalisation L1**, réduisant certains coefficients à zéro pour **sélectionner automatiquement les variables** et limiter le surajustement.	Ajuste progressivement les paramètres d'un modèle en suivant la pente de la fonction de coût, permettant ainsi de **minimiser l'erreur** et d'améliorer la performance du modèle.
Limites	Ne gère pas bien les relations non linéaires ou interactions complexes.	Peut nécessiter beaucoup d'itérations pour converger.Problème des minima locaux.

6. Études de Cas : Réduction et Optimisation

Étude 1 : ACP et Risques Cardiovasculaires

Contexte : Étude sur 40 variables mesurant les risques cardiovasculaires.

Solution : ACP pour réduire les variables à 5 composantes.

Résultat : Précision prédictive maintenue avec un modèle simplifié.

Étude 2 : Lasso et Génétique du Cancer

Contexte : 100 variables génétiques dans une étude sur le cancer du poumon.

Solution : Régression Lasso pour sélectionner 12 variables pertinentes.

Résultat : Analyse plus rapide et conclusions robustes.

7. Applications Pratiques

1. **Réduction des biomarqueurs :** Simplification de larges ensembles de données biologiques pour identifier les facteurs clés.
2. **Optimisation de modèles prédictifs :** Suppression des variables inutiles pour améliorer les performances analytiques.

8. Défis et Solutions

Défi	Impact	Solution
Perte d'information	Variables importantes écartées	Maximiser la variance conservée
Complexité technique	Méthodes difficiles à appliquer	Former les équipes et utiliser des outils adaptés
Interprétation limitée	Résultats abstraits et difficilement compréhensibles	Combiner réduction avec analyses qualitatives

9. Outils Recommandés

Logiciel	Caractéristiques
SPSS	Interface conviviale pour l'ACP et l'analyse factorielle.
R	Puissant pour l'analyse de données complexes, y compris l'ACP et Lasso.
Python	Inclut des bibliothèques comme scikit-learn pour des analyses avancées.

10. Bonnes Pratiques

1. **Planification rigoureuse :** Clarifier les objectifs de la réduction des données avant de commencer.
2. **Validation croisée :** Tester les modèles réduits sur des échantillons distincts pour garantir leur robustesse.
3. **Utilisation d'outils adaptés :** Logiciels comme R, Python (scikit-learn), ou SPSS pour des analyses avancées.

Conclusion

Les techniques de réduction des données et d'optimisation permettent de gérer efficacement les ensembles complexes générés par les recherches cliniques modernes. Elles améliorent la précision des analyses et facilitent leur interprétation tout en nécessitant une mise en œuvre rigoureuse pour éviter les erreurs ou biais.

Dans ce chapitre, nous avons appris à simplifier et optimiser les ensembles de données pour améliorer la pertinence et la précision des analyses. Toutefois, il est essentiel de s'assurer que ces analyses ne soient pas biaisées ou faussées. Dans le prochain chapitre, nous explorerons **les biais en recherche clinique** et les moyens de garantir la validité interne et externe des études.

Bibliographie

Ouvrages de Référence

- Hastie, T., Tibshirani, R., & Friedman, J. (2009). *The Elements of Statistical Learning: Data Mining, Inference, and Prediction* (2nd ed.). Springer. https://doi.org/10.1007/978-0-387-84858-7
- Jolliffe, I. T., & Cadima, J. (2016). Principal Component Analysis: A Review and Recent Developments. *Philosophical Transactions of the Royal Society A, 374*(2065), 20150202. https://doi.org/10.1098/rsta.2015.0202
- James, G., Witten, D., Hastie, T., & Tibshirani, R. (2021). *An Introduction to Statistical Learning: With Applications in R* (2nd ed.). Springer.

Articles Scientifiques

- Abdi, H., & Williams, L. J. (2010). Principal Component Analysis. *Wiley Interdisciplinary Reviews: Computational Statistics, 2*(4), 433–459. https://doi.org/10.1002/wics.101
- Zou, H., & Hastie, T. (2005). Regularization and Variable Selection via the Elastic Net. *Journal of the Royal Statistical Society: Series B (Statistical Methodology), 67*(2), 301–320. https://doi.org/10.1111/j.1467-9868.2005.00503.x
- Tibshirani, R. (1996). Regression Shrinkage and Selection via the Lasso. *Journal of the Royal Statistical Society: Series B (Methodological), 58*(1), 267–288. https://doi.org/10.2307/2346178

Guides Pratiques et Rapports

- Lever, J., Krzywinski, M., & Altman, N. (2017). Principal Component Analysis. *Nature Methods, 14*(7), 641–642. https://doi.org/10.1038/nmeth.4346
- Kuhn, M., & Johnson, K. (2019). *Feature Engineering and Selection: A Practical Approach for Predictive Models*. CRC Press.
- Organisation Mondiale de la Santé (OMS). (2018). *Data Reduction Techniques in Epidemiology*. WHO.

Ressources Techniques et Logicielles

- Pedregosa, F., Varoquaux, G., Gramfort, A., Michel, V., Thirion, B. Grisel, O., … & Duchesnay, É. (2011). Scikit-Learn: Machine Learning in Python. *Journal of Machine Learning Research, 12*, 2825–2830.
- Venables, W. N., & Ripley, B. D. (2002). *Modern Applied Statistics with S* (4th ed.). Springer.

Applications Cliniques

- Li, J., & Wu, X. (2014). A Clustering Method for Multivariable Clinical Data Using Principal Component Analysis. *Journal of Biomedical Informatics, 48*, 120–128. https://doi.org/10.1016/j.jbi.2014.02.004
- Wold, S., Esbensen, K., & Geladi, P. (1987). Principal Component Analysis. *Chemometrics and Intelligent Laboratory Systems, 2*(1–3), 37–52. https://doi.org/10.1016/0169-7439(87)80084-9

Ressources Numériques et Formation

- StatQuest with Josh Starmer (2023). *Principal Component Analysis (PCA)*. Disponible sur : https://statquest.org
- Documentation Scikit-learn. (2023). *Feature Selection and Dimensionality Reduction.* https://scikit-learn org

Études Complémentaires

- Chen, X., Wang, Y., & Zhao, X. (2017). Application of Dimensionality Reduction Techniques in Medical Imaging Data Analysis. *Frontiers in Neuroscience, 11*, 276. https://doi.org/10.3389/fnins.2017.00276
- Huang, C., & Liu, C. (2018). Variable Selection Techniques in Multivariable Clinical Models: A Comparative Study. *BMC Medical Research Methodology, 18*, 53. https://doi.org/10.1186/s12874-018-0502-8

Exercices Interactifs

Exercice 1 : Analyse en Composantes Principales (ACP)

Contexte : Une étude sur les facteurs de risque cardiovasculaires inclut 20 variables (âge, IMC, tension artérielle, cholestérol, etc.). Vous souhaitez réduire ces variables à un ensemble de composantes principales.

1. **Tâche** :

   a) Effectuez une ACP en identifiant combien de composantes principales sont nécessaires pour expliquer 90 % de la variance.

   b) Créez un tableau indiquant les pourcentages de variance expliqués par chaque composante.

Données :

Variable	Variance (%)
CP1	40 %
CP2	30 %
CP3	10 %
CP4	8 %
CP5	7 %

Questions :

- Combien de composantes principales retenez-vous pour atteindre 90 % de variance expliquée ?
- Quels sont les avantages de réduire ces 20 variables à 3 composantes principales ?

Exercice 2 : Régression Lasso

Contexte : Une étude sur le diabète inclut 50 variables prédictives (âge, IMC, glycémie, etc.) et vous souhaitez identifier les 10 plus pertinentes pour prédire le diabète.

1. **Tâche** :

   a) Appliquez une régression Lasso pour sélectionner les variables les plus importantes.

b) Interprétez les coefficients des variables sélectionnées.

Données simulées (exemple) :

Variable	Coefficient
Âge	0.25
IMC	0.30

Variable	Coefficient
Glycémie	0.45
Activité physique	0.10
Cholestérol	0.00 (éliminé)

Questions :

- Quelles variables sont retenues par le modèle ?
- Comment la pénalisation Lasso influence-t-elle les coefficients des variables ?

Exercice 3 : Clustering

Contexte : Vous regroupez des patients en fonction de 5 variables (âge, IMC, niveau d'activité physique, pression artérielle et glycémie).

1. **Tâche** :

   a) Appliquez une méthode de clustering pour identifier 3 groupes de patients.

   b) Décrivez les caractéristiques moyennes des patients dans chaque groupe.

Données simulées :

Groupe	Âge moyen	IMC moyen	Activité physique moyenne	Pression artérielle moyenne	Glycémie moyenne
1	45 ans	25	Élevée	Normale	Normale
2	55 ans	30	Faible	Élevée	Élevée
3	35 ans	22	Modérée	Normale	Normale

Questions :

- Quels groupes de patients nécessitent une intervention prioritaire ?
- Comment utiliser ces groupes pour personnaliser les recommandations ?

Questions à Choix Multiple (QCM)

Section 1 : Concepts de Base

1. Quelle est l'objectif principal de l'Analyse en Composantes Principales (ACP) ?

   a) Augmenter la complexité des modèles.

   b) Identifier les variables redondantes pour les regrouper en composantes principales. ☑

   c) Remplacer toutes les variables par une seule.

   d) Réduire les biais statistiques.

2. Quelle méthode est utilisée pour sélectionner les variables les plus pertinentes dans un grand ensemble de données ?

   a) ACP

   b) Clustering

   c) Régression Lasso ☑

   d) Régression linéaire simple

Section 2 : Analyse en Composantes Principales (ACP)

3. Dans l'ACP, combien de composantes principales sont généralement retenues ?

   a) Une seule, car elle explique toujours toute la variance.

   b) Assez pour expliquer un pourcentage élevé (souvent 90 %) de la variance totale. ☑

   c) Toutes les composantes disponibles, sans exception.

   d) Une composante pour chaque variable.

4. Qu'indique un graphique de variance expliquée dans l'ACP ?

   a) Les relations causales entre les variables.

   b) Le pourcentage de variance cumulée par chaque composante. ☑

   c) Les groupes de patients similaires.

   d) Les coefficients des variables sélectionnées.

Section 3 : Régression Lasso et Optimisation

5. Quelle est la spécificité de la régression Lasso par rapport à une régression classique ?

   a) Elle regroupe les variables corrélées.

   b) Elle impose une pénalité qui réduit les coefficients des variables non pertinentes à zéro. ☑

   c) Elle augmente automatiquement le nombre de variables.

   d) Elle ne fonctionne qu'avec des données qualitatives.

6. Que signifie un coefficient nul dans une régression Lasso ?

   a) La variable a été normalisée.

   b) La variable n'a pas d'importance pour prédire le résultat. ☑

   c) La variable est redondante avec une autre.

   d) La variable explique toute la variance.

Section 4 : Applications Pratiques

7. Lors du clustering de patients, quel est l'objectif principal ?

   a) Réduire le nombre de variables.

   b) Identifier des sous-groupes de patients présentant des caractéristiques similaires. ☑

c) Supprimer les doublons dans les données.

d) Ajuster les coefficients d'une régression.

8. Quelle technique de réduction des données est la plus adaptée pour explorer des dimensions latentes dans des variables observées ?

   a) Clustering

   b) Analyse Factorielle Exploratoire (AFE) ☑

   c) Gradient Descent

   d) Régression Lasso

FAQ

Section 1 : Concepts Généraux

1. **Pourquoi utiliser des techniques de réduction des données ?**

   Les techniques de réduction des données simplifient les analyses en regroupant ou éliminant des variables inutiles, ce qui réduit les coûts de calcul et améliore la compréhension des résultats.

2. **Quelle est la différence entre l'ACP et la régression Lasso ?**
   - **ACP** : Transforme des variables corrélées en composantes indépendantes.
   - **Régression Lasso** : Sélectionne les variables les plus pertinentes pour le modèle en réduisant à zéro les coefficients des variables inutiles.

Section 2 : Analyse en Composantes Principales (ACP)

3. **Quand appliquer l'ACP ?**

   Lorsque vous avez de nombreuses variables corrélées et que vous souhaitez réduire leur nombre tout en capturant l'essentiel de l'information.

4. **L'ACP peut-elle être utilisée pour prédire des résultats ?**

Indirectement, oui. Les composantes principales peuvent être utilisées comme nouvelles variables dans un modèle prédictif.

Section 3 : Optimisation et Réduction des Modèles

5. **Qu'est-ce que la régression Lasso ?**

   C'est une technique qui pénalise les coefficients des variables dans un modèle, réduisant à zéro celles qui sont peu pertinentes pour simplifier et optimiser le modèle.

6. **Quels sont les avantages du clustering ?**

   Il permet d'identifier des groupes homogènes dans un ensemble de données, facilitant la personnalisation des interventions ou traitements.

Section 4 : Applications Pratiques

7. **Quels outils peuvent être utilisés pour ces analyses ?**
   - **ACP et clustering** : SPSS, R, Python (scikit-learn).
   - **Régression Lasso** : R, Python (LassoCV dans scikit-learn).
8. **Quels sont les risques d'une mauvaise réduction des données ?**
   - Perte d'informations importantes.
   - Résultats biaisés ou inutilisables.
   - Modèles moins performants ou difficilement interprétables.

Chapitre 35 : Évaluation des Biais et Validité des Résultats

Introduction : Lutter contre les Biais pour Garantir des Résultats Fiables

Les biais peuvent profondément affecter la qualité et l'interprétation des résultats en recherche clinique. Ces erreurs systémiques peuvent apparaître à différents niveaux : conception, collecte des données ou analyse. Par exemple, si une étude inclut uniquement des participants d'un milieu urbain, les conclusions risquent de ne pas être généralisables aux zones rurales.

Pourquoi Évaluer les Biais ?

- **Éviter les Conclusions Erronées** : Les biais peuvent mener à des recommandations inefficaces ou même dangereuses.
- **Renforcer la Fiabilité** : Une recherche rigoureuse inspire confiance et facilite l'application des résultats à grande échelle.
- **Garantir la Représentativité** : L'échantillon doit refléter la population étudiée.

Objectifs du Chapitre

1. Comprendre la validité interne et externe.
2. Reconnaître les différents biais : sélection, information et confusion.
3. Appliquer des stratégies pour minimiser les biais.
4. Utiliser des outils pour évaluer la validité.
5. Explorer des cas pratiques et exercices.

1. La Validité des Résultats

1.1 Qu'est-ce que la Validité ?

La validité désigne dans quelle mesure les résultats d'une étude reflètent la réalité. Elle se divise en deux grandes catégories :

- **Validité interne :** Garantit que les relations observées entre les variables étudiées sont réelles et non influencées par des biais internes.
- **Validité externe :** Évalue si les résultats peuvent être appliqués à d'autres populations ou contextes.

1.2 Validité Interne

- **Facteurs clés :**
    1. **Absence de Biais :** Les erreurs systémiques, comme un recrutement biaisé ou une mesure inexacte, doivent être éliminées.
    2. **Contrôle des Confusions :** Les facteurs externes qui influencent à la fois les causes et les résultats doivent être pris en compte.
- **Exemple :**
    - **Menace :** Dans une étude sur les bienfaits d'un médicament, les patients les plus motivés pourraient être surreprésentés dans le groupe de traitement.
    - **Conséquence :** Les résultats ne reflètent pas les effets du médicament sur l'ensemble de la population.

1.3 Validité Externe

- **Critères clés :**
    1. **Représentativité :** L'échantillon étudié doit inclure des profils variés pour refléter la population cible.
    2. **Conditions Réelles :** L'étude doit simuler des situations proches de la pratique clinique.
- **Exemple :**
    - Une étude menée exclusivement dans des hôpitaux de pointe pourrait ne pas être applicable à des établissements moins spécialisés.

2. Les Principaux Types de Biais

2.1 Biais de Sélection

- **Définition** : Survient si l'échantillon étudié n'est pas représentatif de la population cible.
    - **Exemple** : Une étude sur l'adhésion au traitement exclut les populations rurales.
- **Solutions** :
    - Randomisation.
    - Méthodes de recrutement diversifiées.

2.2 Biais d'Information

- **Définition** : Les données collectées sont inexactes ou biaisées.
    - **Exemple** : Les patients sous-déclarent leur consommation de tabac.
- **Solutions** :
    - Standardisation des outils de collecte.
    - Utilisation de données objectives.

2.3 Biais de Confusion

- **Définition** : Une variable externe influence à la fois l'exposition et le résultat.
    - **Exemple** : Le tabagisme est lié à la fois à la consommation de café et aux maladies cardiovasculaires.
- **Solutions** :
    - Ajustement statistique via régression multivariée.
    - Stratégies de stratification.

Diagramme des Biais Courants et leurs Solutions

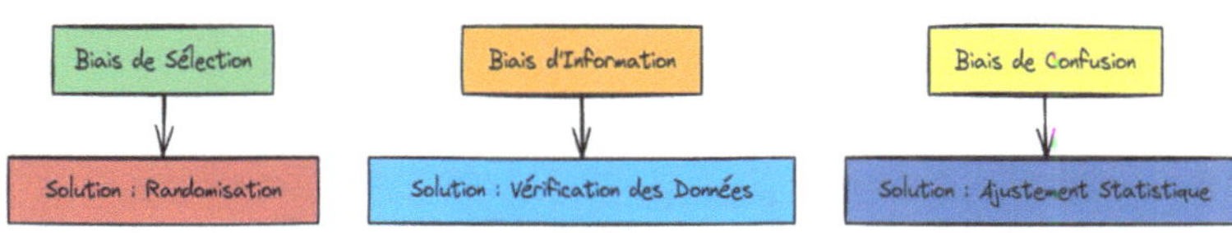

Ce diagramme explique les biais courants (sélection, information, confusion) et leurs solutions.

3. Stratégies pour Minimiser les Biais

3.1 Randomisation

- **Objectif :** Répartir aléatoirement les participants pour équilibrer les caractéristiques entre groupes.
- **Exemple :** Dans un essai clinique, la randomisation garantit que le groupe témoin et le groupe traité sont comparables en termes d'âge, de sexe, ou de comorbidités.

3.2 Mise en Aveugle

- **Objectif :** Réduire les biais liés aux attentes des participants ou des chercheurs.
- **Types :**
  - **Simple aveugle :** Les participants ne savent pas à quel groupe ils appartiennent.
  - **Double aveugle :** Ni les participants ni les chercheurs ne connaissent l'attribution des groupes.
- **Exemple :** Une étude sur un analgésique masque l'identité des groupes pour limiter l'effet placebo.

3.3 Ajustement Statistique

- **Objectif :** Contrôler les confusions en utilisant des outils statistiques adaptés.
- **Techniques :**
  - Régressions multivariées.
  - Analyse par stratification ou appariement.
- **Exemple :** Une étude sur l'effet du café ajuste pour le tabagisme afin de mesurer son impact réel.

Tableau Comparatif des Méthodes de Correction

Méthode	Objectif	Fonctionnement	Avantages	Limites	Exemple Pratique
Randomisation	Éviter les biais de sélection et garantir une répartition équitable des participants entre les groupes.	Assigner aléatoirement les participants à différents groupes (ex : traitement vs contrôle).	- Réduit les biais de sélection.- Garantit la comparabilité initiale des groupes.- Compatible avec des grands échantillons.	- Peut ne pas fonctionner sur de petits échantillons.- Nécessite une bonne infrastructure pour assurer l'aléatoire.	Randomisation des patients dans un essai clinique pour comparer un nouveau médicament à un placebo.
Mise en aveugle	Réduire les biais liés aux attentes des	Les participants, les chercheurs ou les deux (double	- Évite les biais d'information ou d'évaluation.- Améliore la	- Difficile à mettre en place pour certaines intervention	Étude sur un médicament où ni le médecin ni le patient ne savent si un

Méthode	Objectif	Fonctionnement	Avantages	Limites	Exemple Pratique
	participants ou des chercheurs.	aveugle) ne savent pas quel traitement est administré.	validité interne des résultats.	s (ex : chirurgie).- Les aveugles peuvent être brisés si des effets secondaires sont évidents.	placebo ou un traitement actif est administré.
Ajustement statistique	Contrôler les biais de confusion ou de facteurs externes influençant les résultats.	Utiliser des modèles statistiques (régression, analyse multivariée) pour ajuster les variables confondantes.	- Permet d'isoler l'effet de la variable d'intérêt.- Utile dans les études observationnelles où la randomisation n'est pas possible.	- Nécessite des données complètes et précises.- Les résultats dépendent des hypothèses et modèles choisis.- Ne corrige pas tous les biais (ex : biais de mesure).	Ajustement pour des facteurs comme l'âge, le sexe, ou les comorbidités dans une étude observationnelle sur une maladie.

Résumé des Méthodes :

1. **Randomisation** :
   - **Forces** : Réduit les biais de sélection et garantit des groupes comparables dès le départ.
   - **Limites** : Complexité logistique et inefficacité potentielle avec de petits échantillons.
2. **Mise en aveugle** :
   - **Forces** : Évite les biais liés aux attentes des participants et des chercheurs.
   - **Limites** : Parfois irréaliste ou difficile à maintenir (ex : interventions chirurgicales).
3. **Ajustement statistique** :
   - **Forces** : Gère les variables confondantes dans des études observationnelles.

- **Limites** : Dépend de la qualité des données et des hypothèses statistiques utilisées.

Exemple d'Application combinée :

Dans un essai clinique sur un médicament :

- **Randomisation** : Répartir les participants de manière aléatoire entre le groupe traitement et le groupe placebo.
- **Mise en aveugle** : Garder les patients et les médecins aveugles quant à l'attribution des traitements.
- **Ajustement statistique** : Ajuster pour des variables comme l'âge, les comorbidités, ou d'autres facteurs influençant l'efficacité du traitement.

4. Comment Évaluer la Validité des Résultats ?

4.1 Diagrammes de Causalité (DAGs)

- **Outils :** Des graphiques permettent de visualiser les relations entre variables et d'identifier les biais potentiels.
- **Exemple :** Un DAG aide à ajuster les analyses dans une étude sur le café en tenant compte du tabagisme.

4.2 Analyses de Sensibilité

- **Objectif :** Tester si les conclusions restent les mêmes en modifiant certaines hypothèses.
- **Exemple :** Une analyse explore si les résultats changent en supposant un taux de données manquantes plus élevé.

5. Études de Cas

Cas 1 : Biais de Sélection

- **Problème :** Une étude sur la vaccination exclut les populations rurales.
- **Correction :** Recrutement élargi aux zones rurales et stratification des données.

Cas 2 : Biais d'Information

- **Problème :** Les participants rapportent de manière inexacte leur consommation alimentaire.

- **Correction :** Compléter avec des mesures objectives, comme des journaux alimentaires électroniques.

Cas 3 : Biais de Confusion

- **Problème :** L'activité physique est corrélée à une alimentation plus saine, rendant difficile l'évaluation de ses effets isolés.
- **Correction :** Ajuster les analyses en intégrant les habitudes alimentaires comme variable.

Exercices pratiques

Analyse critique d'une étude pour identifier les biais.

Contexte

Une étude cherche à évaluer l'impact de l'activité physique sur la réduction du stress chez des étudiants universitaires. L'échantillon comprend 100 étudiants qui participent volontairement à des séances hebdomadaires d'exercice supervisé pendant 12 semaines. À la fin de l'étude, les niveaux de stress sont mesurés par un questionnaire auto-administré, et une diminution moyenne de 20 % des scores de stress est observée.

1. Identifier les biais potentiels tels que le biais de sélection, d'information, de performance ou de confusion.
2. Proposer des améliorations méthodologiques pour minimiser ces biais.

Construction d'un Diagramme Causal.

Contexte :

Une étude souhaite examiner les causes principales de l'obésité dans une population urbaine. Les chercheurs identifient plusieurs facteurs possibles : l'alimentation déséquilibrée, le manque d'activité physique, le stress, les antécédents familiaux et le marketing alimentaire agressif.

3. Construire un modèle causal qui met en évidence les relations entre les variables clés.
4. Utiliser ce modèle pour cibler les facteurs modifiables dans des interventions ou des politiques de santé publique.

Conclusion

Corriger et prévenir les biais est essentiel pour garantir la qualité et la validité des études cliniques. En utilisant des stratégies telles que la randomisation, la mise en aveugle, et l'ajustement statistique, les chercheurs peuvent produire des résultats fiables et utiles en pratique clinique.

Dans ce chapitre, nous avons vu comment identifier et corriger les biais pour garantir des résultats fiables. Cependant, un autre défi majeur en recherche clinique concerne les données manquantes, qui peuvent également biaiser les conclusions. Le Chapitre 36 se concentrera sur la gestion des données manquantes, en explorant des méthodes comme l'imputation multiple et leurs impacts sur les analyses.

Bibliographie

Ouvrages de Référence

- Greenland, S., & Robins, J. M. (1986). Identifiability, Exchangeability, and Epidemiological Confounding. *International Journal of Epidemiology, 15*(3), 413–419. https://doi.org/10.1093/ije/15.3.413
- Rothman, K. J., Greenland, S., & Lash, T. L. (2021). *Modern Epidemiology* (4th ed.). Wolters Kluwer.
- Hernán, M. A., & Robins, J. M. (2020). *Causal Inference: What If.* Chapman & Hall/CRC.

Articles Scientifiques

- Ioannidis, J. P. A. (2005). Why Most Published Research Findings Are False. *PLoS Medicine, 2*(8), e124. https://doi.org/10.1371/journal.pmed.0020124
- Delgado-Rodríguez, M., & Llorca, J. (2004). Bias. *Journal of Epidemiology & Community Health, 58*(8), 635–641. https://doi.org/10.1136/jech.2003.008466
- Sackett, D. L. (1979). Bias in Analytic Research. *Journal of Chronic Diseases, 32*(1–2), 51–63. https://doi.org/10.1016/0021-9681(79)90012-2

Guides et Outils Pratiques

- Sterne, J. A. C., & Davey Smith, G. (2001). Sifting the Evidence—What's Wrong with Significance Tests? *BMJ, 322*(7280), 226–231. https://doi.org/10.1136/bmj.322.7280.226
- Shrier, I., & Platt, R. W. (2008). Reducing Bias through Directed Acyclic Graphs. *BMC Medical Research Methodology, 8*, 70. https://doi.org/10.1186/1471-2288-8-70
- VanderWeele, T. J., & Shpitser, I. (2011). A New Criterion for Confounder Selection. *Biometrics, 67*(4), 1406–1413. https://doi.org/10.1111/j.1541-0420.2011.01619.x

Applications Cliniques et Études de Cas

- Grimes, D. A., & Schulz, K. F. (2002). Bias and Causal Associations in Observational Research. *The Lancet, 359*(9302), 248–252. https://doi.org/10.1016/S0140-6736(02)07451-2
- Niven, D. J., Berthiaume, L. R., Fick, G. H., & Laupland, K. B. (2012). Matched Case-Control Studies: A Review of Methodological Challenges and Reporting Quality. *International Journal of Epidemiology, 41*(4), 1074–1081. https://doi.org/10.1093/ije/dys049

Ressources Numériques et Didactiques

- **DAGitty** : Tool for Drawing and Analyzing Causal Diagrams. Disponible sur : https://www.dagitty.net
- Schünemann, H. J., Oxman, A. D., Vist, G. E., & Glasziou, P. (2011). *GRADE Handbook for Grading Quality of Evidence and Strength of Recommendations*. Disponible sur : https://gdt.gradepro.org
- CDC (Centers for Disease Control and Prevention). (2013). *Epidemiology and Prevention of Vaccine-Preventable Diseases* (The Pink Book). Disponible sur : https://www.cdc.gov

Articles Clés sur la Randomisation et la Mise en Aveugle

- Schulz, K. F., Altman, D. G., & Moher, D. (2010). CONSORT 2010 Statement: Updated Guidelines for Reporting Parallel Group Randomized Trials. *Annals of Internal Medicine, 152*(11), 726–732. https://doi.org/10.7326/0003-4819-152-11-201006010-00232

- Savović, J., Weeks, L., Sterne, J. A. C., & Turner, L. (2014). Evaluation of the Risk of Bias in Randomized Trials. *BMJ, 349*, g5334. https://doi.org/10.1136/bmj.g5334

Livres Pratiques pour la Recherche

- Field, A. (2017). *Discovering Statistics Using IBM SPSS Statistics* (5th ed.). Sage Publications.
- Kleinbaum, D. G., Kupper, L. L., & Morgenstern, H. (1982). *Epidemiologic Research: Principles and Quantitative Methods*. Wiley.
- Rothman, K. J. (2012). *Epidemiology: An Introduction* (2nd ed.). Oxford University Press.

Outils pour Analyser les Biais et Garantir la Validité

- R Core Team. (2023). *R: A Language and Environment for Statistical Computing*. R Foundation for Statistical Computing. Disponible sur : https://www.r-project.org
- IBM SPSS Statistics. (2023). *Advanced Techniques for Clinical Research*. IBM Corp.
- SAS Institute Inc. (2023). *SAS/STAT® 15.3 User's Guide*. Disponible sur : https://www.sas.com

Exercices Interactifs

Exercice 1 : Identification des Biais dans une Étude

Contexte :

Une étude cherche à évaluer l'efficacité d'un programme de gestion du stress en milieu professionnel.

- **Échantillon :** 200 employés volontaires recrutés dans une entreprise.
- **Méthodologie :**
  - Les participants assistent à 8 séances hebdomadaires.
  - Le stress est mesuré avant et après le programme à l'aide d'un questionnaire auto-administré.
- **Résultats :** Une diminution moyenne de 25 % des scores de stress est observée.

Tâches :

1. **Identifier les types de biais potentiels :** Sélection, information, ou confusion.
2. **Proposer des solutions pour corriger ou minimiser ces biais.**

Questions à Résoudre :

- Quels problèmes liés au recrutement peuvent limiter la validité des résultats ?
- Comment le biais d'information pourrait-il influencer les données collectées ?
- Quelles variables confondantes pourraient affecter les résultats (ex. soutien social, charge de travail) ?

Exercice 2 : Analyse Critique d'une Étude avec Biais de Confusion

Contexte :

Une étude évalue la relation entre la consommation de café et les maladies cardiovasculaires.

- **Variables étudiées :** Consommation de café (exposition) et incidence de maladies cardiovasculaires (résultat).
- **Contexte :** Le tabagisme est fréquent parmi les gros consommateurs de café.

Tâches :

1. Construire un diagramme causal pour visualiser les relations entre :
    - Consommation de café
    - Tabagisme
    - Maladies cardiovasculaires
2. Identifier et expliquer le rôle du biais de confusion.
3. Proposer une méthode pour ajuster ce biais à l'aide d'analyses statistiques.

Questions à Résoudre :

- Pourquoi le tabagisme est-il une variable confondante dans cette étude ?
- Quelle méthode statistique (ex. : régression multivariée) permettrait d'isoler l'effet du café sur les maladies cardiovasculaires ?

Exercice 3 : Évaluation de la Validité Interne et Externe

Contexte :

Une étude clinique examine l'efficacité d'un nouveau médicament pour réduire la glycémie chez les patients diabétiques.

- **Méthodologie :**
  - Groupe traité : 100 patients reçoivent le médicament.
  - Groupe témoin : 50 patients reçoivent un placebo.
  - Suivi : 6 mois.
- **Résultats :** Une diminution significative de la glycémie est observée dans le groupe traité.

Tâches :

1. Évaluer la validité interne :
   - La randomisation a-t-elle été correctement réalisée ?
   - La mise en aveugle a-t-elle été appliquée ?
   - Les données ont-elles été mesurées de manière fiable ?
2. Évaluer la validité externe :
   - L'échantillon est-il représentatif de l'ensemble des patients diabétiques ?
   - Les résultats peuvent-ils être généralisés à d'autres contextes (ex. : populations rurales, groupes d'âge différents) ?

Questions à Résoudre :

- Quels éléments garantissent la validité interne ? Quels facteurs pourraient la compromettre ?
- Quels obstacles pourraient limiter la validité externe de cette étude ?

Exercice 4 : Analyse de Sensibilité

Contexte :

Dans une étude sur la vaccination antigrippale, les chercheurs observent que 60 % des participants vaccinés ne contractent pas la grippe, contre 40 % des non-vaccinés. Cependant, 20 % des données concernant l'état de vaccination sont manquantes.

Tâches :

1. Réaliser une analyse de sensibilité pour explorer l'impact des données manquantes :
    - Scénario optimiste : Supposer que tous les individus manquants dans le groupe vacciné ont été protégés.
    - Scénario pessimiste : Supposer que tous les individus manquants dans le groupe vacciné n'ont pas été protégés.
2. Comparer les résultats obtenus dans chaque scénario avec les résultats initiaux.

Questions à Résoudre :

- Dans quelle mesure les conclusions initiales sont-elles robustes face aux hypothèses sur les données manquantes ?
- Quels sont les impacts des scénarios optimiste et pessimiste sur les résultats finaux ?

Exercice 5 : Étude Pratique sur la Mise en Aveugle

Contexte :
Une étude évalue l'efficacité d'un nouveau traitement contre les migraines.

- **Méthodologie :**
    - Les participants sont répartis en deux groupes (traitement actif vs placebo).
    - Les patients rapportent eux-mêmes la fréquence de leurs migraines.

Tâches :

1. Identifier les risques liés à l'absence de mise en aveugle (simple ou double).
2. Proposer une méthodologie améliorée pour garantir une meilleure validité interne.

Questions à Résoudre :

- Quels biais pourraient survenir si les participants ou les chercheurs connaissent l'attribution des traitements ?

- Comment la mise en aveugle peut-elle être mise en œuvre dans cette étude pour limiter ces biais ?

Exercice 6 : Détection et Correction des Biais dans une Étude Observationnelle

Contexte :

Une étude observationnelle explore le lien entre l'activité physique et la dépression. Les chercheurs remarquent que les participants physiquement actifs déclarent moins de symptômes dépressifs.

- **Problème identifié :** Les participants physiquement actifs ont également un meilleur accès à des soins psychologiques.

Tâches :

1. Identifier le type de biais présent dans cette étude.
2. Proposer une stratégie d'ajustement statistique ou méthodologique pour corriger ce biais.

Questions à Résoudre :

- En quoi l'accès aux soins psychologiques constitue-t-il un facteur confondant ?
- Quels outils (ex. : stratification, régression) peuvent être utilisés pour isoler l'effet de l'activité physique ?

QCM (Questions à Choix Multiple)

Section 1 : Concepts Généraux

1. Qu'est-ce que la validité interne dans une étude ?

   a) La capacité à généraliser les résultats à d'autres populations.

   b) L'absence de biais ou de confusions influençant la relation étudiée. ☑

   c) L'exactitude des outils de mesure utilisés.

   d) La représentativité de l'échantillon étudié.

2. Quel est le but principal de la validité externe ?

   a) Garantir que les résultats sont applicables à d'autres populations et contextes. ☑

   b) Réduire les biais d'information.

   c) Identifier les confusions dans l'étude.

   d) Comparer les groupes au sein de l'échantillon.

3. Pourquoi évaluer les biais dans une étude clinique ?

   a) Pour éviter les données manquantes.

   b) Pour garantir des conclusions fiables et éviter des recommandations erronées. ☑

   c) Pour augmenter le nombre de participants.

   d) Pour éliminer toutes les erreurs statistiques.

Section 2 : Types de Biais

4. Le biais de sélection survient lorsque :

   a) Les données collectées sont inexactes ou partielles.

   b) L'échantillon n'est pas représentatif de la population cible. ☑

   c) Les chercheurs connaissent l'attribution des groupes de traitement.

   d) Une variable externe influence à la fois la cause et le résultat.

5. Quel est un exemple de biais d'information ?

   a) L'étude exclut les participants des zones rurales.

   b) Les participants sous-déclarent leur consommation d'alcool. ☑

   c) Une variable externe (comme l'âge) est confondante.

   d) Les chercheurs randomisent mal les participants.

6. Qu'est-ce qu'un biais de confusion ?

   a) Une erreur de collecte de données.

   b) Une situation où une variable externe influence à la fois l'exposition et le résultat. ☑

   c) Une surreprésentation des participants motivés dans une étude.

   d) Une absence de mise en aveugle des chercheurs.

Section 3 : Stratégies pour Minimiser les Biais

7. Quelle est l'utilité principale de la randomisation ?

   a) Éliminer les biais de mesure.

   b) Répartir les participants de manière équitable entre les groupes. ☑

   c) Contrôler les variables confondantes à l'aide de modèles statistiques.

   d) Améliorer la validité externe.

8. Dans une étude randomisée, que signifie la « double mise en aveugle »?

   a) Les chercheurs connaissent l'attribution des traitements, mais pas les participants.

   b) Ni les participants ni les chercheurs ne savent qui reçoit quel traitement. ☑

   c) Les participants ne connaissent pas les objectifs de l'étude.

   d) Les données sont masquées aux analystes pour éviter les biais.

9. Quelle méthode statistique est utilisée pour ajuster les biais de confusion?

   a) Régression multivariée. ☑

   b) Randomisation.

   c) Mise en aveugle.

d) Analyse descriptive.

Section 4 : Applications Pratiques

10. Lors d'une étude sur les bienfaits du café, pourquoi est-il important d'ajuster les analyses pour le tabagisme ?

a) Parce que le tabagisme influence uniquement le résultat étudié.

b) Parce que le tabagisme est une variable confondante liée à la consommation de café et aux maladies cardiovasculaires. ☑

c) Parce que le tabagisme est toujours un biais d'information.

d) Parce que le tabagisme ne peut pas être mesuré correctement.

11. Quelle est une méthode efficace pour éviter les biais d'information ?

a) Utiliser des outils standardisés et objectifs de collecte de données. ☑

b) Réaliser des analyses de sensibilité.

c) Recruter des participants motivés.

d) Appliquer des techniques de stratification.

FAQ (Questions Fréquemment Posées)

Section 1 : Concepts de Validité

1. **Qu'est-ce que la validité interne ?**

   La validité interne garantit que les relations observées dans une étude sont réelles, sans interférences dues à des biais ou des variables confondantes.

2. **Quelle est la différence entre validité interne et externe ?**
   - La **validité interne** évalue si les résultats sont fiables au sein de l'étude.
   - La **validité externe** analyse si ces résultats peuvent être appliqués à d'autres populations ou contextes.

Section 2 : Les Biais

3. **Quels sont les types principaux de biais ?**
   - **Biais de sélection** : L'échantillon n'est pas représentatif de la population cible.
   - **Biais d'information** : Les données collectées sont inexactes ou biaisées.
   - **Biais de confusion** : Une variable externe influence à la fois la cause et le résultat étudié.
4. **Comment identifier un biais de confusion ?**

   Un biais de confusion apparaît lorsqu'une variable externe (comme le tabagisme) est associée à la fois à l'exposition (ex. : consommation de café) et au résultat (ex. : maladies cardiovasculaires).

Section 3 : Stratégies pour Minimiser les Biais

5. **Comment éviter les biais de sélection ?**
   - Randomiser les participants pour garantir une répartition équitable entre les groupes.
   - Recruter des participants variés pour refléter la population cible.
6. **Pourquoi utiliser la mise en aveugle dans une étude ?**

   La mise en aveugle empêche les attentes des participants et des chercheurs d'influencer les résultats.

7. **Quels outils statistiques permettent de réduire les biais de confusion?**
   - Régression multivariée.
   - Stratification des analyses.
   - Apparier les participants en fonction de caractéristiques similaires.

Section 4 : Applications Pratiques

8. **Comment évaluer la validité d'une étude ?**
   - Utiliser des diagrammes de causalité (DAGs) pour identifier les relations entre variables.
   - Réaliser des analyses de sensibilité pour tester si les résultats restent cohérents sous différentes hypothèses.

9. **Quels sont les risques d'un biais d'information ?**
    - Les données inexactes ou biaisées peuvent fausser les analyses.
    - Les conclusions risquent de ne pas refléter la réalité.
10. **Qu'est-ce qu'une analyse de sensibilité ?**

    C'est une méthode qui teste si les conclusions d'une étude restent valides lorsqu'on modifie certaines hypothèses, comme un taux élevé de données manquantes.

Chapitre 36 : Gestion des Résultats Manquants

Introduction : Pourquoi Gérer les Résultats Manquants ?

Contexte

Les résultats manquants en recherche clinique représentent un défi majeur pouvant fausser les analyses et les conclusions. Ces lacunes peuvent découler de plusieurs facteurs, tels que des oublis des participants, des erreurs techniques ou des abandons d'étude.

Exemple : Si les patients ayant des complications graves abandonnent une étude, les effets secondaires d'un traitement pourraient être sous-estimés.

Pourquoi Est-ce Important ?

1. **Préservation de la qualité des analyses** en minimisant les biais.
2. **Conservation de la puissance statistique** pour détecter les véritables effets.
3. **Représentativité des résultats**, en évitant l'exclusion de sous-groupes spécifiques.

Une mauvaise gestion des données manquantes peut engendrer des conclusions erronées, réduisant ainsi la crédibilité et l'utilité des recherches.

Objectifs du Chapitre

1. Identifier et comprendre les types de données manquantes.
2. Analyser l'impact de ces données sur la validité des études.
3. Explorer des méthodes efficaces pour traiter les résultats manquants.
4. Illustrer ces méthodes avec des cas concrets et exercices pratiques.

1. Comprendre les Types de Données Manquantes

Les données manquantes peuvent être classées en trois grandes catégories :

1.1 Missing Completely at Random (MCAR)

- **Définition :** Les absences de données sont totalement aléatoires, indépendantes de toute variable.

- **Exemple :** Un participant oublie accidentellement de remplir une question.
- **Impact :** Réduction de la taille de l'échantillon sans introduire de biais.
- **Approche :** Suppression des cas ou remplacement par des valeurs moyennes.

1.2 Missing at Random (MAR)

- **Définition :** Les données manquent en fonction de variables observées.
- **Exemple :** Les participants ayant un IMC élevé évitent de répondre aux questions sur leur alimentation.
- **Impact :** Corrigeable grâce à des modèles statistiques adaptés.
- **Approche :** Imputation multiple ou modèles mixtes.

1.3 Missing Not at Random (MNAR)

- **Définition :** Les données sont absentes en raison de leurs propres valeurs.
- **Exemple :** Les participants les plus déprimés ne remplissent pas un questionnaire sur leur état psychologique.
- **Impact :** Problème complexe nécessitant des hypothèses spécifiques.
- **Approche :** Modèles avancés ou spécifiques, comme les effets aléatoires.

2. Conséquences des Données Manquantes

2.1 Biais dans les Résultats

- **Problème :** Déformation des relations étudiées.
- **Exemple :** Les patients en mauvaise santé manquent les suivis, rendant le traitement plus favorable qu'il ne l'est.
- **Solution :** Techniques comme l'imputation multiple.

2.2 Réduction de la Taille de l'Échantillon

- **Problème :** Moins de données réduisent la puissance statistique.
- **Exemple :** Une étude perd 20 % de ses participants.
- **Solution :** Anticiper les pertes par un échantillon initial plus grand.

2.3 Limitation de la Représentativité

- **Problème :** Certains groupes sont sous-représentés.

- **Solution :** Techniques d'analyse adaptées.

3. Méthodes de Gestion des Résultats Manquants

3.1 Suppression des Cas (Listwise Deletion)

- **Avantages :** Méthode simple et directe.
- **Inconvénients :** Réduit la taille de l'échantillon et peut introduire un biais si les données ne sont pas MCAR.
- **Quand l'utiliser ?** Si les données sont entièrement MCAR et peu nombreuses.

3.2 Imputation Simple (Moyenne, Médiane, Mode)

- **Avantages :** Rapide et facile à appliquer.
- **Inconvénients :** Sous-estime la variabilité réelle des données et peut biaiser les résultats.
- **Quand l'utiliser ?** Pour des données MCAR et sur des variables spécifiques.

3.3 Imputation Multiple

- **Principe :** Créer plusieurs versions des données imputées, analyser chaque version séparément, et combiner les résultats.
- **Avantages :** Prend en compte l'incertitude liée aux données manquantes et préserve la structure des données.
- **Inconvénients :** Nécessite des compétences avancées et des outils logiciels.
- **Quand l'utiliser ?** Pour des données MAR.

3.4 Modèles Mixtes

- **Principe :** Ces modèles gèrent les données manquantes dans des études longitudinales en prenant en compte les effets fixes et aléatoires.
- **Avantages :** Parfaitement adaptés aux études sur le long terme.
- **Inconvénients :** Nécessite une expertise avancée en statistiques.

4. Études de Cas : Méthodes en Pratique

Étude 1: Essai Clinique sur l'Hypertension

- **Problème :** 20 % des patients abandonnent.

- **Solution :** Imputation multiple.
- **Résultat :** Maintien de la puissance statistique.
- **Leçon à Retenir :** Importance d'une approche préventive.

Étude 2: Étude Longitudinale sur l'Obésité

- **Problème :** 30 % de données manquantes sur les journaux alimentaires.
- **Solution :** Modèles mixtes.
- **Résultat :** Relation robuste entre alimentation et prise de poids.
- **Leçon à Retenir :** L'importance d'utiliser des modèles avancés pour les études longitudinales.

5. Exercices Pratiques

1. **Classification des Données Manquantes :** Identifier MCAR, MAR et MNAR.
2. **Imputation Multiple :** Appliquer une méthode sur un jeu de données simulé.
3. **Création de Scénarios :** Élaborer un protocole tenant compte des données manquantes.

Conclusion

La gestion des données manquantes est un pilier de la recherche clinique rigoureuse. Elle garantit la fiabilité des analyses, préserve la validité des résultats et maximise leur utilité en pratique. En comprenant les types de données manquantes et en utilisant des méthodes adaptées (comme l'imputation multiple ou les modèles mixtes), les chercheurs peuvent minimiser l'impact des lacunes sur leurs études.

Bibliographie

Ouvrages de Référence

- Enders, C. K. (2010). *Applied Missing Data Analysis*. Guilford Press.
- Little, R. J. A., & Rubin, D. B. (2019). *Statistical Analysis with Missing Data* (3rd ed.). Wiley.
- van Buuren, S. (2018). *Flexible Imputation of Missing Data* (2nd ed.). Chapman & Hall/CRC Interdisciplinary Statistics.

Articles Scientifiques

- Schafer, J. L., & Graham, J. W. (2002). Missing Data: Our View of the State of the Art. *Psychological Methods, 7*(2), 147–177. https://doi.org/10.1037/1082-989X.7.2.147
- Jakobsen, J. C., Gluud, C., Wetterslev, J., & Winkel, P. (2017). When and How Should Multiple Imputation Be Used for Handling Missing Data in Randomised Clinical Trials—A Practical Guide with Flowcharts. *BMC Medical Research Methodology, 17*, 162. https://doi.org/10.1186/s12874-017-0442-1
- Sterne, J. A. C., White, I. R., Carlin, J. B., et al. (2009). Multiple Imputation for Missing Data in Epidemiological and Clinical Research: Potential and Pitfalls. *BMJ, 338*, b2393. https://doi.org/10.1136/bmj.b2393

Guides Pratiques et Normes

- Rubin, D. B. (1987). *Multiple Imputation for Nonresponse in Surveys*. Wiley.
- National Research Council. (2010). *The Prevention and Treatment of Missing Data in Clinical Trials*. The National Academies Press. https://doi.org/10.17226/12955
- European Medicines Agency (EMA). (2010). *Guideline on Missing Data in Confirmatory Clinical Trials*. Disponible sur : https://www.ema.europa.eu

Applications Cliniques et Études de Cas

- Wood, A. M., White, I. R., & Royston, P. (2008). How Should Variable Selection Be Performed with Multiply Imputed Data? *Statistics in Medicine, 27*(17), 3227–3246. https://doi.org/10.1002/sim.3177
- Mazumdar, S., Glass, T. A., & McAtee, M. J. (2000). Application of Mixed Models to Handle Missing Longitudinal Data. *Epidemiologic Reviews, 22*(1), 167–176. https://doi.org/10.1093/oxfordjournals.epirev.a018031

Logiciels et Ressources Numériques

- IBM SPSS Statistics. (2023). *Handling Missing Data with Multiple Imputation*. IBM Corp.

- R Core Team. (2023). *R: A Language and Environment for Statistical Computing*. R Foundation for Statistical Computing. Disponible sur : https://www.r-project.org
- van Buuren, S. (2023). *mice: Multivariate Imputation by Chained Equations in R*. R Package Version 3.15. Disponible sur : https://cran.r-project.org/web/packages/mice/index.html

Articles et Chapitres Spécifiques à l'Imputation Multiple

- White, I. R., Royston, P., & Wood, A. M. (2011). Multiple Imputation Using Chained Equations: Issues and Guidance for Practice. *Statistics in Medicine, 30*(4), 377–399. https://doi.org/10.1002/sim.4067
- Rubin, D. B. (1996). Multiple Imputation after 18+ Years. *Journal of the American Statistical Association, 91*(434), 473–489. https://doi.org/10.1080/01621459.1996.10476908

Ressources Didactiques et Formations en Ligne

- Harvard Catalyst. (2021). *Missing Data Methods*. Formation en ligne sur les approches pour traiter les données manquantes. Disponible sur : https://catalyst.harvard.edu
- UCLA Statistical Consulting Group. (2023). *Handling Missing Data in R, SPSS, and SAS*. Disponible sur : https://stats.idre.ucla.edu

Exercices Interactifs

Exercice 1 : Classification des Données Manquantes

Contexte :

Une étude sur l'IMC des adolescents recueille les données suivantes :

- Certains participants omettent accidentellement de remplir une question sur leurs habitudes alimentaires.
- Les adolescents ayant un IMC élevé hésitent à participer à une enquête sur l'image corporelle.
- Les données sur l'activité physique manquent principalement chez les adolescents ayant déclaré un mode de vie sédentaire.

Tâches :

1. Classifier chaque type de données manquantes (MCAR, MAR, MNAR).

2. Justifier vos choix.

Exercice 2 : Imputation Multiple

Contexte :

Un jeu de données contient des valeurs manquantes pour 20 % des participants sur la variable "cholestérol".

Tâches :

1. Effectuer une imputation multiple en utilisant le package mice de R ou un logiciel comme SPSS.
2. Comparer les résultats obtenus après l'imputation avec ceux obtenus par suppression des cas.

Exercice 3 : Analyse de Sensibilité

Contexte :

Dans une étude sur la vaccination antigrippale, les données manquent pour 15 % des participants. Vous supposez que les participants non vaccinés sont plus susceptibles d'avoir manqué les suivis.

Tâches :

1. Réaliser une analyse de sensibilité en créant deux scénarios :
    - **Optimiste :** Tous les participants manquants étaient vaccinés.
    - **Pessimiste :** Aucun participant manquant n'était vacciné.
2. Évaluer l'impact des hypothèses sur les conclusions finales.

QCM (Questions à Choix Multiple)

Section 1 : Concepts de Base sur les Données Manquantes

1. Quelle catégorie correspond à des données manquantes totalement aléatoires (MCAR) ?

    a) Les données manquent indépendamment de toute variable observée ou non observée. ☑

    b) Les données manquent en raison de leurs propres valeurs.

c) Les données manquent en fonction de variables observées.

d) Les données manquent pour des raisons techniques.

2. Quelle est la principale différence entre MAR et MNAR ?

   a) MAR dépend de variables non observées, tandis que MNAR dépend de variables observées.

   b) MAR dépend de variables observées, tandis que MNAR dépend de leurs propres valeurs. ☑

   c) MAR est toujours plus complexe à traiter que MNAR.

   d) MAR ne nécessite aucune méthode de gestion des données manquantes.

3. Si un participant ne remplit pas un questionnaire en raison d'une gêne liée à son état de santé, cela relève de :

   a) MCAR.

   b) MAR.

   c) MNAR. ☑

   d) Aucun des trois.

Section 2 : Conséquences des Données Manquantes

4. Quelle conséquence majeure peut découler d'un grand volume de données manquantes dans une étude ?

   a) Augmentation de la puissance statistique.

   b) Réduction de la représentativité de l'échantillon. ☑

   c) Diminution des biais.

   d) Meilleure précision des résultats.

5. Lorsque les données manquantes ne sont pas gérées correctement, cela peut entraîner :

   a) Une réduction des biais systématiques.

   b) Des analyses plus rapides.

   c) Une déformation des relations étudiées. ☑

   d) Une diminution du taux de participants.

Section 3 : Méthodes de Gestion des Données Manquantes

6. Quelle méthode est adaptée aux données manquantes totalement aléatoires (MCAR) ?

   a) Imputation multiple.

   b) Modèles mixtes.

   c) Suppression des cas. ☑

   d) Modèles de régression avancés.

7. Quelle est une limitation de l'imputation simple par la moyenne ?

   a) Elle est trop complexe à mettre en œuvre.

   b) Elle sous-estime la variabilité réelle des données et peut biaiser les résultats. ☑

   c) Elle ne peut être utilisée que pour les données MAR.

   d) Elle nécessite une expertise avancée en statistiques.

8. Pourquoi l'imputation multiple est-elle souvent préférée aux méthodes simples ?

   a) Elle est rapide et facile à appliquer.

   b) Elle préserve la structure des données et tient compte de l'incertitude. ☑

c) Elle n'a aucune limite en termes de biais.

d) Elle fonctionne uniquement pour les données MNAR.

Section 4 : Applications Pratiques

9. Quelle méthode est la plus adaptée pour gérer des données manquantes dans une étude longitudinale ?

   a) Suppression des cas.

   b) Imputation multiple.

   c) Modèles mixtes. ☑

   d) Remplacement par la médiane.

10. Dans quel cas la suppression des cas (listwise deletion) est-elle acceptable ?

    a) Lorsque les données manquent selon un schéma MNAR.

    b) Lorsque les données manquent complètement à random (MCAR) et sont peu nombreuses. ☑

    c) Lorsque les données manquent pour des variables critiques.

    d) Lorsque l'étude comporte une grande taille d'échantillon.

FAQ (Questions Fréquemment Posées)

Section 1 : Concepts de Données Manquantes

1. **Quels sont les trois types de données manquantes ?**
   - **MCAR (Missing Completely at Random) :** Les données manquent de manière totalement aléatoire, sans lien avec les variables observées ou non observées.
   - **MAR (Missing at Random) :** Les données manquent en fonction de variables observées.
   - **MNAR (Missing Not at Random) :** Les données manquent en raison de leurs propres valeurs ou caractéristiques intrinsèques.

2. **Pourquoi est-il important d'identifier le type de données manquantes ?**
Le type de données détermine les méthodes les plus adaptées pour les gérer et éviter les biais dans les analyses.

Section 2 : Conséquences des Données Manquantes

3. **Quels sont les principaux impacts des données manquantes sur les analyses ?**
   - **Biais dans les résultats :** Déformation des relations étudiées si les données manquantes ne sont pas correctement gérées.
   - **Réduction de la puissance statistique :** Perte de participants utilisables.
   - **Limitation de la représentativité :** Les sous-groupes sous-représentés peuvent être exclus, rendant les résultats moins généralisables.
4. **Que se passe-t-il si les données manquantes sont ignorées ?**

   Ignorer les données manquantes peut conduire à des conclusions erronées, notamment en biaisant les résultats ou en réduisant la validité externe.

Section 3 : Méthodes de Gestion des Données Manquantes

5. **Quand peut-on utiliser la suppression des cas (listwise deletion) ?**
Cette méthode est adaptée uniquement si les données manquent complètement à random (MCAR) et que le volume de données manquantes est faible.
6. **Pourquoi privilégier l'imputation multiple ?**
   - Elle préserve la variabilité et la structure des données.
   - Elle prend en compte l'incertitude liée aux données manquantes.
   - Elle est particulièrement utile pour les données MAR.
7. **Quels outils logiciels permettent de réaliser une imputation multiple?**
   - **R :** Package mice.
   - **SPSS :** Fonctionnalité intégrée pour l'imputation multiple.
   - **SAS :** Procédure MI.

8. **Quelles méthodes sont adaptées aux études longitudinales avec des données manquantes ?**

   Les modèles mixtes sont particulièrement adaptés, car ils peuvent gérer les absences de données en tenant compte des effets fixes et aléatoires.

9. **Comment anticiper les données manquantes dans une étude clinique?**
   - Concevoir un protocole pour minimiser les abandons.
   - Prévoir une taille d'échantillon initiale plus grande pour compenser les pertes potentielles.
   - Utiliser des outils de suivi pour encourager la participation complète.

10. **Comment vérifier l'impact des données manquantes sur les conclusions ?**

    Réaliser une analyse de sensibilité pour tester si les résultats restent cohérents sous différentes hypothèses sur les données manquantes.

Partie 5 : Mettre Tout en Œuvre

Chapitre 37 : Synthétiser la Littérature

Introduction : L'Importance de Synthétiser la Littérature

Contexte

La synthèse de la littérature joue un rôle central en recherche clinique. Elle permet de regrouper les connaissances disponibles, de comparer les résultats d'études, et d'identifier des lacunes à combler pour orienter les décisions cliniques.
Exemple : Une revue systématique peut déterminer si le traitement A est plus efficace que le traitement B pour une pathologie donnée.

Pourquoi C'est Important ?

1. **Éclairer les décisions cliniques** en offrant des bases solides pour les recommandations.
2. **Identifier les besoins en recherche** en mettant en lumière les zones d'incertitude.
3. **Favoriser une pratique fondée sur les preuves**, en regroupant les résultats de multiples études.

Une méthodologie rigoureuse est essentielle pour minimiser les biais et garantir des conclusions fiables.

Objectifs du Chapitre

1. Expliquer les différents types de synthèses de la littérature : revue narrative, revue systématique, méta-analyse.
2. Décrire les étapes clés d'une revue systématique, de la formulation de la question à la synthèse des résultats.
3. Présenter les outils méthodologiques, tels que PRISMA, pour structurer les synthèses.
4. Illustrer ces approches avec des exemples pratiques tirés de la recherche clinique.
5. Proposer des exercices pour maîtriser la conception et l'organisation d'une synthèse.

1. Les Types de Synthèses de la Littérature

1.1 Revue Narrative

- **Définition :** Fournit un aperçu général d'un sujet en s'appuyant sur l'expérience des auteurs.
- **Caractéristiques :** Flexible, souvent utilisée pour explorer des thématiques larges.
- **Exemple :** Une revue sur les avancées dans le traitement du diabète de type 2.
- **Limites :**
    - Fort risque de biais subjectif dans le choix des études.
    - Moins adaptée pour des conclusions spécifiques.

1.2 Revue Systématique

- **Définition :** Procédé rigoureux et standardisé visant à regrouper toutes les preuves disponibles sur une question précise.
- **Caractéristiques :**
    - Recherche exhaustive dans les bases de données.
    - Critères d'inclusion et d'exclusion clairs.
    - Évaluation méthodique de la qualité des études.
- **Exemple :** Une revue systématique évaluant l'efficacité de l'exercice sur la dépression.
- **Limites :**
    - Processus long et exigeant.
    - Requiert des compétences spécialisées et des outils dédiés.

1.3 Méta-Analyse

- **Définition :** Méthode statistique combinant les résultats d'études similaires pour obtenir une estimation globale.
- **Caractéristiques :**
    - Souvent intégrée dans une revue systématique.
    - Permet de produire des indicateurs quantitatifs comme les odds ratios ou les risques relatifs.
- **Exemple :** Une méta-analyse évaluant l'effet des statines sur la prévention des maladies cardiovasculaires.
- **Limites :**
    - Sensible à l'hétérogénéité des études.

- Dépend de la qualité des données incluses.

1.4 Revue de Portée (Scoping Review)

- **Définition :** Approche exploratoire visant à cartographier les travaux disponibles sur un sujet, sans chercher à synthétiser ou évaluer la qualité des preuves.
- **Caractéristiques :**
  - Identifie les lacunes dans la recherche et les domaines nécessitant une exploration plus approfondie.
  - Convient pour des thématiques émergentes ou peu étudiées.
  - Permet une synthèse descriptive plutôt que quantitative.
- **Exemple :** Une revue de portée explorant les interventions numériques pour améliorer la gestion de l'obésité.
- **Limites :**
  - Ne fournit pas de conclusions définitives ou de recommandations fortes.
  - Moins rigoureuse qu'une revue systématique en termes d'évaluation de la qualité des études.

Résumé des Quatre Types de Synthèses :

1. **Revue Narrative :** Aperçu général, mais subjective.
2. **Revue Systématique :** Rigoureuse et précise, adaptée pour des conclusions solides.
3. **Méta-Analyse :** Combinaison quantitative des résultats d'études similaires.
4. **Revue de Portée :** Exploration large pour cartographier un domaine et identifier les lacunes de la recherche.

Tableau Comparatif des Types de Synthèses de la Littérature

Type de Synthèse	Définition	Caractéristiques	Avantages	Limites	Exemple
Revue Narrative	Fournit un aperçu général d'un sujet en s'appuyant sur l'expérience	- Flexible et adaptable.- Approche qualitative.- Convient aux thématiques larges.	- Synthèse accessible et rapide à produire.- Utile pour une vue d'ensemble	- Fort risque de biais subjectif.- Moins adaptée pour des conclusions	Une revue sur les avancées dans le traitement du diabète de type 2.

Type de Synthèse	Définition	Caractéristiques	Avantages	Limites	Exemple
	et l'expertise des auteurs.		des développements récents.	spécifiques et rigoureuses.	
Revue Systématique	Procédé rigoureux regroupant toutes les preuves disponibles pour répondre à une question précise.	- Recherche exhaustive dans les bases de données.- Critères d'inclusion/exclusion clairs.- Évaluation de la qualité des études.	- Fournit des conclusions fiables et basées sur des preuves.- Soutient la prise de décision clinique.	- Long processus nécessitant des compétences spécialisées. - Coûteux et demande une méthodologie stricte.	Une revue systématique évaluant l'efficacité de l'exercice physique sur la dépression.
Méta-Analyse	Combine statistiquement les résultats d'études similaires pour produire une estimation globale.	- Souvent intégrée dans une revue systématique.- Fournit des mesures quantitatives comme les risques relatifs ou odds ratios.	- Augmente la puissance statistique en combinant les études.- Donne une réponse précise à une question.	- Sensible à l'hétérogénéité des études.- Dépend de la qualité des données incluses.	Une méta-analyse évaluant l'effet des statines sur la prévention des maladies cardiovasculaires.
Revue de Portée (Scoping Review)	Explore et cartographie les travaux disponibles sur un sujet sans synthèse ou évaluation qualitative des preuves.	- Synthèse descriptive plutôt que quantitative.- Identifie les lacunes et opportunités de recherche.- Convient aux thématiques émergentes ou peu étudiées.	- Rapide à produire pour explorer des domaines peu étudiés.- Utile pour guider de futures recherches.	- Ne fournit pas de conclusions définitives.- Moins rigoureuse qu'une revue systématique.	Une revue de portée explorant les interventions numériques pour la gestion de l'obésité.

Résumé des Différences Principales :

1. **Revue Narrative** :
   - **Utilité** : Vue d'ensemble large et rapide sur un sujet.
   - **Limites** : Peu rigoureuse, biais subjectifs possibles.

2. **Revue Systématique** :
    - **Utilité** : Synthèse exhaustive et rigoureuse, essentielle pour les recommandations cliniques.
    - **Limites** : Demande un investissement important en temps, compétences et ressources.
3. **Méta-Analyse** :
    - **Utilité** : Synthèse quantitative apportant des conclusions précises et mesurées.
    - **Limites** : Nécessite des données homogènes et de qualité pour être fiable.
4. **Revue de Portée** :
    - **Utilité** : Exploration initiale des domaines émergents ou des sujets peu documentés.
    - **Limites** : Ne permet pas de conclusions définitives ou d'évaluation de la qualité des études.

2. Étapes Clés d'une Revue Systématique

Diagramme PRISMA d'une Revue Systématique

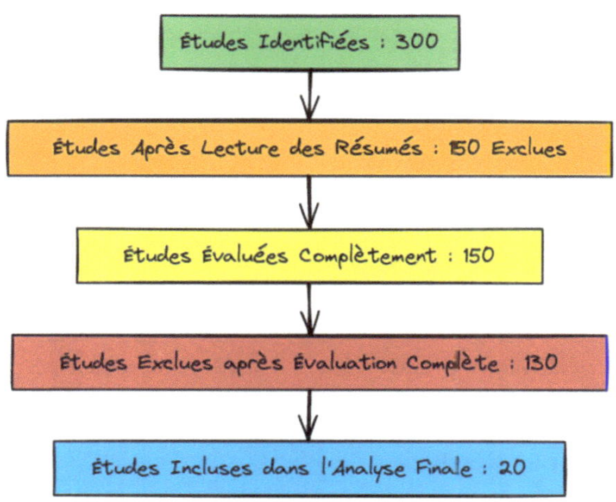

2.1 Formuler une Question de Recherche

- **Utiliser le cadre PICO :**
    - **P** : Population étudiée.
    - **I** : Intervention évaluée.

- **C** : Comparateur (par exemple, un placebo).
- **O** : Résultat mesuré.

- **Exemple :**
  - **P** : Adultes souffrant d'insomnie.
  - **I** : Thérapie cognitivo-comportementale.
  - **C** : Aucun traitement ou somnifères.
  - **O** : Amélioration de la qualité du sommeil.

2.2 Développer une Stratégie de Recherche

- Bases de données à interroger : PubMed, Cochrane, Scopus.
- Équations de recherche:

  Exemple : (cognitive behavioral therapy OR CBT) AND (sleep disorders OR insomnia).

- Utiliser des outils comme EndNote pour gérer les références.

2.3 Sélectionner les Études

- **Critères d'inclusion et d'exclusion :**
  - Inclure : Essais randomisés publiés après 2010, portant sur des adultes.
  - Exclure : Études observationnelles ou qualitatives.
- **Étapes :**
  1. Lecture des titres et résumés.
  2. Lecture complète des articles sélectionnés.

2.4 Évaluer la Qualité des Études

- **Outils courants :**
  - **GRADE** : Évaluer la qualité des preuves et leur pertinence.
  - **AMSTAR** : Évaluer la qualité des revues systématiques.

2.5 Synthétiser les Résultats

- **Méthodes :**
  - Qualitative : Comparaison narrative des études.
  - Quantitative : Réaliser une méta-analyse via des logiciels comme RevMan ou R.

3. Outils pour Réaliser une Synthèse

3.1 PRISMA

- **Utilité :** Structure le processus de revue systématique en documentant les étapes de sélection des études.
- **Étapes principales :**
    1. Identification.
    2. Sélection.
    3. Inclusion finale.

3.2 Logiciels

- **RevMan :** Gestion et analyse des méta-analyses.
- **Covidence :** Plateforme collaborative pour gérer les références.
- **R :** Packages dédiés aux analyses avancées (ex. : meta, metafor).

Diagramme de Workflow des Logiciels

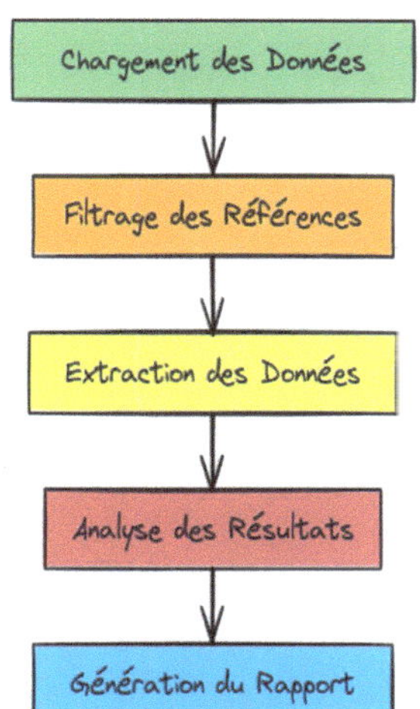

Ce diagramme de workflow montre l'utilisation de logiciels comme RevMan, Covidence ou R dans le cadre de l'analyse.

4. Étude de Cas : Efficacité des Exercices Physiques sur l'Anxiété

- **Contexte :** Examiner si l'exercice réduit les symptômes d'anxiété.

- **Méthode :** Revue systématique et méta-analyse des essais randomisés.
- **Résultats :** Réduction moyenne de −4,2 points sur l'échelle GAD-7.
- **Leçon :** Intégrer l'exercice dans les approches cliniques contre l'anxiété.

Graphique Forest Plot d'une Méta-Analyse

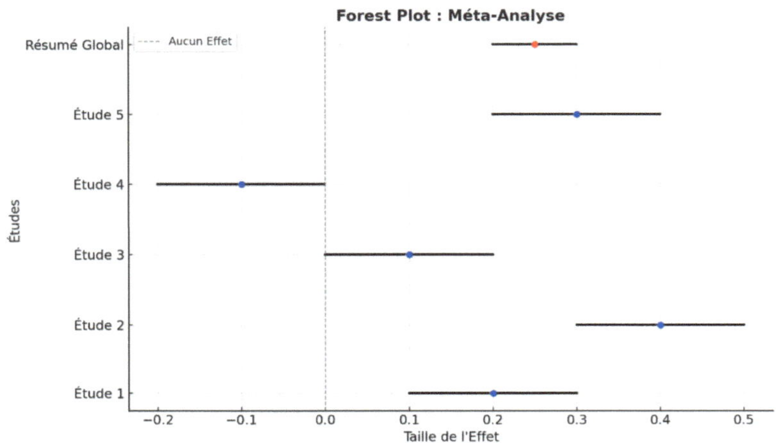

Ce graphique aide à visualiser la contribution des études individuelles au résultat global.

Ce **Forest Plot** illustre les résultats d'une méta-analyse :

- Chaque ligne représente une étude individuelle, avec :
  - **Point bleu** : Taille de l'effet pour l'étude.
  - **Barres horizontales** : Intervalles de confiance à 95 % pour chaque étude.
- **Point rouge** : Résumé global de l'effet combiné.
- **Ligne grise pointillée** : Représente un effet nul (valeur zéro).

5. Exercices Pratiques

1. **Formuler une Question PICO :**

   Étudiez les effets d'un traitement sur une condition clinique.

2. **Créer une Stratégie de Recherche :**

   Définissez les mots-clés et bases de données pertinents.

3. **Analyser un Tableau :**

   Identifiez les critères d'inclusion/exclusion dans un jeu de données.

Conclusion

Une synthèse rigoureuse de la littérature est cruciale pour guider les décisions cliniques et identifier les besoins en recherche. Des outils méthodologiques comme PRISMA et des logiciels comme RevMan garantissent la fiabilité et la pertinence des résultats.

Dans le prochain chapitre, nous aborderons **l'application des résultats issus des synthèses de la littérature dans la pratique clinique**, avec un focus sur la traduction des preuves en recommandations concrètes et leur mise en œuvre dans les soins de santé.

Bibligraphie

Ouvrages de Référence

- Gough, D., Oliver, S., & Thomas, J. (2017). *An Introduction to Systematic Reviews* (2nd ed.). SAGE Publications.
- Petticrew, M., & Roberts, H. (2006). *Systematic Reviews in the Social Sciences: A Practical Guide*. Blackwell Publishing.
- Higgins, J. P. T., Thomas, J., Chandler, J., Cumpston, M., Li, T., Page, M. J., & Welch, V. A. (Eds.). (2019). *Cochrane Handbook for Systematic Reviews of Interventions* (2nd ed.). Wiley. https://doi.org/10.1002/9781119536604
- Borenstein, M., Hedges, L. V., Higgins, J. P. T., & Rothstein, H. R. (2021). *Introduction to Meta-Analysis*. Wiley.

Articles Scientifiques

- Page, M. J., McKenzie, J. E., Bossuyt, P. M., Boutron, I., Hoffmann, T. C., Mulrow, C. D., ... & Moher, D. (2021). The PRISMA 2020 Statement: An Updated Guideline for Reporting Systematic Reviews. *BMJ, 372*, n71. https://doi.org/10.1136/bmj.n71

- Munn, Z., Peters, M. D., Stern, C., Tufanaru, C., McArthur, A., & Aromataris, E. (2018). Systematic Review or Scoping Review? Guidance for Authors When Choosing Between a Systematic or Scoping Review Approach. *BMC Medical Research Methodology, 18*, 143. https://doi.org/10.1186/s12874-018-0611-x
- Moher, D., Liberati, A., Tetzlaff, J., Altman, D. G., & The PRISMA Group. (2009). Preferred Reporting Items for Systematic Reviews and Meta-Analyses: The PRISMA Statement. *PLoS Medicine, 6*(7), e1000097. https://doi.org/10.1371/journal.pmed.1000097
- Hedges, L. V., & Olkin, I. (1985). Statistical Methods for Meta-Analysis. *Academic Press.*

Guides Pratiques et Normes

- Joanna Briggs Institute (JBI). (2020). *Manual for Evidence Synthesis.* JBI. Disponible sur : https://jbi.global/ebp/evidence-synthesis
- PRISMA. (2021). *Preferred Reporting Items for Systematic Reviews and Meta-Analyses (PRISMA) Checklist and Flow Diagram.* Disponible sur : https://prisma-statement.org
- Cochrane Collaboration. (2023). *Cochrane Database of Systematic Reviews.* Disponible sur : https://www.cochranelibrary.com

Applications Cliniques et Études de Cas

- Firth, J., Solmi, M., Wootton, R. E., et al. (2020). A Meta-Review of "Lifestyle Psychiatry": The Role of Exercise, Smoking, Diet, and Sleep in the Prevention and Treatment of Mental Disorders. *World Psychiatry, 19*(3), 360–380. https://doi.org/10.1002/wps.20773
- Cipriani, A., Furukawa, T. A., Salanti, G., et al. (2018). Comparative Efficacy and Acceptability of 21 Antidepressant Drugs for the Acute Treatment of Adults with Major Depressive Disorder: A Systematic Review and Network Meta-Analysis. *The Lancet, 391*(10128), 1357–1366. https://doi.org/10.1016/S0140-6736(17)32802-7

Logiciels et Ressources Numériques

- Covidence. (2023). *Streamlining Systematic Reviews.* Disponible sur : https://www.covidence.org

- RevMan (Review Manager). (2023). *Cochrane Collaboration Software for Systematic Reviews.* Disponible sur : https://training.cochrane.org/online-learning/core-software-cochrane-reviews/revman
- R Core Team. (2023). *R: A Language and Environment for Statistical Computing.* R Foundation for Statistical Computing. Disponible sur : https://www.r-project.org
- Comprehensive Meta-Analysis (CMA). (2023). *Software for Meta-Analysis.* Disponible sur : https://www.meta-analysis.com

Ressources Didactiques et Formations en Ligne

- Centre for Evidence-Based Medicine (CEBM). (2023). *How to Conduct a Systematic Review.* Disponible sur : https://www.cebm.net
- UCLA Statistical Consulting Group. (2023). *Introduction to Meta-Analysis in R.* Disponible sur : https://stats.idre.ucla.edu

Articles Clés pour Méta-Analyse

- Higgins, J. P. T., Thompson, S. G., Deeks, J. J., & Altman, D. G. (2003). Measuring Inconsistency in Meta-Analyses. *BMJ, 327*(7414), 557–560. https://doi.org/10.1136/bmj.327.7414.557
- Sterne, J. A. C., Egger, M., & Moher, D. (2008). *Addressing Reporting Biases in Meta-Analysis.* Wiley.

Exercices Interactifs

Exercice 1 : Identifier le Type de Synthèse

Contexte :

Une équipe de recherche souhaite examiner les preuves disponibles sur les effets de la méditation sur la réduction du stress.

Tâches :

1. Classifiez l'approche la plus adaptée :
   - Revue narrative.
   - Revue systématique.
   - Méta-analyse.
   - Revue de portée.
2. Justifiez votre choix en fonction des objectifs.

Exercice 2 : Élaborer une Question PICO

Contexte :

Un chercheur veut examiner si l'exercice améliore la qualité du sommeil par rapport à l'absence d'intervention chez les adultes âgés.

Tâches :

1. Complétez le cadre PICO :
    - **P :** Population cible ?
    - **I :** Intervention ?
    - **C :** Comparateur ?
    - **O :** Résultats mesurés ?
2. Écrivez une question claire basée sur ce cadre.

Exercice 3 : Simulation de Sélection d'Études

Contexte :

Vous avez recherché des études sur PubMed et obtenu 100 articles.

Tâches :

1. Identifiez les critères d'inclusion/exclusion suivants :
    - Inclure uniquement les essais randomisés après 2015.
    - Exclure les études observationnelles et les articles sans accès au texte intégral.
2. Classez les études sélectionnées dans deux colonnes : **Incluses** et **Exclues.**

Exercice 4 : Analyse d'un Forest Plot

Contexte :

Un Forest Plot présente les résultats de 10 études évaluant l'effet d'un traitement sur la réduction de la douleur chronique.

Tâches :

1. Identifiez la taille de l'effet global.
2. Vérifiez si l'intervalle de confiance du résultat global inclut l'effet nul.

3. Analysez les études qui contribuent le plus à l'hétérogénéité.

QCM (Questions à Choix Multiple)

Section 1 : Concepts de Base sur les Synthèses de la Littérature

1. **Quel est le principal objectif d'une revue systématique ?**

   a) Fournir un aperçu général d'un sujet.

   b) Explorer des thématiques émergentes sans évaluation rigoureuse.

   c) Réunir et évaluer toutes les preuves disponibles pour répondre à une question précise. ☑

   d) Combiner statistiquement les résultats d'études similaires.

2. **Quelle méthode est spécifiquement utilisée pour fournir une estimation quantitative globale des effets ?**

   a) Revue narrative.

   b) Méta-analyse. ☑

   c) Revue de portée.

   d) Évaluation qualitative.

3. **Dans quel cas une revue de portée est-elle pertinente ?**

   a) Lorsqu'une évaluation critique des preuves est nécessaire.

   b) Lorsqu'un domaine émergent ou peu étudié nécessite une exploration large. ☑

   c) Lorsqu'un résumé statistique est nécessaire.

   d) Lorsqu'on veut comparer directement deux traitements.

4. **Quelle est une limite majeure d'une revue narrative ?**

   a) Elle ne permet pas de réaliser une méta-analyse.

b) Elle ne fournit pas d'aperçu général sur un sujet.

c) Elle est sujette à un fort risque de biais subjectif. ☑

d) Elle ne peut inclure que des études observationnelles.

Section 2 : Étapes d'une Revue Systématique

5. **Quel cadre est utilisé pour formuler une question de recherche dans une revue systématique ?**

   a) SWOT.

   b) PICO. ☑

   c) GRADE.

   d) AMSTAR.

6. **Quelle étape est essentielle pour garantir l'exhaustivité d'une revue systématique ?**

   a) L'utilisation de la méthode narrative.

   b) Une recherche exhaustive dans des bases de données pertinentes. ☑

   c) La suppression des études hétérogènes.

   d) La formulation d'une hypothèse qualitative.

7. **Quel outil est souvent utilisé pour structurer une revue systématique ?**

   a) CONSORT.

   b) PRISMA. ☑

   c) GRADE.

   d) SPSS.

8. **Quelle est une étape clé pour réduire le risque de biais dans une revue systématique ?**

   a) Analyser uniquement les études récentes.

   b) Inclure des études ayant des résultats opposés. ☑

   c) Considérer uniquement les données disponibles dans PubMed.

   d) Exclure les études avec des résultats imprécis.

Section 3 : Applications Pratiques

9. **Dans une méta-analyse, qu'indique une ligne verticale dans un graphique Forest Plot ?**

   a) L'effet combiné des études.

   b) L'effet nul ou absence de différence. ☑

   c) La moyenne des tailles d'effet.

   d) Les intervalles de confiance.

10. **Quel outil est utilisé pour gérer et analyser les méta-analyses ?**

   a) SPSS.

   b) RevMan. ☑

   c) RCT Manager.

   d) CONSORT Flow.

FAQ (Questions Fréquemment Posées)

Section 1 : Concepts Clés sur les Synthèses de la Littérature

1. **Quelles sont les différences principales entre une revue narrative et une revue systématique ?**
   - **Revue narrative :** Synthèse générale, souvent subjective, avec un fort risque de biais.

- **Revue systématique :** Méthodologie rigoureuse et standardisée, garantissant une évaluation exhaustive et fiable des preuves.

2. **Quand faut-il réaliser une méta-analyse ?**
Une méta-analyse est pertinente lorsque les études incluses dans une revue systématique partagent des objectifs similaires, des populations comparables, et des méthodologies homogènes.

3. **Qu'est-ce qu'une revue de portée (scoping review) ?**
Une revue de portée est une synthèse exploratoire visant à cartographier les travaux disponibles sur un sujet, sans chercher à fournir des conclusions définitives ou des recommandations.

Section 2 : Méthodes et Étapes

4. **Quels sont les critères d'inclusion/exclusion dans une revue systématique ?**
    - **Inclusion :** Études répondant directement à la question de recherche, avec des méthodes robustes et des données pertinentes.
    - **Exclusion :** Études avec des données incomplètes, des populations non pertinentes ou des biais méthodologiques importants.
5. **Comment le cadre PICO aide-t-il à formuler une question de recherche ?**
    - **Population (P) :** Qui est étudié ?
    - **Intervention (I) :** Quel traitement ou exposition est évalué ?
    - **Comparateur (C) :** Contre quoi la comparaison est-elle faite ?
    - **Outcome (O) :** Quels résultats sont mesurés ?
6. **Pourquoi utiliser le diagramme PRISMA ?**

    PRISMA aide à documenter et à visualiser le processus de sélection des études incluses, garantissant la transparence et la reproductibilité de la revue systématique.

Section 3 : Applications Pratiques

7. **Comment gérer l'hétérogénéité dans une méta-analyse ?**
    - Utiliser des modèles à effets aléatoires pour tenir compte des variations entre études.
    - Réaliser des analyses de sous-groupes pour explorer les sources potentielles d'hétérogénéité.

8. **Quels logiciels sont recommandés pour les méta-analyses ?**
   - **RevMan :** Logiciel Cochrane pour les analyses standardisées.
   - **R :** Packages comme meta ou metafor pour des analyses avancées.
   - **Comprehensive Meta-Analysis (CMA) :** Interface conviviale pour les méta-analyses.
9. **Qu'est-ce qu'un Forest Plot et pourquoi est-il utilisé ?** Un Forest Plot est un graphique permettant de visualiser les résultats d'une méta-analyse, en montrant les tailles d'effet individuelles et combinées ainsi que leurs intervalles de confiance.

Chapitre 38 : Traduction des Résultats en Pratique Clinique

Introduction : Transformer les Résultats en Soins Concrets

Contexte

Passer des découvertes scientifiques aux soins cliniques est une étape cruciale pour maximiser l'impact de la recherche sur la santé publique. Ce processus nécessite une adaptation des preuves aux réalités locales (culturelles, économiques, organisationnelles) et aux préférences des patients. **Exemple :** L'introduction des vaccins contre le papillomavirus humain (HPV) a considérablement réduit les cas de cancer du col de l'utérus, montrant comment les preuves scientifiques peuvent se traduire en bénéfices de santé publique.

Pourquoi C'est Important ?

1. **Améliorer les soins aux patients** en intégrant des interventions efficaces.
2. **Réduire les inégalités en santé** en rendant les innovations accessibles à tous.
3. **Optimiser les ressources** en éliminant les pratiques obsolètes.

Si ce processus n'est pas bien géré, les découvertes restent confinées dans des publications académiques, sans impact concret pour les patients.

Objectifs du Chapitre

1. Définir les concepts clés liés à la traduction des résultats en pratique clinique.
2. Expliquer les étapes nécessaires pour intégrer les résultats de recherche dans les soins.
3. Identifier les obstacles fréquents et proposer des solutions adaptées.
4. Illustrer avec des études de cas et des exemples concrets.
5. Proposer des exercices pratiques pour maîtriser ce processus.

1. Concepts Clés

1.1 Qu'est-ce que la Traduction des Résultats ?

Intégrer les preuves issues de recherches rigoureuses dans les soins quotidiens via un processus structuré :

1. Identifier les résultats pertinents.
2. Les adapter aux réalités locales.
3. Les appliquer dans les pratiques cliniques.

1.2 Approche Fondée sur les Preuves

Basée sur les données scientifiques les plus fiables, cette approche vise à réduire les erreurs médicales et à optimiser les ressources. **Exemple :** L'utilisation des statines pour prévenir les maladies cardiovasculaires repose sur des preuves solides.

1.3 Exemples de Traduction Réussie

1. **Vaccination contre le HPV :**
    - Recherche : Les vaccins réduisent les infections et cancers.
    - Mise en œuvre : Ajout au calendrier vaccinal, campagnes éducatives.
    - Résultat : Baisse des cas de cancer chez les jeunes femmes vaccinées.
2. **Traitement des AVC :**
    - Recherche : La thrombectomie mécanique est efficace dans les 6 heures suivant un AVC.
    - Mise en œuvre : Protocole accélérant les transferts vers les centres spécialisés.
    - Résultat : Réduction de la mortalité et meilleure récupération.

2. Étapes du Processus de Traduction

Diagramme de Flux : Processus Complet de Traduction des Résultats.

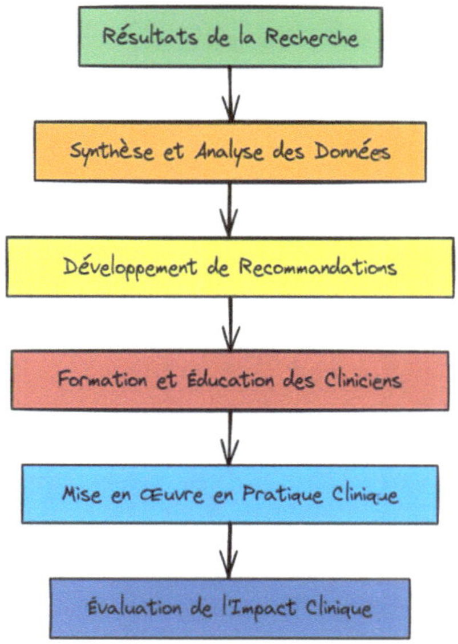

Ce diagramme de flux montre le processus complet de traduction des résultats en pratique clinique.

2.1 Synthèse des Résultats

Identifier les preuves solides pour guider les pratiques cliniques. **Exemple :** Une revue systématique conclut que les inhibiteurs de l'enzyme de conversion (IEC) réduisent la mortalité cardiovasculaire.

2.2 Adaptation au Contexte

Ajuster les recommandations selon les contraintes locales :

1. **Disponibilité des ressources :** Personnel médical, équipements.
2. **Acceptabilité culturelle :** La population est-elle ouverte à cette innovation ?
3. **Infrastructure :** Le système de santé peut-il soutenir cette intervention ?

Exemple : Dans les pays à faible revenu, un schéma vaccinal simplifié pour le HPV a été adopté.

2.3 Implémentation

Appliquer les recommandations dans la pratique quotidienne via :

- **Formation :** Ateliers, modules en ligne pour les professionnels.
- **Outils :** Protocoles standardisés diffusés via des guides ou applications.
  Exemple : Une application mobile coordonne les transferts pour la thrombectomie.

2.4 Évaluation

Mesurer l'impact des recommandations :

- Résultats cliniques (ex. : taux de survie).
- Adhésion des professionnels de santé.
- Satisfaction des patients.

Exemple : Une région ayant implémenté un protocole AVC a réduit de 15 % la mortalité liée à ces accidents.

3. Défis et Solutions

Défi	Description	Solutions	Exemple Pratique
1. Résistance au changement	Les professionnels de santé peuvent hésiter à modifier leurs pratiques habituelles.	- **Sensibilisation** : Organiser des formations ou des sessions de communication pour expliquer les bénéfices des nouvelles pratiques.- **Implication précoce** : Engager les professionnels dans l'élaboration et l'adoption des recommandations.	Organiser des ateliers de formation pour expliquer une nouvelle ligne directrice sur le traitement de l'hypertension.
2. Complexité des recommandations	Les recommandations peuvent être trop techniques, longues,	- **Simplification** : Traduire les recommandations en outils pratiques comme	Développer des algorithmes simples pour guider les médecins dans

Défi	Description	Solutions	Exemple Pratique
	ou difficiles à comprendre pour être appliquées.	des algorithmes ou des fiches techniques.- **Formation** : Organiser des sessions pour rendre les recommandations accessibles et compréhensibles.	l'utilisation des antibiotiques selon les dernières recommandations.
3. Contraintes organisationnelles	Les institutions peuvent manquer de ressources (temps, personnel, ou équipements) pour implémenter les changements.	- **Planification stratégique** : Établir un plan progressif pour déployer les nouvelles pratiques.- **Allocation des ressources** : Rechercher des financements externes pour couvrir les coûts d'implémentation	Planification en plusieurs étapes pour intégrer un nouveau logiciel de gestion des données médicales dans un hôpital.
4. Manque d'accès aux résultats	Les praticiens ne disposent pas toujours des résultats récents ou des ressources nécessaires pour les consulter.	- **Diffusion des résultats** : Rendre les publications disponibles via des plateformes ouvertes ou résumés pratiques.- **Technologies numériques** : Utiliser des outils comme des applications mobiles pour partager les dernières recommandations.	Développer une application mobile qui synthétise les lignes directrices de traitement du diabète pour les médecins de première ligne.
5. Absence de suivi et évaluation	Une fois mises en place, les nouvelles pratiques ne sont pas toujours évaluées pour en mesurer l'impact.	- **Mise en place de suivi** : Collecter des données pour évaluer l'impact des nouvelles recommandations sur les résultats cliniques.- **Feedback régulier** : Fournir des rapports aux équipes pour ajuster les pratiques si nécessaire.	Mettre en place des indicateurs de performance pour suivre l'impact d'un protocole de soins sur les infections nosocomiales.
6. Variabilité contextuelle	Les résultats de recherche ne sont pas toujours	- **Adaptation locale** : Adapter les recommandations en	Adapter les recommandations sur la prévention des

Défi	Description	Solutions	Exemple Pratique
	applicables dans tous les contextes cliniques (zones rurales, ressources limitées, etc.).	fonction des ressources disponibles et des spécificités locales.- **Engagement communautaire** : Travailler avec les parties prenantes locales pour personnaliser les interventions.	maladies cardiovasculaires en fonction des ressources disponibles dans un hôpital rural.

Résumé des Principaux Obstacles et Solutions :

1. **Résistance au changement** : Sensibiliser et impliquer les professionnels dans les processus de mise en œuvre.
2. **Complexité des recommandations** : Traduire les lignes directrices en outils simples et compréhensibles.
3. **Contraintes organisationnelles** : Planifier les ressources nécessaires et chercher des financements.
4. **Manque d'accès aux résultats** : Utiliser des plateformes numériques pour diffuser les résultats et recommandations.
5. **Absence de suivi** : Évaluer l'impact des nouvelles pratiques pour assurer leur efficacité.
6. **Variabilité contextuelle** : Adapter les recommandations selon les spécificités locales.

4. Étude de Cas : Mise en Pratique

Exemple : Thrombectomie Mécanique

1. **Synthèse des résultats :** Cette procédure augmente la récupération fonctionnelle de 40 %.
2. **Adaptation :** Identifier les centres équipés pour la thrombectomie.
3. **Implémentation :** Protocole standard pour transférer rapidement les patients.
4. **Évaluation :** Réduction des délais de traitement de 8 à 4 heures et baisse de la mortalité.

Graphique Résultats : Impact de l'Intervention (ex. : Réduction de la Mortalité).

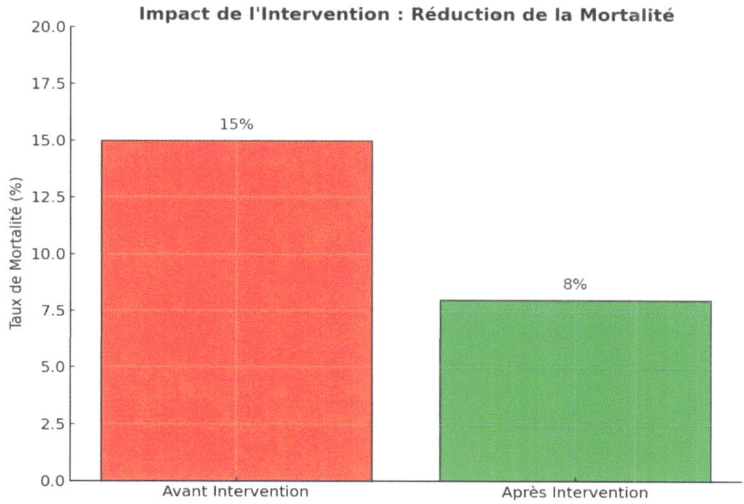

Les annotations mettent en évidence la différence, soulignant l'effet positif de l'intervention.

Ce **graphique en barres** illustre l'impact d'une intervention sur la réduction de la mortalité :

- La barre **rouge** montre le taux de mortalité avant l'intervention (15 %).
- La barre **verte** représente le taux après l'intervention (8 %).

5. Exercice Pratique

Exercice : Traduire un Programme pour Réduire les Chutes chez les Personnes Âgées

1. Synthèse : Quels résultats justifient le programme ?
2. Adaptation : Quels ajustements sont nécessaires ?
3. Implémentation : Qui sera impliqué ? Comment le programme sera intégré dans les soins ?
4. Évaluation : Quels indicateurs mesurer (réduction des chutes, satisfaction) ?

Conclusion

Transformer les résultats de recherche en pratique clinique est un processus complexe mais essentiel pour améliorer les soins. En suivant une approche structurée et adaptée, les découvertes scientifiques peuvent se traduire en bénéfices concrets pour les patients et la santé publique.

Dans le chapitre suivant, nous nous concentrerons sur **la diffusion des résultats et l'engagement des parties prenantes**. Une communication efficace des preuves scientifiques est essentielle pour garantir leur adoption par les cliniciens, les décideurs, et les patients.

Bibliographie

Ouvrages de Référence

- Straus, S. E., Glasziou, P., Richardson, W. S., & Haynes, R. B. (2018). *Evidence-Based Medicine: How to Practice and Teach EBM* (5th ed.). Elsevier.
- Grimshaw, J. M., Eccles, M. P., Lavis, J. N., Hill, S. J., & Squires, J. E. (2012). Knowledge Translation of Research Findings. *Implementation Science, 7*, 50. https://doi.org/10.1186/1748-5908-7-50
- Brownson, R. C., Colditz, G. A., & Proctor, E. K. (Eds.). (2017). *Dissemination and Implementation Research in Health: Translating Science to Practice* (2nd ed.). Oxford University Press.

Articles Scientifiques

- Grol, R., & Grimshaw, J. (2003). From Best Evidence to Best Practice: Effective Implementation of Change in Patients' Care. *The Lancet, 362*(9391), 1225–1230. https://doi.org/10.1016/S0140-6736(03)14546-1
- Woolf, S. H., & Johnson, R. E. (2005). The Breakthrough Series: IHI's Collaborative Model for Achieving Breakthrough Improvement. *The Joint Commission Journal on Quality and Patient Safety, 31*(9), 556–560. https://doi.org/10.1016/s1553-7250(05)31073-8
- Kitson, A., Harvey, G., & McCormack, B. (1998). Enabling the Implementation of Evidence-Based Practice: A Conceptual Framework. *Quality in Health Care, 7*(3), 149–158. https://doi.org/10.1136/qshc.7.3.149

- Balas, E. A., & Boren, S. A. (2000). Managing Clinical Knowledge for Health Care Improvement. *Yearbook of Medical Informatics, 9*(1), 65–70.

Guides Méthodologiques

- National Institute for Health and Care Excellence (NICE). (2020). *Developing NICE Guidelines: The Manual.* NICE. Disponible sur : https://www.nice.org.uk/process/pmg20/resources
- Canadian Institutes of Health Research (CIHR). (2016). *Guide to Knowledge Translation Planning at CIHR: Integrated and End-of-Grant Approaches.* CIHR. Disponible sur : https://cihr-irsc.gc.ca
- World Health Organization (WHO). (2014). *WHO Guide for Evidence-Informed Policy-Making.* WHO. Disponible sur : https://www.who.int

Études de Cas et Applications Pratiques

- Thrift, A. G., Cadilhac, D. A., Thayabaranathan, T., et al. (2014). Global Stroke Statistics. *International Journal of Stroke, 9*(1), 6–18. https://doi.org/10.1111/ijs.12294
- Arora, S., Thornton, K., Murata, G., et al. (2011). Outcomes of Treatment for Hepatitis C Virus Infection by Primary Care Providers. *New England Journal of Medicine, 364*(23), 2199–2207. https://doi.org/10.1056/NEJMoa1009370
- Gilbody, S., Bower, P., & Whitty, P. (2006). Costs and Consequences of Enhanced Primary Care for Depression: Systematic Review of Randomised Economic Evaluations. *British Journal of Psychiatry, 189*(4), 297–308. https://doi.org/10.1192/bjp.bp.105.016006

Ressources Numériques et Outils

- Cochrane Collaboration. (2023). *Cochrane Library: Translating Evidence into Practice.* Disponible sur : https://www.cochranelibrary.com
- GRADE Working Group. (2023). *Grading of Recommendations Assessment, Development, and Evaluation (GRADE).* Disponible sur : https://www.gradeworkinggroup.org
- Agency for Healthcare Research and Quality (AHRQ). (2023). *Translating Research Into Practice (TRIP).* Disponible sur : https://www.ahrq.gov

Ressources Complémentaires sur la Mise en Pratique

- Glasgow, R. E., Vogt, T. M., & Boles, S. M. (1999). Evaluating the Public Health Impact of Health Promotion Interventions: The RE-AIM Framework. *American Journal of Public Health, 89*(9), 1322–1327. https://doi.org/10.2105/ajph.89.9.1322
- Pronovost, P., Needham, D., Berenholtz, S., et al. (2006). An Intervention to Decrease Catheter-Related Bloodstream Infections in the ICU. *New England Journal of Medicine, 355*(26), 2725–2732. https://doi.org/10.1056/NEJMoa061115
- Greenhalgh, T., Robert, G., Macfarlane, F., Bate, P., & Kyriakidou, O. (2004). Diffusion of Innovations in Service Organizations: Systematic Review and Recommendations. *The Milbank Quarterly, 82*(4), 581–629. https://doi.org/10.1111/j.0887-378X.2004.00325.x

Exercices Interactifs

Exercice 1 : Identifier les Étapes de Traduction

Contexte :

Un nouveau protocole de réanimation pour les AVC a été développé.

Tâches :

1. Identifiez les étapes nécessaires pour traduire ce protocole en pratique clinique.
2. Classez ces étapes dans le bon ordre :
    - Adaptation.
    - Évaluation.
    - Synthèse des résultats.
    - Implémentation.

Exercice 2 : Résoudre un Défi Organisationnel

Contexte :

Un hôpital souhaite introduire une nouvelle ligne directrice sur le traitement de l'hypertension, mais manque de financement pour la formation des médecins.

Tâches :

1. Proposez des solutions pratiques pour surmonter ce défi (par exemple : financements externes, formations en ligne).
2. Expliquez comment ces solutions garantissent une implémentation réussie.

Exercice 3 : Évaluer une Adaptation Locale

Contexte :

Un programme de vaccination contre le HPV doit être introduit dans une région rurale avec un accès limité aux centres de santé.

Tâches :

1. Identifiez les ajustements nécessaires pour ce programme (ex. : campagnes itinérantes, simplification des schémas vaccinaux).
2. Proposez des indicateurs d'évaluation pour mesurer son succès.

Exercice 4 : Analyser un Graphique de Résultats

Contexte :

Un graphique montre une réduction de la mortalité de 15 % à 8 % après l'introduction d'un protocole.

Tâches :

1. Expliquez ce que ce résultat signifie en termes de bénéfices cliniques.
2. Identifiez d'éventuels facteurs pouvant influencer cette réduction (ex. : meilleure formation, délais réduits).

QCM (Questions à Choix Multiple)

Section 1 : Concepts Clés sur la Traduction des Résultats

1. **Qu'est-ce que la traduction des résultats en pratique clinique ?**

   a) Publier des recherches dans des revues scientifiques.

   b) Adapter et appliquer les preuves scientifiques dans les soins quotidiens. ☑

c) Former uniquement les chercheurs à de nouvelles approches.

d) Comparer deux interventions dans un laboratoire.

2. **Qu'est-ce que l'approche fondée sur les preuves ?**

a) Une méthode visant à limiter les coûts des soins.

b) Une approche basée sur des anecdotes cliniques.

c) Une démarche intégrant les preuves scientifiques les plus fiables pour réduire les erreurs médicales. ☑

d) Une technique réservée aux innovations technologiques.

3. **Quel exemple illustre la réussite de la traduction des résultats ?**

a) La vaccination contre le HPV ajoutée au calendrier vaccinal. ☑

b) L'abandon d'une étude clinique avant sa conclusion.

c) La diffusion de recherches non appliquées dans les soins.

d) L'utilisation expérimentale d'un médicament sans protocole.

Section 2 : Étapes du Processus de Traduction

4. **Quelle est la première étape du processus de traduction ?**

a) Évaluation de l'impact.

b) Synthèse des résultats. ☑

c) Implémentation des recommandations.

d) Formation des professionnels de santé.

5. **Pourquoi l'adaptation au contexte local est-elle essentielle ?**

a) Pour garantir l'applicabilité des résultats malgré les contraintes locales. ☑

b) Pour accélérer les publications scientifiques.

c) Pour exclure les populations les plus vulnérables.

d) Pour éviter l'évaluation des résultats.

6. **Quelle méthode peut favoriser l'implémentation des recommandations ?**

   a) La suppression des formations professionnelles.

   b) L'introduction d'applications mobiles et de protocoles standardisés. ☑

   c) La distribution d'équipements médicaux uniquement.

   d) L'adoption immédiate sans phase de test.

7. **Pourquoi est-il important d'évaluer l'impact des nouvelles recommandations ?**

   a) Pour vérifier l'adhésion des praticiens et ajuster les interventions si nécessaire. ☑

   b) Pour réduire les coûts de recherche.

   c) Pour maximiser les publications académiques.

   d) Pour éliminer les innovations moins coûteuses.

Section 3 : Défis et Solutions

8. **Quelle solution peut réduire la résistance au changement chez les professionnels de santé ?**

   a) Ignorer leurs préoccupations.

   b) Organiser des ateliers de sensibilisation et les impliquer dès le départ. ☑

   c) Éviter de diffuser les recommandations.

   d) Appliquer les innovations sans formation.

9. **Comment gérer les contraintes organisationnelles lors de la traduction des résultats ?**

   a) Réduire le nombre de professionnels impliqués.

   b) Mettre en place un plan progressif et rechercher des financements externes. ☑

   c) Ignorer les contraintes financières.

   d) Réduire l'évaluation des résultats.

10. **Quelle est une solution pour améliorer l'accès aux résultats récents pour les praticiens ?**

    a) Publier uniquement dans des revues scientifiques payantes.

    b) Développer des applications mobiles qui synthétisent les lignes directrices. ☑

    c) Éviter l'utilisation de plateformes numériques.

    d) Diffuser les résultats uniquement dans des congrès spécialisés.

FAQ (Questions Fréquemment Posées)

Section 1 : Concepts Clés

1. **Pourquoi la traduction des résultats en pratique clinique est-elle importante ?**

   La traduction des résultats permet de transformer les découvertes scientifiques en bénéfices concrets pour les patients. Cela améliore les soins, réduit les inégalités et optimise l'utilisation des ressources.

2. **Qu'est-ce qu'une approche fondée sur les preuves ?**

   Il s'agit d'utiliser les données scientifiques les plus fiables pour guider les décisions cliniques, minimiser les erreurs et améliorer les résultats pour les patients.

3. **Quels sont des exemples de succès en traduction des résultats ?**
   - L'intégration des vaccins HPV dans les calendriers vaccinaux.

- La mise en œuvre de protocoles accélérés pour la thrombectomie mécanique dans les AVC.

Section 2 : Processus et Méthodes

4. **Quelles sont les étapes clés de la traduction des résultats ?**
   - Synthèse des résultats.
   - Adaptation au contexte local.
   - Implémentation via des formations et des outils.
   - Évaluation de l'impact sur les résultats cliniques.
5. **Pourquoi est-il essentiel d'adapter les recommandations aux contextes locaux ?**

   Les contraintes organisationnelles, culturelles ou économiques peuvent varier considérablement. Une adaptation garantit l'applicabilité et l'efficacité des interventions.

6. **Quels outils peuvent aider à l'implémentation des recommandations?**
   - Protocoles standardisés.
   - Applications mobiles pour les praticiens.
   - Ateliers de formation continue.

Section 3 : Défis et Solutions

7. **Comment réduire la résistance au changement des professionnels de santé ?**
   - Organiser des formations pour sensibiliser aux bénéfices des nouvelles pratiques.
   - Les impliquer dès le début du processus d'élaboration des recommandations.
8. **Quels sont les principaux obstacles à la traduction des résultats ?**
   - Résistance au changement.
   - Complexité des recommandations.
   - Contraintes organisationnelles.
   - Manque d'accès aux résultats.

Chapitre 39 : Diffuser les Résultats de la Recherche

Introduction : Pourquoi Diffuser les Résultats ?

La diffusion des résultats de recherche est cruciale pour s'assurer que les découvertes scientifiques atteignent les publics cibles, qu'il s'agisse de professionnels de santé, de décideurs politiques ou du grand public. Une communication efficace permet de transformer les preuves en actions concrètes, améliorant ainsi les soins, guidant les politiques de santé, et sensibilisant le public.

Exemple : Une campagne de sensibilisation sur les réseaux sociaux a significativement augmenté les taux de vaccination contre la grippe, montrant comment une communication adaptée peut influencer les comportements de santé.

Pourquoi la Diffusion Est-elle Importante ?

1. **Maximiser l'impact des découvertes** en les rendant compréhensibles et accessibles.
2. **Encourager les changements cliniques** grâce à des messages clairs et ciblés.
3. **Rendre les recherches utiles au plus grand nombre**, en simplifiant les résultats complexes.

Une communication inadéquate limite l'impact des travaux scientifiques, rendant leur adoption difficile.

Objectifs du Chapitre

1. Identifier les formats et canaux de diffusion des résultats.
2. Structurer une communication efficace pour différents publics.
3. Surmonter les défis de diffusion avec des stratégies adaptées.
4. Examiner des études de cas pour illustrer les approches réussies.
5. Proposer des exercices pour élaborer des messages percutants.

1. Formats de Diffusion des Résultats

1.1 Articles Scientifiques

- **Journaux évalués par des pairs :** Diffusion dans des revues spécialisées.
  Avantage : Légitimité scientifique grâce à la validation par des experts.
  Exemple : Les articles sur les vaccins COVID-19 ont influencé les politiques de santé.
- **Prépublications :** Partage rapide des résultats avant validation (ex. : medRxiv).
- **Rapports Techniques :** Documents détaillés pour un public expert (ex. : rapports OMS).

1.2 Présentations Orales

- **Conférences scientifiques :** Idéales pour partager des résultats avec des chercheurs (ex. : Congrès de l'ASCO).
- **Webinaires et séminaires :** Sessions interactives pour discuter avec des experts.

1.3 Communication pour le Grand Public

- **Réseaux sociaux :** Vulgarisation via Twitter, Instagram, ou TikTok avec des graphiques attrayants.

  Exemple : Une campagne Twitter a augmenté les taux de vaccination dans des régions spécifiques.

- **Infographies et blogs :** Résumer visuellement les résultats pour captiver l'attention.

  Exemple : Une infographie illustrant comment l'exercice réduit le stress.

2. Structurer une Communication Efficace

Étapes Clés :

1. **Définir l'audience cible :**
   - Cliniciens, chercheurs, décideurs politiques, ou grand public.

2. **Organiser le contenu :**
    - **Introduction :** Quel problème est abordé ?
    - **Méthodes :** Comment l'étude a-t-elle été menée ?
    - **Résultats :** Quelles sont les principales découvertes ?
    - **Conclusion :** Quelles implications concrètes pour la pratique ou la santé publique ?
3. **Utiliser des supports visuels :**
    - Graphiques pour les données.
    - Infographies pour simplifier des concepts complexes.
    - Diapositives engageantes pour les présentations orales.

Exemple de Résumé Structuré :

- **Pour les cliniciens :** "Ce vaccin réduit les hospitalisations de 40 % chez les patients âgés."
- **Pour le public :** "Protégez votre santé grâce à ce vaccin !"

3. Défis et Solutions

Défis	Solutions
Langage technique	Simplifier le vocabulaire scientifique et utiliser des analogies.
Manque de temps	Planifier la communication dès le début de l'étude.
Difficultés d'accès	Adapter les supports et les formats à chaque public (visuels, multimédias).

4. Études de Cas

Campagne sur la Vaccination contre la Grippe

1. **Contexte :** Promotion de la vaccination auprès des professionnels de santé, décideurs, et grand public.
2. **Stratégies utilisées :**
    - **Pour les cliniciens :** Publication scientifique et guides pratiques.
    - **Pour le public :** Campagne numérique avec infographies.
3. **Résultats :**
    - Augmentation des recommandations médicales de 30 %.
    - Hausse régionale de 15 % des vaccinations.
    - Plus de 500 000 vues sur les réseaux sociaux.

5. Exercice Pratique

Contexte : Étude sur l'exercice physique et la réduction du stress.

- **Participants :** 200.
- **Résultat principal :** Réduction de 25 % du stress après 12 semaines d'exercice.

Exercices :

1. **Créer un Résumé Structuré :**
   - Introduction : Pourquoi cette étude est importante.
   - Méthodes : Collecte des données.
   - Résultats : Impact observé (25 %).
   - Conclusion : Implications pour la santé publique.
2. **Concevoir une Diapositive pour Cliniciens :**
   - **Titre :** "L'exercice réduit le stress de 25 %."
   - **Graphique :** Histogramme des niveaux de stress avant/après.
   - **Message clé :** "Encouragez vos patients à faire de l'exercice !"
3. **Créer une Infographie pour le Public :**
   - **Titre :** "Dites adieu au stress grâce à l'exercice !"
   - **Statistique clé :** "25 % de réduction en 12 semaines."
   - **Appel à l'action :** "Essayez et partagez avec #ExerciceAntiStress."

Conclusion

Diffuser les résultats de recherche est une étape cruciale pour maximiser l'impact des découvertes. Une communication efficace et adaptée aux besoins des différents publics permet de transformer les données scientifiques en actions concrètes, améliorant ainsi les soins et les politiques de santé publique.

Dans le chapitre suivant, nous examinerons les **défis structurels, éthiques, et organisationnels** qui peuvent freiner la recherche clinique. Nous aborderons également des stratégies pour renforcer la qualité et la transparence des études, de leur conception à leur mise en œuvre.

Bibliographie

Ouvrages de Référence

- Brownson, R. C., Colditz, G. A., & Proctor, E. K. (Eds.). (2017) *Dissemination and Implementation Research in Health: Translating Science to Practice* (2nd ed.). Oxford University Press.
- Straus, S. E., Tetroe, J. M., & Graham, I. D. (2013). *Knowledge Translation in Health Care: Moving from Evidence to Practice* (2nd ed.). Wiley-Blackwell.
- Berger, O., & Dubois, S. (2019). *La vulgarisation scientifique : un outil pour communiquer la recherche*. Presses Universitaires de France.

Articles Scientifiques

- Glasziou, P., Meats, E., Heneghan, C., & Shepperd, S. (2008). What Is Missing from Descriptions of Treatment in Trials and Reviews? *BMJ, 336*(7659), 1472–1474. https://doi.org/10.1136/bmj.39590.732037.47
- Gagliardi, A. R., & Brouwers, M. C. (2012). Integrating Guidelines into Decision Support Systems to Improve Healthcare Quality: A Framework and Systematic Review. *Implementation Science, 7*, 62. https://doi.org/10.1186/1748-5908-7-62
- Altmetric. (2017). The Top 100 Papers by Public Attention in 2017. *Altmetric Annual Report*. Disponible sur : https://www.altmetric.com

Guides Méthodologiques

- PRISMA (Preferred Reporting Items for Systematic Reviews and Meta-Analyses). (2020). *PRISMA 2020 Statement*. Disponible sur : https://www.prisma-statement.org
- National Institutes of Health (NIH). (2022). *Communicating and Disseminating Research*. NIH. Disponible sur : https://www.nih.gov
- World Health Organization (WHO). (2014). *Communicating Risk in Public Health Emergencies: A WHO Guideline for Emergency Risk Communication (ERC) Policy and Practice*. Disponible sur : https://www.who.int

Études de Cas et Applications Pratiques

- Firth, J., Solmi, M., Wootton, R. E., et al. (2020). A Meta-Review of "Lifestyle Psychiatry": The Role of Exercise, Smoking, Diet, and Sleep in Mental Health. *World Psychiatry, 19*(3), 360–380. https://doi.org/10.1002/wps.20773

- Arora, S., Thornton, K., Murata, G., et al. (2011). Outcomes of Treatment for Hepatitis C Virus Infection by Primary Care Providers. *New England Journal of Medicine, 364*(23), 2199–2207. https://doi.org/10.1056/NEJMoa1009370
- Centers for Disease Control and Prevention (CDC). (2015). Vaccination Communication Toolkit: Engaging Patients and Communities. Disponible sur : https://www.cdc.gov

Ressources Numériques et Outils

- Altmetric. (2023). *Altmetric Attention Score: Measuring Research Impact Beyond Academia.* Disponible sur : https://www.altmetric.com
- Canva. (2023). *Créer des infographies et supports visuels attractifs.* Disponible sur : https://www.canva.com
- Cochrane Collaboration. (2023). *Cochrane Library: Resources for Disseminating Evidence.* Disponible sur : https://www.cochranelibrary.com

Ressources Complémentaires sur la Communication Scientifique

- Greenhalgh, T., & Wieringa, S. (2011). Is It Time to Drop the "Knowledge Translation" Metaphor? A Critical Literature Review. *Journal of the Royal Society of Medicine, 104*(12), 501–509. https://doi.org/10.1258/jrsm.2011.110285
- Woolf, S. H. (2008). The Meaning of Translational Research and Why It Matters. *JAMA, 299*(2), 211–213. https://doi.org/10.1001/jama.2007.26
- Tufte, E. R. (2001). *The Visual Display of Quantitative Information* (2nd ed.). Graphics Press.

Exercices Interactifs

Exercice 1 : Choisir le bon format de diffusion

1. **Contexte** : Vous avez mené une étude clinique montrant que 15 minutes de méditation quotidienne réduisent l'anxiété de 30 %.

2. **Tâche** :

   a) Identifiez le public cible : chercheurs, cliniciens, décideurs politiques, ou grand public.

   b) Proposez un format de diffusion adapté pour chaque public (exemple : article scientifique, infographie, webinaire).

   c) Justifiez vos choix en expliquant comment chaque format répond aux besoins du public cible.

Exercice 2 : Créer un message percutant pour différents publics

1. **Scénario** : Une méta-analyse montre que l'exercice réduit le risque de dépression de 20 %.
2. **Tâche**

   a) Rédigez une phrase concise destinée aux cliniciens.

   b) Rédigez une version simplifiée du message pour le grand public.

   c) Proposez un visuel (titre et contenu) pour accompagner le message destiné aux réseaux sociaux.

Exercice 3 : Structurer une présentation scientifique

1. **Contexte** : Vous présentez vos résultats sur un nouveau traitement pour l'insomnie lors d'une conférence médicale.
2. **Tâche** :

   a) Rédigez les grandes sections de votre présentation orale en suivant le plan : introduction, méthodes, résultats, conclusion.

   b) Identifiez un graphique ou un tableau clé à inclure dans la présentation.

   c) Proposez un titre accrocheur pour la présentation.

Exercice 4 : Créer une infographie

1. **Scénario** : Une étude montre qu'une alimentation riche en fibres diminue le risque de maladies cardiovasculaires de 25 %.

2. **Tâche** :

   a) Créez un titre accrocheur pour une infographie destinée au grand public.

   b) Listez trois éléments visuels à inclure (exemple : graphique, icône, slogan).

   c) Rédigez un appel à l'action pour inciter les lecteurs à adopter des habitudes alimentaires plus saines.

Exercice 5 : Surmonter les défis de la diffusion

1. **Problème** : Votre étude sur les bienfaits du sommeil réparateur est difficile à partager en raison d'un langage technique complexe.
2. **Tâche** :

   a) Identifiez trois obstacles potentiels à la diffusion de vos résultats.

   b) Proposez des solutions spécifiques pour rendre votre message compréhensible et attrayant.

   c) Développez un plan de diffusion pour toucher un public large (en incluant les canaux numériques).

QCM

QCM 1 : Formats de Diffusion

Question : Quel format est le plus adapté pour partager des résultats avec des décideurs politiques ?

a) Article scientifique publié dans une revue spécialisée.

b) Rapport technique contenant des recommandations pratiques.

c) Publication sur Twitter avec des hashtags accrocheurs.

d) Infographie colorée simplifiée.

Réponse : b) Rapport technique contenant des recommandations pratiques.

QCM 2 : Structurer un message

Question : Quelle information est essentielle dans une présentation destinée aux cliniciens ?

a) Des anecdotes personnelles sur le sujet.

b) Un résumé des résultats avec des chiffres précis.

c) Une critique des politiques de santé actuelles.

d) Une explication simplifiée sans jargon scientifique.

Réponse : b) Un résumé des résultats avec des chiffres précis.

QCM 3 : Communication avec le grand public

Question : Quelle caractéristique rend une infographie efficace pour le grand public ?

a) Un langage technique détaillé.

b) Des graphiques complexes nécessitant des connaissances avancées.

c) Des visuels clairs et des messages simples.

d) L'absence de couleurs pour ne pas distraire.

Réponse : c) Des visuels clairs et des messages simples.

QCM 4 : Surmonter les défis de la diffusion

Question : Quelle stratégie peut aider à surmonter un manque d'intérêt pour des résultats de recherche ?

a) Présenter les résultats dans des journaux académiques uniquement.

b) Utiliser des anecdotes et des données visuelles pour capter l'attention.

c) Éviter de simplifier les résultats pour préserver leur complexité scientifique.

d) Limiter la diffusion à un seul canal pour éviter la dispersion.

Réponse : b) Utiliser des anecdotes et des données visuelles pour capter l'attention.

QCM 5 : Réseaux Sociaux

Question : Quelle est la meilleure pratique pour diffuser des résultats sur Twitter ?

a) Écrire un long texte détaillé sans visuel.

b) Inclure un graphique avec une légende claire et un hashtag pertinent.

c) Publier les résultats uniquement dans une vidéo de 10 minutes.

d) Se limiter à une audience scientifique spécialisée.

Réponse : b) Inclure un graphique avec une légende claire et un hashtag pertinent.

FAQ

1. **Q : Quels canaux privilégier pour atteindre un public large ?**

   R : Réseaux sociaux et infographies.

2. **Q : Comment adapter un message pour des décideurs politiques ?**

   R : Utiliser des résumés concis avec des données quantitatives claires.

Chapitre 40 : Surmonter les Défis de la Recherche Clinique

Introduction

La recherche clinique est une discipline essentielle pour faire progresser la santé humaine. Cependant, elle rencontre de nombreux obstacles, notamment méthodologiques, éthiques, et organisationnels, pouvant affecter la qualité et l'impact des résultats. Ces défis, s'ils ne sont pas gérés correctement compromettent la validité des études, limitent leur pertinence, et augmentent les risques pour les participants. Ce chapitre propose des solutions concrètes pour surmonter ces obstacles et garantir des recherches fiables, applicables, et éthiques.

Pourquoi Est-il Important de Surmonter Ces Défis ?

1. **Améliorer la validité scientifique :** Produire des résultats robustes pour influencer les pratiques médicales.
2. **Assurer une recherche équitable et éthique :** Protéger et respecter les participants tout au long de l'étude.
3. **Optimiser les ressources :** Gérer efficacement les ressources humaines, techniques et financières.

Objectifs du Chapitre

1. Identifier les défis méthodologiques, éthiques et organisationnels.
2. Proposer des stratégies pratiques pour surmonter ces difficultés.
3. Illustrer avec des études de cas inspirantes.
4. Fournir des outils interactifs pour anticiper et résoudre les problèmes.

1. Défis Fréquents en Recherche Clinique

1.1 Défis Méthodologiques

- **Biais de Sélection :**

  Problème : L'échantillon de participants n'est pas représentatif.

  Conséquence : Résultats non généralisables.

Exemple : Une étude exclut les personnes âgées, bien qu'elles soient les plus touchées par certaines pathologies.

- **Données Manquantes :**

  Problème : Abandons ou erreurs dans la collecte des données.

  Conséquence : Analyses biaisées et résultats peu exploitables.

  Exemple : Une étude nutritionnelle perd 25 % de ses données à cause d'un suivi insuffisant.

- **Problèmes d'Analyse Statistique :**

  Problème : Mauvais choix des tests statistiques.

  Conséquence : Résultats erronés.

  Exemple : Une étude multicentrique applique un test inadapté, faussant les conclusions.

1.2 Défis Éthiques

- **Consentement Éclairé :**

  Problème : Difficulté pour les participants à comprendre les risques et bénéfices.

  Exemple : Des formulaires trop techniques sont distribués à une population peu alphabétisée.

- **Protection des Données :**

  Problème : Risques de divulgation des informations personnelles.

  Exemple : Données sensibles non sécurisées, accessibles à des tiers.

- **Conflits d'Intérêts :**

  Problème : Influence des sponsors sur les résultats.

  Exemple : Une étude minimise les effets secondaires d'un traitement financé par un laboratoire pharmaceutique.

1.3 Défis Organisationnels

- **Manque de Financement :**

  Problème : Ressources insuffisantes pour mener l'étude à terme.

  Exemple : Une étude longitudinale est interrompue faute de moyens pour suivre les participants.

- **Recrutement des Participants :**

  Problème : Difficulté à atteindre un échantillon suffisant.

  Exemple : Une étude sur une maladie rare peine à recruter un nombre adéquat de patients.

- **Coordination Multicentrique :**

  Problème : Protocoles appliqués de manière inégale entre les centres.

  Exemple : Des variations dans les critères d'inclusion entre sites internationaux.

2. Solutions Pratiques

2.1 Stratégies pour les Défis Méthodologiques

- **Concevoir des Protocoles Clairs :**

  Inclure des définitions précises et faire valider les protocoles par des experts.

- **Former les Équipes :**

  Former les chercheurs à la collecte et à l'analyse des données.

- **Essais Pilotes :**

  Tester le protocole à petite échelle pour détecter et résoudre les problèmes.

2.2 Stratégies pour les Défis Éthiques

- **Sensibilisation à l'Éthique :**

  Former les équipes sur le consentement éclairé et le respect des droits des participants.

- **Sécurisation des Données :**

  Utiliser des systèmes cryptés et limiter l'accès aux informations sensibles.

- **Supervision Indépendante :**

  Collaborer avec des comités d'éthique pour valider les protocoles.

2.3 Stratégies pour les Défis Organisationnels

- **Planification Financière :**

  Prévoir un budget avec des marges pour les imprévus.

- **Recrutement Innovant :**

  Collaborer avec des associations de patients et adapter les supports à des populations diverses.

- **Coordination Efficace :**

  Utiliser des plateformes numériques comme REDCap pour harmoniser les données.

Tableau Synthétique des **Défis Fréquents en Recherche Clinique et des Solutions Pratiques**

Catégorie	Défi	Conséquence	Exemple	Solutions Pratiques
1.1 Méthodologiques	**Biais de Sélection**	Résultats non généralisables.	Une étude exclut les personnes âgées, bien qu'elles soient les plus touchées par	- Concevoir des protocoles clairs avec des critères inclusifs.- Faire valider les

Catégorie	Défi	Conséquence	Exemple	Solutions Pratiques
			certaines pathologies.	protocoles par des experts.
	Données Manquantes	Analyses biaisées, résultats peu exploitables.	Une étude nutritionnelle perd 25 % de ses données à cause d'un suivi insuffisant.	- Former les équipes pour collecter et enregistrer les données de manière rigoureuse.- Réaliser des essais pilotes.
	Problèmes d'Analyse Statistique	Résultats erronés.	Une étude multicentrique applique un test inadapté, faussant les conclusions.	- Former les équipes en statistiques.- Collaborer avec des biostatisticiens pour valider les tests et méthodes utilisés.
1.2 Éthiques	**Consentement Éclairé**	Risques mal compris, invalidité éthique.	Des formulaires trop techniques sont distribués à une population peu alphabétisée.	- Simplifier les formulaires et utiliser des supports adaptés (vidéos, infographies).- Former les équipes à l'éthique.
	Protection des Données	Divulgation d'informations personnelles.	Données sensibles non sécurisées, accessibles à des tiers.	- Utiliser des systèmes cryptés.- Limiter l'accès aux données sensibles à des personnes autorisées.
	Conflits d'Intérêts	Biais dans les résultats.	Une étude minimise les effets secondaires d'un traitement financé par un laboratoire pharmaceutique.	- Collaborer avec des comités d'éthique pour superviser l'étude - Déclarer publiquement les financements et intérêts.
1.3 Organisationnels	**Manque de Financement**	Études incomplètes,	Une étude longitudinale est	- Prévoir un budget détaillé avec une

Catégorie	Défi	Conséquence	Exemple	Solutions Pratiques
		arrêt des projets.	interrompue faute de moyens pour suivre les participants.	marge pour les imprévus.- Chercher des financements externes (subventions, ONG).
	Recrutement des Participants	Échantillon insuffisant.	Une étude sur une maladie rare peine à recruter un nombre suffisant de patients.	- Collaborer avec des associations de patients.- Proposer des supports adaptés à divers publics (multilingues, visuels).
	Coordination Multicentrique	Résultats non homogènes.	Des variations dans les critères d'inclusion entre sites internationaux.	- Harmoniser les protocoles entre centres.- Utiliser des plateformes numériques comme **REDCap** pour coordonner les données.

Résumé des Solutions Pratiques :

1. **Défis Méthodologiques :**
   - **Clarté et validation des protocoles** : Définir des critères inclusifs et tester les procédures via des essais pilotes.
   - **Formation des équipes** : Former les chercheurs à la collecte, au suivi, et à l'analyse des données.
   - **Support statistique** : Collaborer avec des experts en biostatistiques pour garantir des analyses robustes.
2. **Défis Éthiques :**
   - **Consentement éclairé simplifié** : Adapter les supports pour les rendre compréhensibles par des populations diverses.
   - **Protection des données** : Sécuriser les informations avec des outils cryptés et limiter l'accès.
   - **Supervision externe** : Impliquer des comités d'éthique pour valider les protocoles et surveiller les conflits d'intérêts.

3. **Défis Organisationnels :**
   - **Planification financière** : Prévoir des budgets réalistes avec des marges pour imprévus.
   - **Recrutement innovant** : Impliquer les communautés et associations pour recruter efficacement.
   - **Coordination numérique** : Utiliser des outils comme **REDCap**, **Microsoft Teams**, ou **Asana** pour gérer les activités et les données.

3. Études de Cas Inspirantes

Cas 1 : Amélioration du Recrutement dans une Étude Cardiovasculaire

Problème : Manque de diversité parmi les participants.

Solution :

1. Partenariats avec des associations locales.
2. Traduction des documents en plusieurs langues.
3. Cliniques mobiles pour atteindre des populations vulnérables.

   Résultat : Augmentation de 30 % de la diversité dans l'échantillon.

Cas 2 : Gestion des Données dans une Étude Multicentrique

Problème : Collecte incohérente des données.

Solution :

1. Standardisation des protocoles.
2. Utilisation de REDCap pour centraliser les données.
3. Audits réguliers pour garantir la qualité.

Résultat : Cohérence et fiabilité accrues des données.

4. Section Interactive

Exercice : Planifier des Solutions

1. **Recrutement :**

   Identifiez les barrières au recrutement dans une étude fictive.

2. **Gestion des Données :**

   Créez un plan pour standardiser la collecte entre plusieurs centres.

Conclusion

Surmonter les défis de la recherche clinique demande une planification minutieuse et une adaptation continue. En intégrant des protocoles clairs, des formations ciblées et des outils de coordination, les chercheurs peuvent garantir des études fiables, éthiques et applicables.

Bibliographie

Ouvrages de Référence

- Hulley, S. B., Cummings, S. R., Browner, W. S., Grady, D. G., & Newman, T. B. (2013). *Designing Clinical Research* (4th ed.). Lippincott Williams & Wilkins.
- Friedman, L. M., Furberg, C. D., & DeMets, D. L. (2015). *Fundamentals of Clinical Trials* (5th ed.). Springer.
- Beauchamp, T. L., & Childress, J. F. (2019). *Principles of Biomedical Ethics* (8th ed.). Oxford University Press.
- GCP Guidelines International Conference on Harmonisation. (2016). *E6(R2): Good Clinical Practice (GCP) Consolidated Guideline.* Disponible sur : https://ichgcp.net

Articles Scientifiques

- Califf, R. M. (2018). The Need for a National Strategy to Address Fragmentation in Clinical Trials. *Journal of the American Medical Association (JAMA), 319*(1), 31–32. https://doi.org/10.1001/jama.2017.19396
- Ioannidis, J. P. A. (2005). Why Most Published Research Findings Are False. *PLoS Medicine, 2*(8), e124. https://doi.org/10.1371/journal.pmed.0020124
- Schulz, K. F., Altman, D. G., & Moher, D. (2010). CONSORT 2010 Statement: Updated Guidelines for Reporting Parallel Group Randomised Trials. *BMJ, 340*, c332. https://doi.org/10.1136/bmj.c332

Guides Méthodologiques et Réglementations

- World Health Organization (WHO). (2020). *Ethical Standards for Research during Public Health Emergencies: Distilling Existing Guidance to Support COVID-19 R&D*. Disponible sur : https://www.who.int
- International Council for Harmonisation of Technical Requirements for Pharmaceuticals for Human Use (ICH). (2016). *Guideline for Good Clinical Practice E6(R2)*. Disponible sur : https://ich.org
- National Institutes of Health (NIH). (2018). *Data Sharing and Management SOPS for Clinical Trials*. Disponible sur : https://www.nih.gov

Études de Cas et Applications Pratiques

- Wendler, D., & Rid, A. (2017). Informed Consent in Clinical Trials: A New Framework to Improve Comprehension and Voluntariness. *Journal of the American Medical Association (JAMA), 317*(9), 916–917. https://doi.org/10.1001/jama.2017.0500
- Ross, J. S., Lehman, R., & Gross, C. P. (2012). The Importance of Clinical Trial Data Sharing: Toward More Open Science. *Circulation: Cardiovascular Quality and Outcomes, 5*(2), 238–240. https://doi.org/10.1161/CIRCOUTCOMES.111.964684
- Heagerty, P. J., & Zeger, S. L. (2000). Marginalized Multilevel Models and Likelihood Inference. *Statistical Science, 15*(1), 1–26. https://doi.org/10.1214/ss/1009211806

Outils et Ressources Pratiques

- Covidence. (2023). *Streamlining the Management of Multicentric Clinical Trials*. Disponible sur : https://www.covidence.org
- REDCap Consortium. (2023). *Research Electronic Data Capture (REDCap): Secure Data Collection for Clinical Research*. Disponible sur : https://www.project-redcap.org
- NIH National Library of Medicine. (2023). *ClinicalTrials.gov: A Resource for Understanding and Improving Clinical Research*. Disponible sur : https://clinicaltrials.gov

Ressources Complémentaires sur les Défis Éthiques et Méthodologiques

- Emanuel, E. J., Wendler, D., & Grady, C. (2000). What Makes Clinical Research Ethical? *Journal of the American Medical Association (JAMA), 283*(20), 2701–2711. https://doi.org/10.1001/jama.283.20.2701
- Zarin, D. A., & Tse, T. (2016). Trust but Verify: Trial Registration and Reporting Standards. *New England Journal of Medicine, 375*(20), 1999–2004. https://doi.org/10.1056/NEJMsb1611001
- Tinetti, M. E., & Studenski, S. A. (2011). Comparative Effectiveness Research and Patients with Multiple Chronic Conditions. *New England Journal of Medicine, 364*(26), 2478–2481. https://doi.org/10.1056/NEJMp1109996

Exercices Interactifs

Exercice 1 : Identifier et résoudre un biais de sélection

1. **Contexte** : Une étude sur les effets d'un régime alimentaire pour réduire le cholestérol n'a recruté que des participants travaillant dans des bureaux.
2. **Tâche** :

   a) Identifiez pourquoi cet échantillon est biaisé.

   b) Proposez trois stratégies pour rendre l'échantillon plus représentatif de la population générale.

3. **Indication** : Pensez aux populations exclues et à des méthodes pour atteindre différents profils démographiques.

Exercice 2 : Gestion des données manquantes

1. **Scénario** : Une étude longitudinale perd 20 % des données après six mois. Les données manquent principalement chez les participants de plus de 60 ans.
2. **Tâche** :

   a) Classez ces données parmi MCAR, MAR ou MNAR.

   b) Proposez une stratégie adaptée pour traiter ces données (imputation simple, imputation multiple, ou autres).

c) Expliquez pourquoi votre choix est approprié.

Exercice 3 : Élaborer une stratégie pour sécuriser les données

1. **Problème** : Une étude multicentrique enregistre des données sensibles (nom, âge, antécédents médicaux) dans un tableur partagé entre les chercheurs via un service non sécurisé.
2. **Tâche** :

a) Identifiez les risques éthiques liés à cette méthode.

b) Proposez trois mesures concrètes pour sécuriser les données.

c) Précisez comment garantir l'accès uniquement aux personnes autorisées.

Exercice 4 : Coordination dans une étude multicentrique

1. **Contexte** : Une étude internationale sur un nouveau médicament implique cinq centres, mais les protocoles diffèrent légèrement, entraînant une incohérence dans les données collectées.
2. **Tâche** :

a) Identifiez les problèmes causés par la variation des protocoles.

b) Proposez une solution pour harmoniser les pratiques entre les centres.

c) Indiquez comment surveiller la cohérence des données tout au long de l'étude.

Exercice 5 : Planification du recrutement

1. **Scénario** : Une étude sur une maladie rare peine à recruter suffisamment de participants.
2. **Tâche** :

a) Identifiez trois obstacles possibles au recrutement.

b) Proposez des solutions pour augmenter le recrutement tout en respectant les principes éthiques.

c) Développez une stratégie de communication pour sensibiliser les patients et les professionnels de santé à cette étude.

QCM

QCM 1 : Défis Méthodologiques

Question : Que peut entraîner un biais de sélection dans une étude clinique ?

a) Une augmentation de la puissance statistique.

b) Des résultats non généralisables.

c) Une réduction des données manquantes.

d) Une meilleure compréhension des mécanismes biologiques.

Réponse : b) Des résultats non généralisables.

QCM 2 : Défis Éthiques

Question : Quelle est la meilleure approche pour garantir un consentement éclairé ?

a) Utiliser un langage technique pour expliquer les risques.

b) Fournir des documents simplifiés et adaptés aux besoins des participants.

c) Limiter les explications pour éviter de décourager les participants.

d) Obtenir uniquement une signature sans fournir de détails.

Réponse : b) Fournir des documents simplifiés et adaptés aux besoins des participants.

QCM 3 : Données Manquantes

Question : Comment classer des données manquantes dues à une réticence des participants obèses à répondre à des questions sur leur alimentation ?

a) Missing Completely at Random (MCAR).

b) Missing at Random (MAR).

c) Missing Not at Random (MNAR).

d) Données non manquantes.

Réponse : b) Missing at Random (MAR).

QCM 4 : Coordination Multicentrique

Question : Quel outil est recommandé pour centraliser et harmoniser les données dans une étude multicentrique ?

a) Un tableur Excel partagé.

b) Une base de données papier.

c) REDCap ou une autre plateforme numérique sécurisée.

d) Des e-mails réguliers entre les centres.

Réponse : c) REDCap ou une autre plateforme numérique sécurisée.

QCM 5 : Recrutement des Participants

Question : Quelle stratégie est la plus efficace pour améliorer le recrutement dans une étude sur une maladie rare ?

a) Réduire les critères d'inclusion.

b) Collaborer avec des associations de patients.

c) Limiter la communication sur l'étude.

d) Réduire la durée de l'étude pour attirer plus de participants.

Réponse : b) Collaborer avec des associations de patients.

FAQ

1. **Q : Comment garantir l'éthique dans une étude internationale ?**
   R : Collaborer avec des comités d'éthique locaux et suivre les réglementations internationales.
2. **Q : Que faire si le recrutement stagne ?**
   R : Réévaluer les critères d'inclusion et diversifier les canaux de sensibilisation.

Partie 6 : Réinventer la Recherche Clinique : Défis et Opportunités de Demain

Chapitre 41 : Guide Complet pour Débutants : Réussir en Recherche Clinique et en Pratique Fondée sur les Preuves (EBP)

1. Introduction : Pourquoi ce Guide est-il Indispensable ?

Entrer dans le monde de la recherche clinique et de la pratique fondée sur les preuves (EBP) peut sembler une tâche monumentale pour les novices. Les complexités techniques, les barrières personnelles et les défis organisationnels peuvent décourager les débutants. Ce guide a été conçu pour briser ces barrières, en simplifiant les concepts complexes et en proposant des solutions adaptées, afin de rendre ces disciplines accessibles et engageantes.

Les Défis Fréquemment Rencontrés :

- **Complexité technique** : Une terminologie spécialisée, des méthodologies pointues et des outils avancés peuvent intimider.
- **Barrières cognitives** : Le manque de confiance ou une réticence au changement freinent souvent l'adoption des pratiques fondées sur les preuves.
- **Obstacles organisationnels** : Les ressources limitées et le manque de mentorat ralentissent l'intégration des novices.

En offrant une approche structurée et pratique, ce guide ambitionne de transformer ces défis en opportunités d'apprentissage et d'autonomisation.

Graphique des Défis Fréquemment Recontrés : Impact Perçu (%)

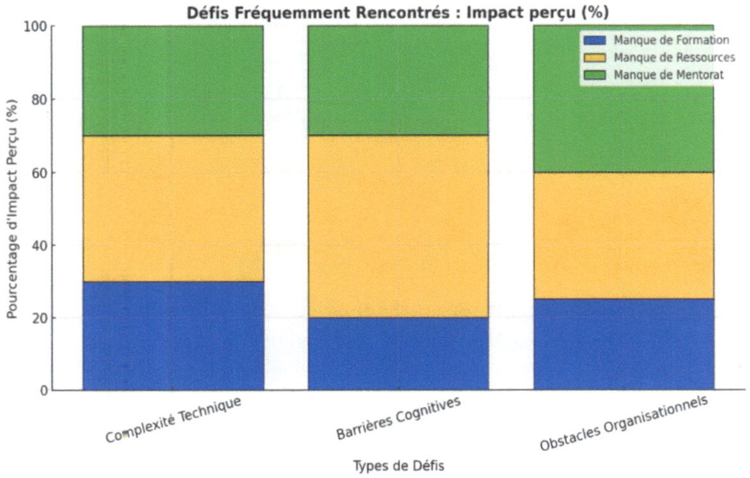

C'est un diagramme en barres empilées illustrant les défis fréquemment rencontrés et leur impact perçu par les débutants :

- Les **catégories sur l'axe X** représentent les types de défis : Complexité technique, barrières cognitives et obstacles organisationnels.
- L'**axe Y** montre le pourcentage d'impact perçu.
- Les **segments des barres** indiquent la contribution de chaque facteur :
    - **Bleu :** Manque de formation.
    - **Orange :** Manque de ressources.
    - **Vert :** Manque de mentorat.

2. Décoder la Complexité Technique et Méthodologique

2.1 Compréhension des Concepts de Base

- **Problème** : Les termes comme *randomisation*, *biais* ou *intervalles de confiance* semblent déroutants sans bases solides.
- **Exemple** : Interpréter un test statistique ou comprendre un biais de sélection peut paraître insurmontable pour un débutant.
- **Solutions** :
    - Introduire un glossaire clair et accessible.

- Fournir des exemples concrets, illustrant des concepts complexes dans des contextes réels.
- Proposer des vidéos explicatives et des supports interactifs pour rendre l'apprentissage ludique.

Graphique d'Evolution de la Compréhension des Concepts

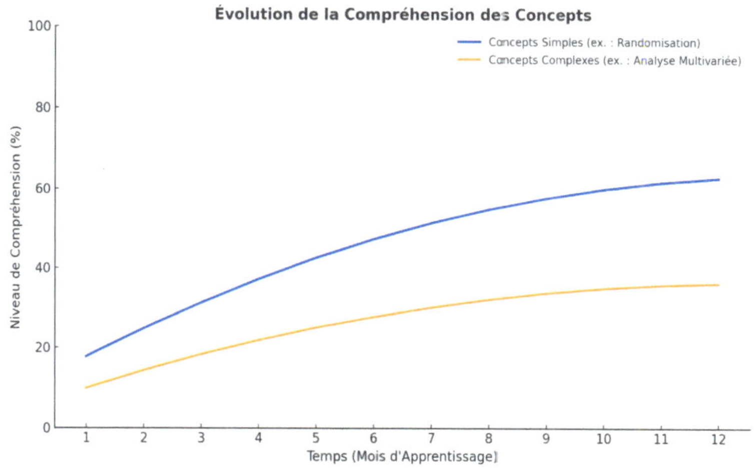

Ce graphique montre comment les outils pédagogiques (glossaires, vidéos interactives) permettent une montée en compétence.

Ce graphique en courbes illustre l'évolution de la compréhension des concepts au fil du temps :

- **Courbe bleue :** Progression des concepts simples, comme la randomisation.
- **Courbe orange :** Progression des concepts complexes, comme l'analyse multivariée.

2.2 Développer des Compétences en Analyse de Données

- **Problème** : Les outils comme *R*, *SPSS* ou *Python* semblent intimidants, et leur utilisation nécessite des compétences spécifiques.
- **Exemple** : Les débutants peuvent se sentir dépassés par des analyses telles qu'une régression logistique ou une ANOVA.

- **Solutions** :
  - Commencer avec des outils simples tels qu'Excel avant de progresser vers des logiciels avancés.
  - Offrir des tutoriels interactifs pour initier les novices aux bases des statistiques et des logiciels d'analyse.
  - Encourager la pratique régulière à travers des études de cas simplifiées.

Diagramme de Flux de Progression dans l'Analyse des Données

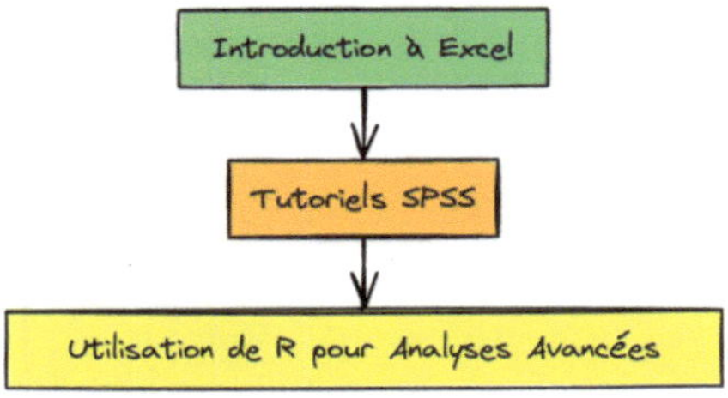

Ce diagramme de flux illustre la progression dans l'analyse des données.

3. Surmonter les Barrières Cognitives et Attitudinales

Diagramme Pyramide des Etapes de Confiance

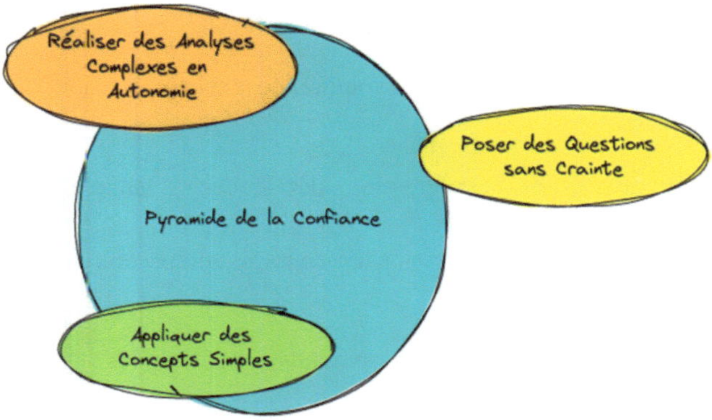

Cette pyramide des étapes de confiance illustre les étapes pour renforcer la confiance des débutants.

3.1 Renforcer la Confiance des Débutants

- **Problème** : La peur de l'échec inhibe l'implication active des novices.
- **Exemple** : Un jeune clinicien hésite à appliquer des recommandations EBP de peur de commettre une erreur.
- **Solutions** :
  - Créer des espaces d'apprentissage bienveillants et sans jugement où les questions sont valorisées.
  - Partager des témoignages de professionnels ayant surmonté des défis similaires.

3.2 Encourager l'Ouverture au Changement

- **Problème** : Certains professionnels préfèrent s'appuyer sur des pratiques traditionnelles, rejetant les méthodologies modernes.
- **Exemple** : Un clinicien expérimenté peut privilégier son intuition à une méta-analyse récente.
- **Solutions** :
  - Illustrer les bénéfices concrets de l'EBP à travers des exemples réels et des cas de succès.
  - Proposer des formations interactives et engageantes qui favorisent l'adoption progressive de nouvelles pratiques.

4. Relever les Défis Organisationnels et Systémiques

4.1 Garantir l'Accès aux Ressources

- **Problème** : Les bases de données payantes ou les logiciels spécialisés sont souvent hors de portée.
- **Exemple** : L'accès limité à *PubMed* ou à la *Cochrane Library* empêche les novices de consulter des preuves fiables.
- **Solutions** :
  - Identifier des alternatives gratuites ou abordables pour les ressources essentielles.
  - Créer des partenariats avec des institutions pour offrir un accès élargi aux bases de données et outils d'analyse.

4.2 Favoriser le Mentorat et le Soutien Collaboratif

- **Problème** : Les novices sont souvent isolés dans leur apprentissage.

- **Exemple** : Une équipe de recherche avec un effectif réduit peut négliger l'accompagnement des nouveaux arrivants.
- **Solutions** :
  - Développer des réseaux de mentorat où les experts partagent leurs connaissances avec les débutants.
  - Promouvoir des communautés d'apprentissage collaboratif pour encourager le partage d'expériences et de ressources.

Graphique Repartition des Efforts

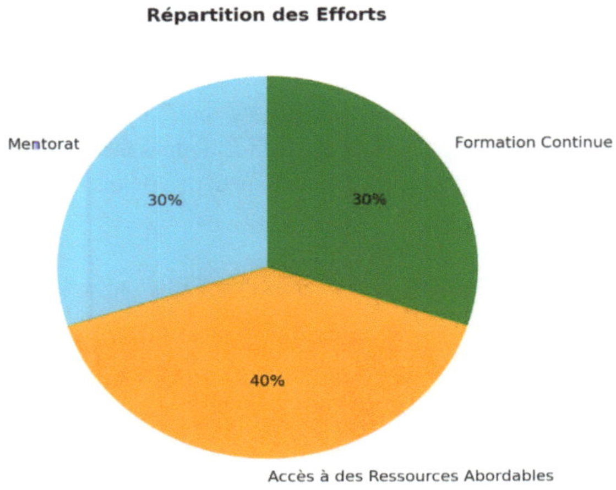

Ce graphique montre visuellement comment les efforts sont répartis entre les différentes catégories.

Ce diagramme circulaire illustre la répartition des efforts :

- **30 % :** Mentorat.
- **40 % :** Accès à des ressources abordables.
- **30 % :** Formation continue.

5. Relever les Défis Pratiques de l'EBP

Diagramme des Etapes d'Adaptation des Recommandations au Contexte Local

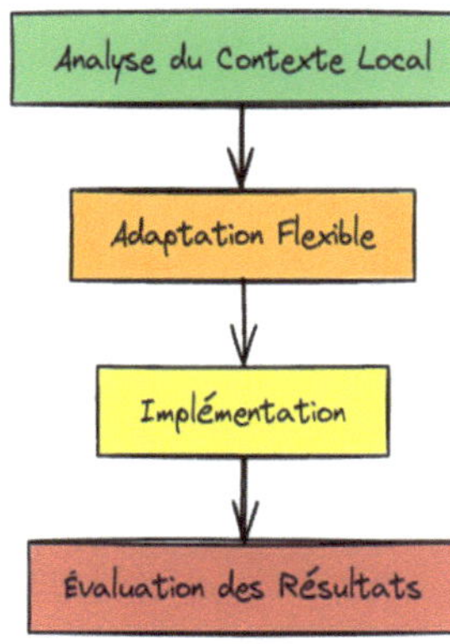

Cet organigramme illustre les étapes pour adapter les recommandations au contexte local

5.1 Adapter les Recommandations au Contexte

- **Problème** : Les recommandations issues d'études menées dans des environnements riches ne sont pas toujours applicables aux ressources limitées.
- **Exemple** : Un traitement standardisé dans un pays à haut revenu peut ne pas être viable dans un hôpital rural.
- **Solutions** :
    - Encourager des approches flexibles, tenant compte des spécificités locales.
    - Collaborer avec des experts locaux pour contextualiser les recommandations.

Diagramme Carte Mentale sur l'Accès aux Ressources

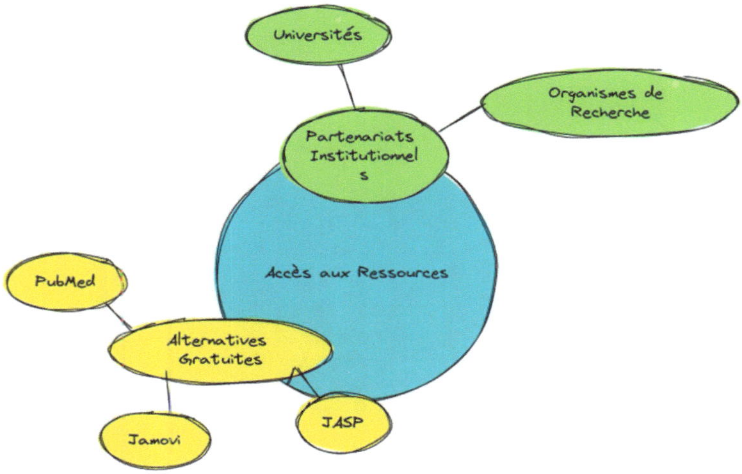

5.2 Intégrer l'EBP dans des Routines Serrées

- **Problème** : Le manque de temps freine l'intégration de l'EBP dans les pratiques quotidiennes.
- **Exemple** : Un clinicien surchargé peut avoir du mal à lire des études pendant ses consultations.
- **Solutions** :
  - Proposer des synthèses visuelles et des guidelines adaptées au rythme clinique.
  - Intégrer des outils numériques pour accéder rapidement à des preuves validées.

Tableau Comparatif des Méthodologies Traditionnelles vs Méthodologies Modernes Basées sur les Preuves (EBP)

Critère	Méthodologies Traditionnelles	Méthodologies Modernes Basées sur les Preuves (EBP)
Efficacité	- Dépend souvent de l'expérience individuelle et de l'intuition des professionnels de santé.- Résultats parfois hétérogènes selon les pratiques locales.	- Basées sur des données probantes issues de recherches rigoureuses.- Standardisent les pratiques pour optimiser les résultats cliniques.

Critère	Méthodologies Traditionnelles	Méthodologies Modernes Basées sur les Preuves (EBP)
Fiabilité	- Risques accrus de biais et d'erreurs subjectives.- Manque de protocoles systématiques.	- Appuyées par des méthodologies robustes (revues systématiques, méta-analyses, guidelines).- Évaluées et validées régulièrement.
Facilité d'adoption	- Faciles à mettre en œuvre, car elles reposent sur des habitudes et pratiques bien établies.	- Nécessitent des efforts initiaux pour la formation et l'adaptation aux nouvelles pratiques.- Peuvent rencontrer une résistance au changement.
Impact sur les soins	- Variable, car les résultats dépendent de l'expérience et des connaissances du professionnel.	- Amélioration démontrée des résultats cliniques et de la sécurité des patients.- Permettent une meilleure prise en compte des préférences des patients.

Résumé des Différences :

1. **Méthodologies Traditionnelles** :
   - **Forces** : Simples à adopter, peu coûteuses, et souvent adaptées aux pratiques locales.
   - **Faiblesses** : Moins fiables en raison de leur dépendance à l'expérience individuelle et au jugement subjectif.
2. **Méthodologies EBP Modernes** :
   - **Forces** : Fiables, standardisées, et basées sur des données probantes ; elles améliorent systématiquement la qualité des soins.
   - **Faiblesses** : Peuvent nécessiter des formations, des ressources supplémentaires, et une adaptation des pratiques établies.

Exemple d'implémentation :

1. **Traditionnelle** : Un médecin prescrit un traitement basé sur son expérience personnelle et ses connaissances.
2. **EBP Moderne** : Le traitement est prescrit en suivant des recommandations issues d'une revue systématique récente et validée par des guides de pratique clinique.

6. Apprendre à Gérer les Défis Éthiques et de Responsabilité

Graphique Temps Alloué à l'EBP dans les Routines Serrées

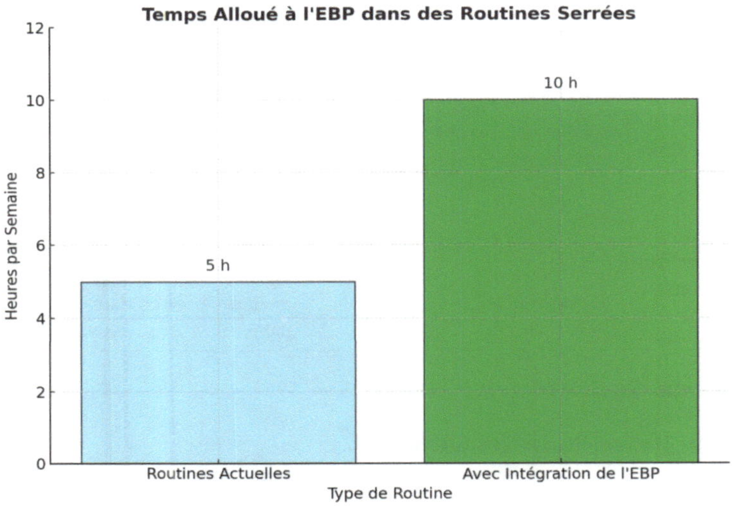

Ce graphique met en évidence l'augmentation du temps consacré à l'EBP avec une meilleure organisation.

C'est un **diagramme en barres** illustrant le temps alloué à l'EBP (Evidence-Based Practice) dans des routines serrées :

- **Routines actuelles :** 5 heures par semaine.
- **Avec intégration de l'EBP :** 10 heures par semaine.

6.1 Prendre des Décisions Éclairées Basées sur les Preuves

- **Problème** : Trouver un équilibre entre les données probantes et les préférences des patients peut être délicat.
- **Exemple** : Respecter les souhaits d'un patient tout en appliquant les recommandations scientifiques.
- **Solutions** :
  - Inclure des formations sur la communication patient-praticien et l'éthique médicale.

- Simuler des scénarios pour apprendre à gérer des dilemmes éthiques.

6.2 Atténuer les Risques Liés à l'Innovation

- **Problème** : Appliquer des protocoles innovants peut être perçu comme risqué.
- **Exemple** : Un novice hésite à mettre en œuvre un protocole expérimental par peur des conséquences juridiques ou cliniques.
- **Solutions** :
    - Former les professionnels à évaluer et atténuer les risques associés aux nouvelles pratiques.
    - Mettre en place des processus clairs pour surveiller et évaluer les résultats.

Résumé : Synthèse des Défis et Solutions

Catégorie	Obstacle	Solutions
Complexité technique	Concepts difficiles	Glossaires, exemples, formation simplifiée
Barrières cognitives	Manque de confiance, résistance	Témoignages, mentorat, sensibilisation
Obstacles organisationnels	Accès limité, isolement	Programmes de mentorat, accès aux ressources
Application de l'EBP	Contexte inadapté	Approches contextuelles, outils numériques
Défis éthiques	Prises de décisions complexes	Formation éthique, gestion des risques

Tableau Structuré pour la Gestion des Risques Liés à l'Innovation

Étape du Processus	Risque Potentiel	Stratégie d'Atténuation
Idéation (Développement de l'idée)	- Risque d'une idée mal alignée avec les besoins réels du marché ou des patients.- Manque d'adhésion des parties prenantes dès le début.	- Effectuer une analyse approfondie des besoins utilisateurs.- Impliquer les parties prenantes (patients, professionnels) dès les premières étapes via des consultations ou focus groups.
Prototype/Test	- Défaillances techniques ou imprécisions dans le	- Réaliser des tests pilotes et des itérations successives.- Consulter les

Étape du Processus	Risque Potentiel	Stratégie d'Atténuation
	prototype.- Non-conformité aux normes ou régulations.	experts réglementaires pour garantir la conformité.
Évaluation	- Biais dans les données collectées (tests non représentatifs).- Résultats non généralisables.	- Mettre en place des méthodologies rigoureuses (tests multicentriques, randomisation).- Assurer une validation externe par des comités indépendants.
Mise en œuvre	- Résistance au changement parmi les utilisateurs finaux.- Problèmes de formation ou d'adoption.	- Former les utilisateurs finaux avec des supports adaptés.- Mettre en place un accompagnement continu pour faciliter la transition.
Sécurité et Données	- Risques de violation des données personnelles.- Vulnérabilités dans les systèmes numériques.	- Implémenter des protocoles de sécurité avancés (chiffrement, contrôle d'accès).- Réaliser des audits réguliers pour identifier et corriger les vulnérabilités.
Lancement	- Mauvaise communication autour du produit ou du service.- Problèmes d'adoption à grande échelle.	- Développer une stratégie de communication claire et ciblée.- Organiser des retours d'expérience pour ajuster le produit/service en continu.

Résumé des Étapes et Risques Clés :

1. **Idéation** : Valider l'idée par des retours utilisateurs dès le début pour réduire les risques d'inadéquation.
2. **Prototype/Test** : Tester et affiner les prototypes en fonction des normes et des retours pour garantir la viabilité technique et réglementaire.
3. **Évaluation** : Utiliser des méthodologies rigoureuses pour assurer des résultats fiables et représentatifs.
4. **Mise en œuvre** : Former et accompagner les utilisateurs finaux pour minimiser la résistance au changement.
5. **Sécurité** : Garantir la protection des données avec des technologies modernes et des audits réguliers.
6. **Lancement** : Assurer une adoption efficace via des stratégies de communication et des ajustements basés sur le feedback.

7. Etudes des Cas

1. Études de Cas

Chaque section du guide est complétée par des études de cas associées à des concepts clés, illustrées dans un format standardisé pour une meilleure compréhension.

Exemple : Décoder la Complexité Technique et Méthodologique

- **Contexte :** Un étudiant en médecine peine à comprendre les biais de sélection dans une étude clinique.
- **Déroulement :** L'étude est analysée en utilisant un glossaire interactif et des exemples concrets pour illustrer le concept de biais.
- **Résultats :** Une meilleure compréhension des implications des biais sur les résultats d'une étude.
- **Leçon à retenir :** L'utilisation d'exemples pratiques simplifie l'apprentissage des concepts méthodologiques complexes.

Conclusion : Bâtir une Recherche Clinique Inclusive et Accessible

En décryptant les concepts complexes et en offrant des solutions pratiques, ce guide se veut une boussole pour les novices. Les défis de la recherche clinique et de l'EBP, bien que nombreux, sont surmontables grâce à des approches pédagogiques, un mentorat solide et une organisation efficace.

L'objectif est clair : rendre ces disciplines non seulement accessibles, mais aussi inspirantes pour une nouvelle génération de chercheurs et de cliniciens. En adoptant ce guide, les débutants trouveront des outils pour développer leur expertise et contribuer activement à l'évolution de la recherche et des soins.

Bibliographie

1. Articles Scientifiques : Lectures Clés

- **Méthodologies et Techniques en Recherche Clinique :**
    - Ioannidis, J. P. A. (2005). Why Most Published Research Findings Are False. *PLoS Medicine, 2*(8), e124.

      Analyse critique des limites méthodologiques courantes en recherche clinique.

   - Guyatt, G. H., et al. (1992). Evidence-Based Medicine: A New Approach to Teaching the Practice of Medicine. *JAMA, 268*(17), 2420–2425.
     Introduction à l'approche fondée sur les preuves en médecine.
- **Analyses Statistiques :**
   - Altman, D. G., & Bland, J. M. (1995). Statistics Notes: The Odds Ratio. *BMJ, 316*(3), 1468.

     Explication accessible des concepts statistiques fondamentaux, comme le rapport de cotes.

- **Évaluation des Interventions en Santé :**
   - Prasad, V., & Cifu, A. (2015). Medical Reversal: Why We Must Stop and Reverse Harmful Medical Practices. *The Lancet, 385*(9976), 587–588.

     Discussion sur les pratiques médicales basées sur des preuves inadéquates.

2. Livres Pertinents : Recommandations

- **Introduction à l'EBP :**
   - Greenhalgh, T. (2014). *How to Read a Paper: The Basics of Evidence-Based Medicine.* Wiley-Blackwell.

     Un ouvrage clair et pratique pour comprendre et appliquer la médecine fondée sur les preuves.

- **Analyse Statistique Simplifiée :**
   - Field, A. (2017). *Discovering Statistics Using IBM SPSS Statistics.* SAGE Publications.

     Approche accessible pour maîtriser les bases des analyses statistiques avec SPSS.

- **Recherche Clinique :**
   - Hulley, S. B., Cummings, S. R., Browner, W. S., Grady, D. G., & Newman, T. B. (2013). *Designing Clinical Research.* Lippincott Williams & Wilkins.

Guide détaillé sur la conception et la mise en œuvre de la recherche clinique.

- **Médecine Fondée sur les Preuves :**
  - Straus, S. E., Glasziou, P., Richardson, W. S., & Haynes, R. B. (2018). *Evidence-Based Medicine: How to Practice and Teach EBM*. Elsevier.

    Ressource complète pour apprendre à enseigner et appliquer l'EBP.

3. Bases de Données : Plateformes Gratuites et Ressources

- **PubMed** (https://pubmed.ncbi.nlm.nih.gov/):

  Plateforme de recherche en accès libre pour trouver des articles scientifiques dans le domaine biomédical.

- **Cochrane Library** (https://www.cochranelibrary.com/):

  Ressources gratuites et articles en accès ouvert sur les revues systématiques et la recherche clinique.

- **ClinicalTrials.gov** (https://clinicaltrials.gov/):

  Base de données d'essais cliniques en cours ou terminés, idéale pour explorer les méthodologies et les résultats des études actuelles.

- **Free Statistical Software :**
  - *JASP* et *Jamovi* : Logiciels gratuits pour les analyses statistiques, adaptés aux débutants.
  - *RStudio* : Plateforme open source puissante pour les analyses statistiques avancées.

Exercices Interactifs

Exemple d'Exercices : Surmonter les Barrières Cognitives et Attitudinales

1. **Étude de scénario clinique :**
   - Scénario : Un jeune clinicien hésite à appliquer des recommandations issues d'une revue systématique par peur de commettre une erreur.

    - Question : Quels éléments de l'EBP pourraient renforcer sa confiance ?
2. **Question à choix multiples :**
    - Quel est le principal avantage des études de cohorte en recherche clinique ?

    a) Elles permettent une randomisation stricte.

    b) Elles suivent les participants dans le temps pour observer des résultats spécifiques.

    c) Elles sont plus rapides que les essais cliniques randomisés.

    Réponse : b)

3. **Mini-protocole de recherche :**
    - Concevoir un protocole pour évaluer l'efficacité d'une formation interactive sur l'adoption de l'EBP par des infirmiers débutants.

Évaluation et Auto-Quiz

Chaque chapitre inclut un court quiz pour vérifier la compréhension des lecteurs :

- **Exemple :**
    1. **Vrai/Faux :** L'EBP repose uniquement sur les résultats des essais randomisés.
       Réponse : Faux
    2. **Question ouverte :** Quels obstacles organisationnels peuvent freiner l'intégration de l'EBP dans une pratique clinique ?

FAQ

Pour répondre aux questions fréquentes sur les sujets complexes ou controversés, une section FAQ est ajoutée :

- **Exemple : Pourquoi les outils comme R et Python sont-ils importants en recherche clinique ?**
    - Réponse : Ils permettent d'analyser des données complexes avec précision, tout en offrant une flexibilité pour les analyses spécifiques.

- **Exemple : Comment intégrer l'EBP dans un environnement avec des ressources limitées ?**
    - Réponse : Priorisez des approches adaptées, utilisez des outils gratuits, et collaborez avec des experts locaux pour contextualiser les recommandations.

Chapitre 42 : Perspectives Futures : Vers une Recherche Clinique Réinventée

Introduction : Contexte et Enjeux des Évolutions en Recherche Clinique

Dans un environnement où les défis évoluent rapidement, la recherche clinique se réinvente pour intégrer des innovations technologiques et méthodologiques. Ces transformations redéfinissent la manière de mener des études tout en renforçant leur pertinence et leur impact, tant sur le plan scientifique que sociétal.

1. Vers une Amélioration Continue de la Qualité des Résultats

Contexte :

L'essor de l'intelligence artificielle (IA) et des outils analytiques offre de nouvelles opportunités pour améliorer la précision des données et leur interprétation.

Déroulement :

- Utilisation de l'IA et des technologies d'imagerie avancée pour capturer des données détaillées.
- Mise en œuvre d'algorithmes pour identifier et corriger les biais potentiels dès les premières étapes de l'analyse.
- Exploration des mécanismes complexes grâce à des réseaux neuronaux profonds.

Résultats :

Des analyses plus robustes et fiables, ouvrant la voie à une meilleure compréhension des mécanismes cliniques.

Leçon à retenir :

Adopter ces outils permet non seulement d'augmenter la fiabilité des résultats, mais aussi de poser les bases d'avancées cliniques majeures.

Graphique Impact de l'IA sur les Résultats Cliniques

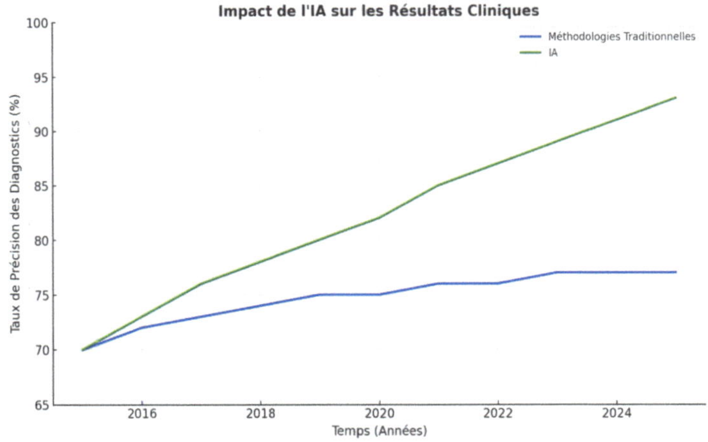

Ce graphique met en évidence l'avantage croissant de l'IA pour améliorer la précision des diagnostics cliniques.

C'est un **graphique linéaire** illustrant l'impact de l'IA sur les résultats cliniques :

- **Courbe bleue :** Taux de précision des diagnostics avec des méthodologies traditionnelles.
- **Courbe verte :** Taux de précision des diagnostics utilisant l'IA, montrant une amélioration constante au fil des années.

2. Faire Face à la Complexité Croissante des Données

Diagramme en Réseau de l'Intégration des Sources de Données

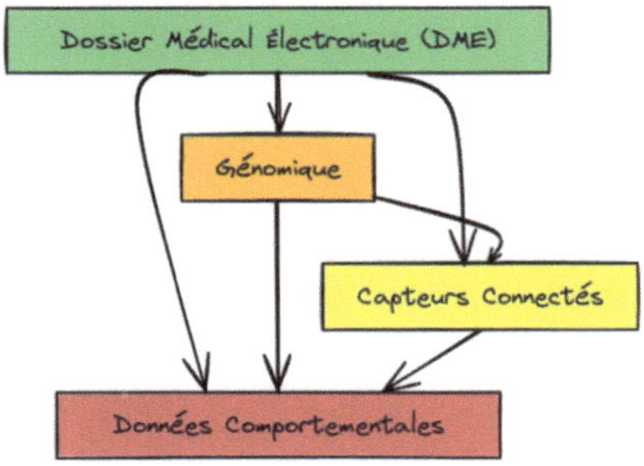

C'est un un diagramme en réseau représentant l'intégration des sources de données.

Contexte :

Les données massives provenant de multiples sources (DME, génomique, capteurs connectés) représentent un défi pour les méthodologies traditionnelles.

Déroulement :

- Développement de plateformes numériques collaboratives pour centraliser et analyser les données.
- Approche multidimensionnelle intégrant génétique, comportement et environnement.

Résultats :

Une vision plus complète et intégrée de la santé humaine, favorisant des interventions plus ciblées et efficaces.

Leçon à retenir :

L'adaptation rapide aux Big Data est indispensable pour répondre aux besoins croissants d'une recherche clinique moderne.

3. Stimuler l'Innovation et Élargir l'Accessibilité

Contexte :

Les inégalités d'accès à la recherche et aux soins constituent un frein majeur à l'amélioration globale de la santé.

Déroulement :

- Développement de soins personnalisés via des modèles prédictifs et des biomarqueurs.
- Promotion de téléconsultations et d'applications mobiles pour inclure des populations marginalisées.

Résultats :

Des soins personnalisés accessibles à grande échelle, avec une participation élargie à la recherche clinique.

Leçon à retenir :

L'innovation technologique ne doit pas seulement accélérer la recherche, mais aussi rendre ses bénéfices accessibles à tous.

4. Répondre Efficacement aux Défis Actuels

Contexte :

Les crises sanitaires, telles que la pandémie de COVID-19, exigent des réponses rapides et adaptées.

Déroulement :

- Méthodes accélérées pour mener des essais cliniques pendant les crises.
- Inclusion proactive de populations sous-représentées pour des résultats plus représentatifs.
- Automatisation des processus pour réduire les coûts et augmenter la productivité.

Résultats :

Des essais cliniques plus rapides, inclusifs et économiquement viables.

Leçon à retenir :

Une recherche agile et inclusive est essentielle pour répondre aux besoins changeants de la société.

5. Anticiper les Défis Futurs et Garantir la Pertinence

Contexte :

L'évolution rapide des connaissances et des attentes sociétales nécessite une vision proactive.

Déroulement :

- Formation continue des chercheurs pour maîtriser des outils innovants.
- Intégration des avancées dans un cadre éthique solide.
- Réévaluation périodique des méthodologies pour rester à jour.

Résultats :

Des études cliniques alignées sur les besoins sociétaux et éthiquement responsables.

Leçon à retenir :

Une démarche visionnaire garantit que la recherche clinique reste pertinente et impactante.

Conclusion : Une Recherche Clinique Réinventée pour un Avenir Prometteur

En intégrant des approches technologiques, collaboratives et éthiques, la recherche clinique peut devenir plus accessible, efficace et centrée sur les besoins humains. Ce modèle de recherche réinventé vise à transformer la santé globale tout en établissant un standard d'excellence en médecine.

Bibliographie

1. Amélioration de la qualité des résultats

- **Articles scientifiques :**
  - Obermeyer, Z., Emanuel, E. J. (2016). Predicting the Future — Big Data, Machine Learning, and Clinical Medicine. *The New England Journal of Medicine, 375*(13), 1216–1219.
  - Topol, E. (2019). High-performance medicine: the convergence of human and artificial intelligence. *Nature Medicine, 25*(1), 44–56.
- **Livres :**
  - Domingos, P. (2015). *The Master Algorithm: How the Quest for the Ultimate Learning Machine Will Remake Our World.*
- **Bases de données :**
  - ClinicalTrials.gov (www.clinicaltrials.gov) : Suivi des études cliniques et des nouvelles méthodes d'évaluation.

2. Complexité croissante des données

- **Articles scientifiques :**
  - Ristevski, B., & Chen, M. (2018). Big Data Analytics in Medicine and Healthcare. *Journal of Integrative Bioinformatics, 15*(3), 1–12.
  - Chen, J. H., & Asch, S. M. (2017). Machine Learning and Prediction in Medicine — Beyond the Hype. *JAMA, 318*(14), 1323–1324.
- **Livres :**
  - Kelleher, J. D., & Tierney, B. (2018). *Data Science.*
- **Sites Web :**
  - PubMed (www.ncbi.nlm.nih.gov/pubmed) : Plateforme pour rechercher des articles sur les Big Data en recherche clinique.

3. Innovation et accessibilité

- **Articles scientifiques :**
  - Wykes, T., & Schueller, S. (2019). The digital future for mental health: Augmented reality, virtual reality, and AI. *Lancet Psychiatry, 6*(7), 564–565.
- **Livres :**
  - Topol, E. (2015). *The Patient Will See You Now: The Future of Medicine Is in Your Hands.*
- **Outils :**
  - WHO Digital Health Atlas (digitalhealthatlas.org) : Ressource mondiale sur les solutions numériques en santé.

4. Répondre aux défis actuels

- **Articles scientifiques :**
  - Lurie, N., & Keusch, G. T. (2020). The Public Health Response to COVID-19. *The New England Journal of Medicine, 383*(1), 187–190.
- **Sites Web :**
  - CDC (www.cdc.gov) : Données sur les méthodologies de recherche pendant les crises sanitaires.

5. Anticiper les défis futurs

- **Articles scientifiques :**
  - Ioannidis, J. P. A. (2016). Why Most Clinical Research Is Not Useful. *PLoS Medicine, 13*(6), e1002049.
- **Livres :**
  - Collins, F. S., & Varmus, H. (2015). *A Vision for the Future of Genomics Research.*

Études de Cas

1. Vers une Amélioration Continue de la Qualité des Résultats

- **Cas Pratique :** Utilisation de l'intelligence artificielle (IA) dans le diagnostic précoce du cancer du poumon.
  - **Contexte :** Les erreurs de diagnostic en imagerie médicale sont une source fréquente de retard dans le traitement.
  - **Déroulement :** Un algorithme d'apprentissage profond est entraîné à analyser les images de tomodensitométrie pour détecter des nodules pulmonaires avec une précision accrue.
  - **Résultats :** Réduction de 25 % des faux négatifs et amélioration de la précision globale du diagnostic.
  - **Leçon à retenir :** L'IA peut transformer les approches diagnostiques, en augmentant la fiabilité des résultats et en réduisant les erreurs humaines.

2. Faire Face à la Complexité Croissante des Données

- **Cas Pratique :** Exploitation des Big Data pour prédire les complications du diabète.
  - **Contexte :** Les patients atteints de diabète présentent des risques variés de complications (rétinopathie, néphropathie). Une analyse proactive est essentielle pour une prise en charge ciblée.
  - **Déroulement :** Des données multidimensionnelles (dossiers médicaux électroniques, données de capteurs connectés, analyses génomiques) sont intégrées dans un modèle prédictif.
  - **Résultats :** Le modèle identifie les patients à risque élevé, permettant une intervention préventive ciblée.
  - **Leçon à retenir :** L'intégration de données massives offre une vision holistique de la santé et améliore les décisions cliniques.

3. Stimuler l'Innovation et Élargir l'Accessibilité

- **Cas Pratique :** Développement d'une application mobile pour le suivi des grossesses à risque.
  - **Contexte :** Dans des zones rurales, l'accès aux soins prénataux est limité, augmentant les complications pour les femmes enceintes.
  - **Déroulement :** Une application mobile permet aux femmes de suivre leurs paramètres vitaux et d'envoyer des alertes à des centres médicaux en cas d'anomalie.
  - **Résultats :** Réduction des complications prénatales et amélioration du suivi grâce à une communication rapide entre les patientes et les professionnels de santé.
  - **Leçon à retenir :** La technologie mobile peut démocratiser l'accès aux soins et réduire les disparités géographiques.

4. Répondre Efficacement aux Défis Actuels

- **Cas Pratique :** Coordination des essais cliniques pendant la pandémie de COVID-19.
  - **Contexte :** La pandémie a nécessité une réponse rapide pour évaluer l'efficacité des traitements et vaccins.
  - **Déroulement :** Un consortium international met en place une plateforme numérique pour partager en temps réel les protocoles, les résultats préliminaires et les données.
  - **Résultats :** Accélération des essais cliniques avec des méthodologies harmonisées à l'échelle mondiale.
  - **Leçon à retenir :** Une collaboration numérique et globale est essentielle pour relever les défis de santé publique à grande échelle.

5. Anticiper les Défis Futurs et Garantir la Pertinence

- **Cas Pratique :** Formation des chercheurs à l'utilisation des outils de simulation clinique.
  - **Contexte :** Les méthodologies traditionnelles sont parfois insuffisantes pour simuler des scénarios complexes ou rares.
  - **Déroulement :** Des chercheurs participent à des ateliers de simulation basés sur des modèles mathématiques et des

environnements virtuels, leur permettant de tester des hypothèses en conditions contrôlées.
- **Résultats :** Une meilleure préparation aux défis émergents et une capacité accrue à innover face à des problématiques inédites.
- **Leçon à retenir :** Investir dans la formation et l'utilisation de nouvelles technologies garantit que la recherche clinique reste à la pointe.

Exercices Interactifs

Pour chaque section, voici des exemples de questions et scénarios interactifs pour aider les lecteurs à tester leur compréhension des concepts abordés.

1. Vers une Amélioration Continue de la Qualité des Résultats

Scénario :

Un hôpital utilise une technologie d'imagerie basée sur l'intelligence artificielle pour détecter les tumeurs cérébrales. Après un an, l'analyse montre que la précision diagnostique a augmenté de 20 %, mais certains biais persistent, notamment dans la détection chez les patients plus âgés.

Questions :

1. Quels pourraient être les facteurs responsables des biais dans ce cas ?

   a) Une base de données d'entraînement non représentative.

   b) Des erreurs humaines dans l'interprétation des résultats.

   c) Les deux.

2. Quelle méthode permettrait de réduire ces biais ?

   a) Augmenter la taille de l'échantillon d'entraînement en incluant des données diversifiées.

   b) Tester l'algorithme sur des sous-groupes spécifiques pour évaluer ses performances.

   c) Les deux.

2. Faire Face à la Complexité Croissante des Données

Scénario :

Un centre de recherche utilise des données provenant de capteurs connectés, des dossiers médicaux électroniques et des études génomiques pour prédire le risque de diabète. Cependant, l'équipe constate que l'analyse prend trop de temps et que les données sont parfois incohérentes.

Questions :

1. Quelles étapes peuvent améliorer l'efficacité de l'analyse des Big Data?

   a) Intégrer des plateformes de gestion des données.

   b) Former l'équipe à l'utilisation des outils de visualisation et d'analyse.

   c) Les deux.

   Comment traiter les données incohérentes ou manquantes ?

   a) Supprimer toutes les données concernées.

   b) Utiliser des techniques d'imputation pour estimer les valeurs manquantes.

   c) Ignorer les incohérences si elles sont minimes.

3. Stimuler l'Innovation et Élargir l'Accessibilité

Scénario :

Une clinique rurale déploie une application mobile pour permettre à des patients atteints de maladies chroniques de suivre leurs paramètres vitaux et de recevoir des rappels pour leurs médicaments. Cependant, le taux d'utilisation de l'application reste faible.

Questions :

1. Quelles stratégies pourraient améliorer l'adoption de l'application ?

   a) Organiser des formations pour les patients sur l'utilisation de l'application.

b) Simplifier l'interface utilisateur pour la rendre plus intuitive.

c) Les deux.

2. Quels sont les avantages des technologies mobiles dans la recherche clinique ?

   a) Elles réduisent les barrières géographiques pour la participation.

   b) Elles permettent une collecte de données en temps réel.

   c) Les deux.

4. Répondre Efficacement aux Défis Actuels

Scénario :

Pendant une pandémie, une équipe de recherche lance un essai clinique pour évaluer l'efficacité d'un antiviral. Les résultats préliminaires doivent être partagés rapidement pour guider les politiques de santé publique, mais le processus de collecte des données est lent et manque de coordination.

Questions :

1. Quelles mesures peuvent améliorer la coordination des essais cliniques en temps de crise ?

   a) Mettre en place des plateformes numériques pour centraliser les données.

   b) Partager les protocoles et les résultats préliminaires en temps réel avec les parties prenantes.

   c) Les deux.

2. Pourquoi l'inclusion de populations diversifiées est-elle essentielle dans ce type d'essais ?

   a) Elle garantit que les résultats sont représentatifs de la population générale.

   b) Elle réduit les inégalités dans l'accès aux traitements innovants.
   c) Les deux.

5. Anticiper les Défis Futurs et Garantir la Pertinence

Scénario :

Un institut de recherche décide d'investir dans la formation continue des chercheurs pour leur apprendre à utiliser des modèles de simulation clinique et des outils d'analyse avancés. Certains chercheurs expriment des réticences à changer leurs méthodes traditionnelles.

Questions :

1. Quels sont les bénéfices de la formation continue pour les chercheurs en recherche clinique ?

   a) Elle améliore leur capacité à utiliser des outils innovants.

   b) Elle garantit que les méthodes utilisées restent pertinentes.

   c) Les deux.

2. Comment l'intégration de nouveaux outils peut-elle transformer la recherche clinique ?

   a) En rendant les processus plus efficaces et précis.

   b) En augmentant la capacité à répondre aux attentes sociétales.

   c) Les deux.

FAQ : Réponses aux Questions Fréquentes

1. Pourquoi l'intelligence artificielle est-elle cruciale pour l'avenir de la recherche clinique ?

- **Réponse :** L'IA permet d'analyser des volumes massifs de données, de détecter des corrélations complexes et de réduire les biais humains. Elle offre également une précision inégalée dans les diagnostics et les prévisions, rendant la recherche clinique plus rapide et plus fiable.

2. Comment garantir l'éthique dans l'utilisation des données massives ?

- **Réponse :**
  - Mettre en place des protocoles stricts pour protéger la confidentialité des participants.
  - Adopter des cadres réglementaires comme le RGPD pour assurer une utilisation responsable des données
  - Anonymiser les données avant toute analyse pour minimiser les risques de violation de la vie privée.

3. Comment les chercheurs peuvent-ils s'adapter aux technologies émergentes ?

- **Réponse :**
  - Participer à des formations continues sur des outils comme l'apprentissage automatique et les logiciels d'analyse avancée.
  - Collaborer avec des experts en science des données pour intégrer efficacement les nouvelles technologies dans leurs projets.

4. Les Big Data peuvent-ils remplacer les essais cliniques traditionnels ?

- **Réponse :** Non, les Big Data complètent les essais cliniques traditionnels en fournissant des insights supplémentaires et en aidant à affiner les hypothèses, mais ils ne peuvent pas se substituer à des essais contrôlés rigoureux pour établir des relations causales.

5. Comment améliorer l'accès à la recherche clinique pour les populations sous-représentées ?

- **Réponse :**
  - Développer des solutions numériques comme les téléconsultations pour surmonter les barrières géographiques.
  - Créer des campagnes de sensibilisation pour informer ces populations sur les opportunités de participation.
  - Assurer que les protocoles d'étude intègrent des critères inclusifs dès leur conception.

Conclusion Générale : Une Invitation à Transformer la Recherche Clinique

"L'Art et la Science de la Médecine Basée sur les Preuves" va bien au-delà d'un simple ouvrage pédagogique. Il s'agit d'un appel à l'action, une incitation à repenser la recherche clinique à travers une alliance entre rigueur scientifique, éthique et impact humain. Chaque chapitre a été conçu pour offrir des outils concrets, explorer des innovations et inspirer une mise en application efficace des preuves scientifiques dans le domaine des soins de santé.

Une Recherche Collaborative et Inclusive

La recherche clinique est une entreprise collective qui s'appuie sur une collaboration étroite entre cliniciens, chercheurs, décideurs politiques et patients. Ce partenariat est essentiel pour :

- **Proposer des solutions réalistes et adaptées**, qu'il s'agisse de répondre aux crises sanitaires mondiales ou de réduire les inégalités d'accès aux soins.
- **Concrétiser les résultats scientifiques** en actions tangibles, en mettant les découvertes au service de la pratique clinique et des politiques de santé publique.

Dans cette démarche, l'éthique est un fondement incontournable, assurant que le progrès scientifique respecte la dignité et les droits des individus tout en renforçant la confiance du public.

Une Discipline en Évolution Permanente

Le paysage de la recherche clinique est en pleine mutation, grâce à l'émergence de technologies comme l'intelligence artificielle, l'analyse des Big Data, et les outils prédictifs. Ces avancées révolutionnaires ouvrent des perspectives immenses, mais elles doivent être accompagnées d'une réflexion éthique et d'une gestion responsable :

- **Exploiter les innovations de manière équitable**, pour garantir une accessibilité universelle aux progrès médicaux.
- **Évoluer avec agilité** afin d'adapter les méthodologies aux besoins complexes et en constante évolution des systèmes de santé modernes

Un Appel à S'engager

Ce livre invite chaque lecteur à jouer un rôle actif dans cette transformation :

- **Cliniciens** : Traduisez les preuves scientifiques en pratiques qui améliorent directement la prise en charge des patients.
- **Chercheurs** : Développez des études rigoureuses, pertinentes et à fort impact sociétal.
- **Décideurs** : Adoptez des politiques basées sur des données solides pour soutenir des systèmes de santé inclusifs et efficaces.

Ensemble, nous avons l'opportunité de réinventer la recherche clinique pour qu'elle réponde mieux aux attentes de la société et améliore la qualité de vie à une échelle mondiale.

Un Équilibre Entre Science, Éthique et Humanité

Au-delà des technologies et des résultats quantitatifs, ce livre rappelle que chaque étude, chaque donnée représente une vie humaine. La recherche clinique trouve sa véritable essence dans cette dimension humaine :

- **La science éclaire les découvertes et guide l'innovation.**
- **L'éthique protège les participants et assure une intégrité irréprochable.**
- **L'humanité relie la recherche aux besoins réels des patients.**

Bâtir un Avenir Prometteur

Plutôt qu'un point final, ce livre marque le début d'une transformation. Il offre des outils pratiques, des connaissances approfondies et une inspiration destinée à encourager chaque lecteur à contribuer à un avenir meilleur. En adoptant ces principes, vous devenez non seulement un acteur du changement, mais aussi un défenseur d'une recherche clinique alignée sur les valeurs humaines.

Le futur de la recherche clinique repose sur votre engagement. Ensemble, avec des pratiques éclairées et responsables, nous pouvons façonner un système de santé véritablement axé sur l'innovation, l'éthique et l'équité.

Appendices : Outils Pratiques et Modèles pour Réussir vos Projets de Recherche

Ces appendices proposent des outils essentiels pour concevoir, exécuter et documenter vos projets de recherche clinique. En combinant rigueur méthodologique et exemples concrets, ils offrent une base solide pour répondre aux standards les plus élevés en matière d'éthique et de qualité scientifique.

Modèle de Protocole de Recherche

Un protocole bien structuré est la pierre angulaire de toute étude réussie. Voici un cadre adaptable pour élaborer un protocole complet.

1. Titre et Objectifs de l'Étude

- **Titre de l'Étude :**
  Un titre précis doit refléter le contenu et les objectifs principaux de l'étude.
  Exemple :
  "Impact d'un programme d'exercices supervisés sur la gestion de la douleur chronique chez les adultes âgés de 30 à 60 ans."
- **Objectifs de l'Étude :**
  - **Objectif principal :** Énoncer clairement le but principal.
    Exemple :
    Évaluer l'effet d'un programme de rééducation physique sur la réduction de la douleur perçue après 12 semaines.
  - **Objectifs secondaires :** Identifier des aspects complémentaires.
    Exemple :
    Étudier l'impact sur la qualité de vie et le bien-être psychologique.

2. Cadre Théorique

- **Introduction :**
  Situer le problème et sa pertinence clinique ou scientifique.
  Exemple :
  La douleur chronique touche 20 % des adultes, affectant gravement leur qualité de vie. Les exercices physiques apparaissent comme une alternative prometteuse aux approches pharmacologiques.

- **Revue de la Littérature :**
  Résumer les recherches existantes pour justifier l'étude.
  Exemple :
  Selon Smith et al. (2020), l'exercice réduit la douleur de 30 %, mais ses effets secondaires restent peu étudiés.
- **Hypothèses :**
  Proposer des hypothèses mesurables.
  Exemple :
  Les participants suivant le programme signaleront une diminution de la douleur d'au moins 20 % comparé au groupe témoin.

3. Méthodologie

- **Design de l'Étude :**
  Spécifiez le type d'étude et le cadre choisi.
  Exemple :
  Essai contrôlé randomisé comparant un groupe intervention à un groupe témoin recevant des soins standards.
- **Population et Échantillonnage :**
  - **Population cible :** Définir le groupe étudié.
    Exemple :
    Adultes de 30 à 60 ans souffrant de douleurs chroniques depuis plus de six mois.
  - **Critères d'inclusion et d'exclusion :**
    - Inclusion : Capacité à effectuer des exercices modérés.
    - Exclusion : Contre-indications médicales ou grossesse.
  - **Méthode d'échantillonnage :**
    Exemple :
    Échantillonnage aléatoire stratifié selon l'âge et le sexe.
- **Collecte des Données :**
  - **Outils :** Décrire les instruments de mesure.
    Exemple :
    Utilisation de l'Échelle Analogique Visuelle (EAV) pour évaluer la douleur.
  - **Procédures :** Détaillez les étapes clés.
    Exemple :
    Les données seront collectées au départ, à la mi-parcours (6 semaines) et à la fin (12 semaines).

4. Analyse Statistique

- **Plan d'Analyse :**
  Détaillez les méthodes statistiques prévues.
  Exemple :
  Un test ANOVA à mesures répétées sera utilisé pour comparer les groupes au fil du temps.
- **Gestion des Données Manquantes :**
  Exemple :
  Imputation multiple pour estimer les valeurs manquantes.
- **Logiciels :**
  Précisez les outils utilisés.
  Exemple :
  Les analyses seront effectuées avec le logiciel R, version 4.2.

5. Considérations Éthiques

- **Consentement Éclairé :**
  Rédigez un formulaire détaillé, clair et accessible pour les participants.
  Exemple :
  Les objectifs, risques et bénéfices seront explicitement décrits, et les participants pourront se retirer à tout moment.
- **Confidentialité :**
  Assurez une protection rigoureuse des données.
  Exemple :
  Les informations seront anonymisées et stockées sur un serveur sécurisé.
- **Approbation Éthique :**
  Documentez les autorisations.
  Exemple :
  Protocole approuvé par le Comité d'Éthique [nom de l'institution], référence 2025/4567.

Exemple de Formulaire de Consentement Éclairé

Titre de l'Étude :
Impact d'un programme de rééducation physique sur la douleur chronique.

Informations Clés pour les Participants :

1. **Objectifs :** Évaluer les effets d'un programme d'exercices sur la douleur et la qualité de vie.
2. **Procédures :** Séances supervisées 3 fois/semaine pendant 12 semaines.
3. **Risques et Bénéfices :** Courbatures temporaires vs amélioration potentielle de la douleur.
4. **Confidentialité :** Données anonymisées et sécurisées.
5. **Droit au Retrait :** Retrait possible à tout moment, sans justification.
6. **Contact :** Dr. [Nom], Email : [Adresse], Téléphone : [Numéro].

Consentement :

- **Nom du Participant :** ____________________
- **Signature :** ________________________________
- **Date :** ________________________________

Checklist pour Revues Systématiques (Basée sur PRISMA)

Étapes Essentielles :

1. **Définir la Question :**
   Exemple : Chez les patients souffrant de douleur chronique, les interventions non médicamenteuses réduisent-elles la douleur perçue ?
2. **Rechercher dans les Bases de Données :**
   - Plateformes : PubMed, Cochrane.
   - Syntaxe : *exercise AND chronic pain NOT surgery.*
3. **Sélectionner les Études :**
   - Outils : Zotero, Covidence.
   - Critères d'inclusion et d'exclusion documentés.
4. **Synthétiser les Données :**
   - Résultats quantitatifs : Graphiques de type *Forest Plot.*
   - Synthèse narrative pour traiter l'hétérogénéité.
5. **Considérations Éthiques :**
   - Transparence : Mentionner les sources de financement et les éventuels conflits d'intérêts.

Résumé

Ces outils et modèles standardisés permettent aux chercheurs de structurer leurs projets avec précision et éthique. En simplifiant les processus complexes et en intégrant les meilleures pratiques, ces appendices servent de guide indispensable pour mener des études cliniques rigoureuses, reproductibles et impactantes.

Glossaire : Définitions Simples et Accessibles des Termes Clés

Ce glossaire rassemble les concepts essentiels de la recherche clinique présentés de manière claire et concise pour faciliter leur compréhension et leur application. Il s'adresse aux professionnels, étudiants et décideurs souhaitant maîtriser les terminologies clés utilisées dans les études cliniques.

1. Concepts Fondamentaux

- **Validité :**
  Capacité d'un outil ou d'une méthode à mesurer précisément ce qu'il est censé évaluer.
  Exemple : Une échelle évaluant la qualité de vie doit inclure des dimensions pertinentes comme le bien-être physique et psychologique pour être valide.
- **Fiabilité :**
  Capacité d'un test à produire des résultats cohérents lorsqu'il est répété dans les mêmes conditions.
  Exemple : Un questionnaire fiable sur la douleur doit fournir des réponses similaires pour un même individu dans des contextes comparables.
- **Échantillonnage :**
  Sélection d'un sous-ensemble représentatif d'une population pour participer à une étude.
  Méthodes : Aléatoire simple, stratifié, par grappes.
  Exemple : Choisir 100 patients atteints de diabète dans un hôpital pour tester un nouveau traitement.
- **Biais :**
  Erreur systématique qui altère la validité des résultats.
  Exemples :
    - *Biais de sélection :* Inclusion de participants non représentatifs.

- *Biais de détection :* Différences dans la manière de mesurer les résultats entre les groupes.

- **Éthique :**
Ensemble de principes guidant la recherche clinique, axés sur la protection des droits des participants.
Exemple : Obtenir un consentement éclairé et garantir la confidentialité des données.

2. Méthodes Statistiques

- **Tests Paramétriques :**
Méthodes statistiques nécessitant que les données suivent une distribution normale.
  - *Test t :* Compare les moyennes entre deux groupes.
  Exemple : Évaluer la différence de pression artérielle avant et après un traitement.
  - *ANOVA (Analyse de Variance) :* Compare les moyennes entre trois groupes ou plus.
  Exemple : Comparer l'efficacité de trois thérapies sur la gestion du stress.
- **Tests Non Paramétriques :**
Méthodes adaptées aux données qui ne suivent pas une distribution normale.
  - *Wilcoxon :* Comparaison entre deux groupes.
  - *Kruskal-Wallis :* Alternative non paramétrique à l'ANOVA pour plusieurs groupes.
- **Régression :**
  - *Régression linéaire :* Étudie la relation entre une variable indépendante et une variable dépendante continue.
  Exemple : Analyser l'impact de l'exercice sur le poids corporel.
  - *Régression logistique :* Analyse des résultats binaires (succès/échec).
  Exemple : Prédire la probabilité de succès d'un traitement.

3. Techniques d'Analyse Avancée

- **Analyse Factorielle :**
Méthode pour identifier des structures sous-jacentes dans des ensembles de données complexes.

Exemple : Identifier les dimensions influençant la satisfaction des patients hospitalisés.

- **Analyse en Composantes Principales (ACP) :**
  Technique de réduction de dimensionnalité pour extraire les tendances majeures tout en conservant l'essentiel de la variance.
  Exemple : Réduire un ensemble de 50 variables cliniques en quelques composantes principales.
- **Méta-Analyse :**
  Combinaison quantitative des résultats de plusieurs études similaires pour fournir une estimation globale.
  Exemple : Réunir les données de 10 essais cliniques pour évaluer l'efficacité d'un vaccin.

4. Concepts Avancés et Pratiques Fondées sur les Preuves (EBP)

- **Evidence-Based Practice (EBP) :**
  Approche clinique intégrant les meilleures preuves scientifiques, les préférences des patients et l'expertise des professionnels.
  Exemple : Adapter un protocole validé aux besoins spécifiques d'un patient.
- **Randomisation :**
  Attribution aléatoire des participants à différents groupes de l'étude pour réduire les biais.
  Exemple : Répartir les participants entre un groupe recevant un traitement actif et un groupe placebo de manière aléatoire.
- **Études Multicentriques :**
  Études conduites simultanément dans plusieurs centres pour renforcer la validité externe des résultats.
  Exemple : Évaluer un nouveau médicament dans différents pays pour tester son efficacité dans des populations variées.

5. Mesures Clés et Résultats Statistiques

- **Odds Ratio (OR) :**
  Mesure de l'association entre une exposition et un résultat.
  Exemple : Un OR de 2 indique que le risque est deux fois plus élevé pour un groupe exposé.
- **Risque Relatif (RR) :**
  Comparaison des risques d'un événement entre deux groupes.

Exemple : Un RR de 0,5 signifie que le risque est réduit de moitié dans le groupe traité.

- **Valeur p :**
  Probabilité que les résultats observés soient dus au hasard.
  Exemple : Une valeur p < 0,05 indique une différence statistiquement significative.
- **Intervalle de Confiance (IC) :**
  Plage de valeurs où la vraie valeur est susceptible de se situer avec un certain niveau de confiance.
  Exemple : Une réduction de la douleur de 20 % avec un IC [15 %, 25 %] indique une estimation précise.

6. Technologies et Outils en Recherche Clinique

- **Logiciels Statistiques :**
  SPSS, R, Stata – des outils puissants pour les analyses quantitatives.
- **Bases de Données :**
  - *PubMed :* Recherches biomédicales.
  - *Cochrane Library :* Revues systématiques et méta-analyses.
- **Outils de Collecte de Données :**
  - *REDCap :* Gestion et sécurisation des données cliniques.
  - *OpenClinica :* Plateforme pour gérer des études cliniques multicentriques.

Résumé des Mots-Clés par Catégorie

Catégorie	Mots-Clés Essentiels
Concepts Fondamentaux	Validité, Fiabilité, Échantillonnage, Biais, Éthique
Méthodes Statistiques	Test t, ANOVA, Régression logistique, Modèle de Cox
Techniques Avancées	Analyse factorielle, ACP, Méta-analyse, Big Data
Pratiques Avancées	EBP, Randomisation, Études multicentriques
Mesures et Résultats	Odds Ratio, Risque Relatif, Valeur p, IC
Technologies et Outils	SPSS, R, PubMed, REDCap

Utilité du Glossaire

Ce glossaire constitue un outil pratique et rapide pour comprendre les termes clés de la recherche clinique. En simplifiant des concepts parfois complexes, il facilite l'apprentissage et l'application des méthodologies scientifiques, tout en aidant à naviguer dans un domaine en constante évolution.

Index : Outil Pratique pour Naviguer dans les Concepts de la Pratique Basée sur les Preuves

www.ingramcontent.com/pod-product-compliance
Lightning Source LLC
LaVergne TN
LVHW052148210926
848482LV00018B/2
* 9 7 9 8 8 9 2 4 8 8 7 4 7 *